普通高等医学院校药学类专业第二轮教材

U0297210

微生物学与免疫学

（第2版）

（供药学类专业用）

主　编　张雄鹰　樊卫平

副主编　陈　廷　许礼发　付英梅　包丽丽　马广强

编　者（以姓氏笔画为序）

马广强（江西中医药大学）　　　　王艳红（山西医科大学）

付英梅（哈尔滨医科大学）　　　　包丽丽（内蒙古医科大学）

向　丽（西南医科大学）　　　　　许礼发（安徽理工大学医学院）

李胜军（中国医科大学）　　　　　佟　雷（华侨大学）

张雄鹰（长治医学院）　　　　　　陈　廷（济宁医学院）

陈云霞（长治医学院）　　　　　　陈岩勤（贵州医科大学）

环　诚（陕西中医药大学）　　　　樊卫平（山西医科大学）

穆雅琴（山西大同大学）

中国健康传媒集团

中国医药科技出版社

内 容 提 要

本教材为"普通高等医学院校药学类专业第二轮教材"之一，全书分为绪论、免疫学、微生物学及微生物学在药学中的应用四部分。免疫学部分以免疫学基础作为核心和重点，适当介绍临床免疫知识；微生物学部分主要介绍各类微生物的生物学特性及其与人类和药学的关系；微生物学在药学中的应用部分阐述与制药工艺相关的理论与技术。本书设置学习导引、知识拓展、案例解析、本章小结、思考题等模块，以便于学生掌握重点、难点，更好地培育学生分析问题、解决问题的能力。

本教材为书网融合教材，即纸质教材有机融合电子教材、教学配套资源（PPT、微课、视频、图片等）、题库系统、数字化教学服务（在线教学、在线作业、在线考试）。

本教材主要供高等医学院校药学类专业学生使用，也可供医药行业人员学习参考。

图书在版编目（CIP）数据

微生物学与免疫学 / 张雄鹰，樊卫平主编 . —2 版 . —北京：中国医药科技出版社，2021.7
普通高等医学院校药学类专业第二轮教材
ISBN 978 - 7 - 5214 - 2450 - 8

Ⅰ . ①微… Ⅱ . ①张… ②樊… Ⅲ . ①医学微生物学—医学院校—教材 ②医学—免疫学—医学院校—教材 Ⅳ . ①R37 ②R392

中国版本图书馆 CIP 数据核字（2021）第 122961 号

美术编辑 陈君杞
版式设计 易维鑫

出版　**中国健康传媒集团**｜中国医药科技出版社
地址　北京市海淀区文慧园北路甲 22 号
邮编　100082
电话　发行：010 - 62227427　邮购：010 - 62236938
网址　www. cmstp. com
规格　889×1194mm $^1/_{16}$
印张　18
字数　566 千字
初版　2016 年 1 月第 1 版
版次　2021 年 7 月第 2 版
印次　2023 年 8 月第 4 次印刷
印刷　廊坊市海玉印刷有限公司
经销　全国各地新华书店
书号　ISBN 978 - 7 - 5214 - 2450 - 8
定价　**48. 00** 元

获取新书信息、投稿、为图书纠错，请扫码联系我们。

出版说明

全国普通高等医学院校药学类专业"十三五"规划教材，由中国医药科技出版社于2016年初出版，自出版以来受到各院校师生的欢迎和好评。为适应学科发展和药品监管等新要求，进一步提升教材质量，更好地满足教学需求，同时为了落实中共中央、国务院《"健康中国2030"规划纲要》《中国教育现代化2035》等文件精神，在充分的院校调研的基础上，针对全国医学院校药学类专业教育教学需求和应用型药学人才培养目标要求，在教育部、国家药品监督管理局的领导下，中国医药科技出版社于2020年对该套教材启动修订工作，编写出版"普通高等医学院校药学类专业第二轮教材"。

本套理论教材35种，实验指导9种，教材定位清晰、特色鲜明，主要体现在以下方面。

一、培养高素质应用型人才，引领教材建设

本套教材建设坚持体现《中国教育现代化2035》"加强创新型、应用型、技能型人才培养规模"的高等教育教学改革精神，切实满足"药品生产、检验、经营与管理和药学服务等应用型人才"的培养需求，按照《"健康中国2030"规划纲要》要求培养满足健康中国战略的药学人才，坚持理论与实践、药学与医学相结合，强化培养具有创新能力、实践能力的应用型人才。

二、体现立德树人，融入课程思政

教材编写将价值塑造、知识传授和能力培养三者融为一体，实现"润物无声"的目的。公共基础课程注重体现提高大学生思想道德修养、人文素质、科学精神、法治意识和认知能力，提升学生综合素质；专业基础课程根据药学专业的特色和优势，深度挖掘提炼专业知识体系中所蕴含的思想价值和精神内涵，科学合理拓展专业课程的广度、深度和温度，增加课程的知识性、人文性，提升引领性、时代性和开放性；专业核心课程注重学思结合、知行统一，增强学生勇于探索的创新精神、善于解决问题的实践能力。

三、适应行业发展，构建教材内容

教材建设根据行业发展要求调整结构、更新内容。构建教材内容紧密结合当前国家药品监督管理法规标准、法规要求、现行版《中华人民共和国药典》内容，体现全国卫生类（药学）专业技术资格考试、国家执业药师职业资格考试的有关新精神、新动向和新要求，保证药学教育教学适应医药卫生事业发展要求。

四、创新编写模式，提升学生能力

在不影响教材主体内容基础上注重优化"案例解析"内容，同时保持"学习导引""知识链接""知识拓展""练习题"或"思考题"模块的先进性。注重培养学生理论联系实际，以及分析问题和解决问题的能力，包括药品生产、检验、经营与管理、药学服务等的实际操作能力、创新思维能力和综合分析能力；其他编写模块注重增强教材的可读性和趣味性，培养学生学习的自觉性和主动性。

五、建设书网融合教材，丰富教学资源

搭建与教材配套的"医药大学堂"在线学习平台（包括数字教材、教学课件、图片、视频、动画及练习题等），丰富多样化、立体化教学资源，并提升教学手段，促进师生互动，满足教学管理需要，为提高教育教学水平和质量提供支撑。

数字化教材编委会

前　言

　　《微生物学与免疫学》自 2016 年出版以来得到了各院校的广泛欢迎。为了贯彻落实国务院办公厅《关于深化医教协同进一步推进医学教育改革与发展的意见》、教育部《加快建设高水平本科教育全面提高人才培养能力》等文件精神，在院校调研的基础上，为了充分体现教材育人功能，突出教材的先进性、前沿性、时效性、实用性，使教材更好地服务于院校教学，我们启动了本教材的修订再版工作。

　　本次修订调整了教材的部分内容，突出"三基"（基本知识、基本理论和基本技能）"五性"（思想性、科学性、先进性、启发性、适用性），并进一步与药学类本科的培养目标、执业药师考试、全国卫生类（药学）资格考试相结合。

　　本版教材沿用上一版的基本框架，分为绪论、免疫学、微生物学及微生物学在药学中的应用四部分。免疫学部分以免疫学基础部分作为核心和重点，适当介绍临床免疫中的超敏反应及免疫学应用知识；微生物学部分主要介绍各类微生物的生物学特性及其与人类和药学的关系，扼要说明常见病原微生物（细菌、真菌、病毒）的主要特性及致病规律；微生物学在药学中的应用部分阐述与制药工艺相关的理论与技术，强调理论联系实际。将免疫学、微生物学及微生物学在药学中的应用分三篇进行编写，既保持了微生物学和免疫学两门学科的相对独立性，又将相关内容有机地结合在一起，使微生物学和免疫学的知识形成了统一的体系。在每章内容之首简要阐述本章的学习导引，指出通过本章学习能够解决的问题或具备的能力；在正文的适当位置插入"案例解析""知识拓展""知识链接"等模块，以启迪思维，方便学生延伸阅读，同时增强教材内容的趣味性和先进性；在每章正文后后附本章小结，以便于学生掌握重点、难点；章末设综合思考题，以提高学生分析问题、解决问题的实际能力。

　　本教材为书网融合教材，即纸质教材有机融合电子教材、教学配套资源（PPT、微课、视频、图片等）、题库系统、数字化教学服务（在线教学、在线作业、在线考试）。

　　本教材的编写得到了参编者所在单位领导和老师的大力支持，得到了微生物学界和免疫学界同仁的热心指导和帮助，在此致以衷心的感谢。

　　由于编者水平有限及学科的迅猛发展，书中难免有错漏之处，敬请广大师生和读者批评指正，以利于本教材的不断完善。

编　者

2021 年 3 月

第一篇　免疫学

第三篇　微生物学在药学中的应用

绪　论

第一节　微生物与微生物学

一、微生物的概念和分类

微生物（microorganism）是自然界中存在的一大群体积微小、结构简单、肉眼不能直接观察到，必须借助光学显微镜或电子显微镜放大几百倍、几千倍，甚至数万倍才能看见的微小生物。

微生物种类繁多，根据其分化程度、结构和组成可分为以下三大类。

1. 非细胞型微生物（acellular microbe）　为最小的一类微生物，无完整的细胞结构。仅有一种类型核酸（DNA 或 RNA）作为其遗传物质或仅含有蛋白质而没有核酸。无产生能量的酶系统，只能在活的易感细胞内生长繁殖，如病毒。

2. 原核细胞型微生物（prokaryotic microbe）　由单细胞组成，没有典型的细胞核，仅有拟核（核质）。核质为环状裸 DNA 团块结构，无核膜、核仁。除核糖体外，无其他细胞器。同时含有 DNA 和 RNA 两种类型核酸。包括古细菌、细菌、蓝细菌、支原体、放线菌、衣原体、立克次体和螺旋体等。

3. 真核细胞型微生物（eukaryotic microbe）　大多数为多细胞，少数为单细胞。细胞核分化程度高，有核膜、核仁和染色体，细胞器完整，如真菌。

二、微生物的特征

微生物除具有新陈代谢、生长繁殖、遗传变异等一般生物生命活动的共同特征外，其自身尚有以下特点。

1. 体积微小　微生物个体极其微小，肉眼看不见，必须用显微镜放大后才可见。其大小需用测微尺在显微镜下测量，细菌和真菌通常以微米（μm）作为计量单位，病毒常以纳米（nm）为计量单位。

2. 结构简单　微生物以单细胞、简单多细胞或非细胞形式存在。大多数微生物没有明显的细胞分化现象，单一细胞可完成呼吸、代谢、生长、繁殖等全部生命活动过程。

3. 比表面积大、新陈代谢旺盛、生长繁殖速度快 单位体积所占的表面积称为比表面积，随着物体的体积减小，其比表面积增大。如直径为 $1\mu m$ 的球菌比表面积可达 60000，而直径 1cm 的生物体比表面积为 6，两者相差 1 万倍。微生物巨大的比表面积使其吸收营养物质和排出代谢废物的速度大增，因此，微生物新陈代谢旺盛、生长繁殖迅速，如大多数细菌在适宜的条件下 20 分钟左右就分裂一代。

4. 易变异、适应性强 微生物与外界接触可导致低频率的变异。由于微生物新陈代谢旺盛、生长繁殖迅速，即使变异的频率低，也可在短时间产生大量的变异后代。当环境条件发生剧烈变化时，大多数微生物个体死亡，而某些变异的个体可能会适应新的环境条件而生存下来。微生物有极其灵活的适应性，其对环境条件尤其是恶劣的"极端环境"具有的强大的适应能力，是高等动植物所无法比拟的。

5. 种类多、数量大、分布广 迄今为止，已知的微生物有 10 多万种，不超过自然界中微生物总数的 10%，随着分离、培养方法的改进和研究工作的深入，将会不断有新的微生物被发现。微生物数量巨大，如在人体肠道中寄居着 100 ~ 400 种不同种类的微生物，他们总数大于 100 万亿；1g 肥沃土壤中可含几亿到几十亿个细菌。微生物在自然界的分布极为广泛。空气、土壤、水、矿层、油井、各种物体表面、动植物的体表以及动物与外界相通的腔道中都有大量不同种类的微生物存在，甚至在某些极端环境中（如高温、高酸、高碱、高压、高盐、高辐射等）仍然有微生物在顽强地生活。

三、微生物与人类的关系

自然界广泛存在的微生物绝大多数对人类和动、植物是有益的，甚至有些是必需的，在人类的日常生活和工农业生产中发挥重要作用，只有少数微生物可引起人类和动、植物的病害。

微生物在自然界的物质循环中有着不可替代的作用。例如，土壤中的微生物可将动、植物的蛋白质转化为含氮的无机化合物，以供植物生长的需要，而植物又是人和动物所需营养的主要来源；空气中的氮气也只有依靠微生物的固氮、氨化、硝化等作用后才能被植物利用；地球上 90% 的 CO_2 是由微生物的代谢活动产生的。因此，没有微生物，人类和动、植物将无法生存。

在农业方面，可以利用微生物制造菌肥、微生物饲料、植物生长激素、微生物农药等。例如，苏云金芽孢杆菌对 100 多种农林害虫和蚊蝇有很好的杀灭效果，而对人畜无害。微生物在农业生产中的应用，如以菌治虫、以菌增肥、以菌促长、以菌当饲料、以菌除草、以菌当蔬菜、以菌防病、以菌治病等，促进了大农业（农、林、牧、副、渔）的发展。

在工业方面，微生物在食品、酿造、制药、冶金、采矿、石油、化工、制革、纺织等领域的应用越来越广泛。如在食品工业中，人们利用微生物生产酸奶、酒、食醋、酱油、腐乳等多种风味独特的食品，丰富我们的饮食生活；在医药工业中，可利用微生物生产抗生素、维生素、氨基酸、辅酶等。

知识链接

发　酵

发酵（fermentation）最初来自拉丁语"fervere"，用来描述酵母作用于果汁或麦芽浸出液时的现象，现在所指的发酵已被赋予了不同的含义。微生物生理学把生物氧化区分为呼吸和发酵，发酵是微生物在无氧条件下进行生物氧化的一种方式。工业生产上笼统地把一切依靠微生物的生命活动实现的生产均称为"发酵"，工业发酵覆盖微生物生理学中生物氧化的所有方式。发酵技术有着悠久的历史，早在几千年前，人们就开始酿酒、制酱、制奶酪等。现代发酵技术在传统发酵技术的基础上又结合了基因工程、细胞工程、分子修饰和改造等新技术。发酵工业投资少、见效快、生产安全、污染小、外源目的基因易在微生物菌体中高效表达，在医药、食品、化工、冶金、能源、健康、环境等领域有着难以估量的社会和经济效益。

在环境保护方面，微生物可用于处理固体废弃物污染、水体污染、石油及大气污染、重金属污染、化合物污染等。如微生物在污水中生活时，能通过自身代谢使污水中的有毒物质（如有机磷、氰化物、汞等）转化为无毒物质。

在生命科学研究中，微生物常被用作研究对象和模式生物。有关基因结构、性质、表达调控等都是在微生物中发现和得到证实的；微生物不仅提供了基因工程必不可少的多种工具酶和载体系统，而且可人为地定向创建有益的工程菌新品种，生产人类所需要的产品。

在人和动物的体表及与外界相通的呼吸道、消化道、泌尿生殖道等腔道中寄居着不同种类和数量的微生物，这些微生物正常情况下对机体有益无害，有的还能向宿主提供营养物质（如多种维生素、氨基酸等）、拮抗病原微生物的入侵。少数微生物能够引起人类和动、植物的病害，这些具有致病性的微生物称为病原微生物或致病微生物，如引起人类传染病的结核分枝杆菌、肝炎病毒、人类免疫缺陷病毒、梅毒螺旋体等。有的微生物在正常情况下不致病，只有在特定条件下才引起疾病，这类微生物称为条件致病性微生物或机会致病性微生物，如大肠埃希菌在肠道中通常不致病，但在腹腔中可引起感染。

微生物的危害还表现在引起工农业产品、生活用品等腐败、变质。如药品、食品等被微生物污染后可引起变质；工农业原料、生产环境和产品被微生物污染可造成生产失败、产品不合格。

四、微生物学及其发展简史

微生物学（microbiology）是研究微生物的种类、分布、形态、结构、生理、遗传变异及其与人类、动物、植物、自然界相互关系的一门科学，是生命科学的一个重要分支。随着微生物学研究不断向纵深发展，又形成了许多分支学科。着重研究微生物学基本问题的有普通微生物学、微生物分类学、微生物生态学、微生物生理学、微生物遗传学、细胞微生物学、分子微生物学等。按应用领域分为医学微生物学、药学微生物学、食品微生物学、农业微生物学、工业微生物学等。按照研究对象分为细菌学、病毒学、真菌学等。

微生物学与药学关系非常密切。如微生物可用于生产医药卫生工作中广泛应用的抗生素、维生素、辅酶、酒精等药物；药物作用机制的研究与微生物学密切相关；药品卫生质量的控制需进行微生物检验；药物原料、制剂的存放保藏要防止微生物污染而引起的腐败和变质等。因此，药学工作者不仅要掌握微生物学的基础知识和基本技能，还要掌握生产和开发微生物药物以及保证药物微生物质量的理论和技能，从而更好地保障人民生命健康。

微生物学的发展经历了漫长的历史时期。

早在远古时期，人类虽然没有真正观察到微生物，但已将微生物知识用于日常生活、生产实践和疾病防治之中。据考古学推测，我国在 8000 年以前就出现了曲蘖酿酒；4000 多年前的龙山文化时期我国酿酒已十分普遍；北魏贾思勰的《齐民要术》一书中详细记载了制曲、酿酒、制酱、造醋等方法。在医药方面，早在 2500 年前我们的祖先就知道利用麦曲治疗腹泻病；北宋末年就有肺痨由虫引起之说；古代人早已认识到天花是一种烈性传染病，但已康复者去护理天花患者则不会再得天花，我们的祖先在这个现象的启发下，开创了用人痘接种预防天花的方法。我国自古就有水煮沸后饮用的习惯；《本草纲目》中指出，将患者的衣服蒸过后再穿就不会传染疾病，说明已有消毒的记载。

1676 年微生物学的先驱者列文虎克（Antory Van Leeuwenhoek）用自制的单式显微镜观察牙垢、雨水、井水和植物浸液等，发现其中有许多运动着的"微小动物"，并对微生物的形态做了正确描述，为证明微生物的存在提供了科学依据。从 1676 年至 1861 年的近 200 年时间，人们对微生物的研究停留在形态描述的水平上，而对它们的生理活动及其与人类的关系却未深入研究，因此，微生物学作为一门学科还未形成。

19 世纪 60 年代，法国科学家巴斯德（Louis Pasteur）首先推翻了当时盛行的"自然发生学"，认为只有活的微生物才是传染病、发酵和腐败的真正原因，创建了至今仍沿用于酒类和乳类消毒的巴氏消毒法，成功研制了鸡霍乱、炭疽和狂犬病疫苗，为应用疫苗接种预防传染病开创了新局面。巴斯德的研究开创了微生物的生理学研究时代，自此，微生物学开始成为一门独立的学科。微生物学的出现，促进了医学、生物学、酿酒等许多相关学科和产业的发展。

与巴斯德同时代的德国科学家郭霍（Robert Koch）创用了固体培养基、染色技术和实验动物感染方法，为病原菌的分离培养和鉴定提供了有利条件。郭霍于 1884 年提出了郭霍法则（Koch's postulates），为发现许多传染病的病原体提供了理论指导。在郭霍的带动下，19 世纪最后的 20 年成为了细菌学发展的"黄金时代"，多种传染病的病原体（如炭疽芽孢杆菌、结核分枝杆菌、霍乱弧菌、伤寒沙门菌、白喉棒状杆菌、破伤风梭菌、鼠疫耶尔森菌等）被发现并分离培养成功。

1892 年，俄国植物生理学家伊万诺夫斯基（D. Iwanowski）发现了烟草花叶病毒，从而开启了病毒研究的序幕，以后相继分离出许多人类和动、植物病毒。

案例解析

【案例】 1886 年，麦尔（Mayer）把患花叶病烟草植株的汁液注射到健康烟草的叶脉中，引起了健康植株的花叶病，证明这种病是可以传染的，麦尔推想烟草花叶病是由细菌引起的。1892 年，伊万诺夫斯基重复了麦尔的试验，并进一步发现，患病烟草植株的叶片汁液通过 Chamberland 烛形滤器去除细菌后，仍能引起其他烟草植株的花叶病，他认为花叶病由细菌产生的毒素引起。1898 年，贝杰林克（Beijerinck）在上述实验的基础上，进一步证实这种病原只在活细胞内增殖，在体外非生命物质中不能生长，他提出烟草花叶病的致病因子不是细菌，而是一种"有感染性的活的流质"，并将这种病原体命名为病毒（virus）。神奇的病毒"诞生"了。

【问题】 确定烟草花叶病的致病因子不是细菌的依据是什么？

【解析】 病原体能通过细菌滤器，只能在活细胞内繁殖，不能在细菌培养基上生长，说明它不是细菌，而是一种比细菌更小的传染因子。

1910 年德国化学家艾利希（Ehrlich）合成治疗梅毒的砷凡纳明，后又合成新砷凡纳明，开创了感染性疾病的化学治疗时代。1929 年弗莱明（Flemimng）发现青霉素，1940 年弗洛里（Florey）和钱恩（Chain）领导的团队提纯了青霉素，并将其用于临床感染性疾病的治疗，从此开始了现代抗生素发酵工业。随后，链霉素、氯霉素、金霉素、土霉素等抗生素相继被发现并广泛用于感染性疾病的治疗，为人类健康做出了巨大贡献。

随着物理学、化学、遗传学、细胞生物学、生物化学、分子生物学、免疫学等学科的发展以及电子显微镜技术、单克隆抗体技术、各种标记技术、分子生物学技术、色谱分析等的建立和改进，微生物学得到了极为迅速的发展。许多新的微生物（如幽门螺杆菌、人类免疫缺陷病毒、肝炎病毒、汉坦病毒等）被发现，类病毒、拟病毒、朊粒等逐渐被认识。氨基酸序列分析技术、聚合酶链式反应、DNA 芯片技术、基因探针技术等新技术的应用，促进了微生物学研究和微生物检测技术的快速发展。新型疫苗的研制进展迅速，疫苗的类型不仅包括了经典的减毒活疫苗、灭活疫苗、亚单位疫苗、基因工程疫苗、核酸疫苗、多联疫苗、缓释疫苗、黏膜疫苗、治疗性疫苗等新型疫苗以及新的疫苗佐剂不断被研发出来。随着对微生物基因组学研究的深入，以及蛋白质组学、生物信息学、系统生物学的发展，给生命科学研究带来了前所未有的机遇和挑战。生物工程技术在微生物药物开发中的有效应用促进了微生物药物的迅猛发展，由微生物生产的药物已经在抗病原生物、抗肿瘤、调节免疫功能、调节细胞功能、调节植物生长等诸多领域广泛应用。目前，可利用基因工程菌大量生产生长素、胰岛素、干扰素等多种药物，开发微生物资源，促进微生物生物技术的应用，形成微生物产业（如微生物食品、微生物农药、微生物医药制品等）具有广阔的前景。

第二节　免疫与免疫学

微课

一、免疫的概念

"免疫（immunity）"一词由拉丁文"immunis"演变而来，其原意是免除个人劳役或对国家的义务，也含有"免除瘟疫"之意。人类在与传染病的长期斗争中发现，传染病患者痊愈以后不再患同一疾病，即机体通过接触病原体获得了抵抗相应传染病的能力。因此，在很长一段时间内，免疫被认为是机体的抗感染防御能力。20 世纪后，随着一些与抗感染无关的免疫现象被逐步揭示，人们对免疫有了新的理解。现代的免疫是指机体免疫系统识别和排除抗原性异物的一种生理功能。免疫功能正常的情况下，发挥保护机体的作用，如抗感染和抗肿瘤。免疫功能失调时，可造成机体组织损伤，如引起自身免疫病、超敏反应和肿瘤等。

二、免疫的功能

机体的免疫功能通过免疫系统来完成，免疫系统可发挥以下三种生物学功能。

1. 免疫防御（immune defence）　是机体识别和排除病原生物及其有毒性代谢产物等抗原性异物，保护机体免受病原生物感染的能力。免疫防御功能异常增高，在清除病原生物的同时，可能导致组织损伤或功能障碍，如引起超敏反应；免疫防御功能过低或缺失，可能发生严重感染或免疫缺陷病。

2. 免疫自稳（immune homeostasis）　是机体免疫系统识别和清除体内损伤或衰老细胞，而对自身正常成分保持免疫耐受状态，以维持内环境相对稳定的功能。免疫自稳功能异常时，可发生自身免疫性疾病。

3. 免疫监视（immune surveillance）　是机体免疫系统及时识别和清除体内突变细胞和病毒感染细胞的功能。免疫监视功能低下，有可能导致肿瘤发生或出现病毒的持续感染。

知识拓展

免疫学范畴的"自己"和"非己"

生物学中的"自身"是指机体胚系基因（gene in germ - line）的编码产物，而免疫学中的"自身"是机体免疫系统发育过程中接触过的物质，可以是胚系基因产物，也可以是非自身产物。外来成分一旦接触发育过程中的免疫系统，就有可能被视为"自己"，机体不对其产生免疫应答；而机体免疫系统发育过程中未接触过的自身物质亦可能被认为是"非己"。

三、免疫学及其发展简史

免疫学（immunology）是生命科学的一个重要组成部分，主要研究抗原物质、机体免疫系统的组成和结构、免疫应答及其调节、免疫应答异常所致疾病的发生过程及其机制、免疫性疾病的诊断和防治。20 世纪 60 年代后，免疫学发展迅猛，形成了基础免疫学、免疫化学、分子免疫学、免疫病理学、免疫遗传学、感染免疫学、肿瘤免疫学、移植免疫学、生殖免疫学等多个分支学科。

免疫学是一门既古老又新兴的学科，是在人类与传染病抗争的过程中逐渐形成与发展起来的一门科学。

早在公元 11 世纪，我国医学家就在实践中创用人痘苗预防天花。明代隆庆年间（1567～1572）已有有关种痘的记载。1796 年，英国医生琴纳（Jenner）发明接种牛痘苗预防天花，这种方法比人痘苗接种安全可靠，而且牛痘苗可在实验室大量生产，为免疫预防开辟了新途径。

随着许多细菌陆续被分离培养成功，Pasteur 和 Koch 在创立了细菌分离培养技术的基础上，通过系统的科学研究，利用物理、化学以及生物学方法获得了减毒菌苗，并用于疾病的预防和治疗。Pasteur 以高温培养法制备了炭疽疫苗，用狂犬病病毒在兔体内连续传代制备了狂犬病疫苗。这些减毒疫苗的发明不但为实验免疫学打下了基础，也为疫苗的发展开辟了新局面。

1890 年德国学者贝林（Behring）和日本学者北里（Kitasato）用白喉外毒素免疫动物后，在被免疫的动物血清中发现了一种能中和外毒素的物质，称为抗毒素。次年，他们将白喉抗毒素用于白喉的治疗，开创了人工被动免疫的先河。在抗毒素问世后不久，又相继在动物免疫血清中发现了溶菌素、凝集素、沉淀素等能与微生物、微生物代谢产物或相应细胞特异性结合的物质，称为抗体；而将能诱导抗体产生的物质称为抗原，从而建立了抗原和抗体的概念。1894 年，Bordet 发现补体及其协助抗体溶解细菌的作用。在抗毒素发现以后的 10 年中，建立了许多血清学检测方法，如凝集反应、沉淀反应、补体结合反应等，为临床疾病的诊断和流行病学调查提供了新手段。

1883 年俄国科学家 Metchnikoff 提出细胞免疫学说，1897 年德国的 Ehrlich 提出体液免疫学说，两个学派各持己见，争论不休，直至 1903 年 Wright 和 Douglas 在研究吞噬现象时，发现抗体能促进白细胞的吞噬作用，才初步将两种学说统一起来，使人们认识到机体的免疫机制包括体液免疫和细胞免疫两个方面。

20 世纪初，Landsteiner 等将芳香族有机化学分子耦联到蛋白质分子上，以此为抗原免疫动物，研究抗原抗体反应特异性的物质基础，发现抗原的特异性由存在于抗原分子表面的化学基团决定。

1937 年，Tiselius 和 Kabat 利用电泳技术，证明抗体属 γ 球蛋白。事实上，抗体主要属 γ 球蛋白，α 和 β 球蛋白中也有部分抗体。1959 年 Porter 和 Edelman 分别对抗体结构进行了研究，证明它由四肽链组成，借二硫键连接在一起。

1945 年 Owen 发现了天然耐受；1953 年 Medawar 等成功诱导出获得性移植耐受。Burnet 在上述研究的基础上，结合 Jerne 等提出的自然选择学说，于 1957 年提出克隆选择学说（clonal selection theory）。

1957 年 Click 摘除鸡的腔上囊后，发现抗体产生缺陷，由此认为腔上囊是抗体产生细胞存在的主要场所，并将产生抗体的淋巴细胞称为 B 细胞。1961 年 Miller 和 Good 发现胸腺是 T 细胞发育成熟的场所；Warner 和 Szenberg 于 1962 年和 1964 年进一步明确了鸡的腔上囊是 B 细胞发育成熟的场所，T 细胞和 B 细胞分别负责细胞免疫和体液免疫；此后，人们发现了 T 细胞和 B 细胞之间的协同作用，证实了 T、B 淋巴细胞在外周淋巴组织的分布，对免疫系统开始有了全面的认识。

知识拓展

人痘与牛痘疫苗的思考

古人发现患鼠疫、霍乱、天花等烈性传染病的幸存者，不会再患同一种疾病。在这种现象的启发下，我国明隆庆年间就惯用穿戴天花痊愈患者沾有天花疱浆液的衣服，或经鼻吸入天花痘痂粉末以预防天花的人痘疫苗接种法。此方法沿着丝绸之路传至许多国家并被广泛应用，但是人痘疫苗有一定概率诱发天花发作。真正消灭天花的牛痘疫苗是英国乡村医生 Jenner 发明的。从上述人痘——牛痘疫苗可得到以下启示：天花痊愈患者已具有相应抗体，其疱浆液或脓痂中的天花病毒可能已被抗体中和，病毒的数量少、毒性弱。接触这些衣物或脓痂碎末相等于接种了减毒活疫苗。但是病毒数量和活力低到什么程度，接种者个体状态和免疫力如何，均因人而异，所以个别人反而因此感染发病。在疫苗有缺陷时，如何扩宽思路、逐步完善值得深思。而 Jenner 医生发现在天花流行时，手部长过牛痘（类似人痘）的挤奶女工均不感染天花，从而发明了牛痘疫苗预防天花。所以，无论在科研还是医疗领域，勤于思考、保持进取精神都是必不可少的。

20世纪60年代以来，随着生物学、分子遗传学、分子生物学等学科的发展，免疫学进入了一个飞速发展阶段。发现了抗体多样性和特异性的遗传学基础；从基因水平揭示了B细胞抗原识别受体及T细胞抗原识别受体多样性产生的机制；全面揭示了主要组织相容性复合体（MHC）的生物学功能；从分子水平阐明免疫受体信号转导的途径；克隆出许多有重要生物学功能的细胞因子，对细胞因子及其结构和功能的研究迅猛发展。

免疫学在药学中的应用非常广泛，免疫学理论和技术的进步，推动着药学研究的发展和产品的更新。免疫学诊断试剂的研发是生物制品开发最活跃的领域，单克隆抗体技术问世以后，大批特异性很高的诊断试剂（如抗原、诊断血清、用于免疫标记技术的诊断试剂等）上市，为临床疾病诊断提供了快速、高效、准确的方法。人类很早就开始应用免疫血清治疗感染性疾病，20世纪90年代以来，我国又批准了除免疫血清外的大量治疗用生物制品上市，为保障人类健康做出了积极的贡献。疫苗是消灭传染病的最重要手段，除了死疫苗、减毒活疫苗和类毒素外，人们正在应用现代技术研制新型疫苗（如亚单位疫苗、重组疫苗、DNA疫苗等），并在不断研发新型高效疫苗佐剂。

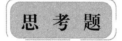

本章小结

微生物是一群体积微小、结构简单、肉眼不能直接观察到，必须借助显微镜才能看见的微小生物。根据其分化程度、结构和组成可分为非细胞型微生物、原核细胞型微生物和真核细胞型微生物三大类。微生物具有体积微小、结构简单、新陈代谢旺盛、生长繁殖速度快、易变异、种类多、分布广等特征。

免疫是机体免疫系统识别和排除抗原性异物的生理功能。机体的免疫系统可发挥免疫防御、免疫自稳和免疫监视三种生物学功能。

思　考　题

题库

1. 什么是微生物？有何特征？
2. 微生物根据结构和组成可分为哪几类？各有何特点？
3. 简述免疫的概念和功能，免疫功能异常会对机体产生什么影响？

（张雄鹰　樊卫平）

第一篇

免 疫 学

第一章

抗　原

　　抗原（antigen，Ag）是指能与淋巴细胞表面抗原受体（TCR 或 BCR）特异结合，诱导机体免疫系统产生特异性免疫应答，并能与相应免疫应答产物（抗体和/或致敏淋巴细胞）发生特异结合的物质。抗原具有两个基本特性，一是免疫原性（immunogenicity），指抗原能刺激机体免疫系统产生特异性免疫应答产物的性质；二是抗原性（antigenicity）或免疫反应性（immunoreactivity），指抗原能与相应免疫应答产物发生特异性结合的性质。同时具有免疫原性和抗原性的物质称为完全抗原（complete antigen），如大多数蛋白质、病原体等。仅有抗原性而无免疫原性的物质称为半抗原（hapten）或不完全抗原（imcomplete antigen）。半抗原多为简单的小分子物质，如多糖、类脂、核酸和某些药物成分（如青霉烯酸）等，半抗原与蛋白质载体（carrier）交联或结合后，即可获得免疫原性。

微课

第一节　决定抗原免疫原性的因素

　　抗原的免疫原性取决于抗原物质本身的因素、宿主方面的因素和抗原进入机体的方式。

一、抗原本身的因素

微课

　　1. 异物性　异物性（foreignness）是决定抗原免疫原性的首要条件。对免疫系统而言，凡化学结构与宿主自身成分不同或在胚胎期与机体免疫细胞从未接触过的物质称为异物或"非己"物质。异物性物质包括异种物质、同种异体物质和自身抗原（在胚胎期与机体免疫细胞从未接触过的自身成分或发生改变的自身成分）三类。一般而言，抗原与宿主之间亲缘关系越远，组织成分和结构差异越大，异物性越强，其免疫原性就越强。例如鸡卵蛋白对鸭的免疫原性弱而对哺乳动物如家兔的免疫原性强；各种病原微生物、动物蛋白制剂对人均具有较强的免疫原性。

　　2. 化学组成　天然抗原大多为大分子有机物，一般来说，蛋白质免疫原性较强，如异种动物血清蛋白，细菌分泌的毒素等。糖蛋白、脂蛋白和多糖类、脂多糖都有免疫原性。如许多微生物有富含多糖的荚膜或胞壁成分、细菌脂多糖、血型抗原等。脂类和核酸分子多无免疫原性，但某些肿瘤细胞或过度活化细胞的染色质、DNA 和组蛋白也具有免疫原性，可诱导相应的自身抗体生成。

3. 分子量 具有免疫原性的物质一般分子量在 10kD 以上，通常分子量越大，免疫原性越强；分子量大于 100kD 的为强抗原，小于 10kD 的通常免疫原性较弱，小于 5kD 的物质一般无免疫原性。一般认为，分子量越大，其表面的化学基团（表位）种类和数量越多，从而可有效刺激 T/B 淋巴细胞活化；另外，大分子的胶体物质化学结构复杂、相对稳定，在体内停留时间长，有利于持续刺激机体免疫系统产生免疫应答。

4. 化学结构的复杂性 在蛋白质分子中，凡含有大量芳香族氨基酸，尤其是含有酪氨酸的蛋白质，其免疫原性强，而以非芳香族氨基酸为主的蛋白质，其免疫原性较弱。如分子量达 100kD 的明胶因缺乏芳香族氨基酸，其直链氨基酸稳定性差，因而其免疫原性很弱，引入少量酪氨酸（2%），可明显增强其免疫原性。多糖抗原的免疫原性由单糖的数目和类型决定；核酸的免疫原性很弱，但与蛋白质载体连接后可刺激机体产生相应抗体；脂类因结构简单，通常无免疫原性。

5. 分子构象与易接近性 分子构象（conformation）是指抗原分子中某些特殊化学基团的三维结构，它决定该抗原分子能否与相应淋巴细胞表面的抗原受体互相吻合，从而启动免疫应答。易接近性（accessibility）是指抗原表面某些特殊化学基团与淋巴细胞表面相应抗原受体相互接触的容易程度。如图 1-1 所示，抗原分子因决定抗原特异性的氨基酸所处侧链位置或侧链间距的差异表现出不同的免疫原性。以多聚赖氨酸为骨架，以多聚丙氨酸、酪氨酸和谷氨酸为侧链组成的抗原分子，当酪氨酸和谷氨酸残基位于侧链外侧时，该抗原具有较强的免疫原性（a）；当酪氨酸和谷氨酸残基位于侧链内侧时，该抗原的免疫原性弱或无（b）；若各侧链间的间距加大，虽然酪氨酸和谷氨酸残基位于侧链内侧，该抗原仍具有较强的免疫原性（c）。

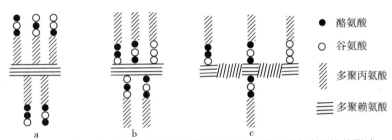

酪氨酸
谷氨酸
多聚丙氨酸
多聚赖氨酸

图 1-1 抗原分子表面化学基团的性质及位置对抗原免疫原性的影响

6. 物理性状 化学性质相同的抗原物质可因其物理性状不同而呈现不同的免疫原性。一般具有环状结构的蛋白质的免疫原性较直链分子强；聚合状态的蛋白质较其单体免疫原性强；颗粒性抗原较可溶性抗原免疫原性强。因此，如将免疫原性弱的抗原吸附在某些大颗粒物质表面，可增强其免疫原性。

二、宿主方面的因素

1. 遗传因素 机体对抗原的应答受遗传（基因）调控，用已知人工合成抗原给不同近交系小鼠免疫，有的品系对抗原呈高免疫反应性，而有的品系则呈低免疫反应性。在诸多遗传因素中，主要组织相容性复合体（major histocompatibility complex，MHC）是调控个体免疫应答强弱的关键因素。

2. 年龄、性别和健康状态 青壮年个体通常对抗原的免疫应答能力较幼年和老年个体强；新生动物或婴儿对多糖类抗原不产生应答，故易引起细菌感染；雌性动物较雄性动物抗体生成水平高。感染或免疫抑制剂均能影响机体对抗原的免疫应答。

三、抗原进入机体的方式

同一抗原物质经不同途径进入机体，刺激产生的免疫应答强度不同。不同途径免疫机体，抗原的免疫原性由强到弱的次序为：皮内注射 > 皮下注射 > 肌内注射 > 腹腔注射（仅限于动物）> 静脉注射 > 口服。一般而言，抗原物质须经消化道以外途径（如注射、吸入、混入伤口等）进入机体，并接触淋巴细胞，才能成为良好的抗原。经口服途径给予的蛋白质抗原（如牛奶、鸡蛋等），可在消化道内被降解为氨基酸，而丧失其免疫原性。

此外，抗原进入机体的数量、次数，抗原两次免疫机体的间隔时间，是否应用免疫佐剂以及佐剂的类型等均影响机体对抗原的应答效应。一般情况下，抗原剂量要适中，剂量太高或太低则可能诱导免疫耐受。抗原注射间隔时间要适当（如 1~2 周）。必要时要选择合适的免疫佐剂，弗氏佐剂主要诱导 IgG 类抗体产生，明矾佐剂易诱导 IgE 类抗体产生。

第二节　抗原的特异性

一、抗原特异性

抗原特异性（antigenic specificity）是指抗原诱导机体产生免疫应答及其与免疫应答产物相互作用所显示的专一性，即特定抗原只能诱导机体产生针对该抗原的抗体或致敏淋巴细胞，也只能与该抗体或致敏淋巴细胞特异结合。抗原的特异性是由抗原决定簇决定的，是免疫学诊断和免疫防治的重要依据。

二、抗原表位

（一）抗原表位的概念

决定抗原特异性的分子结构基础是存在于抗原分子中的特殊化学基团，称为抗原表位（epitope）或抗原决定簇（antigenic determinant），是抗原与 T 细胞受体（T cell receptor，TCR）、B 细胞受体（B cell receptor，BCR）或抗体特异性结合的最小结构和功能单位。抗原表位通常由 5~17 个氨基酸残基、5~7 个多糖残基或核苷酸组成，其结构的性质、数目、位置和空间构象决定着抗原的特异性。如苯胺、对氨苯甲酸、对氨苯磺酸和对氨苯砷酸 4 种半抗原分子间仅存在一个有机酸基团的差异（表 1-1），它们分别与载体耦联成为完全抗原后，可诱导机体产生 4 种不同的相应抗体，但均只能与相应的半抗原结合，表明化学基团的性质决定了抗原的特异性；针对间位氨基苯甲酸抗体只对间位氨基苯甲酸产生强反应，而对邻位和对位氨苯甲酸呈弱反应或无反应，说明化学基团的位置是决定抗原特异性的因素（表 1-2）；此外空间构象也决定了抗原的特异性，如抗右旋、左旋和消旋酒石酸的抗体分别仅对相应旋光性的酒石酸起反应。T、B 淋巴细胞精细地识别不同抗原物质的能力赋予了机体免疫应答的高度特异性。

表 1-1　不同化学基团对抗原特异性的影响

抗体	半抗原			
	苯胺 NH_2	对氨基苯甲酸 NH_2 ... COOH	对氨基苯磺酸 NH_2 ... SO_3H_2	对氨基苯砷酸 NH_2 ... AsO_3H_2
抗苯胺抗体	+	-	-	-
抗对氨基苯甲酸抗体	-	+	-	-
抗对氨基苯磺酸抗体	-	-	+	-
抗对氨基苯砷酸抗体	-	-	-	+

表 1 - 2　空间位置不同对抗原特异性的影响

抗体	半抗原			
	苯胺 NH₂	邻位氨基苯甲酸 NH₂ COOH	间位氨基苯甲酸 NH₂ COOH	对位氨基苯甲酸 NH₂ COOH
抗苯胺抗体	+	-	-	-
抗邻位氨基苯甲酸抗体	-	+	-	-
抗间位氨基苯甲酸抗体	-	-	+	-
抗对位氨基苯甲酸抗体	-	-	-	+

　　抗原分子表面与抗体结合的功能性表位（或决定簇）数量称为抗原结合价（antigenic valence）。大多数天然抗原，如蛋白质，分子结构复杂，可含有多个相同或不相同的抗原表位，称为多价抗原。而有些抗原，如肺炎球菌荚膜多糖水解产物只有一个抗原表位，为单价抗原。半抗原一般只有一种表位，也为单价抗原。

（二）抗原表位的种类

　　1. 线性表位与构象表位　根据抗原表位的结构特点，可将其分为线性表位和构象表位（图 1 - 2）。线性表位（linear epitope）是由蛋白质一级结构中若干连续的氨基酸残基组成，又称连续表位（continuous epitope）或顺序表位（sequential epitope），可被 BCR 或 TCR 识别。构象表位（conformation epitope）是由蛋白质一级结构中若干个不连续的氨基酸或多糖残基，经肽链折叠而形成的具有特定空间构象的表位，也称不连续表位（discontinuous epitope），一般位于抗原分子表面，可被 BCR 或抗体识别。

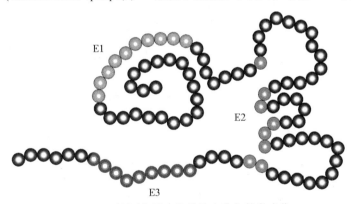

图 1 - 2　抗原分子中的线性表位与构象表位
E1、E3 为线性表位；E2 为构象表位

　　2. B 细胞表位与 T 细胞表位　B 细胞表位是指抗原分子中被 BCR 或抗体识别的部位，包括构象表位和线性表位，多位于抗原表面。T 细胞表位是指能够被 TCR 识别的线性表位，可存在于抗原物质的任何部位。B 细胞和 T 细胞识别抗原的方式完全不同，前者可直接识别天然抗原分子的构象表位和线性表位；后者只能识别经抗原提呈细胞（antigen presenting cell，APC）加工处理后与 MHC 分子结合、表达于 APC 表面的线性表位（表 1 - 3）。

表 1 - 3　T 细胞表位与 B 细胞表位异同点

	B 细胞表位	T 细胞表位
表位识别受体	BCR	TCR
与 MHC 分子结合	无需	必需

续表

	B 细胞表位	T 细胞表位
由 APC 加工处理	无需	必需
表位大小	5~15 个氨基酸、5~7 个单糖 或 5~7 个核苷酸	8~10 个氨基酸（CD8$^+$T 细胞识别） 13~17 个氨基酸（CD4$^+$T 细胞识别）
表位类型	构象表位或线性表位	线性表位
表位位置	抗原分子表面	抗原分子表面或内部

三、半抗原－载体效应

某些人工合成的低分子化合物属于半抗原，需要与带有多种不同抗原决定簇的蛋白质载体抗原耦联才可诱导机体产生抗半抗原抗体。其机制为：B 细胞特异识别半抗原，蛋白载体上的载体决定簇由 B 细胞或其他 APC 提呈给 CD4$^+$Th 细胞，CD4$^+$Th 细胞识别载体决定簇被激活，这样载体就将 T、B 细胞连接起来，Th 细胞辅助激活 B 细胞，此即为半抗原－载体效应。半抗原－载体效应解释了青霉素、阿司匹林、苯胺染料等低分子化合物与体内组织蛋白（载体）结合成为完全抗原后诱导机体产生超敏反应所造成的免疫损伤机制。

四、交叉反应和共同抗原

由于天然抗原分子常带有多种抗原表位，不同抗原分子间可能存在相同或相似的表位，所以某些抗原分子不仅能与自身诱生的抗体或致敏淋巴细胞发生反应，还能与其他抗原分子诱生的抗体或致敏淋巴细胞发生反应，我们把抗体或致敏淋巴细胞对相同或相似表位的反应，称为交叉反应（cross reaction）（图 1-3）。具有相同或相似抗原表位的不同抗原称为共同抗原（common antigen）或交叉反应性抗原（cross reacting antigen）。血清学检测时发生交叉反应可能出现假阳性结果，从而造成误诊；交叉反应也可用于临床某些疾病的诊断（详见本章第三节中的异嗜性抗原）。

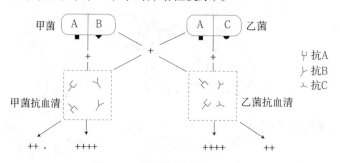

图 1-3　共同抗原和交叉反应

第三节　抗原的分类

一、根据抗原诱生抗体过程中是否需要 T 细胞的协助分类

（一）胸腺依赖性抗原

胸腺依赖性抗原（thymus dependent antigen，TD－Ag）是指抗原刺激 B 细胞产生抗体时有赖于 Th 细胞的辅助，故又称 T 细胞依赖性抗原。绝大多数天然抗原都是 TD－Ag。TD－Ag 既有 T 细胞表位又有 B 细胞表位，如各种病原微生物、血细胞和血清蛋白等。先天性胸腺缺陷或后天性 T 细胞功能缺陷的机体，

TD – Ag 诱导其产生抗体的能力明显降低。

（二）胸腺非依赖性抗原

胸腺非依赖性抗原（thymus independent antigen，TI – Ag）是指抗原刺激 B 细胞产生抗体无须 Th 细胞辅助，又称 T 细胞非依赖性抗原。此类抗原具有单一重复 B 细胞表位而无 T 细胞表位，可分为两类：①TI – 1 抗原，如细菌脂多糖（LPS），高剂量时为 B 细胞丝裂原，可激活多克隆 B 细胞；②TI – 2 抗原，如细菌荚膜多糖和聚合鞭毛素等，其表面含有多个重复 B 细胞表位，主要激活 B1 细胞产生免疫应答。婴儿和新生动物 B1 细胞发育不成熟，故对 TI – 2 抗原不应答或低应答。TI – Ag 只能引起体液免疫应答，一般不发生抗体类型转换，仅产生 IgM 类抗体，且无免疫记忆。

TD – Ag 与 TI – Ag 的特性比较见表 1 – 4。

表 1 – 4 TD – Ag 与 TI – Ag 的特性比较

	TD – Ag	TI – Ag
化学性质	蛋白质	多糖
结构特点	复杂，分子表面具有多种不同的决定簇	简单，分子表面带有重复出现的同一种决定簇
表位类型	T 细胞和 B 细胞表位	重复 B 细胞表位
应答类型	体液免疫和细胞免疫	体液免疫
T 细胞辅助	必需	无需
MHC 限制性	有	无
抗体类型	IgM、IgG、IgA 等	IgM
类别转换	形成	不形成
免疫记忆	产生	不产生

二、根据抗原与机体的亲缘关系分类

（一）异种抗原

异种抗原（xenoantigen）是指来自另一物种的抗原。对人类而言，病原微生物及其代谢产物、植物蛋白、用于预防和治疗的动物源性抗血清及异种器官移植物等均为重要的异种抗原，也是医药学上重要的抗原。

（二）同种异型抗原

同种异型抗原（alloantigen）是指同一种属不同个体之间，由于基因型的差异，表现在组织细胞结构上存在差异，形成同种异型抗原。如人类的红细胞 ABO 血型抗原、Rh 血型抗原、主要组织相容性抗原等均为典型的同种异型抗原，也是医药学上重要的抗原。

（三）自身抗原

自身抗原（autoantigen）是指引起自身免疫应答的自身组织成分。包括在胚胎期未与免疫细胞接触过的自身成分，如精子、眼晶状体蛋白、甲状腺球蛋白等成分，以及因手术、外伤、感染、化学药物、电离辐射等导致组织结构发生改变后的自身成分。上述物质一旦释放或改变和修饰形成新结构，可刺激机体免疫系统产生免疫应答，引发自身免疫性疾病。

（四）异嗜性抗原

异嗜性抗原（heterophilic antigen）是存在于不同种属，如人、动物、植物及微生物之间的共同抗原。异嗜性抗原最初由 Forssman 发现，故又称 Forssman 抗原。如溶血性链球菌的表面成分与人的心肌、心瓣膜及肾小球基底膜之间存在共同抗原。溶血性链球菌感染机体产生的抗体可与具有共同抗原的上述组织发生交叉反应，导致心肌炎、风湿热或肾小球肾炎；大肠埃希菌 O_{14} 型脂多糖与人结肠黏膜有共同抗原，可能与溃疡性结肠炎的发生有关。异嗜性抗原还可用于疾病的辅助诊断，如变形杆菌 OX_{19}、OX_2 菌株抗原代替立克次体抗原，检测患者血清中立克次体抗体以辅助诊断立克次体病，即外斐试验（Weil – Felix test）。

（五）独特型抗原

独特型抗原（idiotypic antigen）是指 TCR、BCR 或 Ig V 区氨基酸序列和空间结构诱导同一机体产生相应的特异性抗体。这些独特的氨基酸顺序所构成的抗原表位称为独特型（idiotype，Id），而 Id 诱导产生的抗体（即抗抗体）称为抗独特型抗体（AId）。独特型 – 抗独特型免疫网络调节是机体重要的免疫调节机制。

三、根据抗原是否在抗原提呈细胞内合成分类

（一）外源性抗原

外源性抗原（exogenous antigen）是指来源于 APC 外的抗原，这类抗原需被 APC 摄取，并与 MHC Ⅱ 类分子结合成复合物，提呈给 $CD4^+T$ 细胞。

（二）内源性抗原

内源性抗原（endogenous antigen）是在 APC 或者靶细胞内，由细胞核糖核蛋白体合成的抗原，如受病毒感染细胞表达的病毒蛋白，肿瘤细胞表达的肿瘤抗原等，这类抗原在细胞内加工处理为有效的抗原短肽，与 MHC Ⅰ 类分子结合成复合物，表达于细胞表面提呈给 $CD8^+T$ 细胞。

四、其他分类

抗原除了上述常见的分类外，还可根据抗原的化学组成不同，分为蛋白质抗原、核酸抗原、多糖抗原等；根据抗原的性能，分为完全抗原和半抗原；根据抗原的物理性状不同，分为颗粒性抗原、可溶性抗原；根据来源及与疾病的关系分为移植抗原、肿瘤抗原、自身抗原；根据诱导免疫效应的不同，分为变应原、耐受原等。能够诱导变态反应的抗原称为变应原（allergen）；可诱导机体特异不应答，从而产生免疫耐受的抗原称为耐受原（tolerogen）。

第四节　医药学上重要的抗原

医药学上重要的抗原除外前述异种抗原、同种异型抗原、自身抗原、异嗜性抗原（参见第三节），还

包括肿瘤抗原。

肿瘤抗原指细胞癌变过程中新出现或高表达的抗原物质的总称。根据特异性不同分为肿瘤特异性抗原（tumor specific antigen，TSA）和肿瘤相关抗原（tumor associated antigen，TAA）两大类。

1. TSA　是肿瘤细胞特有而正常组织细胞不表达的抗原。这类抗原一般是通过动物肿瘤移植排斥实验证实的，故又称为肿瘤特异性移植抗原。目前只有少数肿瘤，如黑色素瘤、结肠癌等存在肿瘤特异性抗原。

2. TAA　是非肿瘤细胞特有，但在细胞癌变时含量明显增加的抗原。此类抗原只表现出量的变化而无严格的肿瘤特异性。

胚胎抗原（fetal antigen）：是在胚胎发育阶段由胚胎组织产生的正常成分，胚胎后期减少，出生后逐渐消失或仅极微量存留。当细胞癌变时，此类抗原可重新合成。常见的有：①甲胎蛋白（alpha - fetoprotein，AFP），是胚胎期肝细胞产生的一种糖蛋白，是胎儿血清中的正常成分，胎儿出生后几乎消失，成人血清中含量极微弱。在患原发性肝癌或畸胎瘤时，患者血清中 AFP 含量显著升高，检测 AFP 的含量可用于原发性肝癌或畸胎瘤的辅助诊断。②癌胚抗原（carcinoembryonic antigen，CEA），正常情况下血清中 CEA 水平极低，细胞癌变时可升高。检测 CEA 有助于结肠癌的辅助诊断。

案例解析

【案例】患者，男，23 岁，发热、咽部不适 3 周后出现双腿、双眼睑水肿，同时出现尿液明显减少 1 周入院。经查体以及血、尿常规和肝、肾功能化验检查后临床诊断为：链球菌感染后急性肾小球肾炎。

【问题】该病的主要发病机制是什么？

【解析】患者感染乙型溶血性链球菌导致发热咽炎。乙型溶血性链球菌表面的 M 蛋白与人肾小球基底膜有共同抗原，链球菌感染后产生的抗体与人肾小球基底膜发生交叉反应，破坏肾小球基底膜，导致急性肾小球肾炎。

第五节　非特异性免疫刺激剂

一、超抗原

超抗原（superantigen，SAg）是一类只需极低浓度（1 ~ 10ng/ml）即可非特异激活 2% ~ 20% 的 T 细胞克隆，引发极强免疫应答的抗原。SAg 不需经 APC 加工处理就可直接交联 APC 表面的 MHC - Ⅱ类分子与 TCR 的 V 区，以完整蛋白的形式激活 T 细胞，这种激活不需要 TCR 特异识别，不受 MHC 限制。

SAg 可分为外源性超抗原（某些细菌毒素，如金黄色葡萄球菌肠毒素、链球菌致热外毒素等）和内源性超抗原（某些病毒蛋白，如小鼠乳腺肿瘤病毒蛋白等）。

SAg 可介导多种生理和病理效应，与毒性休克综合征、食物中毒反应、某些自身免疫病、AIDS 及肿瘤的发生有关。

> **知识拓展**
>
> 超抗原与中毒性休克
>
> SAg 激活 T 细胞的机制：普通抗原多肽经 APC 处理后结合于 MHC 分子的肽结合区才能被 TCR 的抗原肽区识别，而超抗原直接将 MHC Ⅱ类分子的抗原结合槽外侧与 TCRVβ 链区结合，可激活多克隆 T 细胞。由于 SAg 可非特异性激活大量 T 细胞，分泌大量炎症性细胞因子，导致中毒性休克、器官衰竭等严重的病理变化。如使用内置卫生棉条的生理期妇女，易发生金黄色葡萄球菌诱导的中毒性休克，患者突发高热、畏寒、肌痛、乏力、眩晕、呕吐、弥漫性皮疹及多器官衰竭等。发病机制为金黄色葡萄球菌释放的 SAg，包括中毒性休克综合征外毒素（toxic shock syndrome toxin，TSST）和葡萄球菌致热外毒素（staphylococcal pyrogenic exotoxin，SPE）等，诱发多克隆 T 细胞活化并分泌大量 IL-2、TNF、IFN-γ 等细胞因子，引起严重的炎症反应，最终导致中毒性休克的发生。

二、免疫佐剂

免疫佐剂（immunoadjuvant），简称佐剂（adjuvant），是指先于或与抗原一起注入机体，能增加机体对该抗原的免疫应答的强度或改变免疫应答的类型的一种非特异性免疫增强剂。

（一）佐剂的种类

1. 无机佐剂 如氢氧化铝、明矾等。氢氧化铝和磷酸铝是目前临床常用的疫苗佐剂，如基因工程乙肝疫苗制剂中就含有铝佐剂。铝佐剂吸附抗原后可使抗原在体内停留的时间延长至数周。此外，铝佐剂与抗原形成胶体颗粒，有利于吞噬细胞的吞噬和抗原提呈。铝佐剂能较好地诱导体液免疫，但不能激发强烈的细胞免疫。目前批准用于人体的佐剂只有铝佐剂，仍需进一步研制高效且能安全用于人体的免疫佐剂。

2. 有机佐剂 包括微生物及其产物，如分枝杆菌（结核杆菌、卡介苗）、短小棒状杆菌、百日咳杆菌以及革兰阴性杆菌的内毒素（脂多糖）、某些细胞因子（如 IL-2、IL-4、GM-CSF）等。

3. 合成佐剂 包括人工合成的双链多聚核苷酸，如多聚肌苷酸：胞苷酸（poly I∶C）和多聚腺苷酸：尿苷酸（poly A∶U）等。

4. 弗氏佐剂 弗氏佐剂（Freundadjuvant）分为弗氏不完全佐剂（incomplete Freund's adjuvant，IFA）和弗氏完全佐剂（complete Freund's adjuvant，CFA）两种。前者是由油剂（石蜡或植物油）和乳化剂（羊毛脂或吐温 80）混合而成，使用时加入水溶性抗原并充分乳化，使抗原与佐剂形成油包水抗原乳剂，可显著延长抗原在体内的存留时间。在 IFA 中加入分枝杆菌（如卡介苗）则为 CFA。弗氏佐剂是目前动物实验最常用的佐剂，可激发强烈的体液免疫和细胞免疫。

此外，近年来通过纳米技术制备的纳米佐剂，人工合成的卡介苗细胞壁中的有效佐剂成分胞壁酰二肽、含 CpG 脱氧寡核苷酸等新型佐剂在提高疫苗接种效果等方面有广泛的应用前景。

（二）佐剂的作用机制及主要用途

佐剂增强免疫应答作用机制主要包括：①改变抗原的物理性状，延长抗原在体内存留期，从而持续刺激机体免疫系统；②增强单核-巨噬细胞系统对抗原的吞噬、处理和提呈能力；③促进淋巴细胞的活化、增殖、分化，从而增强和扩大免疫应答的能力。

由于佐剂具有增强免疫应答的能力，因而其主要用途包括：①增强特异性免疫应答，用于预防接种和制备动物免疫血清；②作为非特异免疫增强剂，用于抗肿瘤及抗感染的辅助治疗。

三、丝裂原

丝裂原（mitogen）也称有丝分裂原，因可导致细胞发生有丝分裂而得名，属于非特异性淋巴细胞多克隆激活剂。**丝裂原**通过与淋巴细胞表面丝裂原受体结合，刺激静止淋巴细胞转化为淋巴母细胞并发生有丝分裂，从而激活某一类淋巴细胞的全部克隆。

T、B 细胞表面表达多种丝裂原受体（表 1 – 5），可对相应丝裂原刺激产生强烈增殖反应，目前已广泛应用于体外实验检测免疫细胞功能活性。

表 1 – 5　作用于人和小鼠 T、B 细胞的丝裂原

	人		小鼠	
	T 细胞	B 细胞	T 细胞	B 细胞
ConA（刀豆蛋白 A）	+	−	+	−
PHA（植物血凝素）	+	−	+	−
PWM（商陆丝裂原）	+	+	+	−
LPS（脂多糖）	−	−	−	+
SPA（葡萄球菌蛋白 A）	−	+	−	−

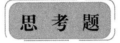

本章小结

　　抗原是指能与 TCR 或 BCR 特异性结合，诱导机体免疫系统产生特异性免疫应答，并能与相应免疫应答产物（抗体/或致敏淋巴细胞）发生特异结合的物质。抗原的两个基本特性是免疫原性和抗原性，据此抗原可分为完全抗原和半抗原。抗原表位是特异性结合 TCR/BCR 及抗体的化学基团，有线性表位与构象表位、B 细胞表位与 T 细胞表位之分。抗原可分为 TD – Ag 和 TI – Ag；异种抗原、同种异型抗原、自身抗原、异嗜性抗原和独特型抗原；外源性抗原和内源性抗原。非特异性免疫刺激剂如超抗原、免疫佐剂、丝裂原，以非 MHC 限制性、非特异性方式刺激免疫系统。

题库

思 考 题

1. 什么是抗原的免疫原性？影响抗原免疫原性的因素有哪些？
2. 什么是抗原表位？试述抗原表位的分类及特性。
3. 比较 TD – Ag 和 TI – Ag 的特点。
4. 什么是 Forssman 抗原？举例说明其临床意义。
5. 比较超抗原和普通抗原的特点。

（王艳红）

第二章

PPT

免疫器官和组织

学习导引

知识要求

1. **掌握** 中枢免疫器官的种类、结构及功能。
2. **熟悉** 外周免疫器官和组织的种类、结构及功能。
3. **了解** 淋巴细胞再循环的意义。

能力要求

能够将免疫器官和组织的知识运用到免疫学的学习过程中。

免疫系统（immune system）由免疫器官和组织、免疫细胞及免疫分子组成，其作用是执行免疫功能。免疫器官按其功能不同分为两大类：中枢免疫器官（central immune organ）和外周免疫器官（peripheral immune organ）。人类和哺乳动物的中枢免疫器官包括骨髓和胸腺，是免疫细胞特别是淋巴细胞分化发育和成熟的场所。外周免疫器官和组织则包括包膜化的淋巴器官（脾脏和淋巴结）和非包膜化弥散性的淋巴组织（黏膜相关淋巴组织和皮肤相关淋巴组织）。在中枢免疫组织器官内发育成熟的淋巴细胞迁移到外周免疫组织器官内定居，并行使免疫功能。

微课

第一节 中枢免疫器官

一、骨髓

骨髓（bone marrow）位于骨髓腔中，是由骨髓基质细胞（stromal cell）、造血干细胞（hemopoietic stem cell，HSC）和毛细血管网络构成的海绵状组织。骨髓基质细胞包括网状细胞、成纤维细胞、血窦内皮细胞、巨噬细胞等。由骨髓基质细胞及其所分泌的细胞因子构成了造血干细胞赖以增殖、分化、发育和成熟的环境，称为造血诱导微环境（hemopoietic inductive microenvironment，HIM）。骨髓的功能：①各类血细胞和免疫细胞发生的场所：骨髓中的 HSC 具有高度自我更新能力和多能分化潜能，各种血细胞均由其分化而来。人 HSC 的主要表面标志为 CD34 和 CD117，不表达各种成熟血细胞谱系相关的表面标志（图 2-1）。②B 细胞和 NK 细胞分化、成熟的场所：在骨髓造血诱导微环境中，祖 B 细胞最终发育为成熟 B 细胞；NK 细胞也在骨髓中发育成熟。③再次体液免疫应答发生的主要场所：记忆性 B 细胞在外周免疫器官受抗原刺激后被活化，经淋巴液和血液迁移至骨髓，在此分化成熟为浆细胞，缓慢、持久地产生大量抗体（主要为 IgG），并释放至血液循环，成为血清抗体的主要来源。在脾脏和淋巴结等外周免疫器官所发生的再次免疫应答，其抗体产生速度快，但持续时间短。

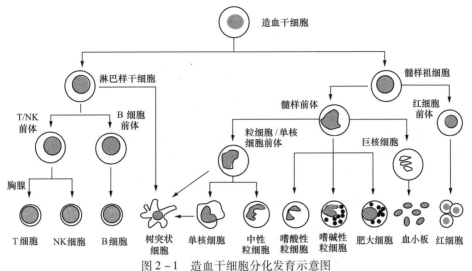

图 2 - 1　造血干细胞分化发育示意图

二、胸腺

　　胸腺位于胸腔纵隔上部、胸骨后方。一般在青春期以后，胸腺逐渐退化，重量下降，体积缩小，到老年时期，胸腺组织大部分被脂肪组织所代替，导致老年人的免疫功能减退。胸腺实质的外层为皮质区，可分为浅皮质区和深皮质区，深部为髓质区。胸腺内的细胞主要由胸腺细胞和胸腺基质细胞组成。胸腺细胞（thymocyte）指胸腺中处于不同分化阶段的未成熟 T 细胞。胸腺基质细胞（thymus stromal cell, TSC）包括胸腺上皮细胞（thymus epithelial cell, TEC）、巨噬细胞（macrophoge, Mφ）、树突状细胞（dendritic cell, DC）及成纤维细胞等，以胸腺上皮细胞为主。胸腺基质细胞互相连接成网，表达多种表面分子并分泌多种细胞因子和胸腺激素，从而构成重要的胸腺微环境（图 2 - 2）。胸腺的功能：①T 细胞分化、成熟的场所：在胸腺微环境中，从骨髓迁入到胸腺的 T 细胞前体最终发育为成熟 T 细胞。②免疫调节作用：TSC 所产生的多种细胞因子和肽类激素，不仅调控胸腺细胞的分化、发育，也参与调节外周成熟 T 细胞。③建立与维持自身耐受：T 细胞在胸腺发育过程中经历阴性选择，自身反应性 T 细胞被克隆清除或被抑制，从而形成对自身抗原的中枢耐受。

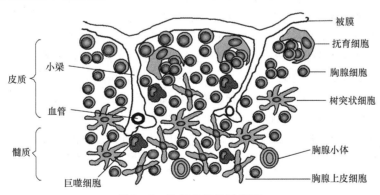

图 2 - 2　胸腺的结构示意图

第二节　外周免疫器官和组织

一、淋巴结

　　淋巴结（lymph node）广泛分布于全身非黏膜部位的淋巴通道上，包括身体浅表部位的凹陷隐蔽处，如腹股沟、腋窝等；内脏的器官门附近，如肺门淋巴结。淋巴结表面由结缔组织被膜包被，淋巴结实质分为皮质和髓质两部分（图2-3）。皮质又分为浅皮质区和深皮质区，浅皮质区又称非胸腺依赖区（thymus independent area），是B细胞定居的场所。大量B细胞在该区内聚集成淋巴滤泡（lymphoid follicle），或称淋巴小结（lymph nodule）。初级淋巴滤泡主要包含未受抗原刺激的静止的成熟B细胞，即初始B细胞。受抗原刺激后，淋巴滤泡内出现生发中心，称为次级淋巴滤泡，内含大量增殖分化的B淋巴母细胞。淋巴结的深皮质区位于浅皮质区和髓质之间，即副皮质区，又称胸腺依赖区（thymus dependent area），是T细胞定居的场所，该区含有自组织迁移而来的DC，以及毛细血管后微静脉，又称高内皮小静脉（high en-dothelial venule，HEV）。髓质由髓索和髓窦组成。髓索由致敏淋巴细胞组成，包括B细胞和浆细胞，及部分T细胞和巨噬细胞。髓窦内则富含巨噬细胞。

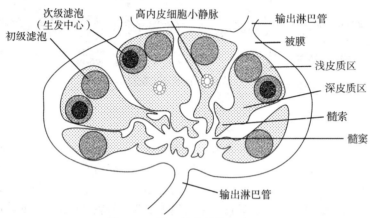

图2-3 淋巴结的结构示意图

淋巴结的功能 ①T、B细胞定居的场所：淋巴结是成熟T细胞和B细胞的主要定居部位，其中T细胞约占淋巴结内淋巴细胞总数的75%，B细胞占25%。②免疫应答发生的场所：组织中的游离抗原经淋巴液进入局部引流淋巴结后被深皮质区的DC摄取，或抗原在组织中即被DC摄取，随后DC迁移至淋巴结深皮质区，将加工后的抗原肽提呈给T细胞，使其活化、增殖、分化为效应T细胞，部分效应T细胞在淋巴结内发挥免疫效应，多数则进入血液循环并分布于全身发挥免疫效应；通过T-B细胞的相互作用，B细胞在浅皮质区增殖形成生发中心，并分化为浆细胞，一部分浆细胞迁移至髓质区并分泌抗体，其寿命较短，大部分则迁移至骨髓，长期、持续产生高亲和力抗体，是抗体的主要来源。③参与淋巴细胞再循环：定居于外周免疫器官的淋巴细胞，可由输出淋巴管进入胸导管，经上腔静脉进入血液循环，穿过淋巴结深皮质区的HEV而重新分布于全身淋巴器官和组织。淋巴细胞在血液、淋巴液、淋巴器官和组织间反复循环的过程称为淋巴细胞再循环（lymphocyte recirculation），参与淋巴细胞再循环的主要是T细胞，约占80%以上，其生物学意义在于：使体内淋巴细胞分布更合理；增加淋巴细胞与抗原及抗原提呈细胞接触的机会；使活化的淋巴细胞及时进入病原微生物入侵的部位，产生有效的免疫应答；使淋巴组织内耗竭的淋巴细胞得到及时补充。④过滤作用：淋巴结能有效过滤淋巴液。组织中的病原微生物或毒素等，随淋巴液进入局部引流淋巴结，可被淋巴窦中Mφ吞噬并予以清除。

二、脾

脾（spleen）位于左上腹，胃后方，是人体最大的外周免疫器官。脾外层为结缔组织被膜，脾实质可分为白髓和红髓。白髓（white pulp）为致密的淋巴组织，包裹中央动脉的动脉周围淋巴鞘（periarteriolar lymphoid sheath，PALS），由密集的T细胞、少量DC及Mφ组成，为T细胞区；PALS的旁侧有淋巴滤泡，又称为脾小结（splenic nodule），为B细胞区。白髓与红髓交界的狭窄区域为边缘区（marginal zone），内含T细胞、B细胞和较多Mφ，是淋巴细胞和抗原物质进出的通道。红髓（red pulp）量多，分布在白髓的周围，由脾索（splenic cord）和脾血窦（splenic sinus）组成。脾索主要含B细胞、浆细胞、DC和Mφ。脾索之间为脾血窦，其内充满血液（图2-4）。脾的功能如下。①T、B细胞定居的场所：脾是成熟淋巴细胞定居的场所，其中T细胞约占脾淋巴细胞总数的40％，B细胞占60％。②免疫应答发生的场所：脾脏是淋巴细胞对血源性抗原产生应答的主要场所。③合成生物活性物质：脾可合成并分泌补体、细胞因子等生物活性物质。④过滤作用：体内约90％的循环血流经脾脏，脾内的Mφ和DC均有较强的吞噬作用，可清除血液中的病原体、衰老死亡的自身血细胞以及免疫复合物等，使血液得到净化。⑤参与淋巴细胞再循环。

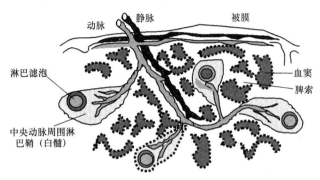

图2-4 脾的结构示意图

案例解析

【案例】患者，女，64岁，寒战、高热伴头痛、恶心1周，继而出现谵妄、昏睡、昏迷。临床检查发现患者心率快、脉细弱、唇指发绀、血压下降、尿量减少。血培养发现肺炎球菌。既往该患者有腹部外伤脾切除病史。

【问题】脾脏切除个体易感染肺炎球菌的原因是什么？

【解析】脾脏是人体最大的外周免疫器官，富含大量的免疫细胞，包括T细胞、B细胞，巨噬细胞等。而肺炎球菌具有荚膜多糖，能够抗吞噬，抵抗力比一般细菌强。所以脾切除后容易感染肺炎球菌。

三、黏膜相关淋巴组织

黏膜相关淋巴组织（mucosal associated lymphoid tissue，MALT），又称黏膜免疫系统（mucosal immune system，MIS），由呼吸道、消化道、泌尿生殖道黏膜上皮中的淋巴细胞、黏膜固有层中非被膜化弥散淋巴组织以及扁桃体（tonsil）、肠道的派氏集合淋巴结（Peyer's patch）及阑尾（appendices vermicula）等被膜化的淋巴组织所组成，是人体重要的局部防御屏障。

知识拓展

黏膜相关淋巴组织的功能及特点

人体黏膜的表面积约400m^2，是阻止病原微生物等抗原性异物入侵机体的主要防御屏障；机体近50％的淋巴组织存在于黏膜系统，其中含有大量的淋巴细胞、DC和浆细胞等，是机体发生局部免疫应答的主要场所。分泌型IgA（SIgA）是局部黏膜免疫的主要效应分子。口服蛋白抗原刺激黏膜免疫系统后，常可导致免疫耐受，其机制尚未阐明。

四、皮肤相关淋巴组织

皮肤相关淋巴组织（skin associated lymphoid tissue，SALT）是表皮和真皮层中免疫细胞的总称，包括朗格汉斯细胞（Langerhans cell，LC）和表皮间淋巴细胞（intraepidermal lymphocyte）。表皮间淋巴细胞主要为 T 细胞。SALT 不仅是免疫应答的激发部位，也是免疫应答的效应部位。

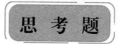

免疫器官可分为中枢免疫器官及外周免疫器官。中枢免疫器官包括骨髓和胸腺，是免疫细胞发生、分化和成熟的场所。外周免疫器官和组织包括淋巴结、脾、黏膜相关淋巴组织和皮肤相关淋巴组织等，是成熟淋巴细胞（T 细胞和 B 细胞）定居的场所以及接受抗原刺激发生增殖分化产生免疫应答的主要部位。成熟淋巴细胞可通过淋巴细胞再循环运行于全身，以增强机体的免疫应答和免疫效应。

题库

1. 简述中枢免疫器官及外周免疫器官和组织的组成。
2. 简述骨髓的功能。
3. 简述胸腺的结构及其功能。
4. 简述淋巴结的结构及其功能。
5. 什么是淋巴细胞再循环？有何生物学意义？

（王艳红）

PPT

第三章

免 疫 分 子

第一节 抗 体

抗体（antibody，Ab）是抗原刺激机体免疫系统产生的能与相应抗原发生特异性结合的糖蛋白。抗体主要存在于血清中，也存在于呼吸道黏液、小肠黏液、唾液、乳汁等其他体液中。具有抗体活性或化学结构与抗体类似的球蛋白称为免疫球蛋白（immunoglobulin，Ig）。免疫球蛋白可分为分泌型（secreted Ig，sIg）和膜型（membrane Ig，mIg）。前者存在于体液中，后者为 B 细胞膜上的抗原特异性受体（B cell receptor，BCR）。

微课

一、抗体的分子结构

（一）基本结构

抗体分子是由两条分子量相对较小的轻链和两条分子量相对较大的重链组成的对称结构，轻链与重链之间由二硫键连接，抗体的糖基位于重链上（图 3 - 1）。

1. 轻链和重链 轻链（light chain，L 链）由 214 个氨基酸残基组成，相对分子量 24kD，可分为 Kappa（κ）与 lambda（λ）两型。重链（heavy chain，H 链）由 450 ~ 550 个氨基酸残基组成，相对分子量 55kD ~ 75kD，有 4 ~ 5 个链内二硫键。根据 H 链的氨基酸组成的不同可将其分为 5 类，分别为 μ、γ、α、δ、ε 链。不同的 H 链与 L 链（κ 或 λ）可组成完整的抗体分子，也即 Ig 分子，分别称为：IgM、IgG、IgA、IgD、IgE。

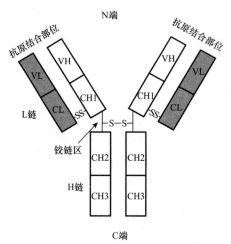

图 3 - 1　免疫球蛋白分子结构示意图

2. 可变区和恒定区

（1）可变区（variable region，V 区）　包括 L 链氨基端（N 端）的 1/2 处（VL）的约 110 个氨基酸残基，H 链 N 端的 1/5 ~ 1/4 处（VH）的约 110 个氨基酸残基，其氨基酸组成和排列顺序多变。V 区内存在一个由链内二硫键连接组成的肽环，含 65 ~ 75 个氨基酸残基。

可变区分为超变区（hypervariable region，HVR）和骨架区（framework region，FR）。可变区中，某些特定位置的氨基酸残基变异性更大，称为超变区，超变区是抗体与抗原的结合位置，又称为互补决定区（complementarity - determining region，CDR）。VL 的 HVR 位于 28 ~ 35，49 ~ 56，91 ~ 98 氨基酸位置，VH 的 HVR 位于 29 ~ 31，49 ~ 58，95 ~ 102 氨基酸位置，分别称为 VL 和 VH 的 HVR1、HVR2、HVR3，又分别称为 CDR1，CDR2，CDR3（图 3 - 2）。可变区中，超变区以外部分的氨基酸组成和排列顺序变化较小，称为骨架区，骨架区对维持 HVR 的空间结构具有重要作用。

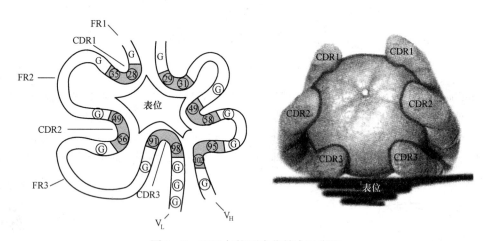

图 3 - 2　CDR 与抗原表位结合示意图

（2）恒定区（constant region，C 区）　包括 L 链近羧基端（C 端）的 1/2 处的 105 个氨基酸，以及 H 链近 C 端的 3/4 ~ 4/5 处的 331 ~ 431 个氨基酸，其氨基酸的组成和排列顺序相对稳定。同一种属动物的抗体 C 区比较恒定，可以作为抗原，用于制备免疫标记检测技术的第二抗体。

（二）功能区

H 链和 L 链的链内二硫键将约 110 个氨基酸残基折叠成球形区，称为功能区（domain）。L 链有 VL 和 CL 功能区各 1 个，IgG、IgA、IgD 的 H 链分别含有 4 个功能区：VH、CH1、CH2 和 CH3，IgM、IgE 的 H 链则含有 5 个功能区：VH、CH1、CH2、CH3 和 CH4。VL 和 VH 是抗原结合的部位；CL 和 CH 上具有同种异型的遗传标记；IgG 的 CH2 和 IgM 的 CH3 具有补体固有成分 C1q 的结合点，参与激活补体系统；IgG 的 CH2、CH3 具有结合单核细胞、巨噬细胞、粒细胞、B 细胞、NK 细胞等细胞表面 Fc 段受体的功能；IgG 的 CH2 具有介导 IgG 通过胎盘的特性。

铰链区（hinge region）位于 IgG、IgA 的 CH1 和 CH2 之间，由十几个氨基酸残基组成，富含脯氨酸及其他亲水性氨基酸残基，两条 H 链间的二硫键位于铰链区内，当 VL、VH 与抗原结合时，铰链区可发生扭曲，使抗体分子上的两个抗原结合位点能更好地与两个抗原决定簇互补性结合。当抗体与抗原结合时，CH2 和 CH3 可发生构型变化，发挥活化补体、结合组织细胞等生物学功能。

（三）水解片段

抗体铰链区可成为蛋白水解酶的酶切位点。

木瓜蛋白酶（papain）可在抗体铰链区的近 N 端处将抗体解离为 3 个片段：①两个相同的抗原结合片段（fragment of antigen binding，Fab），Fab 由一条完整的轻链和部分重链（VH + CH1）组成，有单价抗体活性，能特异性结合一个相应的抗原决定簇；②一个可结晶片段（fragment crystallizable，Fc），Fc 因在低温下易结晶而得名，含链间二硫键和 H 链的 CH2 和 CH3 功能区，保留 CH2 和 CH3 区的相应功能，如穿过胎盘，结合 Fc 受体等。抗体对异种动物的免疫原性主要取决于 Fc 段。

胃蛋白酶（pepsin）可在抗体铰链区的近 C 端处裂解抗体，从而产生一个大分子片段和若干小分子多肽碎片。大分子片段由 2 个 Fab 及铰链区组成，称为 F(ab′)₂，具有双价抗体活性，能与两个相应的抗原决定簇结合。F(ab′)₂ 保留了抗体结合相应抗原的生物学活性，又能避免 Fc 段的抗原性可能引起的超敏反应等不良反应，因此在生物制药中得到广泛应用。若干小分子多肽碎片，称为 pFc′，最终被降解，不具有生物学活性（图 3 - 3）。

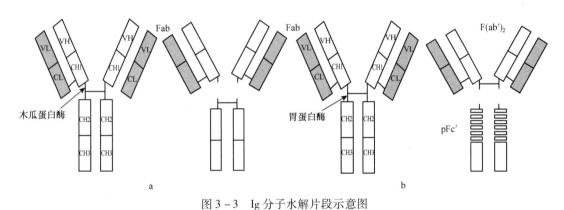

图 3 - 3　Ig 分子水解片段示意图

a. 木瓜蛋白酶作用位点及水解片段；b. 胃蛋白酶作用位点及水解片段

（四）其他成分

1. 连接链（joining chain，J 链）　是浆细胞合成的一条富含半胱氨酸的多肽链，可连接抗体单体形成多聚体。2 个单体 IgA 由 J 链连接形成二聚体，5 个单体 IgM 由二硫键相互连接，并通过二硫键与 J 链连接可形成五聚体。IgG、IgD 和 IgE 是单体分子，无 J 链结构。

2. 分泌成分（secretory component，SC）　是黏膜上皮细胞合成和分泌的一种含糖的肽链，是分泌型 IgA 分子的辅助成分，SC 可以非共价键形式结合到 IgA 二聚体上，并一起被分泌到黏膜表面。SC 可保护分泌型 IgA 铰链区免受蛋白水解酶降解，并有介导 IgA 二聚体向黏膜表面转运的作用。

二、抗体的类型

抗体能与相应的抗原决定簇特异性结合，但其本身作为大分子糖蛋白，对于异种动物或同种异体，甚至同一个体的其他 B 细胞来说又是一种抗原物质。因此，根据抗体的抗原特异性，可将抗体分为同种型、同种异型和独特型（图 3 - 4）。

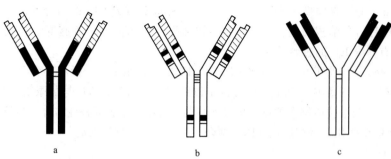

图 3－4 Ig 分子的同种型、同种异型和独特型表位示意图
a. 同种型；b. 同种异型；c. 独特型

（一）同种型

同种型（isotype）是同一种属每一个体都具有的抗体的抗原特异性。其抗原决定簇主要存在于 C 区。根据 C 区氨基酸组成的不同，将抗体分为类、亚类，型、亚型。

1. 类和亚类 哺乳动物的抗体 H 链 C 区的氨基酸组成和排列顺序有差异，其重链分别为 γ、α、μ、δ 和 ε 链，据此将抗体分为 5 类：IgG、IgA、IgM、IgD 和 IgE。

同一类抗体分子的重链 C 区抗原特异性仍有差异，据此又可将它们分为若干亚类。目前发现 IgG 有 IgG1、IgG2、IgG3 和 IgG4 等 4 个亚类，IgA 有 IgA1 和 IgA2 等 2 个亚类。

2. 型和亚型 根据各类抗体轻链 C 区的氨基酸组成和排列顺序的差异，可将抗体分为 2 型，即 κ 型和 λ 型。λ 型轻链 C 区内的氨基酸仍存在微小差异，又可将其分为 4 个亚型。当 λ 型轻链第 190 位氨基酸为亮氨酸时称 OZ（＋），为精氨酸时称 OZ（－），当 λ 型轻链第 154 位氨基酸为甘氨酸时称 Kern（＋），为丝氨酸时称 Kern（－），也依次称为 λ1、λ2、λ3 和 λ4 亚型。

（二）同种异型

同种异型（allotype）是指同一种属内不同个体之间抗体所具有的差异性，主要反映在 CH1 和 CL 上一个或数个氨基酸残基的差异。同种异型是由于不同个体的遗传基因所决定的，故又称为遗传标志。

目前，已在 γ 链和 α 链发现了一些遗传标志。γ 链同种异型标志称为 Gm 分子，目前发现有 30 个（Gm1～30），分别存在于 IgG1、IgG2 和 IgG3 的重链（γ1、γ2、γ3）C 区。α 链同种异型标志称为 Am 分子，有 A2m1 和 A2m2 两型，存在于 IgA2 重链（α2）C 区。κ 链同种异型标志称为 Km 因子，有 Km1、Km2 和 Km3 三种，位于 κ 型轻链 C 区。

（三）独特型

独特型（idiotype）是在同一个体内，不同 B 细胞克隆产生的抗体分子 V 区及 T、B 细胞表面抗原受体 V 区具有的抗原特异性标志。独特型抗原决定簇决定于抗体超变区特有的氨基酸序列和构型。

人体内抗体独特型决定簇的数目十分庞大，每个 B 细胞克隆产生的抗体分子都具有不同于其他抗体分子的独特型决定簇和抗原结合特性。在某些条件下，抗体的独特型决定簇可刺激机体产生抗独特型抗体，对适应性免疫应答具有重要的调节作用。

三、抗体的生物学活性

（一）特异性结合抗原

抗体最显著的生物学活性就是与抗原特异性结合，此种结合特性是由 V 区（HVR）的空间构型决定的。抗体的抗原结合位点由 L 链和 H 链超变区组成，与相应抗原的表位互补，借助静电力、氢键以及范德华力等非共价键相结合。这种结合是可逆的，pH、温度和电解质浓度影响这种结合。

抗体通过 V 区与相应的抗原特异性结合后，可以从空间上阻止病原体对机体细胞的黏附和侵袭。

（二）活化补体

IgM、IgG1、IgG2、IgG3 与抗原结合可形成抗原－抗体复合物，并导致抗体的 Fc 段构象发生改变，暴露出补体结合位点，并能够与C1q结合，从而通过经典途径激活补体。

IgA1、IgG4、IgE凝聚后，可以通过旁路途径激活补体。

（三）结合Fc受体

抗体的Fc受体有FcγR、FcαR和FcεR，分别是IgG、IgA和IgE的Fc段受体。当抗体与相应抗原结合后，抗体的Fc段构型发生改变，使其Fc段与相应的细胞受体结合。IgE抗体Fc段可在游离情况下与细胞表面相应受体结合，称为亲细胞抗体（cytophilic antibody）。

1. 介导Ⅰ型超敏反应 相同过敏原再次进入机体与肥大细胞等细胞表面的IgE结合后，可诱导这些细胞合成、释放生物活性递质，引起Ⅰ型超敏反应。

2. 调理作用（opsonization） 抗体、补体等调理素（opsonin）具有促进吞噬细胞吞噬细菌等颗粒性抗原的作用。IgG的Fab段可与相应细菌的表面抗原表位结合，并以其Fc段与巨噬细胞或中性粒细胞表面的FcγR结合，通过IgG的"桥联"作用，促进巨噬细胞或中性粒细胞对细菌的吞噬。此外，抗体与细胞表面受体结合后还可引起细胞的代谢变化和生物活性物质的释放。

3. 抗体依赖性细胞介导的细胞毒作用（antibody dependent cell–mediated cytotoxicity，ADCC） 抗体分子以其抗原结合部位与肿瘤细胞或病毒感染细胞特异性结合后，可通过Fc段与NK细胞、巨噬细胞或中性粒细胞表面FcγR结合，介导NK细胞等对靶细胞的杀伤作用。

（四）通过胎盘和黏膜

在人类，IgG是唯一能够通过母体胎盘屏障转运到胎儿体内的抗体，胎儿和新生儿的抗感染免疫能力主要依赖于来自母体的IgG。另外，分泌型IgA可通过呼吸道和消化道黏膜，是黏膜局部免疫的最主要因素。

案例解析

【案例】 患者，女，19岁。主诉：咳嗽、胸痛伴高热15日。现病史：自幼常患感冒、肺炎、支气管炎等呼吸道感染疾病，15日前，出现咳嗽、胸痛伴高热症状，进行性加重。实验室检查：IgG 0.38g/L，IgM 0.21g/L，IgA 0.2g/L，B细胞：3.5%。治疗：抗生素治疗疗效不明显，改用丙种球蛋白定期治疗，取得良好疗效。

【问题】 该患者可诊断为何种疾病？该病的免疫学特征是什么？

【解析】 该患者诊断为原发性B细胞免疫缺陷病，外周血中各类抗体及B细胞明显降低为其主要特征。

四、各类抗体的生物学特性

（一）IgG

IgG主要由脾和淋巴结中的浆细胞合成，于3~5岁时达成人水平，40岁以后逐渐下降。IgG在血清中含量最高、半衰期最长，是机体主要的抗病原体和抗毒素抗体，也是机体再次免疫应答的主要抗体。IgG是唯一能够通过胎盘的抗体，在新生儿抗感染免疫中发挥着重要作用。IgG1、IgG2及IgG3与相应抗原特异性结合后可通过经典途径激活补体，各亚类结合补体的能力不同，IgG3 > IgG1 > IgG2。IgG4的聚合物也可通过旁路途径激活补体。IgG的Fc段可与吞噬细胞、NK细胞结合，从而发挥调理作用和ADCC效应。

（二）IgM

IgM是相对分子量最大的抗体，也是个体发育过程中最早合成和分泌的抗体。在体液免疫应答中，最早合成的抗体也是 IgM，在机体早期免疫防御中具有重要作用。血清中的特异性 IgM 含量增高提示有近期感染，可帮助临床早期诊断。

IgM 几乎全部分布于血液中，对防止菌血症的发生具有重要作用。IgM 有较高的抗原结合价，具有显著的激活补体能力。IgM 不能通过胎盘，当脐带血或新生儿血清中 IgM 水平升高时，提示胎儿有宫内感染。此外，作为 B 细胞表面的抗原受体（mIgM），单体 IgM 也是 B 细胞表面标志。

（三）IgA

IgA 有两种类型，即血清型和分泌型。新生儿可从母亲乳汁中获得分泌型 IgA，这对防止婴儿的呼吸道和消化道感染有重要意义。分泌型 IgA 的单体和 J 链由位于呼吸道、胃肠道、泌尿生殖道黏膜固有层的浆细胞合成，分泌片由黏膜上皮细胞合成。当二聚体 IgA 进入黏膜上皮细胞时，通过二硫键与分泌片连接，组成完整的分泌型 IgA，被转运至黏膜表面，存在于分泌液（如唾液、泪液、初乳和呼吸道、消化管、泌尿生殖道的分泌液）中。分泌型 IgA 能阻止病原微生物黏附黏膜上皮细胞，有抗菌、抗病毒和中和毒素等多种作用，是黏膜局部抗感染的最主要因素。

（四）IgD

共表达于 B 细胞表面的 IgD（mIgD）和 IgM（mIgM）是 B 细胞成熟的重要标志。mIgD 作为 B 细胞的抗原识别受体，可在相应抗原刺激下，对 B 细胞的活化、增殖和分化起调节作用。血清中 IgD 的确切功能尚不清楚。

（五）IgE

IgE 是血清中含量最低的抗体。在过敏性疾病和某些寄生虫感染患者血清中，IgE 含量显著增高。IgE 主要由呼吸道（如鼻、眼、喉、扁桃体、支气管）和胃肠道等处的黏膜固有层的浆细胞合成，是种系进化中最晚出现的抗体。

特异性 IgE 可以其 Fc 段与具有相应受体（FcεR）的肥大细胞或嗜碱粒细胞结合，并使上述免疫细胞处于致敏状态。当致敏的肥大细胞或嗜碱粒细胞再次与相应致敏原接触时，可引发 I 型超敏反应。

知识拓展

抗体的类别转换

抗体类别转换（class switch）又称同种型转换（isotype switch），是指 B 细胞受抗原刺激后，首先合成 IgM，然后转换成 IgG 等其他类别。一个 B 细胞克隆受到 TD – Ag 刺激后，在 Th 细胞的辅助下活化，通过基因重排形成 V – D – J – Cμ，首先合成 IgM。然后在 Th 细胞的 CD40/CD40L 信号以及细胞因子的作用下，发生进一步的基因重排，其中可变区的 V – D – J 基因组合不变，Cμ 基因可被替换为 Cγ2、Cα1 或者 Cε 等，合成具有相同抗原特异性但不同类或亚类的抗体。如 IL – 4 可诱导抗体类别转换成 IgG1 或 IgE，IFN – γ 诱导抗体类别转换成 IgG2a，TGF – β、IL – 5 诱导抗体类别转换成 IgA。

五、抗体制备

（一）多克隆抗体

抗原分子通常具有多个抗原决定簇，在以抗原免疫动物后，可刺激多种具有相应抗原受体的 B 细胞克隆发生免疫应答，产生多种针对不同抗原决定簇的抗体。这些由不同 B 细胞克隆产生的多种抗体的混合物被称为多克隆抗体（polyclonal antibody，PAb）。

多克隆抗体具有异质性，尽管免疫血清对许多疾病有确切疗效，但特异性差和易导致超敏反应是其不可避免的两个缺点。

（二）单克隆抗体

单克隆抗体（monoclonal antibody，mAb）是单一克隆 B 细胞杂交瘤产生的、只识别抗原分子某一特定抗原决定簇的、具有高度特异性的抗体。每种单克隆抗体的类、亚类、型、亚型及亲和力完全相同，具有高度均一性。

单克隆抗体的广泛应用推动免疫学、分子生物学取得令人瞩目的成就，为临床疾病的诊断、预防和肿瘤的治疗开辟了新的前景。但是单克隆抗体多为鼠源性，能诱发人体的免疫应答，这是其最大的缺点。

（三）基因工程抗体

随着 DNA 重组技术的发展，抗体的研制已进入了基因工程抗体（genetic engineering antibody）阶段。基因工程抗体是通过基因工程技术制备的抗体或其片段，包括人 - 鼠嵌合抗体（chimerical antibody）、人改型抗体（reshaped humanized antibody）、小分子抗体以及双特异性抗体（bispecific antibody）等。

第二节 补体系统

补体（complement，C）是存在于人类或脊椎动物血清、组织液或细胞膜表面的一组活化后具有酶样活性的球蛋白，及其调节因子和膜蛋白共同组成的反应系统，即补体系统（complement system）。补体系统广泛参与机体的抗感染免疫及免疫调节，可介导某些病理性反应，是重要的免疫效应系统。

一、补体系统概述

（一）补体系统的组成

补体系统包括 30 多种活性成分，按其生物学功能分为三类。

1. 补体固有成分 指参与补体系统激活级联反应的各种成分。

（1）经典途径中的 C1q、C1r、C1s、C4、C2。

（2）旁路途径中的 B 因子、D 因子。

（3）凝集素途径中的 MBL、丝氨酸蛋白酶（serine protease）。

（4）三条激活途径共同末端通路中的 C3、C5、C6、C7、C8、和 C9。

2. 补体调节蛋白 指以可溶性形式或膜结合形式存在的补体调节分子，包括备解素、C1 抑制物、I因子、H 因子、C4 结合蛋白、Sp40/40、过敏毒素灭活因子、膜辅助蛋白（MCP）、促衰变因子（DAF）和同种限制因子等。

3. 补体受体（complement receptor，CR） 存在于不同细胞表面，可与补体片段结合并调节补体的生物效应的受体分子。有 C1qR、CR1、CR2、CR3、CR4、CR5、H 因子受体（HFR）、C3a 受体（C3aR）和 C5a 受体（C5aR）等。

（二）补体系统的命名

1968 年世界卫生组织（WHO）对补体系统进行的统一命名，一般遵循以下规律。

1. 参与补体激活经典途径的固有成分按其发现先后顺序分别命名为 C1、C2，……，C9，其中 C1 由C1q、C1r、C1s 三种亚单位组成。

2. 补体系统的其他成分以英文大写字母命名，如 B 因子、D 因子、P 因子和 H 因子等。

3. 补体调节成分多按其功能进行命名，如 C1 抑制物、C4 结合蛋白、衰变加速因子等。

4. 补体活化后的裂解片段以该成分的符号后面加小写英文字母命名，如 C3a、C3b 等。

5. 灭活的补体片段则在其符号前面加英文字母 i 表示，如 iC3b。

（三）补体系统的理化性质

补体主要由肝细胞和巨噬细胞合成，角质形成细胞、内皮细胞、肠上皮细胞和肾小球细胞亦可合成补体。人类胚胎发育早期即可合成补体的各种组分，出生后 3 ~6 个月达到成人水平。补体的大多数组分都是糖蛋白，且多属于 β 球蛋白，少数是 α 或 γ 球蛋白。

在生理状态下，大多数补体成分以非活化形式存在。血清补体的总含量相对稳定，约为4mg/ml，约占血清球蛋白总量的10%，其中 C3 含量最多，约为 1.3mg/ml；D 因子的含量最低，仅有 2μg/ml。但在组织损伤急性期或炎症状态下，吞噬细胞可合成大量补体，从而导致血清补体水平迅速升高，故某些补体成分属于急性期反应蛋白。

补体成分极不稳定，容易受各种理化因素的影响，56℃ 加热 30 分钟即被灭活，室温下也很快会被灭活，紫外线照射、机械振荡或某些添加剂等均可能破坏补体。

二、补体系统的激活

生理情况下，大部分补体固有成分多以酶原等非活化形式存在于血清之中。补体系统的激活是指补体系统从酶原状态转化为具有酶活性状态的过程。在某些因素作用下，补体按一定顺序以级联酶促反应的方式依次活化。启动补体激活过程的物质称为补体激活剂。依照补体激活剂的不同，补体系统的激活分为三种途径：①经典途径（classical pathway，CP）：由抗原抗体复合物结合 C1q 启动的途径；②旁路途径（alternative pathway，AP）：由微生物提供接触面，从 C3 开始激活的途径；③凝集素途径（lectin pathway，LP）：由甘露糖结合凝集素（mannose – binding lectin ，MBL） 等结合病原体表面糖结构启动的途径（图 3 – 5）。旁路途径和凝集素途径启动比较迅速，在抗感染早期发挥重要作用，而经典途径通常在疾病的持续过程中发挥重要作用。

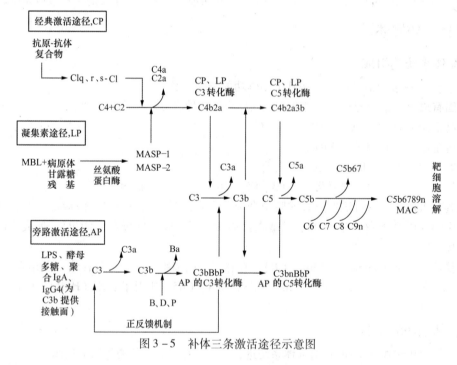

图 3 – 5 补体三条激活途径示意图

（一）经典途径

经典途径最重要的激活剂为抗原抗体复合物，其中抗体主要为 IgG1、Ig G2、IgG3 和 IgM。一个 IgM 或两个以上的 IgG 与 C1 结合均可有效地启动经典途径。经典途径可分为三个阶段。

1. 识别阶段　C1 是经典途径中的起始成分，它由 1 分子的 C1q、2 分子的 C1r 及 2 分子的 C1s 借 Ca^{2+} 连接而成，分子量约 750kD。其中 C1q 为具有识别作用的亚单位，C1r 和 C1s 为具有催化作用的亚单位（图 3 – 6）。

C1q 与两个以上 Fc 段结合可活化 C1r，活化的 C1r 可使 C1s 活化，C1s 具有酯酶活性，又称 C1 酯酶，其底物为 C4 和 C2，此酶活性可被 C1 抑制物（C1INH）灭活。在经典途径中，一旦形成 C1s，即完成识别阶段，并进入活化阶段。

2. 活化阶段 在 Mg^{2+} 存在下，C1s 使 C4 裂解为 C4a 和 C4b，小片段 C4a 游离于液相，大片段 C4b 多数与水分子结合产生无活性的 iC4b，很快被代谢掉，少数 C4b 分子与邻近细胞表面的蛋白质或糖共价结合，可稳定存在。C1s 与 C4 作用后更好地显露出作用于 C2 的酶活性部位，从而明显增强对 C2 的裂解作用。在 Mg^{2+} 存在下，C2 被 C1s 裂解为大片段的 C2a 和小片段的 C2b，C2b 游离于液相中，C2a 与已结合在膜上的 C4b 结合成 C4b2a，此即为经典途径的 C3 转化酶。

在补体激活过程中，C3 起中心和枢纽作用。C3 被 C3 转化酶裂解为 C3a 和 C3b 两个片段，小片段 C3a 游离于液相，大片段 C3b 与 C4b2a 相结合产生 C4b2a3b，即为经典途径的 C5 转化酶。至此完成活化阶段。

3. 膜攻击阶段 C5 转化酶裂解 C5 产生 C5a 和 C5b，C5a 游离于液相中，C5b 可结合于邻近的细胞表面，其活性极不稳定，易于衰变成 iC5b。C5b 与 C6、C7 结合成较稳定的三分子的复合物 C5b67。C5b67 既可以吸附于已致敏的细胞膜上，也可吸附在邻近的未致敏细胞膜上（即未结合抗体的细胞膜上）。C5b67 与细胞膜结合后，插入磷脂双层结构中。C5b67 虽无酶活性，但其分子排列方式有利于吸附 C8，并形成 C5b678，进而继续结合多个 C9 形成 C5b6789n，即补体的膜攻击复合体（membrane attack complex，MAC），使细胞膜穿孔受损（图 3-7）。

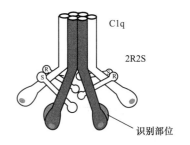

图 3-6 C1 分子结构示意图

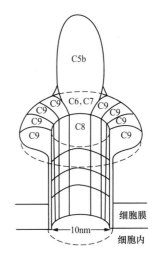

图 3-7 MAC 结构示意图

（二）旁路途径

旁路途径直接激活 C3 继而完成 C5 至 C9 各成分的连锁反应，其激活物质并非是抗原-抗体复合物，而是细菌的细胞壁成分——脂多糖，或多糖、肽聚糖、磷壁酸以及聚合的 IgA、IgG4 等物质。旁路途径在细菌性感染早期即可发挥重要的抗感染作用。

在正常生理情况下，C3 在蛋白酶的作用下，可缓慢地裂解，持续产生少量的 C3b。释入液相中的 C3b 迅速被 I 因子灭活。在 Mg^{2+} 存在下，C3b 可与 B 因子结合产生 C3bB，D 因子作用于 C3bB，形成 C3bBb（旁路途径的 C3 转化酶）。C3bBb 可使 C3 裂解为 C3a 和 C3b，但 C3b 和 C3bBb 可迅速被 H 因子和 I 因子灭活。C3bBb 的半衰期非常短，当其与 P 因子结合成为 C3bBbP 时，半衰期可延长。在激活物质（例如细菌脂多糖、肽聚糖、病毒感染细胞、肿瘤细胞、痢疾阿米巴原虫等）存在的情况下，H 因子不易置换 Bb，I 因子不易灭活 C3b。因而，激活物质为 C3b 或 C3bBb 提供的这种保护性微环境可使旁路途径从和缓进行的生理性准备阶段过渡到正式激活阶段。C3bBb 与其裂解 C3 所产生的 C3b 可进一步形成 C3bBb3b。C3bBb3b 与经典途径中的 C5 转化酶 C4b2a3b 一样，也可裂解 C5 产生 C5a 和 C5b。之后反应过程与经典途径相同。

C3 被激活后，其裂解产物 C3b 可在 B 因子和 D 因子的参与下合成新的 C3bBb。后者又进一步使 C3 裂解。由于血浆中有足够的 C3、B 因子和 Mg^{2+}，因此这一过程一旦触发，即可产生显著的扩大效应，亦称为 C3b 正反馈途径。

（三）凝集素途径

凝集素途径的激活物是细菌等病原体表面存在的含有甘露糖等末端糖基的糖结构。体液中的 MBL、纤维胶原素（ficolin，FCN）等可与 MBL 相关丝氨酸蛋白酶（MBL-associated serine protease，MASP）结合形成类似于 C1 的复合体。MBL、FCN 等识别含有甘露糖等末端糖基的糖结构后，分别激活 MASP-1 和 MASP-2。

活化的 MASP2 裂解 C4，裂解产物 C4b 片段结合在病原体表面并与 C2 结合，随后 MASP2 裂解 C2，生成与经典途径相同的 C3 转化酶 C4b2a，其后的活化过程与经典途径相同。

另外，活化的 MASP－1 能直接裂解 C3 产生 C3b，并可活化 D 因子，在 P 因子参与下，激活补体的旁路途径。凝集素途径可促进经典途径和旁路途径的激活过程。

三、补体激活的调节

补体系统的激活是高度有序的级联反应，该反应是在生物反馈调节机制下进行的，受到多种调节分子的严格控制，进而限制了补体活化的扩大以维持体内平衡。

（一）自身衰变的调节

某些激活的补体成分极不稳定，成为级联反应的重要的自限因素。

（二）补体调节因子的调控

存在于血浆中和细胞表面的补体调节因子可通过与不同补体成分的相互作用，使补体的激活与抑制处于动态平衡中，从而防止对自身组织的损害，同时又能有效地清除外来微生物。

血浆中的可溶性调节分子有 C1 抑制分子（C1 inhibitor，C1INH）、C4 结合蛋白（C4 binding protein，C4bp）、C3b 灭活因子（C3b inactivator，C3bINA）或 I 因子、H 因子、过敏毒素灭活剂（anaphylatoxin inactivator，AI）等。

知识拓展

补体受体

补体受体是指分布在细胞膜上，能与补体活性分子结合的一种表面糖蛋白。补体系统被激活后可产生一系列的活性片段，这些片段可与不同细胞表面的特异性补体受体结合而发挥作用。同一细胞可以同时表达几种不同的补体受体，每一细胞上不同补体受体的数量亦可以不同。补体受体包括补体受体 1（CR1）、补体受体 2（CR2）、补体受体 3（CR3）、补体受体 4（CR4）、C3a/C4a 受体和 C5a 受体。

存在于细胞膜上的调节分子有膜辅蛋白（membrane cofactor protein，MCP）、促衰变因子（dacay accelerating factor，DAF）、同种限制因子（homologous restriction factor，HRF）或 C8 结合蛋白（C8bp）、CD59 等。CD59 又称膜反应性溶解抑制物（membrane inhibitor of reactive lysis，MIRL）。

四、补体的生物学功能

（一）膜攻击复合体介导的生物学作用

补体系统被激活后，可在靶细胞表面形成 MAC，从而导致靶细胞的溶解。这种补体介导的细胞溶解是机体抗微生物感染的重要防御机制。在某些病理情况下，补体系统亦可引起宿主细胞的溶解，并导致组织损伤与疾病。

（二）补体活化片段介导的生物学作用

在补体激活过程中，产生了一系列的活性片段，它们可与表达在不同细胞表面的相应受体结合，发挥多种多样的生物学作用。

1. 调理作用 补体激活过程中产生的 C3b、C4b、iC3b 等活性片段均属于重要的调理素。血清中的调理素与细菌或其他颗粒性抗原物质结合后，结合吞噬细胞表面的 C3b 受体、C4b 受体，促使吞噬细胞黏附吞噬细菌，发挥调理作用。因此，在病原微生物表面发生的补体激活过程，有助于促进微生物与吞噬细胞的黏附，并被吞噬杀伤。这种依赖于 C3b 的吞噬作用可能是机体抵抗全身性细菌感染或真菌感染的主要防御机制。

2. 清除免疫复合物 体内形成的中等大小的免疫复合物（immunocomplex，IC）可沉积于血管壁，通过激活补体造成周围组织的损伤。补体成分有助于减少 IC 的生成，并使已形成的 IC 解离或溶解，从而发挥自我稳定作用，避免 IC 过度生成及沉积所导致的组织损伤。其机制为：①补体与免疫球蛋白共价结合，可在空间上干扰 Fc 之间的相互作用，从而抑制新的 IC 的形成，并使已经形成的 IC 解离；②循环 IC 激活补体产生 C3b，C3b 与 IC 结合，同时黏附于表达 CR1 的红细胞或血小板，并通过血流运送到肝脏和脾脏，被巨噬细胞吞噬、清除，此作用被称为免疫黏附（immune adherence）。

3. 清除凋亡细胞 在生理条件下，机体也会经常产生大量的凋亡细胞，这些细胞表面表达多种自身抗原，若不能及时清除则可能会引发自身免疫性疾病。某些补体活化片段（C1q，C3b，iC3b 等）均可识别和结合凋亡细胞，并通过调理作用而参与对这些细胞的清除。

4. 炎症介质作用 补体是机体重要的炎症介质，可通过多种途径引起不同的炎症。

（1）过敏毒素作用 C5a 和 C3a 可与肥大细胞和嗜碱性粒细胞结合，使细胞脱颗粒，释放组胺、白三烯及前列腺素等生物活性介质，引起类似过敏反应的病理变化，所以将 C5a 和 C3a 称为过敏毒素（anaphylatoxin），C4a 亦有较弱的过敏毒素作用。

（2）趋化作用 C4a、C5a、C3a 和 C5b67 是中性粒细胞和单核 - 巨噬细胞的趋化因子（chemotaxin），它们可使吞噬细胞向炎症部位聚集，增强对病原体的吞噬和消除，同时引起炎症反应。

5. 免疫调节作用 补体的各种成分可调节免疫应答的多个环节。C3 可参与捕获、固定抗原，有利于抗原处理与递呈；C3b 可与 B 细胞表面的 CR1 结合，促进 B 细胞增殖分化为浆细胞；C3d、iC3b 和 C3dg 能结合 CR2，促进 B 细胞的活化；杀伤细胞结合 C3b 后可增强 ADCC 作用。

第三节 细 胞 因 子

细胞因子（cytokine，CK）是细胞产生的一类具有多种生物学功能的小分子多肽或糖蛋白。细胞因子种类繁多，可由多种细胞产生，细胞因子的作用具有一些共同特性。在临床上可应用某些重组细胞因子及其拮抗剂治疗感染、肿瘤、自身免疫病、移植排斥及造血系统疾病等。

一、细胞因子的共同特点

（一）一般特点

微课

细胞因子的分子量大多为 6kD ~ 60kD，大多数细胞因子为单体分子，少数细胞因子为双体分子。细胞因子与相应受体通常具有较高的亲和力，在 $10^{-15} \sim 10^{-9}$M 的较低浓度下即可发挥其生物学作用。

（二）作用方式

细胞因子可通过自分泌（autocrine）、旁分泌（paracrine）或内分泌（endocrine）等方式发挥其效应。自分泌效应是指细胞因子的产生细胞和靶细胞是同一种细胞，如 T 细胞产生的 IL-2 可刺激 T 细胞本身生长。旁分泌效应是指细胞因子的产生细胞和靶细胞不是同一种细胞，但是二者位置邻近，如 T 细胞产生的 IL-2 可促进其邻近的 B 细胞的增殖分化。内分泌效应是指某些细胞因子可通过血液循环对远距离的细胞发挥作用，如 TNF、IL-6、IL-1 等可作用于远隔部位的靶细胞。一种细胞因子可由多种细胞产生，一种细胞可以合成和分泌不同的细胞因子。

（三）作用的共同特点

细胞因子作用的共同特点是多效性（pleiotropy）、重叠性（redundancy）、协同性（synergy）和拮抗性（antagonism）。

多效性是指一种细胞因子可对不同细胞发挥不同的作用，产生不同的生物学效应，如IFN-γ 可以激活巨噬细胞，同时也可以抑制 Th2 细胞。

重叠性是指几种不同的细胞因子可作用于同一种靶细胞，产生相同或相似的生物学效应，如 IL-4 和 IL-6 均可以刺激 B 细胞增殖。

协同性是指两种或两种以上的细胞因子共同发挥作用，并且一种细胞因子强化另一种细胞因子的功能，如 IL-3 和 IL-11 共同刺激造血干细胞的分化成熟。

拮抗性是指一种细胞因子抑制了另一种细胞因子的功能。如 IL-4 可以抑制 IFN-γ 刺激 Th0 细胞向 Th1 细胞分化的功能。

此外，众多细胞因子在机体内相互促进或相互抑制，形成十分复杂的细胞因子调节网络（cytokine network）。

二、细胞因子的种类及其生物学功能

根据细胞因子的结构和功能，可将其分为 6 类：白细胞介素、干扰素、肿瘤坏死因子、集落刺激因子、趋化因子和生长因子。

（一）白细胞介素

白细胞介素（interleukin，IL）最初是指白细胞产生又作用于白细胞的细胞因子，但后来发现白细胞介素也可由白细胞以外的细胞产生，也可以作用于白细胞以外的细胞，如内皮细胞、上皮细胞等。目前已正式命名的白细胞介素有 IL-1～IL-40。表 3-1 列举了一些 IL 及其基本特点和功能。

表 3-1　一些重要的白细胞介素的特性及功能

名称	来源细胞	靶细胞	主要功能
IL-1	单核-巨噬细胞、树突细胞、成纤维细胞、内皮细胞	Th 细胞、B 细胞、NK 细胞、单核-巨噬细胞、内皮细胞等	刺激 T 和 B 细胞的增殖、分化和成熟、刺激造血细胞、参与炎症反应
IL-2	活化的 T 细胞	活化 T 细胞、B 细胞、NK 细胞、单核-巨噬细胞、DC	刺激 T 和 B 细胞的增殖和分化，增强 NK 细胞、单核细胞杀伤活性
IL-3	活化的 T 细胞	造血干细胞、肥大细胞等	促进多能造血干细胞增殖，促进肥大细胞、嗜酸性粒细胞增殖与分化
IL-4	活化的 T 细胞	活化 B 细胞、T 细胞、内皮细胞	促 B 细胞和 T 细胞增殖，刺激造血祖细胞增殖与分化，诱导 IgE、IgG 产生参与 I 型超敏反应
IL-5	活化的 T 细胞	嗜酸性粒细胞、B 细胞	促进细胞增殖与分化，诱导 IgA 产生
IL-6	淋巴细胞单核细胞、成纤维细胞	活化 B 细胞、造血干细胞、浆细胞、T 细胞	促进 B 细胞分化，促进干细胞产生急性期蛋白，抑制乳腺癌细胞，刺激骨髓瘤细胞，刺激造血细胞，参与炎症
IL-8	单核-巨噬细胞血管内皮细胞	中性粒细胞、嗜碱性粒细胞、淋巴细胞	中性粒细胞趋化和活化作用，T 细胞趋化作用，促进血管生成，参与炎症及过敏反应
IL-10	活化的 T 细胞单核-巨噬细胞	巨噬细胞、B 细胞、肥大细胞、Th 细胞	抑制 Th 合成分泌细胞因子，促进胸腺细胞增殖，促进 B 细胞增殖
IL-12	B 细胞	活化 T 细胞、NK 细胞	促进 Tc、NK、LAK 细胞杀伤功能，诱导细胞免疫
IL-13	活化的 T 细胞（Th2）	Th2 细胞、B 细胞、巨噬细胞	诱导 B 细胞增殖分化，促进 IgG 和 IgE 合成，抑制单核-巨噬细胞合成分泌炎性因子
IL-14	活化的 T 细胞	活化的 B 细胞	诱导活化 B 细胞增生，对静止 B 细胞无刺激作用
IL-15	T 细胞及其他组织细胞	T 细胞、活化的 B 细胞	与 IL-2 作用相似

（二）干扰素

干扰素（interferon，IFN）是由多种细胞产生的具有广泛的抗病毒、抗肿瘤和免疫调节作用的可溶性糖蛋白。根据产生细胞不同，干扰素可分为 3 种类型：白细胞产生的为 α 型；成纤维细胞产生的为 β 型；

T 细胞产生的为 γ 型。根据干扰素的来源、结构和生物学功能，可将其分为 I 型和 II 型干扰素。

I 型干扰素又称为抗病毒干扰素，其生物学活性以抗病毒为主，包括 IFN-α 和 IFN-β 两种。I 型干扰素具有广谱的抗病毒活性，对多种病毒均有抑制作用，同时还具有免疫调节作用，可促进 MHC I 类分子的表达。

II 型干扰素又称为免疫干扰素或 IFN-γ，主要由活化的 T 细胞和 NK 细胞产生。IFN-γ 具有较强的免疫调节作用，可增强固有免疫应答：IFN-γ 能增强中性粒细胞和巨噬细胞的吞噬能力，可增加巨噬细胞表面 MHCII 类分子的表达，并增强其抗原提呈能力，IFN-γ 可活化 NK 细胞，增强其细胞毒作用。同时 IFN-γ 也可调节适应性免疫应答：IFN-γ 能增强 Th1 细胞活性，从而增强细胞免疫功能；然而，IFN-γ 对 Th2 细胞增殖有抑制作用，从而抑制体液免疫功能。

（三）肿瘤坏死因子

肿瘤坏死因子（tumor necrosis factor，TNF）因最初发现其能导致肿瘤组织坏死而得名。分为 TNF-α 和 TNF-β 两种。TNF-α 由细菌脂多糖活化的单核-巨噬细胞所产生，可引起肿瘤组织的出血坏死；TNF-β 又称为淋巴毒素（lymphotoxin，LT），由抗原或丝裂原刺激的淋巴细胞所产生，具有杀伤肿瘤细胞及免疫调节功能。TNF 也参与某些炎症反应的过程，促进 T 细胞和 B 细胞增殖，在调节免疫应答，诱导细胞凋亡等过程中发挥重要作用（表 3-2）。

表 3-2　主要的肿瘤坏死因子及其功能

名称	主要产生细胞	受体	主要功能
TNF-α	单核-巨噬细胞 T 细胞、NK 细胞	CD120a CD120b	局部炎症，杀伤或抑制肿瘤 激活内皮细胞
TNF-β	T 细胞 B 细胞	CD120a CD120b	杀伤靶细胞，参与胚胎发育过程中淋巴样器官形成，激活巨噬细胞

（四）集落刺激因子

集落刺激因子（colony stimulating factor，CSF）是指能够刺激多能造血干细胞和不同发育分化阶段的造血祖细胞分化、增殖，并在半固体培养基中形成相应细胞集落的细胞因子。主要包括干细胞因子（stem cell factor，SCF）、粒细胞 CSF（G-CSF）、巨噬细胞 CSF（M-CSF）、粒细胞-巨噬细胞 CSF（GM-CSF）、多重集落刺激因子（multi-CSF，又称 IL-3）、红细胞生成素（EPO）、血小板生成素（TPO）和 IL-11 等。主要集落刺激因子的来源及生物学功能见表 3-3。

表 3-3　主要集落刺激因子的来源及生物学功能

名称	主要产生细胞	受体	主要功能
SCF	骨髓基质细胞	CD117	诱导多能造血干细胞及肥大细胞的增殖分化
GM-CSF	巨噬细胞、T 细胞	CD116	刺激髓样单核细胞的增殖分化
G-CSF	成纤维细胞、单核-巨噬细胞	G-CSFR	刺激中性粒细胞的发育和分化
EPO	肾间质细胞、肝库普弗细胞	EPOR	刺激红细胞前体细胞的分化成熟
TPO	肝、肾平滑肌细胞		刺激骨髓巨核细胞的分化成熟

（五）趋化因子

趋化因子（chemokine）是指对免疫细胞具有趋化作用的细胞因子的统称。趋化因子的主要功能是招募血液中的单核细胞、中性粒细胞、淋巴细胞等移行到感染部位。根据趋化因子近氨基端的半胱氨酸的位置、排列顺序和数量，趋化因子分为四个亚家族：CXC 亚家族（半胱氨酸-1 个其他氨基酸-半胱氨酸）；CC 亚家族；C 亚家族；CX3C 亚家族（半胱氨酸-3 个其他氨基酸-半胱氨酸）。目前趋化因子多以如下方式命名：趋化因子亚家族名称＋L（Ligand）＋数字序号，已发现的趋化因子有

XCL1~2、CCL1~28、CXCL1~16 和 CX3CL1 等。如 CXCL8（IL-8）具有趋化和激活中性粒细胞、嗜碱性粒细胞和 T 细胞的作用。

（六）生长因子

生长因子（growth factor，GF）是指具有刺激细胞生长作用的细胞因子，包括转化生长因子-β（transforming growth factor-β，TGF-β）、表皮细胞生长因子（EGF）、血管内皮细胞生长因子（VEGF）、成纤维细胞生长因子（FGF）、神经生长因子（NGF）等。其中，TGF-β是具有调节免疫细胞生长和分化功能的细胞因子，主要由活化的 T 细胞或 B 细胞产生，一些肿瘤细胞也可产生 TGF-β。TGF-β具有抑制免疫活性细胞的增殖、抑制淋巴细胞的分化、抑制细胞因子产生的免疫调节作用，TGF-β还具有其他一些调节作用，如促进成纤维细胞、成骨细胞和施万细胞的生长，趋化单核细胞和成纤维细胞等。

三、细胞因子受体

细胞因子通过与靶细胞膜表面的受体相结合，将信号传递到细胞内部，引起基因转录而发挥生物学功能。细胞因子受体跨膜蛋白由胞膜外区、跨膜区和胞质区组成。胞膜外区可识别、结合细胞因子，胞质区启动受体激活后的信号传导。大多数细胞因子受体是由两个或多个亚单位组成的异源二聚体或多聚体，一般包括一个与配体特异性结合的 α 链和一个参与信号传导的 β 链。某些细胞因子受体可共用一条受体亚单位，此亚单位称为共同链。

根据细胞因子受体胞膜外区氨基酸序列的同源性和结构特征，可将细胞因子受体分为六类：Ⅰ型细胞因子受体、Ⅱ型细胞因子受体、肿瘤坏死因子受体家族、免疫球蛋白超家族受体、IL-17 受体家族以及趋化因子受体家族。

某些细胞因子，如 IL-1、IL-2、IL-4、IL-5、IL-6、TNF 和 IFN-γ 的受体可在体液中以可溶形式存在，即可溶型细胞因子受体（soluble cytokine recetor）。可溶型细胞因子受体既可作为相应细胞因子的运载体，将细胞因子转运至机体某些部位，造成局部细胞因子高浓度以充分发挥细胞因子的生物学效应；也可与相应的膜型受体竞争结合配体，抑制细胞因子的生物学作用。

四、细胞因子与临床

（一）细胞因子异常与疾病

正常生理状态下，细胞因子的表达和分泌受到严格的调控。在某些病理状态下，细胞因子及其受体的表达可出现异常。因此，在许多疾病中，细胞因子及其受体的血清水平变化，可作为诊断指标之一。

1. 细胞因子及其受体的缺陷　包括先天性缺陷和继发性缺陷。先天性缺陷，如性联重症联合免疫缺陷病（XSCID）患者 IL-2、IL-4 和 IL-7 的受体共同链（γ链）缺陷，而导致 IL-2、IL-4 和 IL-7 的功能均出现障碍，使免疫功能严重受损，往往在幼儿期因感染而夭折。继发性缺陷多发生在感染、肿瘤等疾病以后，如人类免疫缺陷病毒（HIV）感染并破坏 Th 细胞后，可导致 Th 细胞产生的各种细胞因子缺陷，免疫功能降低，出现获得性免疫缺陷综合征（AIDS）的一系列症状。

2. 细胞因子表达过高　在炎症、自身免疫病、变态反应、休克等疾病时，某些细胞因子水平会异常增高。例如，风湿性关节炎患者的滑膜液中 IL-1、IL-6 和 IL-8 等炎症性细胞因子水平明显升高，使病情加重。在某些感染性疾病、自身免疫病及器官移植等疾病中，机体内可迅速分泌大量的多种细胞因子，引发全身炎症反应性综合征，即细胞因子风暴（cytokine storm），细胞因子风暴导致的急性呼吸窘迫症是流感的主要死亡原因之一。

3. 可溶性细胞因子受体水平升高　在某些疾病中，细胞膜表面的细胞因子受体可脱落成为可溶性细胞因子受体，并竞争性结合细胞因子，使细胞因子不再与膜表面的细胞因子受体结合，从而抑制细胞因子功能。例如，白血病及淋巴系统恶性疾病患者的可溶性 IL-2 受体血清水平明显升高，病情缓解时可溶性 IL-2 受体血清水平下降。

（二）细胞因子的临床应用

目前，利用基因工程技术生产的重组细胞因子及其抗体、细胞因子受体及其拮抗剂在临床上已获得了广泛应用。这些细胞因子类药物主要用于肿瘤、感染（如肝炎、AIDS）、造血功能障碍、创伤、炎症等疾病的治疗（表3-4）。

表3-4 部分已上市的细胞因子类药物

药物名称	适应证
IL-2	免疫缺陷、肿瘤、疫苗佐剂
IFN-α	白血病、恶性肿瘤、乙型病毒性肝炎、AIDS
IFN-β	多发性硬化症
IFN-γ	恶性肿瘤、过敏症、感染性疾病、慢性肉芽肿病、类风湿关节炎
G-CSF	血细胞减少症、AIDS、白血病、再生障碍性贫血
GM-CSF	血细胞减少症、AIDS、再生障碍性贫血、骨髓增生异常综合征
EPO	慢性肾功能衰竭、恶性肿瘤、化疗、失血等导致的贫血
抗IL-4单抗	哮喘
抗IL-5单抗	哮喘
抗IL-6R单抗	类风湿关节炎
抗IL-8单抗	银屑病
抗IL-15单抗	类风湿关节炎
抗TNF-α单抗	炎症性肠病、类风湿关节炎
可溶性IL-1R	哮喘、急性髓样白血病
可溶性IL-4R	哮喘
IL-1R拮抗剂	败血性休克、类风湿关节炎
抗IL-2R单抗	移植排斥反应

第四节　主要组织相容性抗原

主要组织相容性抗原系统（major histocompatibility antigen system，MHS）是在组织细胞表面存在的一组能引起较强移植排斥反应的抗原，其编码基因称为主要组织相容性复合体（major histocompatibility complex，MHC）。人类的主要组织相容性抗原称为人类白细胞抗原（human leukocyte antigen，HLA），其编码基因群称为HLA复合体。引起较弱移植排斥反应的抗原为次要组织相容性抗原系统（minor histocompatibility antigen system，mHS），其编码基因称为次要组织相容性复合体（minor histocompatibility complex，mHC）。MHC是一组紧密连锁、具有高度多态性的基因群，在移植排斥反应，免疫应答和免疫调节中具有重要而广泛的生物学功能。

一、MHC 的基因组成及特点

（一）小鼠 H-2 复合体

小鼠的MHC定位于第17号染色体短臂，称为H-2复合体，包括K、I、S、L、D等基因区，根据基因编码产物不同可分为3类：①Ⅰ类基因，包括K、D、L区基因，编码MHCⅠ类分子；②Ⅱ类基因，指Ⅰ区基因，包括Ⅰ-A和Ⅰ-E等亚区，编码MHCⅡ类分子。免疫应答基因（immune response gene，Ir）位于Ⅰ区，其基因编码产物称Ⅰ区相关抗原（Ⅰ region associated antigen，Ia antigen）；③Ⅲ类基因，指S区基因，编码补体C4、C2、B因子（Bf）及肿瘤坏死因子（TNF）等。

（二）人类 HLA 复合体

人类的 MHC（HLA 复合体）定位于第 6 号染色体短臂（6p21.31），全长约 3600kb。HLA 复合体的结构十分复杂，具有多基因性（polygenic），即在同一个体内，HLA 复合体基因座位在数量和结构上具有多样性。目前共鉴定出 224 个基因座位，其中有产物表达的功能性基因为 128 个。

1. HLA 复合体的结构 与 H－2 复合体相同，传统上也将 HLA 复合体分为 3 个区，分别被称为 HLA Ⅰ类、HLA Ⅱ类和 HLA Ⅲ类基因区。HLA 复合体按其产物的功能分为 3 个群，包括经典的 HLA 基因、免疫功能相关基因及免疫无关基因（图 3－8）。

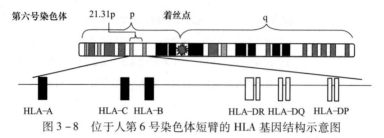

图 3－8　位于人第 6 号染色体短臂的 HLA 基因结构示意图

（1）经典的 HLA 基因　其编码产物直接参与抗原提呈并决定个体的组织相容性，包括经典的 HLA Ⅰ类基因和 HLA Ⅱ类基因。

经典的 HLA Ⅰ类基因包括 B、C、A 三个座位，其编码产物为 HLA Ⅰ类分子重链。经典的 HLA Ⅱ类基因包括 DP、DQ、DR 三个亚区，每个亚区又包括 A、B 两种功能性基因座位，其编码产物为 HLA Ⅱ类分子。

（2）免疫功能相关基因　包括 4 类基因，其基因产物在抗原提呈、固有免疫应答和免疫调节中发挥重要作用。

1）血清补体成分编码基因　位于 HLA Ⅲ类基因区内，由编码 C2、C4A、C4B、Bf 四种补体成分的基因座位组成。

2）抗原加工提呈相关基因　主要包括位于 HLA Ⅱ类基因区中的 5 组基因。①抗原加工相关转运物（transporter associated with antigen processing，TAP）基因：包括 TAP1 和 TAP2 两个基因座位，其产物参与内源性抗原肽向内质网的转运。②低分子量多肽（low molecular weight polypeptide，LMP）基因：包括 LMP2 和 LMP7 两个基因座位，编码产物为胞质中蛋白酶体 β 亚单位（proteasome subunit beta type）成分，参与对内源性抗原的酶解。③HLA－DM 基因：包括 DMA 和 DMB 基因，其编码产物称为 DM 分子，参与抗原提呈细胞对外源性抗原肽的加工、提呈，协助溶酶体中的抗原肽进入 HLA Ⅱ类分子抗原结合槽中。④HLA－DO 基因：包括 DOA 和 DOB 基因，编码 DO 分子参与对 DM 分子功能的负调节。⑤TAP 相关蛋白（TAP－associated protein）基因：其编码产物参与内源性抗原的加工、提呈，对 HLA Ⅰ类分子在内质网中的装配发挥关键作用。

3）非经典Ⅰ类基因　除经典的 HLA Ⅰ类基因外，Ⅰ类基因区中还有许多其他基因，如 HLA－E、HLA－F、HLA－G 等，其编码产物的组织分布有限，多态性相对不明显，功能尚未完全清楚，目前已知 HLA－E 和 HLA－G 在维持母胎耐受中发挥作用。

4）炎症相关基因　位于 HLA Ⅲ类基因区内，多数基因的编码产物与炎症有关。包括肿瘤坏死因子（TNF）基因家族（TNF－α、TNF－β）、热休克蛋白（heat shock protein，HSP）基因家族等。

（3）免疫无关基因　HLA 复合体中还存在一些与免疫功能无关的基因，如位于Ⅲ类基因区的 21 羟化酶（CYP21）基因等。

2. HLA 复合体的遗传特征　HLA 基因及其编码产物具备一些不同于其他真核基因系统的遗传特征。

（1）单元型遗传　单元型（haplotype）是指连锁在一条染色体上的 HLA 各基因座位的组合。在遗传过程中，HLA 单元型作为一个完整的遗传单位由亲代传给子代。分别来源于父亲和母亲的两个单元型构成了子代的 HLA 基因型（genotype），其编码产物称表型（phenotype）。如图 3－9 所示，亲代与子代之间有 1 个单元型相同。如果父方染色体为 ab，母方为 cd，则子女的单元型共有 ac、ad、bc、bd 等 4 种可能。因此在同胞间 HLA 基因型完全相同的概率为 25% ；完全不同的概率为 25% ；一个单元型相同的概率为 50% ，同卵双生子或同卵多胞胎的基因型完全相同。

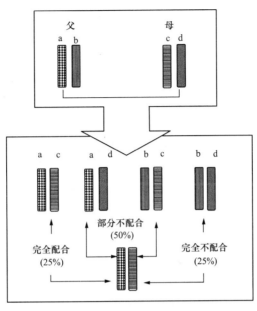

图 3-9　HLA 单元型遗传示意图

（2）多态性现象　多态性（polymorphism）是指在随机婚配的群体中，染色体的同一基因座位上有 2 种以上基因型，即可能编码 2 种以上的产物。HLA 复合体是人体最富于多态性的基因系统，HLA 的高度多态性造成了不同个体的 HLA 型别各异，分子结构和抗原提呈能力也各不相同。HLA 的多态性主要基于复等位基因及共显性表达等原因。

1）复等位基因（allele）　由于群体中的基因突变、基因重组、基因转换等机制可导致 HLA 复合体的基因结构发生变异，同一座位可能出现两种以上的基因，即复等位基因。这是 HLA 高度多态性的最主要原因。

2）共显性（codominance）表达　一对等位基因同为显性基因，称为共显性，HLA 复合体中每一对等位基因均能表达出相应产物，称为共显性表达。共显性表达增加了 HLA 抗原系统的复杂性。

（3）连锁不平衡（linkage disequilibrium）　连锁不平衡是指分属多个基因座位的等位基因同时出现在一条染色体上概率高于随机出现的频率。在随机婚配的群体中，HLA 各基因并非完全随机地组成单元型，从而出现连锁不平衡。

二、MHC 分子的结构与功能

HLA 复合体各基因区分别编码不同产物，其结构与功能密切相关。

微课

（一）HLA I 类分子

HLA I 类分子也称 HLA I 类抗原，广泛分布于各种有核细胞、血小板及网织红细胞的表面。其中，淋巴细胞表面表达的 HLA I 类分子密度最大，其次是肾脏、肝脏及心脏。神经组织和成熟的滋养层细胞很少表达 HLA I 类分子。HLA I 类分子也以可溶性形式出现在血清、初乳和尿液等体液中。HLA I 类分子有 2 条分离的多肽链，一条重链称 α 链，分子量为 44kD，由经典的 HLA I 类基因（HLA-B、C、A）编码，另一条轻链称 β 链，也称为 β_2 微球蛋白（β_2m），分子量为 12kD，由第 15 号染色体上的非 HLA 基因编码。根据对 HLA-A2 和 Aw68 分子的晶体结构分析，HLA I 类分子分为胞外区、跨膜区和胞内区三部分。

根据分子内二硫键的位置，重链的胞外区又分为 α1、α2 和 α3 结构域（domain），其中 α1 和 α2 区组成抗原结合槽（图 3 - 10），是 HLA I 类分子和抗原肽的结合部位，称为肽结合区，又称多态区。该部位由 2 个 α 螺旋和 1 个 β 片层结构组成，其大小与形状适合于结合已处理的内源性抗原片段。

重链的 α3 区又称为免疫球蛋白样区，其序列高度保守，与 Ig 的 C 区具有同源性，又称非多态区，是 HLA I 类分子与 T 细胞表面 CD8 分子的结合部位。HLA I 类分子 β 链并不插入胞膜，以非共价键与重链的胞外部分相互作用，对于维持 I 类分子天然构型的稳定性及其分子表达有重要意义。

跨膜区由 25 个氨基酸残基组成，呈螺旋状，穿过胞膜的脂质双层，并将 HLA I 类分子锚定在膜上。

胞内区由 α 链的羧基末端部分（大约 30 个氨基酸残基）组成，位于胞质中，其序列高度保守。该区可能参与调节 HLA I 类分子与其他膜蛋白或细胞骨架成分间的相互作用，也与细胞内外的信号传递有关。

（二）HLA II 类分子

HLA II 类分子主要分布于 APC 及活化 T 细胞的表面，是由 α 链（35kD）和 β 链（28kD）组成的异源二聚体。2 条多肽链的基本结构相似，氨基端位于胞外，羧基端位于胞内。II 类分子亦分胞外区、跨膜区和胞内区等 3 个部分。

α 链与 β 链的胞外区均有 2 个各含 90 个氨基酸残基的结构域，从氨基端开始，分别称为 α1、α2 和 β1、β2。α1 和 β1 称为肽结合区，又称多态区，二者构成了抗原结合槽；α2 和 β2 组成了免疫球蛋白样区，又称非多态区，属于 Ig 基因超家族（图 3 - 10）。在抗原提呈过程中，Th 细胞表面的 CD4 分子与 HLA II 类分子结合的部位是 β2 区。跨膜区含有 25 个氨基酸残基，所形成的二肽链呈螺旋样，借助一个很短的疏水区与胞外区相连，并将整条多肽链固定在胞膜上。HLA II 类分子的羧基端游离于胞质中，含有 10～15 个氨基酸残基，组成了胞内区，胞内区可能参与跨膜信号的传递。

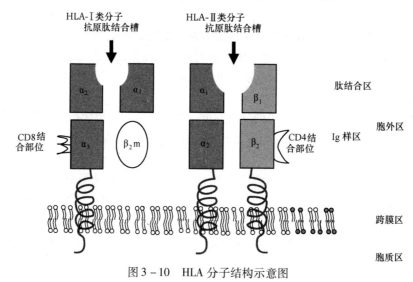

图 3 - 10 HLA 分子结构示意图

HLA I 类分子和 HLA II 类分子的结构、分布和功能特点见表 3 - 5。

表 3 - 5 HLA I、II 类分子特性比较

	HLA I 类分子	HLA II 类分子
编码基因位点	6 号染色体 HLA - B、C、A	6 号染色体 HLA - DP、DQ、DR
组织分布	有核细胞	抗原提呈细胞及活化 T 细胞
分子结构	α 链 45kD （β2m 12kD）	α 链 35kD β 链 28kD
肽结合结构域	α1 + α2	α1 + β1
表达特点	共显性	共显性
功能特点	识别和提呈内源性抗原肽，与辅助受体 CD8 结合，对 CTL 的识别起限制作用	识别和提呈外源性抗原肽，与辅助受体 CD4 结合，对 Th 的识别起限制作用

（三）MHC 分子的功能

1. 参与抗原提呈与 MHC 限制性　T 细胞一般只能识别 APC 提呈的抗原肽 – MHC 分子复合物，这一识别是通过 T 细胞和 APC 之间的"TCR – 抗原肽 – MHC"复合结构而实现的。

MHC I 类分子提呈内源性抗原肽给 $CD8^+$ CTL，MHC II 类分子提呈外源性抗原肽给 $CD4^+$ Th 细胞。TCRα、β 链分别以各自 CDR1 和 CDR2 识别 MHC 分子，以其 CDR3 识别位于 MHC 分子肽结合槽中的抗原肽。同时，Th 细胞表面的 CD4 分子、CTL 表面的 CD8 分子作为辅助受体分别与 MHC II 类分子的 β2 区、MHC I 类分子的 α3 区结合。

TCR 对 MHC – 抗原肽进行双重识别。即在识别 APC 或靶细胞表面抗原肽的同时，还需识别与抗原肽结合的自身 MHC 分子，这一现象称为 MHC 限制性（MHC restriction）。

2. 参与对免疫应答的遗传控制　机体对特定抗原物质免疫应答的产生及强弱受遗传控制，这些基因被称为免疫应答基因（Ir），多数学者认为人类 Ir 基因位于 II 类基因区内。现已基本阐明 Ir 基因控制机体免疫应答的分子机制。MHC 具有高度多态性，不同个体的 MHC 分子抗原结合凹槽的结构、凹槽与抗原肽的亲和力不同，由此决定了 APC 对特定抗原的提呈能力以及机体的免疫应答效应各异。

3. 参与免疫细胞分化　MHC 分子参与 T 细胞在胸腺的分化过程，胸腺基质细胞表达的 MHC I、II 类分子分别与 $CD8^+$ T 细胞和 $CD4^+$ T 细胞的分化发育有关，并参与 T 细胞对自身抗原的中枢耐受的建立。

三、HLA 在医学上的意义

（一）HLA 与器官移植

器官移植中，移植物能否存活在很大程度上取决于供者和受者之间的 HLA 型别相符程度。精确和快速的 HLA 分型技术对选择供者和防治移植排斥反应有重要意义。

（二）HLA 与疾病的相关性

带有某些特定 HLA 型别的个体易患某一疾病或对某一疾病有较强的抵抗力，所以 HLA 与某些疾病的产生具有相关性。近年来通过群体的流行病学调查和家系调查，发现许多自身免疫病发病与 HLA 表型有关（表 3 - 6）。

表 3 - 6　HLA 抗原与某些疾病的相关性

疾病	HLA 抗原	相对危险率
强直性脊柱炎	B27	87
胰岛素依赖性糖尿病	DR3/ DR4	25
先天性肾上腺皮质增生	B47	15.4
寻常型天疱疮	DR4	14.4
亚急性甲状腺炎	B35	13.7
乳糜泻	DR3	10.8
急性前葡萄膜炎	B27	10.4
特发性血色素沉着症	A1	8.2
系统性红斑狼疮	DR3	5.8
恶性贫血	DR5	5.4
类风湿性关节炎	DR4	4.2
多发性硬化	DR2	4.1
突眼性甲状腺肿	DR3	3.7
淋巴瘤性甲状腺肿	DR5	3.2
霍奇金病	A1	1.4

（三）HLA 与肿瘤

HLA Ⅰ类分子表达异常与恶性肿瘤形成有关。恶性肿瘤细胞表面 HLA Ⅰ类分子表达减少或缺乏，CD8⁺CTL 细胞则不能有效地识别和杀伤肿瘤细胞，最终导致肿瘤细胞逃逸免疫监视。动物实验证明，将 MHC Ⅰ类基因导入肿瘤细胞后，肿瘤细胞的成瘤性与转移性消失或降低。临床上可采用 IFN 等细胞因子促进肿瘤细胞表达 HLA Ⅰ类分子，增强 CD8⁺CTL 细胞的特异杀伤能力。

（四）HLA 与法医

由于 HLA 具有高度多态性，无关个体之间 HLA 型别完全相同的概率极低。因此，可将 HLA 型别看作是伴随个体终生的特异性遗传标记。法医学上可通过 HLA 基因或表型的检测进行个体识别。另外，由于 HLA 的高度多态性及单元型遗传的特点，使 HLA 分型成为鉴定亲子关系的重要手段。

第五节　CD 分子和黏附分子

一、CD 分子

白细胞分化抗原（leukocyte differentiation antigen）是指血细胞在分化成熟为不同谱系（lineage）、分化的不同阶段及细胞活化过程中，出现或消失的细胞表面标记分子。

白细胞分化抗原除表达在白细胞外，还表达于红系和巨核细胞/血小板谱系，以及血管内皮细胞、成纤维细胞、上皮细胞、神经内分泌细胞等非造血细胞。

白细胞分化抗原大都是跨膜的蛋白或糖蛋白，包括胞膜外区、跨膜区和胞质区，有些白细胞分化抗原是以糖基磷脂酰肌醇（glycosyl phosphatidylinositol，GPI）连接方式锚定在细胞膜上。少数白细胞分化抗原是糖类。

根据人白细胞分化抗原膜外区的结构特点，人白细胞分化抗原可分为不同的家族（family）或超家族（superfamily），有免疫球蛋白超家族（IgSF）、细胞因子受体家族、C 型凝集素超家族、整合素家族、肿瘤坏死因子超家族（TNFSF）和肿瘤坏死因子受体超家族（TNFRSF）等。

国际专门命名机构应用以单克隆抗体鉴定为主的方法，将来自不同实验室的单克隆抗体所识别的同一分化抗原归为同一个分化群（cluster of differentiation，CD）。人 CD 的编号已从 CD1 命名至 CD371，可大致划分为 14 个组（表 3 – 7）。

表 3 – 7　人 CD 分组（2010 年）

分组	CD 分子（举例）
T 细胞	CD2、CD3、CD4、CD5、CD8、CD28、CD152（CTLA – 4）、CD154（CD40L）
B 细胞	CD19、CD20、CD21、CD40、CD79a（Igα）、CD79b（Igβ）、CD80（B7 – 1）、CD86（B7 – 2）
髓样细胞	CD14、CD35（CR1）、CD64（FcγR Ⅰ）
血小板	CD36、CD41（整合素 αⅡb）、CD42a – CD42d、CD51（整合素 αv）、CD61（整合素 β3）、CD62P（P 选择素）
NK 细胞	CD16（FcγR Ⅲ）、CD56（NCAM – 1）、CD94、CD158（KIR）、CD161（NKR – P1A）
非谱系	CD30、CD32（FcγR Ⅱ）、CD45RA、CD45RO、CD46（MCP）、CD55（DAF）、CD59
黏附分子	CD11a – CD11c、CD15、CD15s（sLex）、CD18（整合素 β2）、CD29（整合素 β1）、CD49a – CD49f、CD54（ICAM – 1）、CD62E（E 选择素）、CD62L（L 选择素）
细胞因子/趋化因子受体	CD25（IL – 2Rα）、CD95（Fas）、CD116 – CDw137、CD178（FasL）、CD183（CXCR3）、CD184（CXCR4）、CD195（CCR5）
内皮细胞	CD105（TGF – βRⅢ）、CD106（VCAM – 1）、CD140（PDGFR）、CD144（VE 钙黏素）

分组	CD 分子（举例）
糖类结构	CD15u、CD60a – CD60c、CD75
树突状细胞	CD83、CD80、CD86、CD85（ILT/LIR）
干细胞/祖细胞	CD133、CD243
造血干细胞	CD34、CD117
红细胞	CD233 – CD242

注：CD 分子分组是相对的，许多 CD 分子的组织细胞分布较为广泛，有的 CD 分子可从不同角度而归入不同组。

白细胞分化抗原在免疫应答过程中，广泛地发挥作用：参与固有免疫应答和适应性免疫应答；参与免疫应答的各个阶段；参与免疫调节和免疫耐受；既参与生理性免疫应答，也参与肿瘤、自身免疫病和缺陷以及移植排斥反应等病理过程。

二、黏附分子

（一）黏附分子的概念

细胞黏附分子（cell adhesion molecule，CAM）是一类介导细胞间或细胞与细胞外基质相互接触和结合的跨膜糖蛋白分子。黏附分子表达于细胞表面，含胞膜外区、跨膜区和胞质区。胞膜外区与其他细胞或细胞外基质的黏附分子结合，胞质区则与细胞骨架结合。黏附分子通过与存在于其他细胞表面或细胞外基质的配体（ligand，L）结合发挥作用，黏附分子本身也可以是配体。

细胞黏附分子参与机体某些重要的生理和病理过程，如介导淋巴细胞归巢；作为 T 细胞活化的协同刺激分子参与适应性免疫应答。黏附分子还参与胚胎发育、炎症、创伤修复和肿瘤等。

（二）黏附分子的分类

根据结构特点，黏附分子分为整合素家族、免疫球蛋白超家族、选择素家族、钙黏素家族和黏蛋白样家族，此外还有一些未分类的黏附分子。大部分黏附分子已有 CD 编号。

1. 整合素家族 整合素（integrin）是由 α 和 β 两条链（或称亚单位）经非共价键连接所组成的异源二聚体分子。α 亚单位与配体结合，β 亚单位与细胞骨架相连。整合素家族至少有 18 种 α 亚单位和 8 种 β 亚单位，组合形成 24 种分子，可分为 8 个（β1 – β8）亚家族。整合素分子在胚胎发育、伤口愈合及肿瘤发生中起重要作用。

2. 免疫球蛋白超家族 免疫球蛋白超家族（Immunoglobulin superfamily，IgSF）成员的黏附分子主要是 Ca^{2+} 非依赖性跨膜糖蛋白。该家族成员种类众多，分布广泛，主要有淋巴细胞功能相关抗原 – 2/3（leukocyte function associated antigen – 2/3，LFA – 2/LFA – 3）、细胞间黏附分子（intercellular adhesion molecule，ICAM）、CD44、血管细胞黏附分子 – 1（vascular cell adhesion molecule – 1，VCAM – 1，又称 CD106）、血小板内皮细胞黏附分子 – 1（platelet – endothelial cell adhesion molecule – 1，PE – CAM – 1，又称 CD31）等。IgSF 功能多样，在抗原识别、免疫细胞相互作用中发挥重要作用。

3. 选择素家族 选择素（selectin）是一组表达于内皮细胞、白细胞和血小板表面的黏附分子，胞膜外区由 Ca^{2+} 依赖凝集素结构域、表皮生长因子（EGF）样基序和数目不同的补体调节蛋白（CCP）重复序列组成。选择素家族有 3 个成员：E – 选择素（CD62E）、L – 选择素（CD62L）和 P – 选择素（CD62P）。选择素主要介导血液循环中的白细胞与内皮细胞黏附。

4. 钙黏素家族 钙黏素（cadherin）是一组 Ca^{2+} 依赖的细胞黏附分子家族，相对分子质量为 118kD ~ 127kD，为同源二聚体。钙黏素分子主要有 3 种：E – 钙黏素、N – 钙黏素和 P – 钙黏素（E、N 和 P 分别代表上皮组织、神经组织和胎盘），人类尚有 R – 钙黏素和 B – 钙黏素等 10 多种其他钙黏素分子。钙黏素的配体是自身分子，钙黏素家族相同分子的相互黏附称同型黏附。钙黏素参与建立和维持细胞间连接，对维持成熟个体组织结构及功能的完整性有重要作用。

5. 黏蛋白样家族 黏蛋白样家族（mucin – like family）属于新归类的细胞黏附分子，其结构特点为一组富含丝氨酸和苏氨酸的糖蛋白，胞膜外区含有唾液酸化的寡糖集团。黏蛋白样家族与选择素家族的黏附分子结合，是选择素家族的配体。该家族包括 CD34、GlyCAM-1 和 PSGL-1 等 3 个成员。CD34 主要分布于造血干细胞和内皮细胞表面，是 L-选择素的配体，调控造血及淋巴细胞归巢；GlyCAM-1 分布于淋巴结高内皮小静脉，是 L-选择素的配体；PSGL-1 主要分布于中性粒细胞、单核细胞及淋巴细胞表面，介导这些细胞向炎症部位迁移，是 E-选择素和 P-选择素的配体。

（三）黏附分子的生物学作用

1. 参与机体发育 在机体发育过程中，细胞与细胞之间及细胞与基质之间有序组合，构成不同的组织和器官。在这一过程中，黏附分子之间的结合发挥重要作用。

2. 参与淋巴细胞归巢和再循环 淋巴细胞表达的淋巴细胞归巢受体，与血管内皮细胞表达的血管地址素相互作用，介导淋巴细胞归巢和再循环。

3. 参与免疫细胞间的相互作用 在免疫细胞相互作用时，首先通过黏附分子进行结合。T 细胞活化时，需要黏附分子与其配体相互作用所产生的辅助活化信号（第二信号）。

4. 参与炎症反应 免疫细胞黏附及穿越血管内皮细胞是炎症反应的重要过程，黏附分子与其配体相互作用介导这一过程。

5. 参与多种疾病的发生 黏附分子参与多种疾病的发生，如 CD18（β2 整合素）基因缺陷时，导致 LFA-1（CD11a/CD18）等整合素表达不足及功能缺陷，引起白细胞黏附缺陷症。

三、CD 分子和黏附分子及其单克隆抗体的临床应用

目前，CD 分子和黏附分子及其相应的单克隆抗体得到十分广泛的应用，对研究疾病的发病机制及防治也有重要意义，检测 CD 分子和黏附分子表达的变化可对一些患者的预后做出判断。

（一）阐明发病机制

人类 CD4 分子是人类免疫缺陷病毒（human immunodeficiency virus，HIV）的主要受体。HIV 感染 CD4$^+$细胞后，使 CD4$^+$细胞数量锐减、功能下降。CD4$^+$T 细胞是免疫系统中最重要的免疫调节细胞，产生多种重要的细胞因子，HIV 感染后，出现获得性免疫缺陷综合征（acquired immunodeficiency syndrom，AIDS）。

CD18（β2 整合素）基因缺陷导致 LFA-1（CD11a/CD18）、Mac-1（CD11b/CD18）等整合素分子的功能出现障碍，白细胞不能黏附和穿过血管内皮细胞，引起白细胞黏附缺陷症（leukocyte adhesion deficiency，LAD）。

（二）在疾病诊断中的应用

检测 HIV 患者外周血 CD4/CD8 比值和 CD4$^+$细胞数，对于辅助诊断和判断病情有重要参考价值。此外，CD 分子的单克隆抗体为白血病、淋巴瘤的免疫学分型提供了精确的手段，用免疫荧光染色和流式细胞术分析可进行白血病和淋巴瘤的免疫学分型。

在类风湿性关节炎的急性发作期，淋巴细胞、单核细胞表面的 CD2、LFA-1 和 CD44 等表达增加；病毒性肝炎和酒精性肝炎时，肝细胞表面 ICAM-1 表达增加；病毒性脑炎的脑血管内皮细胞亦可见 ICAM-1 分子的表达增加。

（三）在疾病预防和治疗中的应用

CD3、CD25 等 CD 分子的单克隆抗体（mAb）作为免疫抑制剂在临床上可用于防治移植排斥反应，并已取得明显疗效。抗 B 细胞表面标记 CD20 的 mAb 可靶向治疗来源于 B 细胞的非霍奇金淋巴瘤（non-Hodgkin's lymphoma，NHL），并已取得较好的疗效。

黏附分子表达异常与肿瘤的浸润与转移有关，可通过上调 ICAM-1 等黏附分子表达来限制肿瘤细胞的浸润和迁移。黏附分子可用于辅助判断肿瘤的分期和预后，非霍奇金淋巴瘤患者血清中，可溶性 CD44 水平升高表明预后不良。

本章小结

抗体由2条轻链与2条重链以二硫键连接而构成，每条肽链有可变区和恒定区，可变区分为超变区（互补决定区）和骨架区。链内二硫键将约110个氨基酸残基折叠成球形功能区，VL和VH是抗原结合的部位；CL和CH上具有同种异型的遗传标记；IgG和IgM的CH参与激活补体系统；CH具有结合Fc段受体的功能；CH具有介导IgG通过胎盘的特性。抗体可分为同种型、同种异型和独特型。五类抗体具有各自的理化特性和生物学功能。

补体激活有三条途径：由Ag-Ab复合物激活的经典途径，由C3起始的旁路途径及由MBL启动的凝集素途径。补体系统活化过程中产生的攻膜复合物及某些片段具有多种多样的生物学活性。补体的激活受到多种调节因子的精确调节，以防止补体过度活化对自身组织的损害。

细胞因子通过自分泌、旁分泌或内分泌的方式发挥作用，具有多效性、重叠性、协同性和拮抗性，众多细胞因子在机体内相互作用，形成十分复杂的网络。细胞因子可分为白细胞介素、干扰素、肿瘤坏死因子、集落刺激因子、生长因子和趋化性细胞因子等6类。采用现代生物技术研制开发的重组细胞因子和细胞因子受体拮抗蛋白已获得了广泛的临床应用。

MHC是位于脊椎动物某对染色体上的一组紧密连锁的基因群，主要遗传特征是单元型遗传、多态性现象及连锁不平衡。MHC编码产物为MHC分子，在人类称为人类白细胞抗原（HLA），主要分为HLA I类分子和HLA II类分子。T细胞识别抗原是通过和APC之间形成的"TCR-抗原肽-MHC"复合结构而实现的，在TCR识别抗原时，必须同时识别与抗原肽结合成复合物的MHC分子。

白细胞分化抗原和黏附分子是重要的免疫细胞表面功能分子。许多白细胞分化抗原以分化群（CD分子）命名。细胞黏附分子是在细胞与细胞或细胞与基质黏附中起重要作用，广泛参与机体多种生理和病理过程。根据结构特点，黏附分子可分为整合素家族、免疫球蛋白超家族、选择素家族、钙黏素家族和黏蛋白样家族等。

思 考 题

题库

1. 试述抗体的结构、功能。
2. 试述补体的激活途径及补体系统的生物学功能。
3. 试述细胞因子的共同特点、种类及各自的主要功能。
4. 试比较MHC I类分子和MHC II类分子的特点。
5. 简述黏附分子的分类。

（李胜军）

第四章

免疫细胞

免疫细胞（immunocyte）泛指所有参与免疫应答或与免疫应答有关的细胞，主要包括造血干细胞、淋巴细胞、单核 - 巨噬细胞、树突状细胞、粒细胞、肥大细胞等。

第一节　淋 巴 细 胞

一、T 淋巴细胞

T 淋巴细胞（T lymphocyte）来源于胸腺，故称 T 细胞。成熟 T 细胞定居于外周免疫器官的胸腺依赖区，在外周血中占淋巴细胞总数的 70% ~ 75%。T 细胞介导细胞免疫应答，在胸腺依赖性抗原诱导的体液免疫应答中亦发挥重要的辅助作用。

（一）T 细胞的分化发育

骨髓造血干细胞分化为淋巴样干细胞，进一步分化为祖 T 细胞和祖 B 细胞。祖 T 细胞随血液循环到达胸腺。早期胸腺细胞位于胸腺浅皮质区，为 $CD4^-CD8^-$ 双阴性 T 细胞，不表达功能性 TCR。随着胸腺细胞向深皮质区迁移，其逐渐发育为 $CD4^+CD8^+$ 双阳性 T 细胞，同时发生 TCRαβ 链基因重排和表达。在胸腺微环境中胸腺细胞经历阳性选择和阴性选择，逐渐分化发育为成熟 T 细胞，即 CD4 或 CD8 单阳性、表达功能性 TCR、具有自身 MHC 限制性以及自身免疫耐受性的 T 细胞。

1. 阳性选择（positive selection） 在胸腺皮质中，未成熟双阳性 T 细胞表达的 TCR 与胸腺上皮细胞表面的 MHC 分子相互作用。不能结合或结合亲和力过高的 T 细胞发生凋亡；能以适当亲和力结合的 T 细胞存活并继续分化为单阳性 T 细胞，与 MHC Ⅰ 类分子结合的细胞分化为 $CD4^-CD8^+$ 单阳性 T 细胞；与 MHC Ⅱ 类分子结合的细胞分化为 $CD4^+CD8^-$ 单阳性 T 细胞。通过阳性选择，双阳性 T 细胞分化为单阳性 T 细胞，且获得自身 MHC 限制性。

2. 阴性选择（negative selection） 经历阳性选择的单阳性 T 细胞离开深皮质区，向胸腺皮 - 髓质交界处及髓质区迁移，与胸腺 DC 及 Mφ 表面的自身抗原肽 - MHC 分子复合物相互作用。高亲和力结合的单阳性 T 细胞发生凋亡；而不能结合的单阳性 T 细胞存活成为成熟 T 细胞并进入外周免疫器官。通过阴性选择，机体清除自身反应性 T 细胞，获得了自身免疫耐受性，同时保留了多样性的抗原反应性 T 细胞。

（二）T细胞的表面标志

T细胞表面有许多重要的膜分子，它们参与T细胞识别抗原、活化、增殖、分化，以及效应等过程。其中一些膜分子还是区分T细胞及T细胞亚群的重要标志。

1. TCR – CD3 复合物 T细胞受体（T cell receptor）是T细胞特异性识别抗原的受体，由两条不同肽链构成异二聚体。90%～95% T细胞表达 TCR αβ（αβT细胞），5%～10% T细胞表达 TCRγδ（γδT细胞）。TCR 不能直接识别抗原表位，仅能特异性识别抗原提呈细胞或靶细胞表面提呈的抗原肽 – MHC 分子复合物。该识别作用具有双重特异性，既要识别抗原肽，也要识别自身 MHC 分子的多态性部位，此即T细胞识别的自身 MHC 限制性（MHC restriction）。TCR 肽链胞质区很短，不能转导活化信号。

CD3 分子为六聚体，由 γ、δ、ε、ζ 及 η 五种肽链组成，均为跨膜蛋白。跨膜区带负电荷的氨基酸残基（天冬氨酸）与 TCR 跨膜区带正电荷的氨基酸残基（赖氨酸或精氨酸）以盐桥结合，形成 TCR – CD3 复合物（图4-1）。胞质区较长，均含有免疫受体酪氨酸活化基序（immunoreceptor tyrosine – based activation motif, ITAM）。ITAM 由 18 个氨基酸残基组成，其中含有 2 个 YxxL/V（x 代表任意氨基酸，即酪氨酸 – 2 个任意氨基酸 – 亮氨酸或缬氨酸）保守序列，其中的酪氨酸残基（Y）可被磷酸化而激活相关激酶，转导 TCR 识别抗原所产生的活化信号。

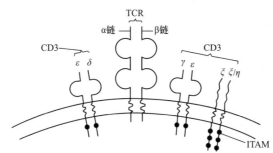

图 4 - 1　TCR – CD3 复合物结构示意图

2. CD4 和 CD8 CD4 分子是单链跨膜蛋白，胞膜外区具有 4 个 Ig 样结构域，其中远膜端的 2 个结构域能够与 MHC Ⅱ 类分子β2 结构域结合。CD8 分子由α和β肽链组成，均为跨膜蛋白，胞膜外区各含 1 个 Ig 样结构域，能够与 MHC Ⅰ 类分子重链的α3 结构域结合。CD4 和 CD8 分别与 MHC Ⅱ 类和 MHC Ⅰ 类分子结合，可增强T细胞与抗原提呈细胞或靶细胞的相互作用，辅助 TCR 识别抗原并参与T细胞活化信号的转导，故又称为T细胞的辅助受体或共受体（coreceptor）（图4-2）。

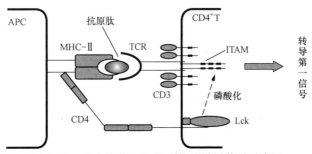

图 4 - 2　CD4 辅助 TCR 识别抗原转导信号示意图

CD4 分子也是人类免疫缺陷病毒（HIV）包膜糖蛋白 gp120 受体。HIV 可通过与 CD4 分子结合侵入并感染 CD4[+]T 细胞。

3. 协同刺激分子 初始T细胞的完全活化需要两种信号的协同作用。第一信号（抗原刺激信号）由 TCR 特异性识别抗原肽 – MHC 分子复合物而产生，由 CD3 转导信号，CD4 或 CD8 起辅助作用。第二信号（协同刺激信号）由T细胞表面相应的协同刺激分子与抗原提呈细胞（APC）或靶细胞表面的协同刺激分子相互作用而产生。在协同刺激信号作用下，T细胞完全活化并进一步分泌细胞因子和表达细胞因子受体，在细胞因子的作用下分化和增殖。若没有协同刺激信号，T细胞不能活化而克隆失能。

（1）CD28　CD28 为同源二聚体，其配体主要是表达于专职抗原提呈细胞上的 B7 - 1（CD80）和 B7 - 2（CD86）。CD28 胞质区有 ITAM 基序，与 B7 分子结合转导 T 细胞活化的第二信号。

（2）CTLA - 4（CD152）　CTLA - 4 表达于活化的 T 细胞，与 CD28 结合相同配体，但 CTLA - 4 与 B7 分子亲和力更高。CTLA - 4 分子的胞质区有免疫受体酪氨酸抑制基序（immunoreceptor tyrosine - based inhibition motif, ITIM）。通常 T 细胞活化并发挥效应后才表达 CTLA - 4，CTLA - 4 与 B7 分子结合产生抑制性信号，下调或终止 T 细胞活化。

（3）CD2　又称淋巴细胞功能相关抗原 - 2（LFA - 2）或绵羊红细胞受体（sheep red blood cell receptor, SRBCR），表达于成熟 T 细胞、胸腺细胞以及部分 NK 细胞。CD2 与配体 LFA - 3（CD58）结合，参与介导 T 细胞与抗原提呈细胞或靶细胞之间的黏附，提供 T 细胞活化信号。

（4）CD40L　主要表达于活化的 CD4$^+$T 细胞，与表达于抗原提呈细胞表面的 CD40 结合。是 B 细胞活化的第二信号。

（5）LFA - 1 和 ICAM - 1　T 细胞表面的淋巴细胞功能相关抗原 1（LFA - 1）与抗原提呈细胞或靶细胞表面的细胞间黏附分子 - 1（ICAM - 1）相互结合，介导细胞间的黏附。T 细胞也可表达 ICAM - 1，与抗原提呈细胞、靶细胞或其他 T 细胞表达的 LFA - 1 结合。

4. 其他膜分子　T 细胞表达多种丝裂原受体。丝裂原与丝裂原受体结合后，可直接诱导静息 T 细胞的活化、增殖和分化，但无特异性。

CD45 在所有白细胞上都有表达，又叫白细胞共同抗原（leukocyte common antigen, LCA）。其异构型是区别 T 细胞亚群的重要标志，初始 T 细胞表达 CD45RA，记忆 T 细胞表达 CD45RO。

各种生理状态下，T 细胞都可表达多种细胞因子受体，如 IL - 1R、IL - 2R、IL - 4R、IL - 6R、IL - 7R、IL - 12R 和 IFN - γR 等，活化的 T 细胞还可表达 FasL（CD95L）等。

（三）T 细胞的亚群及功能

T 细胞具有高度的异质性，根据不同的表面标志或细胞功能，T 细胞分为不同亚群，各亚群之间相互调节，共同发挥其免疫学功能。

微课

1. 根据所处的活化阶段分类

（1）初始 T 细胞　初始 T 细胞（naive T cell）是指从未受抗原刺激的成熟 T 细胞，表达 CD45RA 和高水平的 L - 选择素（CD62L^{high}），参与淋巴细胞再循环。初始 T 细胞在外周淋巴器官内接受树突状细胞提呈的抗原刺激而活化，增殖、分化为效应 T 细胞和记忆 T 细胞。

（2）效应 T 细胞　效应 T 细胞（effector T cell）是免疫功能的执行细胞，表达 CD45RO 和高亲和力 IL - 2 受体。效应 T 细胞不参与淋巴细胞再循环，主要向外周炎症部位或某些器官组织迁移。效应 T 细胞有多个亚群，执行不同的功能。

（3）记忆 T 细胞　记忆 T 细胞（memory T cell）存活期长，可达数年，能通过自发增殖维持一定数量。记忆 T 细胞表达 CD45RO，参与淋巴细胞再循环，再次接受相同抗原刺激后可迅速活化、分化为效应 T 细胞和新的记忆 T 细胞，介导再次免疫应答。

2. 根据 TCR 类型分类

（1）γδT 细胞　γδT 细胞主要分布于皮肤和黏膜组织，其 TCR 由 γ 和 δ 两条肽链组成。大多数 γδT 细胞为 CD4$^-$CD8$^-$，少数可表达 CD8 分子。γδT 细胞的抗原受体缺乏多样性，主要识别 CD1 分子提呈的多种病原体表达的共同抗原成分，如非肽类分子，且抗原识别无 MHC 限制性。γδT 细胞可杀伤病毒或细胞内细菌感染的靶细胞和某些肿瘤细胞，具有抗感染和抗肿瘤作用。活化的 γδT 细胞通过分泌多种细胞因子发挥免疫调节作用和介导炎症反应。

（2）αβT 细胞　αβT 细胞即通常所说的 T 细胞，其 TCR 由 α 和 β 两条肽链组成。αβT 细胞是特异性细胞免疫应答的执行细胞，占外周免疫器官和血液循环 T 细胞的 95% 以上。

3. 根据 CD 分子分亚群

（1）CD4$^+$T 细胞　占外周血 T 细胞的 60% ~ 65%，主要分化为辅助性 T 细胞（helper T cell, Th），识别外源性抗原肽 - MHC Ⅱ类分子复合物。

（2）CD8⁺T 细胞　占外周血 T 细胞的 30%～35%，主要分化为细胞毒性 T 细胞（cytotoxic T cell，CTL 或 Tc），识别内源性抗原肽 – MHC Ⅰ类分子复合物。

4. 根据功能特征分亚群

（1）辅助性 T 细胞　Th 细胞是初始 CD4⁺T 细胞（Th0）经抗原刺激后分化形成的效应 T 细胞。在抗原刺激下，Th0 可分化为 Th1、Th2、Th17、滤泡辅助 T 细胞（follicular helper T cell，Tfh）以及诱导性调节性 T 细胞（iTreg）等。Th0 向不同谱系的分化受抗原的性质、细胞因子、抗原提呈细胞表达的协同刺激分子等因素的调控，细胞因子的种类和细胞因子之间的平衡是最关键的因素。Th1 细胞主要分泌 Th1 型细胞因子，如 INF – γ、IL – 2、TNF 等，它们能促进 Th1 细胞的进一步增殖，发挥细胞免疫效应，同时抑制 Th2 细胞增殖，因 Th1 是介导迟发型超敏反应的主要细胞，故又称迟发型超敏反应 T 细胞（T_{DTH}）；Th2 细胞主要分泌 Th2 型细胞因子，如 IL – 4、IL – 5、IL – 10、IL – 13 等，它们能促进 Th2 细胞的增殖，辅助 B 细胞活化，在体液免疫应答中发挥重要作用，同时抑制 Th1 细胞增殖。Th17 细胞则通过分泌 IL – 17 等参与固有免疫和某些炎症的发生。Tfh 存在于外周免疫器官的淋巴滤泡，其产生的 IL – 21 在 B 细胞分化为浆细胞、产生抗体和 Ig 类别转换中发挥重要作用。

（2）细胞毒性 T 细胞　CTL 是初始 CD8⁺T 细胞经抗原刺激后分化形成的效应 T 细胞，其主要功能是特异性直接杀伤靶细胞，其杀伤具有连续性，且自身不受损伤。

（3）调节性 T 细胞　通常所说的调节性 T 细胞（regulatory T cell，Treg）表型为 CD4⁺CD25⁺Foxp3⁺。Foxp3 是一种转录因子，是 Treg 的重要标志，也参与 Treg 的分化和功能。Treg 主要有两种亚群，即从胸腺中分化而来的自然调节 T 细胞（natural Treg，nTreg）和适应性调节性 T 细胞。适应性调节性 T 细胞又称诱导性调节性 T 细胞（inducible Treg，iTreg），主要由初始 CD4⁺T 细胞在外周经抗原及其他因素诱导产生，包括 Tr1 和 Th3 两个亚群。Treg 主要通过两种方式负调控免疫应答：①直接接触抑制靶细胞活化；②分泌 TGF – β、IL – 10 等细胞因子抑制免疫应答。Treg 在免疫耐受、自身免疫病、感染性疾病、器官移植及肿瘤等多种疾病中发挥重要作用。

在 CD8⁺T 细胞中也存在一群调节性 T 细胞，对自身反应性 CD4⁺T 细胞及移植排斥反应具有抑制作用。

此外，还有一种独特的 T 细胞群，即自然杀伤 T 细胞（natural killer T cell，NKT）。NKT 细胞是指既有 TCR 又表达 NK 细胞受体的固有样淋巴细胞，主要分布在骨髓、胸腺、肝脏，少量分布在外周血、淋巴结等。其 TCR 缺乏多样性，抗原识别谱较窄，受到刺激后可分泌大量细胞因子如 IL – 4，IFN – γ，IL – 13 等，从而发挥免疫调节作用。活化的 NKT 细胞具有 NK 细胞相似的细胞毒活性，可通过分泌穿孔素、颗粒酶、TNF – α 或 Fas/FasL 途径杀伤病毒感染及肿瘤靶细胞。

二、B 淋巴细胞

B 淋巴细胞（B lymphocyte）简称 B 细胞，由哺乳动物骨髓（bone）或鸟类法氏囊（bursa of Fabricius）中的淋巴样干细胞分化发育而来。成熟 B 细胞主要定居于外周免疫器官的淋巴滤泡内，在外周血中占淋巴细胞总数的 15%～20%。B 细胞介导特异性体液免疫应答，也是重要的抗原提呈细胞，并参与免疫调节。

（一）B 细胞的分化发育

1. B 细胞在中枢免疫器官中的分化发育　B 细胞在骨髓中的发育经历了祖 B 细胞（pro –B cell）、前 B 细胞（pre –B cell）、未成熟 B 细胞（immature B cell）和成熟 B 细胞（mature B cell）等几个阶段，骨髓中基质细胞表达的细胞因子和黏附分子是诱导 B 细胞发育的必要条件。在祖 B 细胞和前 B 细胞阶段，B 细胞通过免疫球蛋白重链和轻链基因重排而表达 mIgM，形成功能性 B 细胞受体（B cell receptor，BCR），B 细胞发育为未成熟 B 细胞。此时的 mIgM 若与骨髓中的自身抗原结合，则导致该细胞的凋亡，即克隆清除（clone deletion），而不能识别自身抗原的 B 细胞则发育成熟进入外周血。另一些识别自身抗原的未成熟 B 细胞可以通过受体编辑（receptor editing），改变其 BCR 识别特异性，从而进一步发育成熟，若受体编辑不成功，则该细胞凋亡。

2. B 细胞在外周免疫器官的分化发育　未接受抗原刺激的成熟 B 细胞又称初始 B 细胞（naive B cell），表面同时表达 mIgM 和 mIgD，其离开骨髓，迁移、定居于外周免疫器官。若接受抗原刺激，B 细胞活化、增殖，分化为浆细胞并分泌抗体，产生体液免疫效应。部分活化的 B 细胞分化为记忆性 B 细胞，具有较长的寿命。

（二）B 细胞的表面标志

B 细胞表面有许多重要的膜分子，它们参与 B 细胞识别抗原，活化、增殖、分化，以及抗体产生等过程。

1. B 细胞抗原受体复合物　B 细胞抗原受体（B cell antigen receptor，BCR）复合物，由膜表面免疫球蛋白分子（mIg）和 Igα/Igβ（CD79a/CD79b）异源二聚体以非共价键结合而成（图 4－3），是 B 细胞识别特异性抗原的基础。mIg 能直接识别和结合特异性抗原表位且不受自身 MHC 分子限制，但其胞质区很短，不能传递抗原识别后产生的活化信号。Igα 和 Igβ 胞质区长，含有免疫受体酪氨酸活化基序（ITAM），能转导 BCR 识别抗原所产生的活化信号。

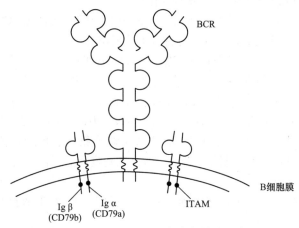

图 4－3　BCR－Igα/Igβ 复合物结构示意图

2. CD19/CD21/CD81 辅助受体　CD19/CD21/CD81 以非共价键连接形成稳定复合物，加强 B 细胞活化信号的转导。CD21 是补体受体（CR2），可识别与抗原结合的 C3d，增强 BCR 与抗原的结合强度，CD19 胞质区可传递活化信号，CD81 可稳定 CD19/CD21/CD81 复合物的结构（图 4－4）。此外，CD21 是 EB 病毒受体，CD81 是丙型肝炎病毒 HCV 的受体。

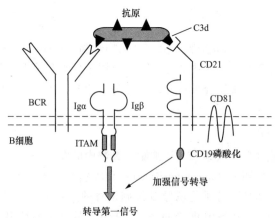

图 4－4　CD19/CD21/CD81 辅助 BCR 识别抗原转导信号示意图

3. 协同刺激分子　B 细胞的完全活化亦需要两种信号的协同作用，第一信号是 BCR 识别特异性抗原而产生，由 Igα/Igβ 转导信号，CD19/CD21/CD81 起辅助作用。第二信号则由 Th 细胞和 B 细胞表面的协同刺激分子相互作用产生。

（1）CD40 组成性表达于成熟 B 细胞，其配体 CD40L 表达于活化 T 细胞。CD40 与 CD40L 结合，提供 B 细胞活化的第二信号。

（2）CD80 和 CD86（B7 - 1 和 B7 - 2） 表达于活化 B 细胞，其相应的配体是表达于 T 细胞上的 CD28 和 CTLA - 4。CD80 和 CD86 与 CD28 结合可提供 T 细胞活化的第二信号，与 CTLA - 4 结合可抑制 T 细胞的活化信号。

（3）其他黏附分子 表达于 B 细胞且参与协同刺激作用的黏附分子还有 ICAM - 1（CD54）、LFA - 1（CD11a/CD18）等。

4. 其他膜分子

（1）CD20 表达于除浆细胞外的各分化发育阶段的 B 细胞，是 B 细胞特异性标志，是治疗性单抗识别的靶分子。

（2）CD22 特异性表达于 B 细胞，其胞内段含有 ITIM，是 B 细胞的抑制性受体。

（3）CD32 即 $Fc\gamma R II$，其中 $Fc\gamma R II$ B 亚型能负反馈调节 B 细胞活化及抗体的分泌。

（4）细胞因子受体 活化 B 细胞可表达多种细胞因子受体，如 IL - 1R、IL - 2R、IL - 4R、IL - 5R、IFN - γR 等，参与 B 细胞的增殖、分化、抗体产生和 Ig 类别转换。

（5）丝裂原受体 主要有 SPA 受体、脂多糖（LPS）受体、美洲商陆（PWM）受体等。丝裂原受体与相应丝裂原结合，可非特异性诱导多克隆 B 细胞转化为淋巴母细胞。

（三）B 细胞的亚群及功能

根据 B 细胞所处的活化阶段不同，B 细胞可分为初始 B 细胞、效应 B 细胞和记忆 B 细胞。根据是否表达 CD5 分子，B 细胞可分为 $CD5^+$ B1 细胞和 $CD5^-$ B2 细胞两个亚群。

微课

1. B1 细胞 B1 细胞占 B 细胞总数的 5% ~ 10%，在个体发育胚胎期即产生，具有自我更新（self - renewal）能力，主要定居于腹膜腔、胸膜腔和肠道固有层中。B1 细胞抗原识别谱窄，主要针对糖类（如细菌多糖等）等 TI 抗原产生低亲和力抗体，无需 Th 细胞的辅助，在免疫应答的早期发挥作用，尤其在腹膜腔等部位能对微生物感染迅速产生抗体，构成了机体免疫的第一道防线。

2. B2 细胞 B2 细胞即通常所指的 B 细胞，在个体发育中出现相对较晚，主要定居于淋巴器官。B2 细胞主要针对蛋白质类等 TD 抗原产生应答，活化需 Th 细胞辅助，可产生高亲和力的抗体，介导适应性体液免疫应答。

B1 细胞和 B2 细胞在表面特征、免疫应答等多方面存在着明显的不同（表 4 - 1）。

表 4 - 1 B1 细胞和 B2 细胞亚群的比较

性质	B1 细胞	B2 细胞
CD5 分子表达	+	-
在体内的出现时间	胎儿期	出生后
分布	主要在黏膜固有层	主要在脾脏和淋巴结
更新的方式	自我更新	由骨髓产生
BCR 多样性	低	高
针对的抗原	碳水化合物类	蛋白质类
刺激抗原的类别	TI - Ag	TD - Ag
分泌的 Ig 类别	IgM 为主	IgG 为主
体细胞高频突变	低/无	高
免疫记忆	少/无	有
自发产生 Ig	高	低

三、自然杀伤细胞

自然杀伤细胞（natural killer，NK）来源于骨髓淋巴样干细胞，其分化发育依赖于骨髓的微环境，主要分布在外周血、骨髓、肝脏、脾脏、肺脏和淋巴结，占外周血淋巴细胞总数的 5% ~10%。与 T、B 细胞不同的是，NK 细胞表面不表达特异性抗原识别受体，能直接杀伤靶细胞而无需抗原预先致敏，其杀伤作用不受 MHC 限制。人 NK 细胞的表型为 TCR^-、mIg^-、$CD56^+$、$CD16^+$。

（一）NK 细胞表面受体

NK 细胞表面具有多种调节 NK 细胞活性的功能性受体。

1. 按其功能不同可分为活化性杀伤细胞受体（activatory killer receptor，AKR）和抑制性杀伤细胞受体（inhibitory killer receptor，IKR）。AKR 与靶细胞表面相应配体结合后可激发 NK 细胞产生杀伤作用；而 IKR 结合配体后抑制 NK 细胞的杀伤作用。

2. 按其识别的配体不同可分为识别 MHC Ⅰ 类分子的调节性受体和识别非 MHC Ⅰ 类分子的杀伤活化受体。前者通过结合经典或非经典 MHC Ⅰ 类分子，激活或抑制 NK 细胞的杀伤作用，根据结构不同又可分为杀伤细胞免疫球蛋白样受体（killer cell immnoglobulin – like receptor，KIR）和杀伤细胞凝集素样受体（killer cell lectin – like receptor，KLR）。后者通常识别肿瘤或病毒感染细胞表面异常高表达的膜分子，激活 NK 细胞的杀伤作用，根据结构不同又可分为 NKG2D 和自然细胞毒性受体 NCR。

（二）NK 细胞杀伤靶细胞的机制

生理条件下，活化性受体和抑制性受体共表达于 NK 细胞表面，自身组织细胞正常表达 MHC Ⅰ 类分子，NK 细胞杀伤抑制受体的作用占主导地位，抑制各种杀伤活化受体的作用，NK 细胞不能杀伤自身正常组织细胞。一旦发生病毒感染、病原体入侵或细胞癌变时，该靶细胞表面 MHC Ⅰ 类分子缺失或下调表达，同时其表面某些非 MHC Ⅰ 类分子配体异常或上调表达。此时，NK 细胞抑制受体功能丧失，并通过表面杀伤活化受体识别靶细胞表面异常或上调表达的非 MHC Ⅰ 类分子配体而被活化。活化的 NK 细胞通过穿孔素/颗粒酶途径、Fas/FasL 途径、TNF – α/TNF – αR 途径杀伤靶细胞。

知识拓展

NK 细胞的识别模式

对 NK 细胞受体的研究揭示了 NK 细胞识别"自我"与"非我"并维持自身耐受的机制。①健康状态：NK 细胞表面 IKR 识别自身 MHC Ⅰ 类分子，传导抑制性信号，使机体免受 NK 细胞的攻击。②"非我"模式：某些病毒感染时细胞表达的病毒蛋白（如 Ly49H）可被 AKR 直接识别，从而诱导 NK 细胞活化。③"丢失自我"模式：病原体感染细胞或肿瘤细胞表面自身 MHC Ⅰ 类分子水平下调，导致抑制性信号减弱，NK 细胞活化。④"诱导自我"模式：在应激状态下（如感染、肿瘤、炎症、损伤等），靶细胞上调可被 AKR 识别的配体（如 NKG2D 的配体分子 MICA/B、ULBP），导致活化性信号"战胜"抑制性信号从而诱导 NK 细胞活化。多种情况下，NK 细胞"丢失自我"和"诱导自我"模式会同时发生，以保证 NK 细胞正确识别正常细胞和异常的靶细胞。

第二节　抗原提呈细胞

抗原提呈细胞（antigen presenting cell，APC）是指能加工抗原，并将抗原信息以抗原肽 – MHC 分子复合物的形式提呈给 T 淋巴细胞的一类细胞，在机体的免疫识别、免疫应答与免疫调节中起重要作用。APC 可分为两类：①通过 MHC Ⅱ 类分子提呈外源性抗原的 APC，此类 APC 能摄取、加工外源性抗原并以抗原肽 – MHC Ⅱ 类分子复合物的形式提呈给 $CD4^+$ T 细胞，即通常所说的 APC。又分为专职 APC 和非专职

APC 两大类。专职 APC 组成性表达 MHC II 类分子和 T 细胞活化所需的协同刺激分子及黏附分子，具有直接摄取、加工和提呈抗原的功能，包括：树突状细胞、单核 – 巨噬细胞和 B 细胞。非专职 APC 通常不表达或低表达 MHC II 类分子，但在炎症过程中或某些细胞因子的作用下，可被诱导表达 MHC II 类分子、协同刺激分子及黏附分子，故其加工和提呈抗原的能力较弱，包括内皮细胞、成纤维细胞、上皮细胞等。②通过 MHC I 类分子提呈内源性抗原的 APC，此类 APC 能降解、加工细胞内抗原（即内源性抗原），并以抗原肽 – MHC I 类分子复合物的形式提呈给 CD8$^+$T 细胞，属广义的 APC。此类细胞通常被胞内寄生病原体（如病毒）感染而产生病原体抗原或细胞发生突变（肿瘤细胞）产生突变蛋白抗原，提呈抗原给 CD8$^+$T 细胞而自身被识别、杀伤，故又称为靶细胞。

一、树突状细胞

树突状细胞（dendritic cell，DC）是由美国学者 Steinman 于 1973 年发现，因其成熟时具有许多树突样突起而得名。DC 能够识别、摄取和加工外源性抗原，提呈抗原信息给初始 T 细胞，并诱导 T 细胞活化增殖。DC 是抗原提呈功能最强的 APC，是免疫应答的始动者，是连接固有免疫和适应性免疫的"桥梁"。B 细胞、单核 – 巨噬细胞与 DC 不同的是它们仅能刺激已活化的效应 T 细胞，或记忆 T 细胞，同时它们本身被 T 细胞活化。

微课

（一）DC 的来源和发育

1. 来源　DC 主要起源于骨髓中的造血干细胞，可以由髓样干细胞分化而来，即髓样 DC，主要分布于胸腺髓质和 T 细胞区，参与免疫应答的诱导和启动；也可以由淋巴样干细胞分化而来，即淋巴样 DC，其活化后可快速产生大量的 I 型干扰素，主要参与抗病毒固有免疫应答。

2. 髓样 DC 的发育　髓样 DC 在体内分化成熟的过程是一个不断迁移的过程，经历了未成熟 DC、迁移期 DC、成熟 DC 三个阶段。

（1）未成熟 DC　骨髓前体细胞分化的 DC 经血液进入到各组织器官（实体器官及非淋巴的上皮组织），发育为未成熟 DC，其特点是：①表达模式识别受体，能有效识别、摄取外源性抗原；②有很强的抗原加工能力；③低水平表达 MHC II 类分子和共刺激分子、黏附分子，抗原提呈能力较弱。未成熟 DC 在组织器官中摄取抗原或受到炎性因子刺激（如 IL – 1β、TNF – α），逐步发育成熟，同时通过输入淋巴管或血液循环迁移到达外周免疫器官。未成熟 DC 主要包括分布于皮肤的朗格汉斯细胞（Langerhans cell，LC）以及分布于非免疫器官组织间质的间质 DC（interstitial DC）。

（2）迁移期 DC　未成熟 DC 在发育成熟的同时通过输入淋巴管或血液循环迁移至外周免疫器官，此过程的 DC 称为迁移期 DC。在输入淋巴管和淋巴液中迁移的 DC 也称为隐蔽 DC。

（3）成熟 DC　DC 迁移到达外周免疫器官，即为成熟 DC（mature DC），其特点是：①表面有许多树突样突起；②低水平表达模式识别受体，识别、摄取外源性抗原的能力弱；③加工抗原的能力弱；④高水平表达 MHC II 类分子和共刺激分子、黏附分子，能有效呈现抗原肽 – MHC 复合物并激活 T 细胞，启动适应性免疫应答。外周免疫器官 T 细胞区的并指状 DC（interdigitating DC，IDC），属于成熟的 DC。

滤泡树突状细胞（follicular DC，FDC）位于外周免疫器官的淋巴滤泡中，由间质 DC 迁移至淋巴组织形成，不表达 MHC II 类分子，也无抗原摄取处理提呈作用，但可有效识别捕获细菌及其裂解物，将 IC 及结合补体后的复合物以 IC 包被小体的形式浓缩滞留于细胞表面，同时分泌 B 细胞趋化因子 CXCL13，使表面具有相应受体（CXCR5）的 B 细胞趋化募集到 FDC 周围，有效启动体液免疫应答。

（二）DC 的主要生物学功能

1. 识别、摄取和加工抗原，参与固有免疫　DC 能表达多种模式识别受体以及 Fc 受体，可识别病原微生物或抗原 – 抗体复合物，通过胞饮、吞噬作用以及受体介导的内吞作用摄取、降解抗原，行使固有免疫应答。淋巴样 DC 活化后可快速产生大量的 I 型干扰素，参与抗病毒固有免疫应答，

2. 抗原提呈与免疫激活作用　这是 DC 最重要的功能。DC 能摄取、加工抗原，将抗原肽 – MHC II 类分子复合物表达于细胞膜上，并提呈给 CD4$^+$T 细胞，提供初始 T 细胞活化的第一信号；通过高表达

CD80、CD86 等协同刺激分子，为 T 细胞充分活化提供第二信号；通过分泌细胞因子进一步诱导活化 T 细胞增殖、分化，从而完整启动免疫应答。DC 亦可以提呈抗原肽 – MHC I 类分子复合物给 CD8$^+$T 细胞并激活之。

3. 参与 T 细胞和 B 细胞的发育　胸腺 DC 在 T 细胞的阳性选择和阴性选择中起重要作用，可诱导自身反应性 T 细胞克隆清除或诱导 T 细胞无能，从而使 T 细胞获得自身免疫耐受性，因此，DC 参与了机体免疫耐受的诱导和维持；外周免疫器官 B 细胞区的 FDC 参与 B 细胞的发育、分化、激活以及记忆 B 细胞的形成和维持。

4. 免疫调节作用　DC 可分泌多种细胞因子和趋化因子而调节其他免疫细胞的功能。如 DC 可分泌大量 IL – 12 诱导初始 T 细胞（Th0）分化为 Th 1 细胞，产生 Th1 型免疫应答。

案例解析

【案例】口腔黏膜恶性黑色素瘤患者，手术切除原发灶并行根治性颈淋巴结清扫术后，过继回输自体 DC 治疗共 3 个疗程，患者在治疗过程中及治疗后未出现不良反应。随访 3 年，患者未出现局部复发及远处转移。

【问题】该治疗方法获得良好临床效果的免疫学机制是什么？

【解析】用肿瘤抗原体外致敏 DC 再回输给患者可治疗肿瘤。如应用肿瘤细胞冻融物或人工合成的肿瘤抗原多肽等在体外冲击致敏 DC，或将肿瘤抗原基因通过反转录病毒载体等直接转入 DC，使 DC 持续表达多个肿瘤抗原表位并通过 MHC I 类分子充分提呈，再将致敏的 DC 回输至患者体内均可诱导肿瘤特异性免疫应答。该疗法具有良好的临床应用前景，已用于临床试治 B 淋巴瘤、黑色素瘤、前列腺癌、多发性骨髓瘤，结肠癌等。

二、单核 – 巨噬细胞

单核细胞（monocyte）来源于骨髓，占血液中白细胞总数的 3% ~ 8%。单核细胞在血液中仅停留 12 ~ 24 小时，然后迁移到全身组织器官，成为巨噬细胞（macrophage，Mφ）。Mφ 的寿命较长，可达数月至数年。定居在组织中的 Mφ 一般不再返回血流，它们可在组织间隙中自由移动成为游动的 Mφ，或在组织中成为固定的 Mφ。不同器官组织中的 Mφ 其名称各异，如小胶质细胞（脑）、Kupffer 细胞（肝脏）、肺泡巨噬细胞、破骨细胞（骨）等。

（一）巨噬细胞的表面分子

Mφ 表面可表达多种与其识别功能、效应功能等有关的膜分子。相关受体主要包括多种模式识别受体、调理性受体以及细胞因子受体。模式识别受体主要包括甘露糖受体、清道夫受体、Toll 样受体等，可介导 Mφ 对病原体的吞噬作用。调理性受体主要包括 FcγR 和 C3bR，它们可促进 Mφ 对抗体结合或 C3b、C4b 黏附的病原体的吞噬作用（详见第三章第一节和第二节）。细胞因子受体主要包括单核细胞趋化蛋白 – 1 受体（MCP – 1R）、巨噬细胞炎症蛋白 – 1 受体（MIP – 1R）以及 IFN – γ、M – CSF 等。在相应细胞因子作用下，Mφ 可以被招募到感染或炎症部位并被活化，其吞噬杀菌和分泌功能显著增强，从而发挥抗感染免疫作用。另外，Mφ 可组成性表达 MHC I 类分子和 MHC II 类分子，它们是 Mφ 发挥抗原提呈，进而激发机体适应性免疫应答的重要分子。

（二）巨噬细胞的主要生物学功能

1. 吞噬杀伤作用　Mφ 通过其表面受体识别摄取病原体等抗原异物，进而被激活，经氧依赖性和氧非依赖性途径对抗原性异物进行消化与清除。

2. 细胞毒作用　Mφ 被 Th 细胞反馈刺激、被 LPS 或 IFN – γ、GM – CSF 等细胞因子激活，或通过

ADCC 效应，可有效杀灭肿瘤和病毒感染的靶细胞。

3. 参与炎症反应 感染部位产生的 MCP – 1、GM – CSF 和 IFN – γ 等细胞因子可募集并活化 Mφ；活化的 Mφ 又可通过分泌 MIP – 1、MCP – 1、CP – 1 和 IL – 8 等趋化因子和 IL – 1β，IL – 6，TNF – α 等促炎细胞因子或其他炎性介质参与和促进炎症反应。

4. 抗原提呈作用 Mφ 作为专职 APC，可将病原体降解成具有免疫原性的小分子肽段，并形成抗原肽 – MHC 分子复合物，供 CD4$^+$/CD8$^+$T 细胞识别，增强适应性免疫应答。

5. 免疫调节作用 Mφ 激活后可分泌多种细胞因子发挥免疫调节作用。例如，IL – 12、IL – 18 可促进 T 细胞增殖分化，增强 NK 细胞杀伤作用，促进 Th1 分化；IFN – γ 可上调 APC 表达 MHC 分子，增强其抗原提呈能力；IL – 10 抑制单核 – 巨噬细胞活化及抗原提呈作用。

三、B 淋巴细胞

B 细胞是体液免疫应答的主要细胞，也是重要的专职 APC。B 细胞没有吞噬能力，主要以 BCR 特异识别结合抗原并内吞抗原入细胞内，或通过非特异性的胞饮摄取可溶性抗原物质，因此，B 细胞较 Mφ 和 DC 能更有效提呈低浓度抗原。在激活 Th 细胞的同时 B 细胞受到 Th 细胞的辅助而活化，对 TD 抗原应答并产生抗体。

第三节 其他免疫细胞

除上述淋巴细胞、抗原提呈细胞外，体内还存在许多其他具有免疫功能的细胞，包括中性粒细胞、嗜酸性粒细胞、嗜碱性粒细胞、肥大细胞、红细胞和血小板等，它们在免疫应答后期的炎症反应中起重要作用。

一、中性粒细胞

中性粒细胞（neutrophil）来源于骨髓中的髓样干细胞，其寿命短（2~3 天），更新快，是血液中数目最多的白细胞，占血液中白细胞总数的 60%~70%。中性粒细胞具有很强的吞噬、消化和清除病原微生物的能力，其与 Mφ 一起被称为吞噬细胞。与 Mφ 相似，中性粒细胞不表达特异性抗原受体，仅表达非特异识别多种病原体等抗原异物的模式识别受体和调理性受体（FcγR 和 C3bR 等），胞质中含有髓过氧化物酶（myeloperoxidase，MPO）、酸性磷酸酶和碱性磷酸酶、防御素、溶菌酶等杀菌物质。中性粒细胞具有很强的趋化作用，当病原体引起局部感染时，中性粒细胞可快速穿过血管内皮细胞进入感染部位，对入侵的病原体发挥吞噬杀伤清除作用。中性粒细胞不仅在机体早期抗感染免疫中发挥重要作用，亦可在抗体参与下发挥 ADCC 作用，清除抗原异物，参与适应性免疫。

二、嗜酸性粒细胞

嗜酸性粒细胞（eosinophil）来源于骨髓中的髓样干细胞。成熟嗜酸性粒细胞主要分布于呼吸道、消化道和泌尿生殖道黏膜上皮下的结缔组织内，在血液中仅少量存在，占血液白细胞总数的 1%~3%。嗜酸性粒细胞胞质内含有嗜酸性颗粒，某些细胞因子如 IL – 5 等可刺激其活化并诱导内含颗粒脱出，释放一系列生物活性介质。其中具有毒性作用的嗜酸性粒细胞阳离子蛋白、主要碱性蛋白、过氧化物酶和神经毒素等，可杀伤寄生虫和病原微生物；亦能与嗜碱性粒细胞和肥大细胞释放类似炎症介质，如白三烯、血小板活化因子等；嗜酸性粒细胞还能释放对嗜碱性粒细胞和肥大细胞释放的介质有灭活作用的组胺酶和芳基硫酸酯酶等，从而拮抗和调节 I 型超敏反应。嗜酸性粒细胞还具有吞噬和趋化作用，但吞噬作用较缓慢。

三、嗜碱性粒细胞和肥大细胞

嗜碱性粒细胞（basophil）和肥大细胞（mast cell）均来源于骨髓中的髓样干细胞。嗜碱性粒细胞主要分布于外周血中，数量较少，约占血液白细胞总数的 0.2%；肥大细胞主要分布于呼吸道、消化道和泌尿生殖道的黏膜上皮及皮肤下的结缔组织内靠近血管处。两种细胞均高水平表达 FcεR 及 C3aR 和 C5aR，胞质中含有嗜碱颗粒，颗粒中储存有白三烯、组胺和嗜酸性粒细胞趋化因子等生物活性介质，可以引发机体非特异性炎症反应，亦是 I 型超敏反应的重要效应细胞。

本章小结

免疫细胞均来源于骨髓中的造血干细胞。T 细胞在胸腺中发育成熟，在胸腺微环境中经历阳性选择和阴性选择，发育为 CD4 或 CD8 单阳性细胞，表达功能性 TCR、具有自身 MHC 限制性以及自身免疫耐受性。根据 T 细胞表面标志和功能特点可以分为不同亚群，在免疫应答中发挥不同的作用，介导细胞免疫并辅助体液免疫应答。B 细胞在骨髓中发育成熟，获得功能性 BCR 的表达及自身免疫耐受性。根据是否表达 CD5，B 细胞可分为 CD5$^+$B1 细胞和 CD5$^-$B2 细胞两个亚群。B1 细胞主要参与固有免疫；B2 细胞是参与适应性体液免疫应答的主要细胞，并且具有抗原提呈功能。NK 细胞不表达特异性抗原识别受体，能直接杀伤靶细胞，其作用受抑制性杀伤细胞受体和活化性杀伤细胞受体的调节。专职 APC 包括 DC、单核-巨噬细胞和 B 细胞。DC 是抗原提呈功能最强的 APC，是免疫应答的始动者。Mφ 是机体重要的免疫细胞，活化后具有抗感染、抗肿瘤、参与免疫应答和免疫调节等多种生物学功能。各种免疫细胞在免疫应答过程中相互影响、相互作用，从而使整个免疫系统协同发挥作用。

思 考 题

题库

1. 简述 T 细胞在胸腺微环境中经历的阳性选择和阴性选择及其生物学意义。
2. 简述 T 细胞的主要表面分子。
3. 简述 B 细胞的分化发育过程及 B 细胞的主要表面分子。
4. 简述树突细胞的主要生物学功能。
5. 简述巨噬细胞的主要生物学功能。

（穆雅琴）

第五章

免疫应答及其调节

学习导引

知识要求

1. **掌握** 固有免疫应答和适应性免疫应答的概念与特点，细胞免疫应答和体液免疫应答的基本过程，抗体产生的一般规律。

2. **熟悉** 内源性与外源性抗原的提呈途径，免疫应答的双信号，免疫应答的意义。

3. **了解** 免疫耐受和免疫调节机制。

能力要求

学会将固有免疫、体液免疫和细胞免疫应答的知识应用到日常生活、医学预防和治疗中。

免疫应答（immune response）是机体免疫系统识别和清除抗原的整个过程，具有排除异己保持内环境稳定的重要功能。

根据免疫应答的启动时间、参与细胞、识别特点、激活方式以及效应机制不同可分为固有免疫应答（innate immunity）和适应性免疫应答（adaptive immunity）。而根据参与细胞不同，适应性免疫应答又分为 T 细胞介导的细胞免疫应答（cell mediated immunity）和 B 细胞介导的体液免疫应答（humoral immunity）。

第一节　固有免疫应答与抗原的提呈

固有免疫应答又称非特异性免疫应答（non – specific immunity）或者天然免疫应答（natural immunity），是种群长期进化过程中逐渐形成的，具有抗感染（免疫防御）、识别并清除受损伤和死亡细胞及启动组织修复（免疫稳定）、识别并清除早期变异细胞（免疫监视）的功能。此外，在抗感染免疫反应过程中，还能启动后续的特异性免疫应答并影响其类型。

其主要特点有：①非特异性，作用范围广，不针对某一特定抗原。②及时性，最早发现入侵抗原，并将其排斥与清除，但作用强度较弱。③无记忆性、相对稳定，不受抗原性质、抗原刺激强弱或刺激次数的影响。但也不是固定不变的，当机体受到共同抗原或佐剂的作用时，也可产生获得性非特异性免疫，以增强非特异性免疫力。④无细胞增殖或分化现象，参与应答的巨噬细胞、树突状细胞等固有免疫细胞活化后无克隆增殖或分化现象。⑤出生后即具有，能遗传给后代。

一、固有免疫系统组成及其功能

固有免疫系统主要由组织屏障、固有免疫细胞和固有免疫分子组成（图 5 – 1）。

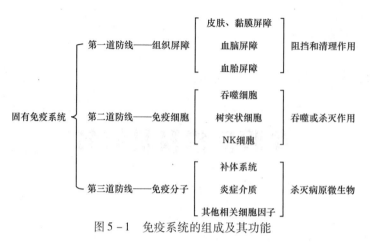

图 5 - 1 免疫系统的组成及其功能

微课

（一）组织屏障

组织屏障（immunological barrier）是防御异物进入机体的生理解剖学结构，是发挥非特异性免疫功能的"第一道防线"。

1. 皮肤、黏膜屏障 皮肤和黏膜构成的物理屏障可以机械的阻挡病原微生物进入机体，皮肤和黏膜可以分泌多种杀菌、抑菌物质，如皮肤细胞分泌的不饱和脂肪酸和汗液中的乳酸以及肠道中的胃酸等，构成了化学屏障，可有效地杀伤或抑制病原体。此外，寄居在皮肤表面的正常菌群构成的微生物屏障也有很好的抑菌和杀菌作用。

知识拓展

正常菌群屏障功能

正常菌群是存在于皮肤、黏膜及与外界相通的腔道中的，通常对人有益无害的微生物群。正常菌群与人体互相依存、互相制约；正常菌群及其生长代谢产物构成正常菌群屏障结构，在防止病原微生物入侵中发挥重要作用：①肠道菌群种类数量多，种类有3000多种，数量约100万亿，占据肠黏膜上皮细胞表面，形成菌膜屏障；②肠道正常菌群可产生大量拮抗物质，如防御素、细菌素等，对肠道内潜在的致病菌起到抑制或杀灭作用；③肠道正常菌群可促进肠道内 sIgA 的分泌，增强局部黏膜免疫力；④肠道正常菌群如双歧杆菌可产生酸性物质，刺激肠道蠕动，促进人体消化、吸收功能，降低肠道 pH，起到抑制病原菌作用。

2. 血 - 脑屏障 血 - 脑屏障是由软脑膜、脉络丛的脑毛细血管壁和包在壁外的神经胶质细胞形成的胶质膜构成。可有效地阻挡病原微生物及其他抗原异物通过血流进入脑组织或脑脊液，从而保护机体的中枢神经系统。婴幼儿由于血 - 脑屏障尚未发育完善，较易发生脑膜炎等中枢神经系统感染。

3. 血 - 胎屏障 是由母体子宫内膜的基蜕膜和胎儿绒毛膜共同组成。此屏障不影响母体与胎儿间的物质交换，但可防止母体内的病原菌和有害物质进入胎儿体内。

（二）固有免疫细胞

固有免疫细胞在个体出生时就已具备，对侵入的病原体迅速应答，产生非特异抗感染免疫作用；也参与体内损伤、衰老或畸变细胞的清除，并启动适应性免疫应答。固有免疫细胞主要包括：中性粒细胞、单核吞噬细胞、树突状细胞、NKT 细胞、NK 细胞、肥大细胞、嗜碱性粒细胞、嗜酸性粒细胞、B1 细胞、γδT 细胞等（详见第四章）。

（三）免疫效应分子及其主要作用

病原体进入机体后，体液中预存的以及生成的免疫效应分子会立即发挥免疫清除作用。参与固有免疫的免疫因子有补体、防御素、溶菌酶、细胞因子、趋化因子等（详见第三章）。

二、固有免疫应答作用时相

当机体初次接触病原体时，需经历三个应答时相，即瞬时固有免疫应答、早期固有免疫应答和参与适应性免疫应答（表5-1）。

表5-1 固有免疫应答和适应性免疫应答的比较

免疫应答类型	固有免疫应答	适应性免疫应答
主要参与细胞	单核-巨噬细胞、树突状细胞、自然杀伤细胞、肥大细胞、粒细胞和固有样淋巴细胞等	αβT细胞和B2细胞等
主要参与分子	补体、细胞因子（TNF-α、IFN-α/β等）、溶菌酶、防御素、抗菌肽和乙型溶素以及细胞毒性颗粒等	特异性抗体、细胞因子（TNF-β、IFN-γ等）、穿孔素、颗粒酶和FasL等
主要识别受体	模式识别受体和调理性识别受体	特异性抗原识别受体
识别和作用特点	直接识别病原生物某些共有高度保守的分子结构，不经克隆扩增，迅速产生免疫效应，但无免疫记忆性	T细胞识别APC提呈的抗原肽-MHC分子复合物，而B细胞直接识别抗原表位；经克隆扩增和分化为效应细胞后发挥免疫作用，具有免疫记忆性
作用时相	即刻~96小时	96小时后

1. 瞬时固有免疫应答 发生于感染后0~4小时之内。机体的皮肤和黏膜及其分泌物等屏障结构可阻挡病原体的入侵。如果病原体突破上述屏障侵入机体，一方面，人体内预存的免疫效应分子，如防御素、溶菌酶和抗菌肽可发挥直接杀菌作用，补体也通过旁路途径激活发挥溶菌和杀菌作用；另一方面，病原体可募集并活化吞噬细胞吞噬杀伤病原体，同时即刻产生大量细胞因子与黏附分子募集全身吞噬细胞到达感染部位执行吞噬杀伤功能；此外，NK细胞可直接杀伤病原体和感染的靶细胞。大多数病原体的感染终止于这一时相。

2. 早期固有免疫应答 发生于感染后4~96小时。参与的主要成分除吞噬细胞外，还包括固有淋巴细胞、细胞因子和炎性介质等。病原体的某些成分或被感染组织产生的一些细胞因子，会首先募集感染组织周围的吞噬细胞至炎症反应部位，增强局部抗感染免疫应答能力。活化后的吞噬细胞又产生大量促炎性细胞因子和炎性介质，增强局部血管通透性，诱导血管内的吞噬细胞、补体和抗体等免疫效应分子进入感染部位。此外，B1细胞受某些病原体的糖脂类抗原（如脂多糖等）刺激后，可在48小时之内产生以IgM为主的相应抗体，在补体的协同作用下产生溶菌杀菌作用，防止菌血症的发生。病毒感染后2~3天，在趋化因子的作用下NK细胞迁徙至感染部位，一方面可直接杀伤病毒感染的靶细胞，另一方面通过释放Ⅰ型IFN，干扰病毒复制，同时激活巨噬细胞，增强机体抗感染能力，是早期抗病毒感染的重要效应细胞。

γδT细胞、NKT细胞、嗜酸粒细胞及嗜碱粒细胞等在固有免疫应答中也发挥相应功能。

3. 参与适应性免疫应答 发生于感染96小时之后。固有免疫应答启动适应性免疫应答，调节适应性免疫应答反应，也参与适应性免疫应答的效应。

三、固有免疫应答的生物学作用

（一）固有免疫应答与适应性免疫应答的关系

1. 启动适应性免疫应答 DC和Mφ作为专职的APC，通过固有免疫细胞表面模式识别受体（pattern recognition receptor，PRR）识别病原体相关模式分子（pathogen associated molecular pattern，PAMP），以及通过补体受体的调理作用，摄取病原体，经加工和提呈作用，将抗原肽与MHC分子的复合物表达在细胞表面供特异T细胞识别，同时提供T细胞活化必要的信号引发适应性免疫应答。

此外，病原体被单核-巨噬细胞吞噬消化后形成的降解产物可通过胞吐的方式排出胞外，其中的某些降解产物可直接激活B细胞，启动体液免疫应答。

2. 调节适应性免疫应答 固有免疫细胞通过产生不同细胞因子调节适应性免疫应答的类型、强度并参与免疫记忆的形成。例如，成熟的 DC 分泌 IL-12 等细胞因子，诱导 Th0 细胞分化为 Th1 细胞，促进细胞免疫应答；某些寄生虫感染后，可刺激 NKT 细胞或肥大细胞分泌 IL-4 等细胞因子，诱导 Th0 细胞分化为 Th2 细胞，促进体液免疫应答。而负向调节性 DC 可分泌 IL-10 抑制 T 细胞的活化、诱导活化 T 细胞凋亡，促进免疫耐受。

3. 参与适应性免疫应答的效应 在适应性免疫应答的效应阶段，固有免疫细胞和固有免疫分子同样发挥重要作用。如在吞噬细胞、NK 细胞和补体的参与下，体液免疫的效应分子抗体通过调理作用、ADCC 和补体介导的溶菌效应有效地清除病原体。Th1 细胞活化产生的 Th1 型细胞因子如 IL-2、IFN-γ 活化单核-巨噬细胞，增强其吞噬清除抗原的功能，促进 NK 细胞的杀伤功能，这些固有免疫细胞增强了细胞应答的效应。

（二）固有免疫应答与相关疾病的关系

1. 参与炎症的发生 当炎症发生后，炎症部位的血管通透性发生改变，中性粒细胞及单核细胞向炎症组织中浸润，这些固有免疫细胞在炎症部位的富集可增强抗感染效应。

2. 参与抗感染 固有屏障系统可阻挡、清除病原菌对机体的侵袭；固有免疫细胞如巨噬细胞可吞噬杀伤病原体；免疫分子如补体系统可产生攻膜复合物发挥溶菌、杀菌作用。

3. 参与抗肿瘤 机体对肿瘤的免疫监视主要依赖细胞免疫功能，NK 细胞因是抗肿瘤免疫的主要效应细胞之一，其可通过多种途径，包括 ADCC 途径，识别、杀伤肿瘤细胞。

4. 参与自身免疫损伤 固有免疫细胞参与自身免疫损伤的发生与发展，例如，Ⅱ、Ⅲ型超敏反应中，中性粒细胞可直接被活化参与炎症反应，在Ⅳ型超敏反应中，单核-巨噬细胞被炎性因子趋化导致炎症部位浸润。

四、抗原的提呈

抗原的加工或处理（antigen processing）是指抗原提呈细胞将胞质内自身产生的或从外界摄入胞内的抗原分子降解，并加工形成一定大小的多肽片段，与 MHC 分子结合后以抗原肽-MHC 复合物（peptide-MHC，pMHC）的形式表达于细胞表面。抗原提呈（antigen presenting）则是指将细胞表面的 pMHC 交给 T 细胞识别，从而诱导免疫应答或免疫耐受。

根据抗原的性质和来源不同，APC 主要通过下列两种途径对抗原进行加工、处理和提呈：MHC Ⅰ类分子途径和 MHC Ⅱ类分子途径，也分别称为内源性抗原提呈途径和外源性抗原提呈途径。内源性抗原和外源性抗原的相关内容参见第一章第三节。

1. MHC Ⅰ类分子途径 所有有核细胞均表达 MHC Ⅰ类分子，均可通过 MHC Ⅰ类分子途径加工和提呈抗原。内源性抗原的加工和提呈过程分为三个阶段：①内源性抗原的加工与转运：细胞质内合成的蛋白质（内源性抗原）在蛋白酶体中降解为适当大小的肽段。肽段与内质网表面的抗原加工相关转运物（transport associated with antigen processing，TAP）相结合，然后在 TAP 作用下转运至内质网腔。② MHC Ⅰ类分子的生成和组装：MHC Ⅰ类分子 α 链和 $\beta_2 m$ 在内质网腔中组装后与伴侣蛋白结合，以保证 MHC Ⅰ类分子正确折叠并保护 α 链不被降解。③抗原肽-MHC Ⅰ类复合物的形成与提呈：MHC Ⅰ类分子与转运至内质网腔内的 8~12 个氨基酸的内源性抗原肽结合成复合物，经高尔基体转运至细胞膜上，供 CD8$^+$T 细胞识别（图 5-2）。

2. MHC Ⅱ类分子途径 APC 通过 MHC Ⅱ类分子途径加工、处理和提呈外源性抗原（图 5-2）。外源性抗原的加工和提呈过程也可分为三个阶段：①外源性抗原的加工：APC 通过吞噬、吞饮或受体介导方式摄入外源性抗原，在胞内形成内体（endosome），内体向胞质深处移行与溶酶体（lysosome）融合为内体-溶酶体；抗原在其酸性环境中被蛋白酶水解为适合与 MHC Ⅱ类分子结合的 10~30 个氨基酸的短肽。②MHC Ⅱ类分子的合成与转运：MHC Ⅱ类分子的 α 链和 β 链在内质网内合成后，与内质网膜上一种称为 Ia 相关恒定链（Ia-associated invariant chain，Ii）结合成（αβIi）$_3$九聚体。Ii 链可促进 MHC Ⅱ类分子二聚体的折叠，并阻止 MHC Ⅱ类分子在内质网腔内与内源性抗原肽结合。MHC Ⅱ类分子经高尔基体由内质网运输

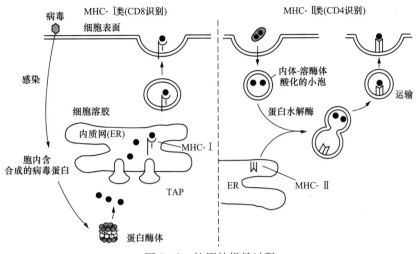

图 5 - 2　抗原的提呈过程

至内体，形成富含 MHC Ⅱ 类分子的腔室（MHC Ⅱ class Ⅱ compartment，MIIC）。在 MIIC 腔室内，Ii 链被降解，仅保留结合在 MHC Ⅱ 类分子抗原肽结合凹槽的一小段短肽，即 MHC Ⅱ 类分子相关的恒定链多肽（class Ⅱ - associated invariant chain peptide，CLIP）。③抗原肽 - MHC Ⅱ 类分子复合物的组装与提呈：在 MIIC 腔内，HLA - DM 分子帮助 CLIP 与 MHC Ⅱ 类分子解离，外源性抗原肽随后与 MHC Ⅱ 类分子的抗原肽结合凹槽结合，形成抗原肽 - MHC Ⅱ 类分子复合物，转运至细胞膜表面，供 CD4$^+$ T 细胞识别。

第二节　适应性免疫应答

适应性免疫应答又称为获得性免疫应答（adquired immunity）或特异性免疫应答（specific immunity），是指抗原特异性免疫细胞接受抗原刺激而活化、增殖和分化，并表现出相应生物学功能的过程。

适应性免疫应答的特点：①具有高度特异性，只针对某种抗原表位，故又称特异性免疫应答；②发挥作用较迟，适应性免疫应答在接受抗原刺激后，需经历淋巴细胞的活化、增殖和分化，产生效应细胞和效应分子，才能发挥免疫效应；③具有免疫记忆性，能形成记忆性 T、B 淋巴细胞，再次接触到相同的抗原时，会产生迅速、强烈的免疫应答效应；④有细胞增殖和分化现象，活化后的 T 淋巴细胞和 B 淋巴细胞具有克隆增殖和分化现象；⑤不能遗传，出生后接触抗原才能获得。

适应性免疫应答的基本过程包括抗原的特异性识别（感应阶段），免疫细胞的活化、增殖与分化（反应阶段），效应细胞和分子发挥效应（效应阶段）三个阶段。

1. 感应阶段　T 细胞和 B 细胞的抗原识别受体特异性识别抗原，从而启动适应性免疫应答。

2. 反应阶段　T 细胞和 B 细胞特异性识别抗原后，在多种黏附分子和细胞因子作用下，活化、增殖与分化为效应性 T 淋巴细胞或浆细胞，并分泌各种效应分子（细胞因子和抗体），部分活化的 T 细胞、B 细胞可转化为记忆细胞，参与再次免疫应答。

3. 效应阶段　免疫细胞和免疫效应分子共同发挥作用，清除非己抗原物质和诱导免疫耐受，维持机体正常的生理状态。

一、T 细胞介导的细胞免疫应答

细胞免疫应答是指由胸腺发育成熟的初始 T 细胞，在抗原及其他辅助因素作用下，活化、增殖与分化为效应性 T 细胞，通过多种机制清除抗原，维持免疫稳态的反应过程。在此过程中，部分 T 细胞可分化为记忆性 T 细胞，介导再次应答（图 5 - 3）。

微课

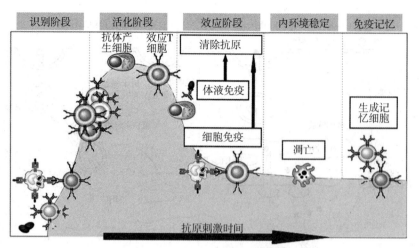

图 5-3 适应性免疫应答的过程

细胞免疫应答的主要功能有：①抗感染：细胞免疫主要清除胞内感染的病原体，包括某些细菌（结核杆菌、布鲁氏杆菌等）、病毒，亦可清除某些真菌及寄生虫等。②抗肿瘤：细胞免疫的抗肿瘤机制包括 CTL 的特异性杀伤肿瘤作用，CD4$^+$ T 细胞分泌的细胞因子直接杀伤作用或活化 NK、巨噬细胞等发挥杀伤效应。③免疫损伤作用：细胞免疫介导Ⅳ型超敏反应和移植排斥反应等，参与某些自身免疫病的病理过程。

（一）抗原的识别阶段

初始 T 细胞的 TCR 与 APC 提呈的 pMHC 特异性结合的过程称为抗原识别，TCR 在识别 APC 所提呈抗原肽过程中，必须同时识别与抗原肽形成复合物的 MHC 分子，称为 MHC 的限制性。

1. APC 与 T 细胞的非特异性结合 APC 从外周迁入外周免疫器官胸腺依赖区后，其细胞膜上的黏附分子、共刺激分子等与初始 T 细胞上的相应配体分子进行短暂而可逆的结合，有利于 TCR 从大量 pMHC 中筛选特异性抗原肽。

2. TCR 介导的抗原特异性结合 当 APC 与 TCR 非特异性结合后，T 细胞上的 TCR 快速识别 APC 上的 pMHC，并通过 T 细胞的 CD3 分子向胞内传导抗原特异性刺激信号，上调其细胞膜上黏附分子（如 LFA-1）的表达丰度及亲和力。增强 T 细胞与 APC 间的黏附，此过程中，多种分子参与 T 细胞与 APC 间的特异性结合，从而在 APC 与 T 细胞间形成独特的细胞间黏附结构，即免疫突触（immunological synapse）（图 5-4）。该结构的形成对于 T 细胞的活化、分化有着重要的促进作用。

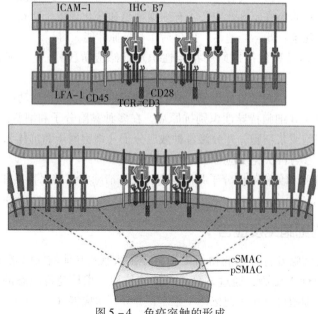

图 5-4 免疫突触的形成

（二）T 细胞的活化、增殖与分化

T 细胞的完全活化有赖于双信号和细胞因子的作用（图 5－5），是 T 细胞继续增生和分化的基础。

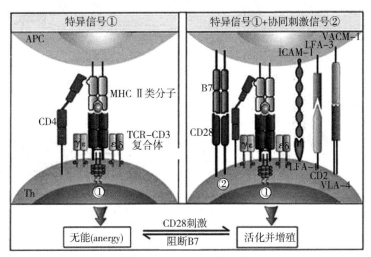

图 5－5　T 细胞活化信号

1. T 细胞活化信号

（1）第一信号　T 细胞表面 TCR 与 APC 膜上 pMHC 中的抗原肽特异性结合，启动 T 细胞活化所需的抗原特异性识别信号（又称第一信号）。此信号依赖 CD3 分子进行胞内传导，并在共受体信号协同作用下，CD3 分子胞质区免疫受体酪氨酸活化基序（immunoreceptor tyrosine－based activation motifs，ITAM）中酪氨酸发生磷酸化，并启动下游激酶的级联活化，最终活化转录因子，启动相关基因的转录与翻译。

（2）第二信号　T 细胞的活化还需要 APC 膜表面提供共刺激分子，如 CD80/86 与 T 细胞自身表面的受体分子 CD28 相结合，提供 T 细胞活化的共刺激信号（又称第二活化信号）。共刺激信号由 T 细胞与 APC 间的多对黏附分子对相互作用构成。T 细胞的活化必须同时接受双信号的作用，仅有抗原信号的刺激而无共刺激信号的作用，则不足以活化 T 细胞，往往被诱导进入失能状态或凋亡。

（3）细胞因子作用　T 细胞的活化还依赖多种细胞因子及其受体的参与。如活化的 APC 可分泌 IL－1、IL－12、IFN－γ 等多种细胞因子参与 T 细胞的活化；而 T 细胞在活化过程中，其自身也可通过自分泌与旁分泌方式产生 IL－2、IFN－γ 等多种细胞因子参与 T 细胞的活化与增殖。

2. T 细胞的增殖与分化　在双信号和细胞因子作用下，T 细胞被激活并分化为不同的效应性 T 细胞亚群。

（1）CD4$^+$T 细胞的分化　CD4$^+$T 细胞与 APC 上抗原肽－MHC Ⅱ类分子复合物结合，可活化、分化为辅助性 T 细胞。辅助性 T 细胞还可在不同细胞因子的调节下，继续分化为功能上不同的辅助性 T 细胞亚群，包括 Th1、Th2、Th17。

（2）CD8$^+$T 细胞的分化　初始 CD8$^+$T 细胞的分化有两种方式（图 5－6）。一是 Th 细胞依赖性的：靶细胞低表达或不表达共刺激分子，不能有效激活初始 CD8$^+$T 细胞，因而需要 APC 和 Th 细胞的辅助。如胞内产生的肿瘤抗原或病毒抗原，以及脱落的移植供者同种异体 MHC 抗原被 APC 摄取，在胞内分别与 MHC Ⅱ 和 MHC Ⅰ类分子结合形成复合物，表达于 APC 表面，分别活化 Th 细胞和 CTL 前体细胞。CTL 前体细胞在 pMHC Ⅰ 的特异性活化信号和 Th 细胞分泌的细胞因子共同作用下，增殖分化为 CTL，参与抗肿瘤免疫与抗病毒免疫。另一种是 Th 细胞非依赖性的：病毒感染的高表达共刺激分子的 DC，不需要 Th 细胞的辅助而直接刺激 CD8$^+$T 细胞产生 IL－2，从而诱导 CD8$^+$T 细胞自身增殖，并分化为 CTL。

（三）效应阶段

1. Th1 细胞效应　一方面通过直接接触诱导 CTL 分化，另一方面通过释放细胞因子募集和活化免疫细胞，诱导细胞免疫反应。

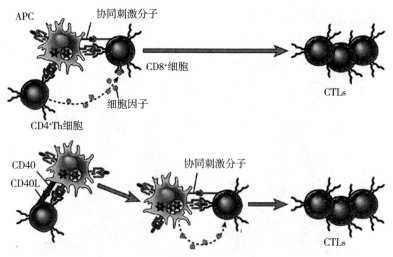

图 5-6 CD8+T 细胞活化分化的方式

（1）对巨噬细胞的作用　提高巨噬细胞抗胞内菌感染能力。①活化巨噬细胞：活化的 Th1 细胞通过细胞表面 CD40L 分子与巨噬细胞表面 CD40 结合，并通过分泌 IFN-γ，促进巨噬细胞活化；同时，活化的巨噬细胞可上调表达 T 细胞活化相关的细胞膜分子和分泌 IL-2 等细胞因子，增强 Th1 细胞的活性，扩大 Th1 细胞应答。活化的巨噬细胞还可通过产生 NO 和超氧离子，释放各种抗菌肽和蛋白酶等杀伤胞内寄生病原体。②活化的 Th1 细胞可分泌不同的细胞因子诱生和募集巨噬细胞：如分泌 IL-3 和 GM-CSF 等细胞因子，促进骨髓造血干细胞向单核细胞定向分化；产生 MCP-1、TNF-α 等细胞因子，趋化单核/巨噬细胞向炎症部位的富集。

> ### 知识拓展
>
> #### 不同 T 细胞亚群的分化及其功能
>
> Th1 细胞的分化依赖 IL-12、T-bet 及 STAT-4，分泌 IL-2、IFN-γ 和 TNF-α，参与细胞免疫。Th2 细胞的分化依赖 IL-4、GATA-3 及 SATA-6，分泌 IL-4、IL-5、IL-10，参与体液免疫。Th17 细胞的分化依赖 IL-6、TGF-β、RORγt 和 STAT-3，分泌 IL-17、IL-8 和 TNF-α 等炎性细胞因子，诱导中性粒细胞促进炎症反应。CTL 通过穿孔素、颗粒酶及 Fas-FasL 途径诱导靶细胞凋亡。

（2）对 T 细胞本身的作用　Th1 细胞可分泌 IL-2、IFN-γ 等，促进 CTL 细胞与 Th1 细胞自身的增殖与活化，继而放大免疫效应。

（3）对 B 细胞的作用　Th1 细胞可辅助 B 细胞向分泌 IgG 抗体的浆细胞分化，增强抗体对巨噬细胞的免疫调理效应。

（4）对中性粒细胞的作用　Th1 细胞可分泌多种炎症因子如 TNF-α、IL-8 等和产生淋巴毒素，趋化、活化中性粒细胞，上调其免疫吞噬效应。

Th1 细胞介导的细胞免疫效应还与迟发型超敏反应密切相关。

2. Th2 细胞效应　活化的 Th2 细胞可分泌多种细胞因子如 IL-4、IL-5、IL-6、IL-10 等促进 B 细胞的增殖和分化为浆细胞，并调节其抗体类别转换以产生不同类型的抗体，参与体液免疫应答。Th2 细胞也可分泌活化肥大细胞、嗜碱性粒细胞和嗜酸性粒细胞的细胞因子，参与抗寄生虫感染及 I、II、III 型超敏反应的发生。

3. Th17 细胞效应　Th17 细胞分泌细胞因子 IL-17、IL-21 和 IL-22，可刺激多种细胞如上皮细胞、内皮细胞、成纤维细胞和巨噬细胞等分泌促炎因子，参与炎症、自身免疫性疾病及感染性疾病的发生发展。

4. CTL 的免疫效应 CTL 可高效、特异性杀伤胞内病原体（病毒或胞内寄生菌）感染的细胞及肿瘤细胞等靶细胞，杀伤特点如下。

（1）杀伤的特异性 CTL 可通过 TCR 特异性识别靶细胞表面的 pMHC Ⅰ 分子复合物，并在 Th 细胞分泌细胞因子的辅助下活化、上调黏附分子（如 LFA – 1 等），高表达的黏附分子与靶细胞上相应受体结合后，增强 CTL 细胞与靶细胞间免疫突触的形成，使 CTL 分泌的效应分子在局部形成很高的浓度，从而选择性杀伤所接触的靶细胞，而不影响邻近正常细胞。此过程与 NK 细胞的非特异性细胞毒效应不同。

（2）杀伤的连续性 CTL 对带有特异性抗原的细胞进行主动、连续、高效的杀伤性攻击。当靶细胞被攻击，引起凋亡后，CTL 脱离靶细胞，继续攻击下一个抗原特异性靶细胞。

（3）杀伤的机制 ①死亡受体途径（FasL/Fas 途径）：Fas 又称凋亡受体。活化的效应性 CTL 既可表达膜型 FasL，又可分泌可溶型 FasL（sFasL）或 TNF – α。这些效应分子分别与 Fas 和 TNF 受体结合后，激活胞内胱天蛋白酶，诱导靶细胞凋亡。②穿孔素/颗粒酶途径：穿孔素（perforin）是 CTL 内质网合成并储存于胞质颗粒中的毒性蛋白，与补体成分 C9 同源，可在靶细胞膜上形成类似补体攻膜复合物的空洞结构，导致靶细胞凋亡。颗粒酶是一组丝氨酸蛋白酶的总称，其可在穿孔素的协同下，通过内吞的方式进入靶细胞，通过激活 caspase 依赖的或非依赖的凋亡相关酶系统而介导靶细胞凋亡，参见图 5 – 7。

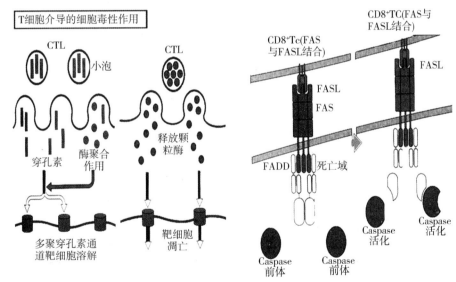

图 5 – 7 CTL 杀伤靶细胞机制

5. T 细胞的转归 一般情况下，对某一特定抗原的免疫应答不会长久的持续，在抗原被清除后，免疫系统需要恢复到平衡状态。因此，效应细胞需要被清除或抑制，仅剩余记忆细胞维持免疫记忆，当再次接触相同抗原时迅速参与免疫应答。

（1）效应 T 细胞的抑制或清除和活化诱导的细胞凋亡（activation – induced cell death，AICD） Treg 细胞对效应细胞的抑制：免疫应答晚期，Treg 细胞可被诱导出来，通过多种机制抑制免疫应答。AICD 是免疫细胞活化并发挥完效应后诱导的一种自发的细胞凋亡。活化 T 细胞上调表达 Fas，与多种活化的免疫细胞表达的 FasL 结合，启动 T 细胞的凋亡信号，诱导活化 T 细胞凋亡。这对防止自身免疫病，维持自身免疫耐受具有重要意义。

（2）记忆性 T 细胞的形成 记忆性 T 细胞（memory T cell，Tm）是对特异性抗原有记忆能力的长寿 T 细胞，但目前分化机制不清楚。

微课

二、B 细胞介导的体液免疫应答

体液免疫应答是指成熟的初始 B 细胞在外周淋巴组织中接受抗原刺激后，发生活化、增殖，并最终分化为浆细胞，由浆细胞分泌特异性抗体发挥免疫效应的过程。所产生的抗体存在于体液中，故此应答称为体液免疫应答（humoral immune response）。

B 细胞对不同种类的抗原产生不同的免疫应答过程，根据不同的活化机制，主要分为：①对胸腺依赖性抗原（TD－Ag）的免疫应答，此过程活化 B 细胞需要 Th 细胞辅助；②对胸腺非依赖性抗原（TI－Ag）的免疫应答，此过程不需要 Th 细胞辅助。

体液免疫应答的主要功能：①抗体的生物学功能：B 细胞应答的主要效应分子为抗体，可通过中和作用、调理作用、激活补体、ADCC 等多种生物学功能在黏膜局部抗感染，清除病原微生物及其代谢产物，杀伤感染细胞及肿瘤细胞、清理衰老死亡细胞中发挥重要作用。②可引起免疫病理反应：一定条件下，抗体也可引起免疫病理反应，如超敏反应、自身免疫病、促进肿瘤发展等。③参与免疫调节：B 细胞还可分泌多种细胞因子，参与调节包括 B 细胞在内的多种免疫细胞的功能。

（一）B 细胞对 TD－Ag 的应答

1. B 细胞对 TD－Ag 的特异性识别　BCR 可直接识别天然抗原表位，无需 APC 对抗原进行加工、提呈。BCR 识别与结合抗原的生物学意义：①启动 B 细胞活化的抗原信号，即第一信号；② B 细胞属于 APC，通过与抗原特异性结合，对抗原进行内化，并处理成肽段，与 MHC Ⅱ类分子结合形成 pMHC Ⅱ分子复合物，为抗原特异性 Th 细胞提供抗原信号，促进 Th 细胞活化。活化的 Th 细胞表达的黏附分子如 CD40L 上调，与 B 细胞上的相应配体 CD40 发生结合，提供 B 细胞活化所需要的协同刺激信号，辅助 B 细胞活化。同时，活化的 Th 细胞也分泌多种细胞因子如 IL－4、IL－5 等促进 B 细胞分化及产生的抗体类别转换。

必须注意的是，虽然 BCR 与 TCR 都能识别抗原表位，但两者识别的抗原表位类型有差异：TCR 识别的抗原表位是 T 细胞表位，BCR 识别的则是 B 细胞表位，但两者必须识别同一抗原的 B 细胞表位和 T 细胞表位才能相互作用，此过程称为"联合识别"。

2. 特异性 B 细胞的活化

（1）第一信号　指特异性 BCR 识别天然抗原的 B 细胞表位所产生的识别信号。此信号不能通过 BCR 向胞质区传递，需要依赖 BCR 复合物的 Igα/Igβ 将信号传入 B 细胞内。除此之外，B 细胞表面的共受体复合物（CD19－CD21－CD81）在 B 细胞活化过程中有重要意义：①增强 B 细胞对抗原刺激的敏感性；②对结合有补体片段的免疫复合物或抗原，BCR 特异性识别抗原部分，CD21（C3dR）与补体片段结合，降低 BCR 识别抗原的阈值，增强 B 细胞活化信号。

（2）第二信号　B 细胞活化有赖于 T 细胞的辅助，即活化 Th 细胞膜表面高表达的 CD40L 与 B 细胞表面的 CD40 结合，向 B 细胞提供其活化的第二信号。B 细胞活化的第二信号也即共刺激信号由 B 细胞与 Th 细胞间的多对黏附分子对的相互作用构成。此过程的生物学意义主要是：①促进 B 细胞进入增殖周期；②使 B 细胞表达 B7 分子增加，从而增强 B 细胞对 Th 细胞的激活作用；③促进生发中心发育及抗体的类别转换。

（3）细胞因子的作用　Th 分泌的 IL－2、IL－4、IL－5 等细胞因子与 B 细胞表面的细胞因子受体结合，为 B 细胞的活化增殖及抗体类别转化提供必要条件。

3. B 细胞的增殖与分化

（1）抗原特异性 B 细胞的增殖与分化　B 细胞被 TD 抗原诱导活化后，迅速进入细胞周期，大量增殖、分化，最终形成分泌抗体的浆细胞（plasma cell）和记忆性 B 细胞（memory B cell，Bm）。此外，活化的 Th 细胞分泌多种细胞因子如 IL－4、IL－5 和 IL－6 等，参与 B 细胞增殖与分化的调节。

（2）B 细胞在生发中心分化成熟　生发中心（germinal center）是 B 细胞对 TD 抗原应答的重要场所。血液循环中的 B 细胞经高内皮微静脉进入外周免疫器官，在 T、B 交界区，已识别抗原的 B 细胞与识别同一抗原的 Th 细胞相遇，并在 Th 细胞的辅助下活化后进入淋巴小结，进行分裂、增殖形成生发中心暗区（dark zone）。暗区主要由分裂能力极强的中心母细胞（centroblast）紧密集聚而成，但滤泡树突状细胞（follicular DC，FDC）很少；中心母细胞分裂增殖产生的子代细胞称为中心细胞（centrocyte），形成明区（light zone）。在 FDC 和 Th 细胞协同作用下，中心细胞明区继续分化，历经体细胞高频突变、阳性选择和 Ig 亲和力成熟、抗原受体编辑以及抗体类别转换等过程，最终形成分泌抗体的浆细胞及长寿命的记忆性 B 细胞（图 5-8）。

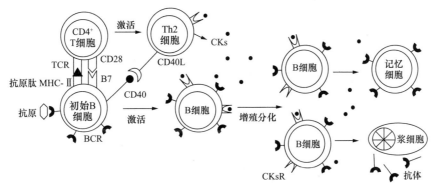

图 5-8　TD 抗原诱导 B 细胞活化、增殖与分化

1）体细胞的高频突变（somatic hypermutation）　中心母细胞分裂时，Ig 重链和轻链 V 区基因中约有 1/1000 碱基对突变，一般体细胞自发突变频率为 $1/10^{10} \sim 1/10^{7}$。体细胞高频突变是导致 BCR 多样性和形成抗体多样性的重要机制之一。

2）阳性选择（positive selection）和 Ig 亲和力成熟（affinity maturation）　体细胞历经高频突变，进入明区后，大多数突变 B 细胞克隆中 BCR 亲和力低，甚至不表达 BCR，不能结合 FDC 表面的抗原而发生凋亡；少数突变 B 细胞的 BCR 亲和力提高，继续分化发育。该过程为 B 细胞成熟途径中的阳性选择，也是抗体亲和力成熟的机制之一。

3）抗原受体编辑（receptor editing）　生发中心内一些自身反应性 B 细胞可发生 Ig V 区基因的二次重排，使其 BCR 被编辑为针对非自身抗原。该过程有助于清除自身反应性 B 细胞，维持自身免疫耐受。

4）抗体类别转换（class switching）　B 细胞在 Ig 重链 V 区基因重排后其子代细胞的重链 V 区基因保持不变，但 C 区基因则会发生不同的重排，从首先分泌的 IgM 向其他类别或亚类 Ig 转换，使抗体生物学效应呈现多样性，该过程为 Ig 的类别转换。

（3）B 细胞的转归　生发中心内抗原活化的 B 细胞经历增殖、亲和力成熟及类别转换后，可继续分化为产生特定类别抗体的浆细胞或记忆性 B 细胞。

（二）体液免疫应答产生抗体的一般规律

抗原初次进入机体，活化抗原特异性淋巴细胞，产生免疫效应的过程称为初次应答（primary immune response）。在此过程中，随着抗原的清除，多数效应 T 细胞和浆细胞均发生死亡，同时也有记忆性 T 细胞和 B 细胞的形成。当同一抗原再次进入机体后，可诱导记忆性淋巴细胞产生快速、高效、持久的应答反应，即再次应答（secondary immune response）。

体液免疫应答过程分为四个阶段，即潜伏期、对数期、平台期和下降期。潜伏期（lag phase）是指抗原刺激机体后至血清中出现特异性抗体前的阶段；对数期（log phase）是抗体在体内产生呈指数增长的阶段；平台期（plateau phase）是血清中抗体浓度基本稳定的阶段；下降期（decline phase）是因抗原被结合清除或抗体被降解，使得血清中抗体浓度渐渐下降的阶段。机体初次接触抗原与再次接触抗原所产生的应答反应在这四个阶段明显不同（图 5-9）。

1. 初次免疫应答　初次应答过程中，因机体需要免疫系统对抗原的识别与提呈、静息淋巴细胞的活化等过程，因此具有以下特点：①潜伏期长，需要历时 1~2 周；②维持时间短，维持 1 个月左右；③亲和力低，主要产生低亲和力的 IgM；④所产生抗体的浓度低。

2. 再次免疫应答　相同的抗原再次进入机体后，因免疫记忆细胞的存在，与初次应答相比，再次应

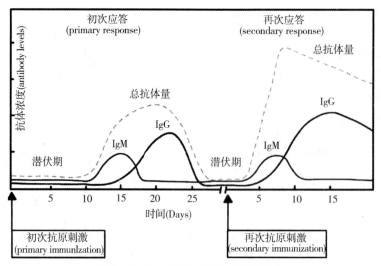

图 5-9　初次应答与再次应答的特点

答时抗体的产生呈现以下特征：①潜伏期短，为 3～5 天；②维持时间长，可维持半年甚至数年；③亲和力高，主要产生高亲和力的 IgG；④产生的抗体浓度高，浓度可达初次应答的十倍甚至数十倍。

（三）B 细胞对 TI-Ag 抗原的应答

细菌荚膜多糖、多聚鞭毛素及脂多糖等 TI 抗原可在无 Th 细胞辅助的条件下，直接激活初始 B 细胞产生抗体，一般不需要抗原提呈细胞的处理提呈。根据其结构特点的不同，将 TI 抗原分为 TI-1 抗原和 TI-2 抗原两类，它们以不同的机制激活 B 细胞（图 5-10）。

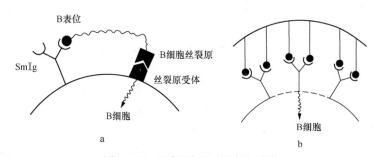

图 5-10　TI 抗原对 B 细胞的活化

a. TI-1 抗原与 B 细胞的结合方式；b. TI-2 抗原有多个重复排列的抗原决定簇使受体交联

1. TI-1 抗原诱导的应答　TI-1 抗原（如脂多糖）常被称为 B 细胞丝裂原，具有激活多个 B 细胞克隆的作用。该类抗原不仅能与相应的 BCR 结合，还能通过其丝裂原成分与 B 细胞上的丝裂原受体结合引起 B 细胞的增殖和分化。高浓度时，TI-1 抗原可通过与 B 细胞表面丝裂原受体结合，诱导多克隆 B 细胞增殖和分化，产生低亲和力 IgM 抗体。低浓度时，TI-1 抗原则可通过与高亲和力 BCR 结合，活化抗原特异性 B 细胞，仍产生低亲和力的 IgM。TI-1 抗原不能诱导抗体类别转换、抗体亲和力成熟及记忆性 B 细胞形成。此类应答无需 Th 细胞的辅助，故较 TD 抗原诱导应答发生较早，其产生的特异性抗体在某些胞外病原体早期感染免疫中发挥重要作用。

2. B 细胞对 TI-2 抗原的应答　TI-2 抗原（如细菌细胞壁多糖、肺炎球菌荚膜多糖）表面含有多个重复的抗原表位。此类抗原可通过其高度重复的抗原表位与 B-1 细胞的多个 BCR 广泛交联活化 B 细胞。抗原的表位密度与其应答效应密切相关，若密度太低，B 细胞的 BCR 交联程度不足，B 细胞不活化而形成免疫耐受；若表位密度太高，形成 B 细胞的 BCR 超交联，可能导致 B 细胞无能。大多数胞外菌有此类重复结构的胞壁多糖，帮助其抵抗吞噬细胞的吞噬消化，这对其抗感染有着重要的生理意义。T 细胞在 TI-2 抗原应答中的作用尚不十分清楚。

TI-1 抗原和 TI-2 抗原诱导 B 细胞产生免疫应答特点见表 5-2。

表 5 - 2　B 细胞对 TI - 1 Ag 和 TI - 2 Ag 应答特点

	TI - 1 Ag	TI - 2 Ag
参与细胞	仅 B 细胞；无 Th 细胞参与	B 细胞
抗原特点	有丝裂原特性的抗原表位	高度重复结构的抗原表位
识别特点	BCR（低浓度抗原）	BCR 丝裂原受体（高浓度抗原）
产生抗体类型	低亲和力 IgM	低亲和力 IgM
回忆反应	无	无

第三节　免 疫 耐 受

免疫耐受（immune tolerance）是指机体免疫系统对特定抗原所表现出的不应答或低应答，但对其他抗原仍保持正常应答的状态。引起机体免疫耐受的抗原称耐受原（tolerogen）。免疫耐受不影响适应性免疫应答的整体功能，只对特定抗原无应答或低应答，与免疫缺陷或免疫功能低下所致的非特异性的低反应或无反应状态有明显的区别。因此，免疫耐受和免疫应答相辅相成，二者的平衡对保持免疫系统的自身稳定（homeostasis）至关重要。

免疫耐受的建立和终止与临床疾病的发生、发展以及转归密切相关。因此，研究免疫耐受不仅有助于人类进一步了解免疫应答的发生机制，而且对阐明多种疾病的发病机制也具有重要意义。在正常生理状态下，机体对自身组织细胞产生免疫耐受，而对外来的病原体或突变肿瘤细胞产生免疫应答，发挥抗感染及防止肿瘤发生的作用。因此，临床上可通过建立或打破免疫耐受治疗自身免疫病和肿瘤等。

一、免疫耐受的类型

（一）根据免疫耐受形成的特点分类

1. 天然耐受（nature tolerance）　指机体天生对某些抗原不反应或低反应状态，如对自身成分表现的无应答状态称为自身免疫耐受（self tolerance）。

2. 获得性耐受（acquired tolerance）　也称人工获得耐受，如人为地给机体注射某些抗原诱导免疫耐受，此抗原称为耐受原。

（二）根据免疫耐受形成的机制分类

1. 中枢免疫耐受（central tolerance）　中枢免疫耐受的形成是在胚胎期和新生期，尚未发育成熟的 T、B 细胞接触抗原后被诱导凋亡或被抑制，从而使免疫系统在早期分化发育阶段即对该抗原产生耐受。1945 年 Owen 首先报道了在胚胎期接触同种异型抗原所致的免疫耐受现象：当异卵双胎小牛的胎盘血管相互融合构成红细胞嵌合体后，形成对异体血细胞的耐受，成年后对彼此组织抗原也不产生免疫排斥。后来，这种现象又被 Medawar 的 CBA 小鼠实验所证实，即胚胎期接触同种异型抗原可导致免疫耐受。

2. 外周免疫耐受（peripheral tolerance）　外周免疫耐受是指成熟的功能性 T 和 B 细胞，接触相应抗原后不产生有效免疫应答状态。因为相当数量的 T、B 细胞虽经过阴性选择却未能被有效清除而进入外周；针对这些溢出外周的自身反应性淋巴细胞，机体通过多种机制抑制其反应，从而维持自身免疫耐受，机制包括：①克隆清除：APC 细胞膜表面缺乏协同刺激分子如 CD80/CD86，不能对结合自身抗原肽的自身反应性 T 细胞提供有效的第二信号，导致该自身反应性 T 细胞被克隆清除；同样，若高水平的自身抗原导致 B 细胞受体广泛交联，但缺失 T 细胞提供的辅助信号，B 细胞也将被诱导凋亡。②免疫忽视：机体免疫系统对低水平或低亲和力抗原不发生免疫应答的现象为免疫忽视（immunological ignorance）。若自身抗原水平表达低下，则不能有效活化相应的 T 和 B 细胞，形成免疫忽视。③克隆失能：T 细胞克隆失能多由不成熟 DC 提呈自身抗原引起，因不成熟 DC 不能有效表达共刺激分子，不产生 IL－2，使 T 细胞缺乏第二活化信号处于克隆失能状态。B 细胞活化需要 T 细胞辅助，若自身反应性 T 细胞处于失能状态，对应的 B 细胞即使受到适宜抗原的刺激也不能被有效活化，而呈现无应答状态。④免疫调节细胞的作用：负向调节性细胞如 Treg 等，通过表达细胞膜分子、分泌免疫抑制性细胞因子 IL－10 等维持机体的外周免疫耐受状态。

二、免疫耐受的建立和终止

（一）免疫耐受影响因素

1. 机体因素　机体免疫功能状态、免疫系统发育成熟程度及遗传背景都与免疫耐受的建立密切相关。①年龄及发育阶段：通常胚胎期及新生期免疫系统不成熟，抗原特异性免疫细胞容易被诱导凋亡。②遗传背景：不同种属、不同品系的动物建立和维持免疫耐受的难易程度有很大差异。③生理状态：单独使用抗原不容易诱导成年免疫耐受，但联合免疫抑制措施则易诱导免疫耐受。

2. 抗原因素　抗原的种类、性质、进入机体剂量和途径均与免疫耐受的建立密切相关。①抗原性质：小分子量的单体蛋白抗原不易被 APC 捕获处理，T 细胞不能被活化产生应答，从而容易形成免疫耐受。相反大分子量的聚合蛋白抗原不容易诱导免疫耐受。②抗原剂量：过低剂量的抗原不足以活化淋巴细胞，容易形成免疫耐受，称为低带耐受。过高剂量的抗原容易诱导抑制性细胞，也容易诱导活化淋巴细胞凋亡，所以容易形成免疫耐受，称为高带耐受。因此，正常的免疫应答需要合适剂量的抗原。③抗原免疫途径：同一抗原进入机体内途径不同，其诱导免疫应答的结果也不相同，这与抗原进入部位的免疫微环境有关。皮下、皮内注射易形成免疫应答；而静脉注射和口服抗原易形成免疫耐受。

（二）诱导免疫耐受的方法

由于生理状态下建立免疫耐受的机制以及病理状态下丧失自身耐受的机制均不清楚，所以人工诱导免疫耐受尚处于实验性阶段，可以通过以下方法尝试诱导免疫耐受。

1. 骨髓或胸腺移植　通过供体骨髓细胞过继回输的方法形成供受体微嵌合体，建立稳定持久的免疫耐受状态，这样可预防移植物抗宿主反应（graft versus host disease，GVHD），延长移植物生存时间。临床上，通过给患者移植骨髓或胚胎胸腺，部分建立正常免疫系统的网络调节功能，自身免疫病的体征也可在一定程度上缓解。

2. 口服或静脉注射抗原　口服免疫原，可在肠道黏膜局部诱导特异性免疫应答，同时却也可能诱导该抗原的全身性耐受。临床上已应用胶原、热休克蛋白（HSP）65 诱导 Treg 细胞，对一些自身免疫病进行治疗。

3. 阻断共刺激信号和诱导免疫偏离　由于 T 和 B 细胞的活化需要抗原和共刺激分子提供的双信号，通过阻断共刺激信号可建立对多种抗原的免疫耐受。

知识拓展

CTLA－4/Ig 融合蛋白的制备及应用

CTLA－4 表达在活化 T 细胞表面，与 APC 表面 B7 分子结合后抑制 T 细胞的进一步活化。CTLA－4/Ig 融合蛋白是 CTLA－4 的细胞外功能基团和 IgG1Fc 段的融合蛋白，其 CTLA－4 与 APC 表面的 B7 家族分子结合后，可以阻断 T 细胞活化，IgG1Fc 段可结合 B 细胞表面 FcγR Ⅱ b，抑制 B 细胞活化产生抗体。CTLA－4/Ig 融合蛋白还可明显减少 IL－2、IL－4 的合成和分泌。Wofsy 等人证实 CTLA－4/Ig 融合蛋白可以阻断自身抗体的产生、延缓狼疮肾炎的进展。现在临床已将此融合蛋白用于类风湿关节炎的治疗。

（三）打破免疫耐受的方法

1. 改造免疫原　通过对免疫原的改造，增强其免疫原性，诱导机体产生强的免疫应答。如改变免疫原的分子结构、修饰抗原载体等方法可增强病原体抗原的免疫原性，提高疫苗的应答效率。目前对于肿瘤抗原，通过应用肿瘤细胞疫苗作为免疫原，并通过向肿瘤细胞内转染共刺激分子、细胞因子等，增强其免疫原性，诱导患者 APC 应答，打破免疫耐受。

2. 细胞因子及人工制备抗体的应用　细胞因子（IL-2、IFN-γ）通过活化 APC、淋巴细胞等，增强其加工和提呈抗原能力，上调机体免疫功能，可用于抗肿瘤的免疫治疗。此外，后天性免疫耐受的形成与负向调节性细胞及其负向调控分子的高表达密切相关，因此，可通过抑制或清除此类抑制性细胞或分子的功能，打破耐受，促进淋巴细胞活化。

3. 其他免疫调节剂的应用　多种 TLR 的配体或病原体产物可作为免疫调节剂，用于打破机体免疫耐受。如 BCG、CpG 等可增强机体炎症反应，上调其正向免疫应答水平。

第四节　免　疫　调　节

免疫调节（immune regulation）是免疫分子、免疫细胞、免疫系统及机体其他系统间相互作用，相互协调与制约的调节网络，使机体免疫应答处于合适的强度与水平，以维持机体内环境稳定的过程。免疫调节贯穿免疫应答整个过程，是机体在长期进化过程中形成的由免疫分子、免疫细胞和机体多个系统共同参与的调节作用。

机体通过正常的免疫调节维持其稳态；当免疫调节失衡时，可导致机体免疫功能紊乱，甚至免疫性疾病的发生。深入了解免疫调节机制有助于了解相关免疫性疾病的发病机制，并建立相应的治疗策略。

目前，临床上对于肿瘤、自身免疫病等采用的免疫疗法，大多是通过免疫干预来实现的。免疫干预（immune intervention）是指通过输注免疫效应物质、免疫调节剂（细胞因子、人工融合蛋白等）和基因操作等手段人为地干预机体的免疫过程，从而达到增强或抑制免疫应答，最终实现治疗免疫性疾病的过程。免疫干预作为新的治疗策略，前景广阔。目前，多种免疫调节剂已作为新型治疗药物被开发和应用于临床。

一、免疫调节分子

1. 抗原的调节作用　抗原的质、量及进入机体方式的改变均对免疫应答的类型与强度有决定性影响。适量的抗原刺激产生正常的免疫应答，浓度过低或过高可诱导免疫耐受。颗粒性抗原的免疫原性较可溶性抗原强。蛋白类抗原可同时激发 T 细胞和 B 细胞应答，产生免疫记忆；而多糖及脂类抗原仅激活 B 细胞应答，不能同时活化 T 细胞应答，也无免疫记忆形成。口服抗原可诱导免疫耐受；而皮下、皮内注射抗原可有效激活免疫应答。

2. 抗体的调节作用

（1）抗体的封闭作用　体内产生的可溶性抗体可特异性地与 TCR/BCR 竞争结合抗原表位，减少与 TCR/BCR 相结合的抗原表位数量，负向调节 T 细胞与 B 细胞对抗原的免疫应答。

（2）抗体与抑制性受体的交联　抗体或抗 BCR 的独特型抗体（Ab2）的 Fc 段可与 B 细胞表面抑制性受体 FcγRⅡb 发生结合，同时，其 Fab 段与 BCR 结合，形成 BCR 与 FcR 的交联，启动 FcR 的胞内信号转导，胞质区免疫受体酪氨酸抑制基序（immunoreceptor tyrosine-based inhibitory motif, ITIM）等相关分子被修饰，抑制 B 细胞活化。

（3）独特型与抗独特型网络　独特型（idiotype, Id）是 Ig、TCR 及 BCR 可变区所特有的抗原特异性标志，其表位又称独特位。抗原进入机体后诱导产生抗原特异性效应 T 细胞和抗体。这些效应细胞和抗体 V 区的独特型表位在体内诱发产生相应的抗抗体或反应性 T 细胞，而这些抗抗体或反应性 T 细胞又可再作为抗原活化其特异 T、B 细胞，由此形成独特型和抗独特型网络。以 B 细胞产生抗体为例，某一免疫球蛋白（抗体、BCR 等）的 V 区可诱导机体产生抗独特型抗体（Ab2），包括针对骨架区的抗体称为抗独特型抗体的 α 型即 Ab2α 和针对抗原结合部位（CDR）的抗体称为 Ab2β。Ab2β 的独特型结构与 Ab1 对应的抗原表位类似，可与抗原竞争性结合该免疫球蛋白，又被称为抗原内影像（antigen internal image）。独特型网络学说认为：体内 T 和 B 细胞通过 TCR 和 BCR 独特型和抗独特型相互识别，形成潜在的相互制约的网络体系，保持相对平衡。

3. 细胞因子的调节作用

（1）细胞因子对免疫应答的正向调节作用　细胞因子与免疫应答的启动、活化与效应密切相关。多种细胞因子可通过结合免疫细胞相应受体，活化细胞并介导其效应，上调机体的免疫功能，如 IL-1、TNF-α、IFN-γ 可上调 APC 上 MHC 分子及黏附分子的表达，促进 APC 对抗原的提呈及与 T 细胞的黏附。

（2）细胞因子对免疫应答的负向调节作用　细胞因子对免疫应答亦有负向调节效应，有助于维持合适的免疫应答水平。如 TGF-β、IL-10 等可下调 DC 功能、抑制 T 细胞的活化与增殖，并诱导 Treg 的分化；IL-4 可诱导 Th0 向 Th2 细胞分化，抑制 Th1 细胞介导的细胞免疫功能。

（3）细胞因子参与免疫细胞发育　免疫细胞的正常发育是免疫系统完成其正常功能的基础。TNF-α/β 参与外周淋巴器官的正常发育；IL-7 促进淋巴前体细胞的定向发育与分化。

（4）细胞因子与 SOCS 分子信号转导通路　细胞因子信号转导抑制蛋白（suppressor of cytokine signaling，SOCS）能负向调节细胞因子的分泌。SOCS 分子可通过启动泛素-蛋白酶体系统，对 Jak 蛋白进行泛素化降解，阻遏其与 STAT 分子的结合，抑制细胞因子相关的基因转录，最终实现对该细胞因子活性的负向反馈调节。

4. 补体的调节作用　补体活化过程中补体调节蛋白和活化后产生的活性片段可通过下列途径调节免疫应答：①补体系统中有着多种补体调节蛋白参与补体活化的调节，如 C1 移植物（C1INH）抑制 C1s 与 C1q 的结合，阻断 C1 酯酶的形成；②补体在活化过程中，产生的许多小分子片段可通过免疫调理作用调控巨噬细胞等功能，如 C3b、iC3b 可与巨噬细胞膜上相应补体受体相结合，免疫调理巨噬细胞的吞噬功能。

5. 免疫细胞膜受体的调节

（1）免疫受体酪氨酸活化/抑制基序　免疫细胞的活化和抑制与细胞膜上跨膜受体胞内段功能密切相关。配受体结合后，活化性受体胞内段 ITAM 被磷酸化修饰，活化信号分子被激活，免疫细胞活化；相反，抑制性受体胞内段 ITIM 被磷酸化，则免疫细胞功能被抑制。

（2）T 细胞表面的共受体分子　T 细胞表面有多种信号共受体分子（co-signal molecule）调节 T 细胞的活化与抑制。如 T 细胞表面的 CD28 与 APC 表面的 CD80/CD86 相结合，CD28 分子内 ITAM 发生磷酸化，T 细胞活化信号传导分子通路被激活，导致 T 细胞活化；而活化后 T 细胞表达的 CTLA-4 分子以高亲和力结合 APC 表面的 CD80/CD86，使 CTLA-4 分子胞内 ITIM 发生磷酸化，抑制性信号传导分子通路被激活，导致活化 T 细胞的功能被抑制。由于 T 细胞活化后才表达 CTLA-4，而 CTLA-4 与 CD80/CD86 结合的亲和力远高于 CD28，因此，CTLA-4 负向调节功能滞后于 T 细胞的活化，使活化 T 细胞归于静息或凋亡。

（3）B 细胞表面抑制受体　B 细胞表面可表达活化性受体 BCR-Igα/Igβ 和抑制性受体 FcR（FcγRⅡb，CD32B），调节 B 细胞的活化。B 细胞通过 BCR-Igα/Igβ 识别抗原并传递活化信号，激活 B 细胞介导体液免疫应答；当体内有过量抗体产生时，体内可出现抗原-抗体（主要是 IgG）复合物及抗 BCR 独特型抗体 Ab2。前者可通过抗原与 B 细胞上的 BCR 结合，抗体 Fc 段与 FcγRⅡb 结合；后者则可通过 Ab2 的抗原结合部位与 BCR 可变区的独特位结合，Fc 段与 FcγRⅡb 结合（图 5-11）。因而，同一 B 细胞 BCR 与 FcγRⅡb 发生交联，启动 FcγRⅡb 胞质区的 ITIM 抑制信号，负反馈调节体液免疫的强度。

（4）NK 细胞活化/抑制受体　NK 细胞表面的杀伤细胞活化受体与杀伤细胞抑制受体胞浆区分别具有 ITAM 和 ITIM 结构，通过磷酸化调控 NK 细胞杀伤功能的激活和抑制。

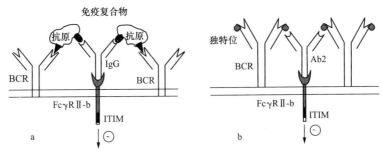

图 5-11　FcγRⅡ-b 对抗体的负向调节作用

（5）细胞凋亡分子 FasL-Fas　FasL-Fas 信号通路可介导活化诱导的细胞死亡。当淋巴细胞接受抗原刺激活化后，细胞表面高表达 Fas 及其配体 FasL 分子。FasL 可结合自身细胞或邻近淋巴细胞上表达的 Fas 分子，启动 Fas 胞内段的 Fas 相关死亡域，Fas 上相关死亡结构域蛋白（Fas-associated death domain protein，FADD）发生磷酸化修饰，诱导该活化淋巴细胞发生凋亡。此过程对于维持免疫稳态非常重要，尤其当抗原被大量清除后，该机制可有效控制活化淋巴细胞克隆平衡，使免疫应答维持在合理的水平。

二、免疫调节细胞

1. 负向调节细胞　体内存在有一类负向调节细胞，可通过分泌抑制性细胞因子（IL-10、TGF-β 等）、细胞直接接触等机制抑制淋巴细胞反应，下调免疫应答，参与免疫稳态的维持。这类细胞包括调节性 T 细胞、抑制性巨噬细胞、调节性树突状细胞等。

2. 不同细胞亚群间的调节作用　免疫细胞在不同活化条件下，可处于不同极化状态。如 IL-2、IFN-γ 促使初始 T 细胞向 Th1 细胞分化；IL-4 促使初始 T 细胞向 Th2 细胞分化。这些处在不同极化状态的免疫细胞亚群的功能各不相同，Th1 细胞主要介导炎症效应与细胞免疫，参与移植排斥和Ⅳ型超敏反应；Th2 细胞则主要参与 B 细胞的活化、增殖、抗体类别转换等体液免疫功能。并且，Th1 细胞与 Th2 细胞通过分泌细胞因子等进行相互调节，维持机体的免疫稳态。

三、其他免疫调节

（一）神经-内分泌-免疫系统调节

1. 神经-内分泌系统对免疫功能的调节　神经、内分泌系统可通过神经纤维、神经递质和激素影响中枢和外周免疫器官的发育与功能，对免疫细胞的发育、分化与成熟也有增强或抑制作用。除此之外，免疫细胞的胞膜和胞内表达多种能接受神经递质、内分泌激素的受体，与神经-内分泌系统所产生的多种效应物（如多巴胺、胆碱、性激素等）结合，上调或下调免疫细胞功能。

2. 免疫系统对神经内分泌功能的影响　免疫系统在接受神经-内分泌系统调节的同时，其活化过程中产生的多种效应物如细胞因子、抗体等可通过与神经元、内分泌组织细胞上的相应靶位结合，影响机体神经-内分泌系统的功能。如炎症因子 IL-1、TNF-α 等可作用于神经-内分泌系统，促进糖皮质激素的合成与分泌；抗乙酰胆碱受体可干扰神经元释出的神经递质乙酰胆碱与其受体的结合，阻断神经冲动的传递。

（二）免疫遗传调节

1. TCR/BCR 多样性与免疫调节　TCR/BCR 结构包括 C 区和 V 区。V 区由不同胚系基因片段，在 T、B 细胞分化发育过程中通过重排、拼接而成，从而形成了针对不同抗原表位的、数量巨大的特异性的 TCR/BCR。对于不同种属、不同个体来说，这种重排和拼接不完全一致，可能存在着缺乏针对某一抗原表位的 TCR/BCR。从而形成了识别盲区，即对某一抗原表位的天然免疫无应答。

不同个体存在不同的免疫识别盲区。因此，亲缘关系越远的男女通婚，就越有可能减少或避免其后代对抗原的识别盲区，从而提高免疫应答能力、提高健康水平。

2. MHC 多态性与免疫调节 MHC 是抗原提呈的关键分子，可与抗原肽结合为复合物，并将此复合物提呈给 T 细胞诱导免疫应答。由于 MHC 具有高度多态性，不同个体表达的 MHC 分子不同，因而对不同的抗原提呈能力不同。如果机体的 MHC 分子可与抗原肽正常结合，则可诱导正常的免疫应答，反之，则不应答；若 MHC 分子与该抗原肽高亲和力结合，则介导高强度的免疫应答；反之则介导低强度的免疫应答。因此，MHC 多态性在群体水平可实现对免疫应答的基因调控。

案例解析

【案例】患者，女，24 岁。自 1996 年开始，面部出现红斑，经日晒后加重，伴发热、关节疼痛 2 年。2 年后患者自觉症状加重，面部红斑呈蝶状、红褐色。5 个月前，全身关节疼痛明显加重，且乏力。并同时伴有发热、口干、口腔溃疡等症状。化验检查：抗核抗体（+）；C3 45mg/dl；抗 dsDNA 抗体（+）。

【问题】该患者可诊断为什么疾病？其主要发病机制是什么？

【解析】根据患者的临床表现、体征及实验室检查，诊断为系统性红斑狼疮（SLE）。SLE 发病因素复杂，其中 AICD 功能障碍，自身反应性免疫细胞不能及时凋亡，持续产生多种自身抗体如抗 ANA、抗 dsDNA 等是病因之一。自身抗体与抗原形成免疫复合物后沉积于全身血管壁，通过活化补体、血小板，趋化中性粒细胞引起局部血管的损伤，表现出面部红斑或关节疼痛的症状。

本章小结

免疫应答可分为固有免疫应答和适应性免疫应答，后者包括 T 细胞介导的细胞免疫和 B 细胞介导的体液免疫。固有免疫系统通过屏障结构、固有免疫细胞及体液中的免疫效应分子发挥早期抗感染、启动并参与适应性免疫应答全程的作用。在特异性免疫应答过程中，外源性抗原被 APC 摄取后主要通过 MHC Ⅱ 分子途径加工提呈给 CD4⁺T 细胞，内源性抗原主要通过 MHC Ⅰ 类分子途径加工提呈给 CD8⁺T 细胞。

T 细胞和 APC 首先通过其表面的黏附分子相互作用发生可逆的非特异性结合，形成免疫突触。然后 TCR 特异性识别 pMHC，并经 CD3 和共受体传递 T 细胞活化的第一信号，共刺激分子提供活化第二信号，并在细胞因子的协助下诱导 T 细胞完全活化。同时细胞因子还促进 T 细胞增殖和分化。细胞免疫应答的主要效应细胞是 Th 细胞和 CTL，前者可分泌细胞因子活化巨噬细胞、NK 等，在宿主抗胞内病原体感染中发挥重要作用，后者通过分泌穿孔素、颗粒酶等杀伤物质和启动靶细胞的凋亡，直接杀伤病毒感染细胞和肿瘤细胞。

B 细胞对 TD 抗原的免疫应答由 BCR 识别抗原，产生的活化信号由 Igα/Igβ 转导到胞内，且 BCR 共受体加强了第一信号的转导。活化的 Th 细胞和 B 细胞间共刺激分子及分泌的细胞因子向 B 细胞提供第二活化信号。B 细胞离开骨髓进入外周淋巴器官，在抗原刺激下迁移至淋巴小结，形成生发中心，并在生发中心发生体细胞高频突变、抗体亲和力成熟及类别转换，最后分化成浆细胞和部分记忆 B 细胞。B 细胞对 TI 抗原的应答不需要 T 细胞辅助，亦无免疫记忆功能。

免疫耐受是机体的免疫系统对抗原的特异无应答。自身抗原的免疫耐受被打破，可导致自身免疫病；但打破免疫耐受对抗肿瘤有重要作用。

免疫调节是免疫应答过程中，免疫分子、免疫细胞及机体多个系统共同参与、相互作用和相互制约，共同维持机体内环境稳定的过程。

思 考 题

1. MHC Ⅰ 类分子途径/MHC Ⅱ 类分子途径如何加工和提呈抗原?
2. T 细胞和 B 细胞如何被活化?
3. 简述不同效应 T 细胞的作用机制。
4. Th 细胞如何辅助 B 细胞的免疫应答?
5. 试述 B 细胞对 TD 抗原的应答过程及 B 细胞在生发中心的分化和成熟过程。

（马广强）

PPT

第六章

超 敏 反 应

学习导引

知识要求

1. **掌握** 超敏反应的概念；Ⅰ型超敏反应的特点、发生机制、临床常见疾病；Ⅱ～Ⅳ型超敏反应的特点和发生机制。

2. **熟悉** Ⅱ～Ⅳ型超敏反应的临床常见疾病。

3. **了解** Ⅰ型超敏反应的防治原则和影响因素。

能力要求

1. 学会应用超敏反应的知识辨别典型的超敏反应疾病。

2. 清楚避免接触变应原是预防Ⅰ型超敏反应的最有效方法。

超敏反应（hypersensitivity）是指机体受抗原刺激时发生的以生理功能紊乱和（或）组织细胞损伤为主的特异性免疫应答。根据发生机制和临床特点，超敏反应可分为Ⅰ、Ⅱ、Ⅲ、Ⅳ四型。近年来超敏反应所致疾病的发病率逐年上升。

第一节　Ⅰ型超敏反应

Ⅰ型超敏反应又称速发型超敏反应（immediate hypersensitivity）、变态反应（allergy）及过敏反应（anaphylaxis）。其特点为：①由IgE介导；②肥大细胞和嗜碱性粒细胞为主要参与细胞；③产生快，消退快；④仅生理功能紊乱，少见组织细胞损伤；⑤具有明显的个体差异和家族遗传倾向。

一、参与成分

（一）变应原

变应原（allergen）是指能诱导IgE产生，引起Ⅰ型超敏反应的抗原。变应原多为多价抗原。变应原种类繁多，常见的变应原的分类见表6-1。

表6-1　Ⅰ型超敏反应常见的变应原

变应原种类	举　例
药物类	青霉素、头孢类抗生素、链霉素、氯霉素、四环素、卡那霉素、万古霉素、多黏菌素B、两性霉素、维生素B_1及维生素B_{12}、苯海拉明、阿司匹林、吗啡、普鲁卡因、肝素、氨基比林、氢化可的松、可待因、汞剂、有机磷、胰岛素、糜蛋白酶、右旋糖酐、呋喃妥因等

续表

变应原种类	举 例
生物制剂类	破伤风及白喉抗毒素，蛇毒、狂犬病毒、肉毒杆菌及气性坏疽等抗血清，流感、伤寒、百日咳等的疫苗，破伤风及白喉类毒素
食物类	牛奶、鸡蛋、鱼、虾、蟹、羊肉、猪肉、鸡肉等动物性蛋白食品，水果、蔬菜、坚果及谷类等食品
可吸入类	花粉、尘螨、动物皮毛和皮屑等
其他	黄蜂、蚂蚁、蜜蜂等昆虫叮蜇的分泌物或排泄物，人类精液等

（二）IgE 抗体

IgE 主要由鼻咽部、扁桃体、支气管及胃肠黏膜下固有层的浆细胞产生，这些部位也是变应原最易入侵、诱发 I 型超敏反应的部位。通常血清中 IgE 含量极低，敏感机体受变应原刺激可分泌高水平的 IgE。IgE 为亲细胞抗体，可在未结合抗原的状态下，通过 Fc 段结合肥大细胞及嗜碱性粒细胞表面的 IgE Fc 段受体（FcεR），使这些细胞致敏。FcεR 分 FcεR I 和 FcεR II 两类，前者为高亲和力受体，高表达在肥大细胞和嗜碱性粒细胞膜上，参与 I 型超敏反应的发生；后者即 CD23，是 IgE 的低亲和力受体，主要参与 IgE 合成的调节。

（三）参与 I 型超敏反应的细胞

1. 肥大细胞和嗜碱性粒细胞　肥大细胞主要分布于呼吸道、胃肠道等黏膜上皮和皮肤下结缔组织微血管周围。嗜碱性粒细胞主要存在于外周血中。二者胞质中均含有大量嗜碱颗粒，颗粒中储存有生物活性介质。细胞表面高亲和力 FcεR I 可结合体液中低浓度 IgE 使细胞处于致敏状态，机体再次遇到变应原，可导致细胞脱颗粒（degranulation）释放生物活性介质并新合成介质，引起超敏反应。致敏状态下，如机体长期不接触相同变应原，致敏状态可逐渐解除。

2. 嗜酸性粒细胞　肥大细胞或嗜碱性粒细胞释放的活性介质中包含嗜酸性粒细胞趋化因子（eosinophil chemotactic factor of anaphylaxis，ECF－A），促使病变局部和血液中嗜酸性粒细胞升高。活化的嗜酸性粒细胞通过释放组胺酶灭活组胺、芳香基硫酸酯酶灭活白三烯，磷脂酶 D 灭活血小板活化因子，还通过吞噬嗜碱性颗粒和抗原－抗体免疫复合物参与 I 型超敏反应的调节；而嗜酸性粒细胞也可释放血小板活化因子、白三烯、前列腺素等介质，加重 I 型超敏反应发作 6 小时后的临床症状（I 型超敏反应的迟发相）。

（四）参与 I 型超敏反应的介质

1. 颗粒内预先储备的介质

（1）组胺（histamine）　组胺与靶细胞表面组胺受体结合发挥效应：舒张小血管和毛细血管，使血压下降；增加毛细血管通透性，引起局部水肿；刺激胃肠道、支气管、子宫等的平滑肌收缩，引起过敏性肠炎、哮喘；促使腺体分泌增加，加重上述效应，是引起即刻反应的主要介质。

（2）激肽原酶　酶解血浆中的激肽原为缓激肽及其他激肽类物质。缓激肽能使平滑肌收缩，支气管痉挛；使毛细血管扩张，通透性增加；趋化嗜酸性粒细胞、中性粒细胞等。

2. 细胞内新合成的介质

（1）白三烯（leukotrienes，LTs）　是引起迟发相的主要介质，由 LTC4、LTD4 和 LTE4 混合组成。LTs 使支气管平滑肌强烈而持久地收缩；增加毛细血管的通透性、促进腺体分泌。

（2）前列腺素 D2（prostaglandin，PGD2）　能使支气管平滑肌收缩，血管扩张、通透性增强。

（3）血小板活化因子（platelet activating factor，PAF）　可由多种细胞合成，与血小板上相应受体结合，使血小板聚集、活化、释放组胺等血管活性胺类物质，促进 I 型超敏反应；此外 PAF 对嗜酸性粒细胞、中性粒细胞等具有趋化、活化作用。

二、影响因素

I 型超敏反应的发生与抗原的性质及其进入机体的途径、个体的遗传背景、环境因素等相关，容易发生Ⅰ型超敏反应性疾病的个体称为特应性个体。如呼吸道病毒的感染对IgE的产生起佐剂作用；花粉经鼻吸入易导致过敏，经注射则产生IgG防止过敏。Ⅰ型超敏反应有明显的个体差异和遗传倾向，易发生Ⅰ型超敏反应的个体更容易产生IgE、IL-4，且肥大细胞数量多、膜上IgE受体也较多。黏膜SIgA分泌不足的个体更易于发生过敏反应，有报道约30%青霉素过敏患者曾有其他过敏史，如哮喘、过敏性鼻炎等。80%的过敏性哮喘患者有家族史，有明显的遗传倾向。但是特应性个体中Ⅰ型超敏反应性疾病的实际发病率仅10%～30%，说明生存环境是影响Ⅰ型超敏反应发生的重要因素。"卫生假说"发现卫生状况差、容易引起感染的生存环境更利于儿童建立正常菌群、抵抗特应征和过敏性哮喘的发生。

> ### 知识拓展
>
> #### 卫生假说
>
> 　　过敏性疾病与基因多态性有关，但仅凭基因多态性又不能解释发达国家过敏性疾病发病率迅速上升的原因。1989年英国学者Strachan提出"卫生假说（hygiene hypothesis）"，认为过敏性疾病的发病率不断上升与现代生活方式有关。高水平的生活环境和卫生条件使机体暴露于环境微生物及其产物的机会减少，导致免疫系统功能失衡。农村出生和生长的儿童过敏反应的发病率明显低于都市儿童，宠物的主人较少患变态反应性疾病，生存卫生条件差的人群也较少患变态反应性疾病。
>
> 　　卫生假说从正常菌群的建立、Treg细胞的形成、Th2型应答、模式识别受体等多方面分析了环境因素影响过敏反应发生的机制。请同学们网上检索并了解"卫生假说"以深入学习Ⅰ型超敏反应的影响因素。

三、发生机制

Ⅰ型超敏反应的发生可划分为致敏阶段、介质释放阶段及介质发挥效应阶段。

（一）致敏阶段

变应原进入机体后，诱导特异B细胞分化最终产生IgE类抗体。IgE的Fc段与肥大细胞或嗜碱性粒细胞表面的FcεRⅠ结合使机体处于对该变应原的致敏状态。如果数月不接触同一种变应原，这种状态可被解除。

（二）介质释放阶段

同一种双价或多价变应原再次进入致敏状态的机体后，与已经结合在肥大细胞或嗜碱性粒细胞表面的IgE结合，并桥联IgE，导致Fc受体交联，启动细胞脱颗粒反应并新合成多种生物活性介质。

（三）介质发挥效应阶段

介质与靶器官或靶组织（平滑肌、毛细血管、腺体）结合后，引起血管扩张；毛细血管通透性增高；平滑肌痉挛；腺体分泌增加，导致局部或全身临床症状（图6-1）。

根据Ⅰ型超敏反应发生的快慢和持续时间不同，反应可分为速发相反应（即刻/早期相反应）和迟发相反应（晚期相反应）。速发相反应发生在再次接触变应原后数秒到6小时内，主要是组胺及激肽类物质引起的血管扩张、平滑肌收缩和腺体分泌增加。速发相反应是典型的Ⅰ型超敏反应，也称速发性超敏反应。迟发相反应在再次接触变应原刺激后6～12小时内发生，可持续数天，主要由LTs、PAF等新合成的介质引起的反应及炎性细胞浸润。

四、临床常见疾病

（一）全身过敏反应

全身过敏反应常在致敏机体接触变应原的数分钟内出现症状，若抢救不适当可致死亡。

微课

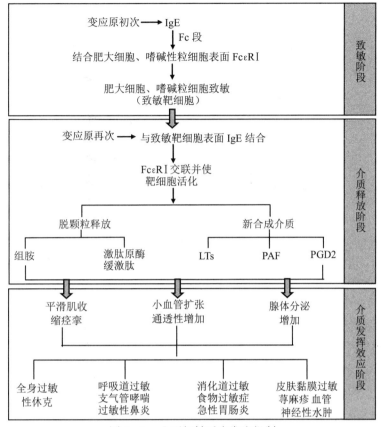

图 6-1　I 型超敏反应发生机制

1. 药物过敏性休克　以青霉素过敏最为常见，链霉素、头孢菌素、普鲁卡因、氨基比林、有机碘等偶可引起。青霉素不能直接诱发抗体的产生，但其降解物（青霉噻唑醛酸或青霉烯酸）作为小分子半抗原能结合人体蛋白而获得免疫原性，刺激某些机体产生特异性 IgE。IgE 吸附于肥大细胞和嗜碱性粒细胞使机体致敏。当再次接触青霉素时，即可能发生过敏性休克。因青霉素溶液放置 6～12 小时可降解，所以使用青霉素要新鲜配制。少数病例初次注射青霉素也可发生过敏性休克，其原因可能与吸入过青霉菌孢子或曾使用青霉素污染的医疗器械有关。

案例解析

【案例】　患者王某因急性化脓性扁桃体炎，需要输青霉素治疗。尽管王某自述从来没用过青霉素，校医室护士还是给王某做了青霉素皮试，看到王同学没有异常反应，护士拿上暖瓶去开水房打水了。护士走后，王同学很快胸闷、气短，坠地后休克、死亡。护士回来后全力抢救但为时已晚。

【问题】　从该案例能得到什么教训？

【解析】　约半数以上患者在接受过敏原后 5 分钟内初现过敏性休克的症状，约 10% 患者症状起于半小时以后，有极少数患者可在连续几天用药过程中发生过敏性休克。这种初次人为使用青霉素、而且是在小剂量皮试过程出现过敏性休克的案例很少见。此案例提示我们，即使是初次使用青霉素也可能因之前无意识接触青霉素如吸入青霉菌孢子而发生过敏的可能；无论在皮试还是输液期间，患者都不能脱离看护。

2. 血清过敏性休克　在应用动物免疫血清进行应急治疗或者预防时，有些患者会发生过敏性休克。其原因是动物免疫血清如破伤风抗毒素、抗狂犬病毒血清等为异种蛋白，能刺激过敏体质的机体产生相特异的 IgE 抗体。当再次注射同种动物的免疫血清时，即可出现过敏性休克。

（二）局部过敏反应

1. 呼吸道超敏反应　最常见疾病是过敏性鼻炎（枯草热）和过敏性哮喘，发病多因吸入花粉、皮毛屑、尘螨、真菌、细菌等变应原后引起。过敏性哮喘除有速发相反应外，大多有迟发相反应，局部出现中性粒细胞和嗜酸性粒细胞浸润的炎症反应。

2. 消化道超敏反应　少数人进食鱼、虾、蟹、蛋、牛奶等后出现荨麻疹、腹痛、腹泻、呕吐等症状，严重者亦可出现过敏性休克。

过敏性胃肠炎的发生与患者肠道蛋白水解酶缺乏，食物不能彻底分解而成为变应原有关。消化道过敏反应也与胃肠道分泌型 IgA 含量减少有关。儿童期因胃肠道分泌型 IgA 合成不足，更容易出现食物过敏症，其发病率显著高于成年人。

3. 皮肤变态反应　主要表现为荨麻疹、湿疹和血管神经性水肿。可由食物、药物、花粉、肠道寄生虫或寒冷刺激等引起。

五、防治原则

Ⅰ型超敏反应的防治原则是针对其发生机制，切断或干扰某个环节，终止疾病发生。

（一）找出变应原，避免接触

询问过敏史及家族史，避免接触变应原。必要时通过皮肤试验或者血清检测特异 IgE 查明变应原，尽量避免与之接触。

（二）脱敏疗法和减敏疗法

1. 异种免疫血清脱敏疗法　在应用免疫血清进行治疗或应急预防时，对皮试阳性者采用小剂量多次，短间隔（间隔 20～30 分钟）注射免疫血清的方法。其机制可能是：用小剂量免疫血清结合致敏机体内靶细胞表面 IgE，使少量的致敏靶细胞释放活性介质，这些少量的活性介质可被体内组胺酶等物质灭活，而不引起明显的临床症状。这样，通过多次小剂量注射变应原使体内致敏状态的靶细胞分期分批地脱敏，使机体暂时解除致敏状态，此时，即使大剂量注射免疫血清也不会发生过敏反应。但致敏状态还会重建，再用同种免疫血清时，仍需做皮肤试验。而青霉素等药物皮肤试验阳性者，不能使用脱敏疗法。

2. 减敏疗法　对已明确而难以避免接触的变应原如尘螨、花粉等，可采用少量多次较长间隔（1 周）反复皮下注射变应原的方法达到减敏的目的。其机制可能是通过皮下注射诱导 IgG 类循环抗体的产生，降低 IgE 的应答，阻断变应原与致敏靶细胞表面 IgE 的结合，使致敏靶细胞不能脱颗粒。

（三）药物防治

1. 抑制生物活性介质的合成和释放　阿司匹林可抑制 PGD2 等介质的生成；色苷酸二钠可稳定细胞膜，抑制肥大细胞脱颗粒；肾上腺素、异丙肾上腺素及前列腺素 E2 类药物可通过激活腺苷酸环化酶促进细胞内 cAMP 合成，防止脱颗粒。

2. 竞争靶器官受体及拮抗生物活性介质　苯海拉明、氯苯那敏、异丙嗪等抗组胺药物可与组胺竞争效应器官上组胺受体而发挥抗组胺作用。多根皮苷町磷酸盐可拮抗 LTs 的作用，阿司匹林可拮抗缓激肽作用。

3. 改善效应器官的反应性　肾上腺素可解除支气管痉挛，减少腺体分泌，还可使毛细血管收缩、提升血压，是抢救过敏性休克的重要药物。葡萄糖酸钙、氯化钙、维生素 C 等可解除痉挛，还可降低毛细血管的通透性，减少渗出。

案例解析

【案例】 李洁在诊所输青霉素的第三天，张凯同学进来探视。聊天不到 10 分钟，张凯胸闷气短，休克倒地。经过肾上腺素注射，张凯很快恢复了过来。

【问题】 从该案例能得到哪些提示？

【解析】 在护士配液、静脉穿刺等过程中，青霉素药液难免飘洒外露，飘洒出的青霉素也会降解形成半抗原。诊所空气中有明显的青霉素代谢产物的酸味。而张凯对青霉素严重过敏，闻到这种味道居然导致其过敏性休克。好在用肾上腺素抢救及时，才使张凯化险为夷。这个案例提示我们：①青霉素要现配现用，放置过久容易导致青霉素降解产生半抗原；②青霉素药物配制应该在独立、隔离的配药室进行；③使用青霉素必须配备肾上腺素，以便抢救患者时急用。

第二节 Ⅱ型超敏反应

Ⅱ型超敏反应又称溶细胞型或细胞毒型（cytotoxic type）超敏反应。其特点为：①IgG 或 IgM 类抗体与靶细胞表面抗原结合成免疫复合物；②补体、吞噬细胞、NK 细胞参与；③细胞或组织溶解破坏为病变的主要特征。

一、发生机制

（一）抗原

通过Ⅱ型超敏反应被杀伤、破坏的细胞称为靶细胞。引起Ⅱ型超敏反应的抗原多为靶细胞表面抗原，可分为：

1. 同种异型抗原 常见有 ABO 血型抗原，Rh 血型抗原和 HLA。机体存在 ABO 血型抗原的天然抗体（IgM 类），而 Rh 血型抗原和 HLA 可诱导受者产生 IgG 类抗体。

2. 异嗜性抗原 外源性抗原与自身细胞间存在相同或相似的表位，如链球菌胞壁成分与人肾小球基底膜、心瓣膜、关节组织之间的相同或相似的表位。外来抗原的特异抗体可结合具有共同抗原的自身组织。

3. 自身抗原 感染、外伤、药物和理化因素可使自身细胞结构发生改变成为自身抗原。自身抗原可诱导相应抗体的产生。

4. 吸附在组织细胞上的外来抗原或半抗原 药物或小分子化学物等半抗原进入机体，可黏附细胞或组织成为完全抗原，诱导特异抗体的产生。

（二）组织损伤机制

抗体与靶细胞膜上相应抗原结合后，可通过下列四条途径损伤靶细胞：①CDC 作用：激活补体、形成膜攻击复合物穿孔破坏靶细胞，即补体依赖的细胞毒作用（CDC）。②补体的调理作用：补体活化后产生的 C3b 与巨噬细胞及中性粒细胞表面的补体受体结合，促进对靶细胞的吞噬作用。③抗体的调理作用：IgG Fc 段结合具有 FcγR 的吞噬细胞促进对靶细胞的吞噬作用。④ADCC 作用：IgG Fc 段与具有细胞毒作用的 NK 细胞、巨噬细胞和中性粒细胞表面 FcγR 结合，通过 ADCC 效应杀伤靶细胞。参见图 6-2。

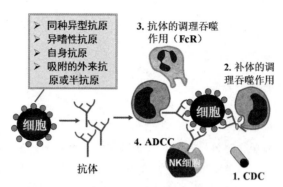

图 6-2 Ⅱ型超敏反应发生机制

二、临床常见疾病

（一）输血反应

多由 ABO 血型不符的输血引起。供者红细胞表面的血型抗原与受者血清中的 IgM 类天然抗体结合，迅速活化补体，溶解红细胞导致溶血反应。经产妇及多次输血者可针对异体 HLA 产生抗体，通过Ⅱ型超敏反应的损伤机制，使患者表现出发热、寒战、脸红、心动过速、胸闷等白细胞输血反应症状。

> ### 案例解析
>
> 【案例】患者李某，因患铁吸收障碍性贫血需要经常输血。一次输血过程中突然出现寒战、发热、脸红、心动过速、胸闷等症状，约 2 小时后症状减轻，李某完全恢复。
>
> 【问题】如何解释这个现象？
>
> 【解析】这是因为多次输血产生的非 RBC 溶血性输血反应即白细胞输血反应。其原因是李某与供血者的 HLA 抗原不同，产生了抗异体 HLA 的抗体，再次输血时，输入的血液中白细胞表面恰好也有这种 HLA 抗原，抗体结合抗原并激活补体导致白细胞溶解破坏，此时患者会出现发热、寒战、胸闷等症状。

（二）新生儿溶血症

Rh⁻ 母亲因流产、分娩或输血等原因接触 Rh⁺ 红细胞会产生抗 Rh 的 IgG 类抗体，再次妊娠 Rh⁺ 胎儿时，IgG 类 Rh 抗体通过胎盘进入胎儿体内，与胎儿 Rh⁺ 红细胞结合，激活补体，导致胎儿红细胞溶解，引起流产、死胎或新生儿溶血症。

新生儿溶血症可通过全身换输 Rh⁻ 血进行治疗。初次接触 Rh⁺ 红细胞72小时内（如产后72小时内）给母体注射抗 Rh 免疫球蛋白，可防止 Rh 抗原致敏母体，对母体再次妊娠 Rh⁺ 胎儿时，防止新生儿溶血症的发生有较好的预防效果。

母胎 ABO 血型不合也可发生相同机制的新生儿溶血症，多发生于母亲为 O 型血，而胎儿血型为 A 型、AB 型或 B 型。这种新生儿溶血症发生率高，但个体症状较轻。

（三）药物过敏性血细胞减少症

溶血性贫血、粒细胞减少症及血小板减少性紫癜等，均属免疫性血细胞减少症。引起此疾病的药物有对氨基水杨酸、非那西丁、异烟肼、奎宁及青霉素等。这些药物半抗原可吸附、结合血细胞膜蛋白或血浆蛋白而获得免疫原性，产生特异抗体，进而导致血细胞溶解破坏。奎尼丁和奎宁容易吸附血小板，导致血小板减少性紫癜；氨基比林容易吸附粒细胞，导致粒细胞减少症。

（四）自身免疫性溶血性贫血

甲基多巴类药物或某些病毒如流感病毒、EB 病毒等可导致红细胞膜结构改变成为自身抗原，诱发自身抗体。这种抗体与红细胞表面新出现的自身抗原结合，激活补体，导致自身免疫性溶血性贫血。

（五）感染后肾小球肾炎和风湿性心肌炎

乙型溶血性链球菌 A 族 12 型与人肾小球基底膜有共同抗原，链球菌感染后产生的抗体可与肾小球基底膜发生交叉反应，导致急性抗基膜型肾小球肾炎。A 族链球菌的胞壁蛋白与心肌细胞也有共同抗原，可以同样机制导致风湿性心肌炎。

（六）肺出血 - 肾炎综合征（goodpasture syndrome）

针对基底膜的 IgG 类自身抗体可结合肺泡基底膜和肾小球基底膜导致组织破坏引起肺出血和肾炎。这种自身抗体的产生可能与药物、有机溶剂以及病毒感染等损伤基底膜有关。

（七）其他

某些针对细胞表面受体的抗体结合受体后导致细胞功能紊乱而非细胞溶解。如甲状腺功能亢进症（简称甲亢）即 Graves 病患者血清中存在抗甲状腺刺激素（thyroid - stimulating hormone，TSH）受体的 IgG 类自身抗体，这种抗体与其抗原的结合促使甲状腺细胞大量分泌甲状腺素，引起甲亢。由于半衰期较 TSH 长，作用不受生理性反馈抑制，对甲状腺细胞强而持久的刺激作用使这种自身抗体被称为长效甲状腺刺激素（long - acting thyroid stimulator，LATS）。

案例解析

【案例】某 10 岁男孩，突发头痛、高热、血尿被肾内科收住院，入院时患者水肿明显；尿镜检红细胞满视野、尿蛋白（＋＋）；抗链球菌溶血素 "O"（ASO）强阳性、血清补体降低。主诉半月前曾因咽部疼痛，吞咽时加剧，服家中备用消炎药 2 天后，症状缓解，随自行停药。

【问题】该患儿所患何病？其发病原因是什么？

【解析】该患儿可诊断为链球菌感染后急性肾小球肾炎。患者半月前因链球菌感染患急性咽炎或扁桃体炎，由于乙型溶血性链球菌与人肾小球基底膜有共同抗原，链球菌感染后产生的抗体可与肾小球基底膜发生交叉反应，通过 II 型超敏反应损伤肾小球。此外，链球菌持续感染使抗原抗体形成 IC 并沉积肾小球基底膜、激活补体，通过 III 型超敏反应导致肾小球损伤。患儿血清总补体降低与 IC 大量激活并消耗补体有关。

第三节　III 型超敏反应

III 型超敏反应又称免疫复合物型（immune complex tpye）或血管炎型超敏反应。其特点为：①中等大小可溶性免疫复合物（immune complex，IC）沉积毛细血管基底膜；②补体、血小板、中性粒细胞、嗜碱性粒细胞参与；③充血水肿、中性粒细胞浸润为病变特征。

一、发生机制

（一）中等大小可溶性免疫复合物的形成和沉积

通常，血液循环中抗原与抗体形成的可溶性 IC 可被吞噬清除，但有些情况下不能被有效清除，沉积于血管基底膜，造成组织损伤。

1. 抗原抗体的因素 颗粒性抗原、IgM 类抗体形成的 IC 以及比例合适的抗原抗体形成的 IC 分子量大，易被吞噬清除；抗原或抗体任何一方过剩都只能形成小分子的 IC，这种小分子的 IC 容易通过肾小球滤过而排出体外；中等亲和力的抗体与稍过剩的抗原（如反复或持续感染微生物或持续存在的自身抗原），则易形成分子量 1000kD 左右的中等大小的可溶性 IC，这种 IC 容易沉积，引起炎症损伤。另外，抗原或抗体的结合价、亲和力以及荷电性均影响 IC 的形成和沉积。如带正电荷的 DNA 分子与其抗体形成的 IC 容易与带负电荷的肾小球基底膜结合，引起组织损伤。

2. 机体清除免疫复合物能力降低 IC 可通过抗体的调理吞噬、补体的调理吞噬以及补体的免疫黏附作用被清除。当补体成分、补体受体、FcγR 缺陷或者吞噬细胞功能异常时，血液循环中的 IC 更易于沉积。

3. 其他因素 ①血管通透性增加：补体活性片段如 C3a、C5a、C3b 等可活化肥大细胞、嗜碱性粒细胞及血小板，释放组胺等血管活性物质，后者使血管通透性增加，内皮细胞间隙增大，利于 IC 嵌入和沉积。②血管内高压及涡流形成：血流缓慢、毛细血管内高压、分支多及涡流的形成利于 IC 的沉积。肾小球、心肌、关节滑囊等处的血管壁常容易滞留 IC，引起组织损伤。

（二）免疫复合物的致病机制

中等大小的 IC 沉积血管基底膜后通过经典途径激活补体，产生补体活性片段 C3a、C5a。①C3a 和 C5a 可使肥大细胞、嗜碱性粒细胞脱颗粒，释放血管活性介质，导致血管通透性增加，局部充血水肿，也进一步利于 IC 沉积。②C3a 和 C5a 还可趋化中性粒细胞在 IC 沉积部位聚集，释放溶酶体酶、胶原酶、蛋白水解酶等损伤血管和局部组织导致基底膜病变。③血管内皮基底膜的暴露以及肥大细胞和嗜碱性粒细胞释放的血小板活化因子可使血小板凝聚活化，形成血栓，导致局部出血、坏死。活化的血小板通过释放血管活性胺类物质进一步加重水肿（图 6-3）。

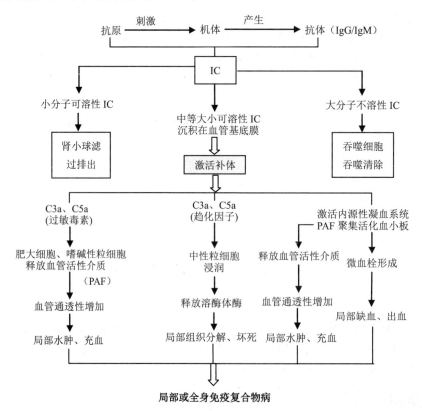

图 6-3 Ⅲ型超敏反应发生机制

二、临床常见疾病

（一）局部免疫复合物病

1. Arthus 反应　皮下反复多次给家兔注射马血清，数周后，再次局部注射会出现红肿、出血和坏死等炎症反应。这种现象是 Arthus1903 年发现的，称为 Arthus 现象。

2. 类 Arthus 反应　多发生在反复注射胰岛素、多次注射狂犬病疫苗以及抗毒素血清的患者，注射局部出现红肿、出血和坏死。其原因是 IgG 类胰岛素抗体与胰岛素形成的 IC 沉积于局部小静脉血管壁基底膜所致。长期吸入动植物蛋白粉尘、真菌孢子等可导致变应性肺泡炎。其原因是肺泡内形成 IC 引起间质性肺炎。

案例解析

【案例】　王某爬山不慎跌倒，右前臂被草丛中的钉子刺中。破伤风抗毒素血清皮试阴性后，一次大剂量注射了破伤风抗毒素血清。7 天后注射局部奇痒，继而出现红斑、肿胀，并感觉有症状向四周扩散的趋势。但无发热、关节痛、淋巴结肿大等全身反应。

【问题】　如何解释该现象？有何启发？

【解析】　王某的表现应属抗毒素血清注射类 Arthus 反应。其原因是破伤风抗毒素血清作为抗原刺激王某产生了相应抗体，这种抗体与抗毒素血清在注射局部形成中等大小的 IC，并沉积于毛细血管基底膜，引起了典型的Ⅲ型超敏反应。抗毒素血清皮试仅能防止Ⅰ型超敏反应的发生，对 IC 沉积引起的类 Arthus 反应无预测意义。此案例提示我们，即便皮试阴性，也要注意抗毒素血清注射局部的红肿、硬块等反应以便及时抗过敏治疗。

（二）全身免疫复合物病

1. 血清病　初次注射大量含抗毒素的马血清 1～2 周后，出现发热、皮疹、淋巴结肿大、关节肿痛、一过性蛋白尿等症状。这是由于马血清刺激产生的抗马血清抗体与仍残留体内的马血清形成中等大小可溶性免疫复合物沉积全身毛细血管所致。血清病有自限性，停止注射后即可逐渐恢复。有时大剂量青霉素、磺胺药等也能引起机体类似血清病样反应，称为药物热。

2. 链球菌感染后肾小球肾炎　一般发生在链球菌感染后 2～3 周。是链球菌的抗原抗体 IC 沉积肾小球基底膜引起的免疫复合物型肾炎。其他微生物如乙型肝炎病毒、肺炎双球菌等感染后亦可发生免疫复合物型肾小球肾炎。

3. 系统性红斑狼疮（systemic lupus erythematosus，SLE）　SLE 病因复杂，体内持续出现 DNA-抗DNA 免疫复合物，并沉积肾小球、关节及其他血管壁，引起Ⅲ型超敏反应是其发病机制之一。病变主要表现为肾小球肾炎、关节炎、皮肤红斑和脉管炎等。

4. 类风湿关节炎　发病可能与某些微生物持续性感染，改变自身 IgG 结构，使其成为自身抗原有关。变性的 IgG 作为抗原刺激机体产生特异性 IgM 类自身抗体，即类风湿因子（rheumatoid factor，RF）。二者形成的 IC 沉积于关节滑膜引起关节炎。

5. 风湿热　溶血性链球菌感染后 2～3 周内再次感染时，抗原与体内的相应抗体结合成 IC，沉积机体多个部位引起炎症损伤，如心肌炎、心瓣膜炎等。

案例解析

【案例】 许多乙肝（乙型病毒性肝炎）患者在黄疸出现前几天会出现多发性关节疼痛、强直。而在黄疸、转氨酶明显升高，肝损害严重时关节症状已经减轻甚至消失。所以乙肝并发的关节炎症状在乙肝住院患者中不多见，反而在入院时患者主诉中多见。

【问题】 如何解释该现象？

【解析】 出现上述现象的原因可能与感染早期产生的乙肝表面抗体亲和力不高，加之 HBV 抗原持续存在，二者容易形成中等大小可溶性免疫复合物并沉积关节滑膜引起 Ⅲ 型超敏反应。随着高亲和力抗体的产生这种免疫复合物沉积减少，关节炎症状可自行消退。但是，随着抗体量及亲和力的升高，以及 Tc 细胞免疫的产生，肝脏免疫病理性损害增强，患者表现出黄疸、转氨酶升高等肝炎的临床症状和体征。

第四节　Ⅳ型超敏反应

Ⅳ型超敏反应又称迟发型超敏反应（delayed type hypersensitivity，DTH）。其特点为：①致敏 T 细胞介导，无抗体、补体参与；②再次接触抗原后 18～24 小时出现反应，48～72 小时达高峰；③以单个核细胞浸润和组织变性坏死为病变特征。

一、发生机制

（一）Th1 细胞和 CTL 的致敏

引起 DTH 的抗原主要是胞内寄生菌（如结核杆菌）、病毒、寄生虫、真菌和异体组织等，也可是油漆、化妆品、农药等半抗原结合皮肤细胞角质蛋白形成的完全抗原。

这些抗原经抗原提呈细胞加工、处理后，以抗原肽 - MHC Ⅱ／Ⅰ类分子复合物的形式分别提呈给具有相应抗原受体的 CD4+Th1 细胞和 CD8+CTL 细胞，促使 T 细胞活化、增殖、分化为效应 Th1 细胞和效应 CTL，部分 T 细胞分化成为记忆 T 细胞。活化过程与机制同适应性免疫应答（详见第 5 章）。

（二）致敏 Th1 细胞、CTL 介导的组织损伤机制

当记忆 CD4+Th1 和 CD8+CTL 细胞再次接触相应抗原时，可增殖分化为效应 T 细胞并发挥效应，引发 DTH。

1. Th1 细胞介导的炎症反应和组织损伤　致敏 Th1 细胞受相应抗原再次刺激后可释放 IFN - γ、GM - CSF、IL - 2、IL - 3、MCP - 1 和 TNF - β 等细胞因子。这些细胞因子趋化并活化单核 - 巨噬细胞和淋巴细胞，形成以单个核细胞浸润为主的炎症反应，并促进溶酶体酶、炎性介质的进一步释放加重炎性反应和组织损伤；部分细胞因子如 TNF - α、TNF - β 可直接产生细胞毒作用，破坏靶细胞，损伤周围组织细胞。

2. CTL 介导的细胞毒作用　致敏 CTL 能特异识别靶细胞表面抗原，通过释放穿孔素、颗粒酶、TNF - β 及丝氨酸蛋白酶等直接溶解破坏靶细胞；通过 FasL 结合靶细胞表面 Fas，诱导靶细胞凋亡。

二、临床常见疾病

1. 感染性迟发型超敏反应　病毒、真菌及胞内寄生菌如结核杆菌、麻风杆菌、布鲁氏菌等的感染在激发 Th1 细胞和 CTL 抗感染免疫过程中导致以单个核细胞浸润为主的炎症和组织细胞损伤，此即感染性

迟发型超敏反应。例如，肺结核患者的对结核杆菌产生的 T 细胞免疫可导致肺空洞和干酪样坏死。感染性迟发型超敏反应的发生也说明机体对特定病原体已产生细胞免疫。据此临床常用结核菌素皮肤试验判断受试者是否已获得抗结核免疫保护力，阳性则表示已感染过结核菌或接种过卡介苗，机体对结核分枝杆菌具有特异细胞免疫功能。对明确已感染过或接种卡介苗成功的个体，结核菌素皮试可用于检测机体的细胞免疫功能，阳性代表 T 细胞免疫功能正常。

案例解析

【案例】新生入学不久，均在左前臂屈侧皮内注射了结核分枝杆菌纯蛋白衍生物（PPD）制剂，即进行了结核菌素试验。72 小时后，校医室大夫逐个检查学生发现，绝大部分学生注射局部出现了 0.5cm 以下的红肿，仅一名女生注射局部红肿硬结特别明显伴有水疱破溃。大夫叮嘱该女生一定到医院就诊，后经 X 线胸片等检查鉴定，该女生被诊断为结核性胸膜炎，入传染病医院治疗。

【问题】结核菌素试验的原理是什么？

【解析】结核分枝杆菌为胞内寄生菌，激发 T 细胞抗感染免疫的过程也导致免疫病理损伤即迟发型超敏反应。结核菌素试验正是根据此原理，通过迟发型超敏反应发生的状况判断机体抗结核杆菌的免疫力。请同学们参考第九章学习结核菌素试验的意义。

2. 接触性皮炎 这是一种典型的经皮肤致敏的迟发型超敏反应。多由于接触油漆、染料、化妆品、有机农药、升汞、碘酊、重金属盐类、青霉素、磺胺等小分子半抗原引起。在某些个体，这些半抗原可与皮肤角质蛋白结合成完全抗原，刺激特异 T 细胞分化增殖成致敏 T 细胞，当再次接触同一种抗原时，可在 18 ～ 24 小时后出现湿疹样皮炎，表现为局部红肿、硬结、水疱，48 ～72 小时达高峰，甚至发生剥脱性皮炎。

案例解析

【案例】张某在美容院购买了一种美容祛斑护肤品，使用三四天后，面部瘙痒、红斑、水肿。美容师解释说这种护肤品具有拔毒功效，张某面部的红斑正是其功能的体现。而美容店老板解释说新产品的使用需要适应一段时间，坚持用下去一定会越来越好的。张某随后继续使用这瓶美容祛斑产品。两天后，水肿破溃、红斑破损脱皮。去医院就诊，被诊断为接触性皮炎。

【问题】张某发病的主要机制是什么？

【解析】张某的表现是典型的经皮肤致敏的Ⅳ型超敏反应。化妆品所含的小分子半抗原结合皮肤角质蛋白成为完全抗原并致敏 T 细胞，进而引起的以单个核细胞浸润为主的免疫病理损伤。

3. 其他 在同种器官移植排斥反应、甲状腺炎、胰岛素依赖型糖尿病、多发性硬化症、多发性神经炎等疾病中迟发型超敏反应也是发病的重要因素。

第五节　各型超敏反应的比较与相互关系

以上介绍了各型超敏反应的发生机制及临床常见疾病。实际临床许多疾病的发生机制都很复杂，往往是以某一型损伤为主，多型超敏反应参与其中，且交互作用的混合型反应。如系统性红斑狼疮的肾脏损害主要源于Ⅲ型超敏反应，而其血细胞减少是Ⅱ型超敏反应所致。链球菌感染后，肾小球肾炎的产生既有链球菌抗体交叉反应导致的肾小球基膜破坏，又有免疫复合物沉积导致的组织损伤。再如Ⅰ型超敏反应时，所释放的血管活性胺类可使血管壁通透性增高，此时血液中的中等大小可溶性IC，更易沉积于血管壁，引起Ⅲ型超敏反应。长期暴露于变应原可使IgE介导的Ⅰ型超敏反应慢性化，炎症加重并长期发作，局部嗜酸粒细胞、Th2细胞以及中性粒细胞浸润，共同参与组织损伤，此时的发病机制已趋于向Ⅳ型超敏反应病变发展。

此外，同一种抗原可因接触方式、剂量和机体反应性的不同，导致不同类型的超敏反应，如青霉素进入机体可引起类Arthus反应及Ⅳ型超敏反应，甚至多型并存的混合型超敏反应。

微课

四种类型超敏反应的比较见表6-2。

表6-2　四种类型超敏反应的比较

	Ⅰ型	Ⅱ型	Ⅲ型	Ⅳ型
别称	速发型超敏反应、变态反应、过敏反应	溶细胞型或细胞毒型超敏反应	免疫复合物型或血管炎型超敏反应	迟发型超敏反应
特异免疫应答类型	体液免疫	体液免疫	体液免疫	细胞免疫
特点	①IgE介导；②肥大细胞和嗜碱性粒细胞参与；③产生快，消退快；④仅生理功能紊乱，几乎无组织细胞严重损伤；⑤明显的个体差异和家族遗传倾向	①IgG或IgM类抗体与靶细胞表面抗原结合；②补体、吞噬细胞、NK细胞参与；③细胞或组织溶解破坏为病变特征	①中等大小可溶性IC沉积血管基底膜；②补体、血小板、中性粒细胞、嗜碱性粒细胞参与；③充血水肿、中性粒细胞浸润为病变特征	①致敏T细胞介导，无抗体、补体参与；②再次接触抗原24小时出现反应；③单个核细胞浸润和组织变性坏死为病变特征
常见疾病列举	过敏性休克、花粉症、过敏性哮喘、食物过敏症、湿疹	输血反应、新生儿溶血症、药物过敏性血细胞减少症	类Arthus反应、血清病、链球菌感染后肾小球肾炎、类风湿性关节炎	感染性迟发型超敏反应、接触性皮炎

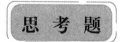

超敏反应是机体受抗原刺激时发生的以生理功能紊乱和（或）组织细胞损伤为主的特异性免疫应答。根据发生机制和临床特点可将其分为Ⅰ、Ⅱ、Ⅲ、Ⅳ四型。Ⅰ、Ⅱ、Ⅲ型由抗体介导，Ⅳ型由致敏T细胞介导。

Ⅰ型超敏反应是由IgE介导，肥大细胞和嗜碱性粒细胞释放活性介质，引起生理功能紊乱为主但无组织细胞严重损伤的超敏反应，发作迅速，有明显的个体差异和遗传倾向。Ⅱ型超敏反应是由IgG或IgM类抗体结合靶细胞表面抗原，激活补体，在吞噬细胞、NK细胞等参与下，细胞或组织溶解破坏为主的病变。Ⅲ型超敏反应是中等大小可溶性IC沉积血管基底膜，激活补体，活化中性粒细胞、嗜碱性粒细胞以及血小板引起的以局部充血水肿、中性粒细胞浸润为主的病变。Ⅳ型超敏反应是由致敏T细胞再次接触抗原24小时后出现的以单个核细胞浸润和组织变性坏死为病变特征的超敏反应。

思考题

题库

1. 比较青霉素过敏性休克和青霉素引起的血细胞减少症的发生机制。

2. 链球菌感染后可通过哪些免疫机制引起肾小球肾炎。

3. 能使肥大细胞和嗜碱性粒细胞脱颗粒的免疫机制有哪些?

4. 比较荨麻疹和接触性皮炎的发病机制及特点。

（樊卫平）

第七章

免疫学应用

知识要求

1. **掌握** 常用免疫学检测技术的原理及其应用范围；人工主动免疫和人工被动免疫的概念及应用；疫苗的概念、种类；免疫治疗的概念。

2. **熟悉** 体外抗原抗体反应的特点及影响因素；免疫细胞功能的检测；免疫分子和免疫细胞治疗的基本手段。

3. **了解** 免疫学新技术及其应用；疫苗特点及应用；生物应答调节剂和免疫抑制剂。

能力要求

1. 对免疫学检测技术有系统的认知框架，能根据检验目的和检测对象选择合适的免疫学检测技术和方法。

2. 学会如何选用合适的疫苗来预防和治疗相关疾病。

第一节 免疫学检测技术及应用

免疫学检测技术是指用免疫学、细胞生物学和分子生物学等理论和技术，对相关免疫分子和免疫细胞等进行定性、定量、定位或功能检测，可用于免疫相关疾病的诊断和发病机制的探讨以及病情监测与疗效评价等，也可用于研究药物的吸收、分布、代谢和临床监测等。免疫学检测技术和方法种类繁多，并不断推陈出新，本节主要介绍常用免疫学检测技术的原理及主要应用。

一、抗原抗体反应

抗原抗体反应（antigen – antibody reaction）是指抗原与相应抗体在体内或体外发生的特异性结合反应。

（一）抗原抗体反应的特点

1. 特异性 是指一种抗原通常只能与其相应的抗体特异结合。这种特异性是由抗原表位与抗体的超变区（CDR）互补结合决定的，空间构型互补程度越高，结合力就越强，特异性也越强。据此可用已知的抗原（或抗体）检测未知的相应抗体（或抗原），但相同或相似表位的存在可能会发生交叉反应。

微课

2. 可逆性 抗原与抗体的结合除了空间构象互补外，还通过氢键、静电引力、范德华力和疏水键等分子表面化学基团间的非共价键结合。抗原抗体的结合在一定的条件下可以解离，解离后各自性质不变。解离程度除受温度、酸碱度和离子强度等环境因素影响外，主要取决于抗体与抗原的互补程度，互补程度越高，抗体的亲和力就越高，越不容易解离。

3. 比例性 抗原与抗体在体外结合后能否出现肉眼可见的反应现象与两者的浓度和比例有关。浓度和比例适当，则相互交叉连接成大的网格状复合体，出现可见反应，否则，任何一方过多或过少，形成的复合物体积小，数量少，不能出现可见反应。实际应用中需要依情况适当稀释抗原或抗体，避免假阴性结果的发生。

4. 阶段性 抗原抗体反应可分为特异结合阶段和可见反应阶段。在特异结合阶段，相特异的抗原抗体相遇后数秒钟至数分钟内即可迅速完成结合，形成小的免疫复合物但尚不能形成肉眼可见的反应现象。在可见反应阶段，小的抗原抗体复合物通过正、负电荷吸引形成较大复合物，出现可见反应。此阶段反应慢，需数分钟、数小时甚至数日，且易受多种因素和反应条件的影响。

（二）抗原抗体反应的影响因素

1. 电解质 抗原和抗体通常为蛋白质分子，等电点分别为 pH3~5 和 pH5~6，在中性或弱碱性的环境中，表面均带负电荷。适当浓度的电解质会使他们失去部分负电荷而相互结合，出现肉眼可见的反应现象。在抗原抗体反应中，常用 0.85% 的 NaCl 溶液或其他缓冲液作为稀释液，以提供适当浓度的电解质。

2. 温度 抗原抗体反应必须在适宜的温度中进行，一般为 15~40℃，通常最适为 37℃。一定范围内的温度升高，可促进抗原抗体分子间的碰撞机会，加速抗原 - 抗体复合物的形成，加快可见反应的速度。若温度高于 56℃，可导致已结合的抗原 - 抗体复合物再解离，甚至变性或破坏；温度越低，结合速度越慢，但结合牢固，易于观察。

3. 酸碱度 抗原抗体反应的最适酸碱度为 pH6~8，pH 过高或过低都会影响抗原抗体的理化性质。此外，当 pH 达到或接近颗粒性抗原的等电点时，即使没有相应抗体存在时，也会出现抗原非特异性凝集，即自凝，造成假阳性反应。

二、检测抗原和抗体的体外试验

（一）凝集反应

凝集反应（agglutination reaction）是细菌、红细胞等颗粒性抗原或者表面吸附有可溶性抗原（或抗体）的颗粒性载体，在电解质存在的条件下，与相应抗体（或抗原）特异性结合，在两者比例适当时，形成肉眼可见的凝集团块的现象。凝集反应是一种定性或半定量检测。

1. 直接凝集反应（direct agglutination reaction） 是颗粒性抗原与相应抗体直接结合出现的凝集现象。主要有：①玻片法，是用已知抗体与相应抗原在玻片上进行的反应，用于抗原的定性检测，如 ABO 血型鉴定，细菌鉴定等；②试管法，是将受检血清在试管中做系列倍比稀释，加入已知颗粒性抗原，通过凝集效价半定量测定抗体的含量。可用于病原微生物感染性疾病的免疫学诊断，如诊断伤寒病的肥达试验；诊断流行性斑疹伤寒、恙虫病的外斐试验等。

2. 间接凝集反应（indirect agglutination reaction） 是将可溶性抗原（或抗体）预先吸附在与免疫无关的颗粒性载体表面，形成颗粒性抗原（或抗体），然后再与相应抗体（或抗原）反应，在适宜条件下，出现特异性凝集的现象。以胶乳颗粒作为载体的间接凝集称之为胶乳凝集（latex agglutination）。如将变性 IgG 吸附于胶乳颗粒，与待检血清反应，可检测类风湿因子（RF）。以红细胞作为载体的间接凝集称之为间接血凝。如用 HBsAb 包被绵羊红细胞，与待检血清反应，可检测 HBsAg。

（二）沉淀反应

沉淀反应（precipitation reaction）是指可溶性抗原与相应抗体特异结合后，在适当条件下，出现肉眼可见沉淀物的现象。该反应可在液相中进行，也可在半固体琼脂凝胶中进行。液相中的反应目前多用免疫比浊法，凝胶中反应包括单向琼脂扩散和双向琼脂扩散。沉淀反应检测的抗原通常是蛋白质、多糖、类脂等，因其体积小，在单位体积中的分子数比抗体多，在定量检测时常需要进行稀释。

1. 免疫比浊（immunonephelometry） 是一种将液相内的沉淀试验与现代光学仪器和自动分析技术相结合的一项分析技术，是一种抗原抗体结合反应的动态测定方法。含量不同的可溶性抗原与定量特异抗体结合可形成浊度不同的免疫复合物，通过分析浊度可定量待测抗原。该方法简便、快速，是近年来定量测定微量抗原并广泛使用的免疫分析技术，已基本上取代测定血清 IgG、IgM、IgA 和补体 C3 等物质含量的单向免疫扩散实验。

2. 单向琼脂扩散（single agar diffusion）　在琼脂凝胶中混入一定量已知抗体，制成凝胶板，在适当位置打孔后加入待测抗原，孔内抗原向四周呈环状扩散，在二者相遇最适比例处可形成肉眼可见的沉淀环。一定条件下，沉淀环的直径与抗原含量呈正比。单向免疫扩散为定量试验，可用于测定血清中 IgG、IgM、IgA 和补体 C3 等的含量（图 7 - 1）。

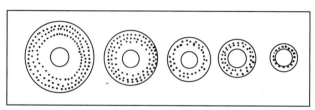

图 7 - 1　单向琼脂扩散结果示意图

3. 双向琼脂扩散（double agar diffusion）　将琼脂制成琼脂平板并打孔，分别加入抗原和抗体，二者扩散过程中在最适比例处形成白色沉淀线。如果反应体系中含有两种以上不同的抗原抗体，则可出现两条以上的沉淀线。通过观察沉淀线的位置、数量和形状，可对抗原或抗体进行定性分析，常用于抗原和抗体的纯度鉴定（图 7 - 2）。

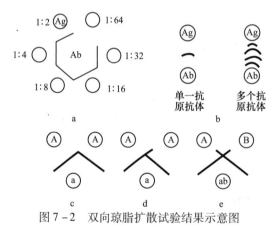

图 7 - 2　双向琼脂扩散试验结果示意图

此外，凝胶扩散实验还可借助电泳技术缩短反应时间或增加敏感性，包括对流免疫电泳、火箭免疫电泳和免疫电泳。

（三）免疫标记技术

免疫标记技术（immunolabelling technique）是指用荧光素、酶、放射性核素、化学发光剂或电子致密物质等标记物标记抗体或抗原，将标记物的高度敏感性与抗原抗体反应的高度特异性相结合，对抗原或抗体进行定性、定量或定位的检测技术。

1. 免疫荧光技术　免疫荧光技术（immunofluorescence technique）是用荧光素标记抗原或者抗体，该技术可分为：①直接法，是用荧光素标记抗体直接与待检抗原进行反应，可用于检测不同的抗原。该方法操作简便快速，特异性高，但一种荧光抗体只能检测一种抗原；②间接法，是用一抗与标本中抗原结合，再用荧光素标记的二抗（抗抗体）检测未知抗原或抗体。间接法敏感性比直接法高 5 ~ 10 倍，且制备一种荧光素标记的二抗可用于多种抗原或抗体的检测，但易产生非特异性荧光。常用的荧光素有异硫氰酸荧光素（fluorescein isothiocyanate，FITC）和藻红蛋白（phycoerth - rin，PE），它们在激发光作用下分别发出黄绿色和红色荧光。

2. 放射免疫技术　放射免疫技术是用放射性核素标记抗原或抗体，检测的灵敏度达到 pg/ml 水平。常用的放射性核素有^{125}I 和^{131}I，主要包括放射免疫分析（radioimmunoassay，RIA）和免疫放射分析（immunoradiometric assay，IRMA）两种类型。RIA 是同一系统中标记抗原和非标记抗原对特异性抗体进行的竞争性结合；而 IRMA 是以过量标记抗体与待测抗原进行的非竞争性免疫分析方法。放射免疫技术广泛应用于激素、药物等微量物质的检测。

3. 酶免疫技术 酶免疫技术（enzyme immunoassay，EIA）是用酶标记抗体或抗原，通过酶作用于底物后产生的有色物质来判定抗原或抗体的有无或含量。常用的酶包括辣根过氧化物酶（horseradish peroxidase，HRP）和碱性磷酸酶（alkaline phosphatase，ALP）。常用的方法有酶联免疫吸附试验（enzyme linked immuno – sorbent assay，ELISA）和酶免疫组化技术（enzyme immunohistochemistry technique），ELISA 方法简单，特异性强，是酶免疫技术中应用最广泛的技术，主要用于液相中激素、药物等半抗原以及大分子蛋白如病毒和细胞性抗原成分等的检测。而酶免疫组化技术主要用于测定组织或细胞表面的抗原。

ELISA 基本原理是将已知的抗原或抗体吸附在固相载体（聚乙烯微量反应板）表面，使抗原抗体反应在固相表面进行，用洗涤法去除液相中的游离成分。ELISA 的操作方法较多，常用的有以下几种基本的方法。

（1）双抗体夹心法 将已知抗体包被于固相载体表面，加入待测抗原，孵育后充分洗去未结合的抗原成分，再加入已知的酶标抗体孵育，形成固相抗体 – 抗原 – 酶标记抗体复合物（图 7 – 3）；充分洗去未结合的酶标记抗体，加入酶底物后显色，根据颜色的深浅对待检标本中的抗原进行定性或定量分析。一般而言，包被抗体和酶标抗体是识别同一抗原分子上的不同抗原表位的两种单克隆抗体。该法是检测抗原最常用的方法，适用于检测多价抗原，如 HBsAg、AFP、HCG 等。

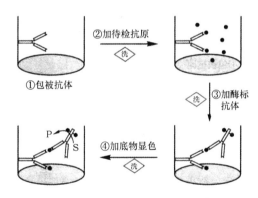

图 7 – 3 双抗体夹心检测原理示意图

（2）间接法 是将已知抗原吸附到固相载体上，加入待检抗体（一抗），待检抗体与抗原结合成固相抗原 – 待检抗体复合物；再加酶标二抗并与免疫复合物中的一抗结合，形成固相抗原 – 待检抗体 – 酶标二抗复合物；加底物后显色，通过测定特定波长下的光密度值来计算标本中抗体含量（图 7 – 4），常用于抗体的检测。

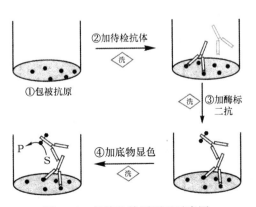

图 7 – 4 间接法检测原理示意图

（3）BAS - ELISA 生物素（biotin，B），又称维生素 H 或辅酶 R。亲和素（avidin，A）是一种碱性糖蛋白，又称卵白素或抗生物素蛋白，由 4 个相同的亚单位构成的四聚体，每个亚单位均能结合生物素。亲和素与生物素之间的亲和力极强，超过抗原与抗体之间的亲和力至少 1 万倍，且具有高度特异性、敏感性和稳定性。用生物素标记酶蛋白分子并与亲和素结合形成亲和素 - 生物素化酶复合物（avidin - biotin complex，ABC）。BAS - ELISA 是生物素 - 亲和素系统（biotin avidin system，BAS）与 ELISA 的组合应用技术。

（4）酶联免疫斑点试验（enzyme - linked immunospot assay，ELISPOT） 该试验主要用于检测单一效应细胞分泌的某类细胞因子，可以对免疫细胞亚群进行鉴定。用已知的细胞因子抗体包被细胞培养板；加入待检细胞，培养一段时间后洗去细胞，如待检细胞分泌相应的细胞因子，则与培养板表面的细胞因子抗体结合；再加入酶标记的抗细胞因子抗体，形成双抗体夹心复合物，最后加底物显色。通常情况下，采用硝酸纤维素膜（NC）作为固相材料，覆盖细胞培养板，测定结束后，在分泌相应细胞因子的细胞所在局部呈现有色斑点。一个斑点表示一个分泌相应细胞因子的细胞，通过计数可推算出分泌某种细胞因子的细胞比例。

4. 胶体金免疫层析技术 胶体金免疫层析技术（immunogold chromatographic assay）是一种将胶体金颗粒标记技术和蛋白质层析技术结合的，以微孔滤膜为载体的快速的固相膜免疫分析技术。将各种反应试剂分点固定在测试板相应区域，待测标本加在试纸条的一端，通过毛细管作用使样品溶液在层析材料上泳动，犹如层析一般，在移动过程中待检物质与固定于载体膜上某一区域的抗体或抗原结合而被固相化，无关物质则越过该区域而被分离，然后通过胶体金的呈色条带来判定实验结果。本法具有操作简便、快捷、无需特殊仪器设备，试剂稳定，便于保存等特点。因此，特别符合"床边检验"项目要求。目前主要应用于病原菌抗原（或抗体）、毒品类药物、激素和某些肿瘤标志物的检测。

5. 发光免疫技术 发光免疫技术（luminescence immunoassay，LIA）是将发光分析和免疫反应相结合而建立的一种新的免疫分析技术，包括发光酶免疫分析、化学发光免疫分析和电化学发光免疫分析。化学发光免疫分析是将化学发光物质（如丫啶酯、鲁米诺等）标记抗原或抗体，发光物质在反应剂（如过氧化阴离子）激发下发射出光子，用自动发光分析仪测定光子的产量，进而反映待检样品中抗体或抗原的含量。该法灵敏度高于放射免疫测定法，常用于甲状腺素等血清超微量活性物质的测定。

6. 免疫印迹技术 免疫印迹（immunoblotting）又称为 Western blotting，是将高分辨力的凝胶电泳与固相免疫标记技术结合而成的抗原抗体反应。其技术要点为：①将蛋白质样品经 SDS - 聚丙烯酰胺凝胶电泳（SDS - PAGE）分离；②将分离的蛋白质电转印至硝酸纤维素膜上；③应用酶免疫反应定位。该技术不仅能对分子大小不等的蛋白质进行分离，还能对其组分进行特异性分析和鉴定，常用于检测多种病毒的抗体或抗原。

三、免疫细胞的分离与检测

检测免疫细胞的数量和功能是观察机体免疫状态的重要手段，对免疫缺陷病、自身免疫性疾病、肿瘤等临床疾病的诊断、疗效的评价具有重要价值。

（一）免疫细胞的分离与计数

由于检测目的和方法不同，对细胞数量、活性及纯度的要求不同，选用的细胞分离方法各异。在选择免疫细胞分离方法时，应力求简便、快速及有较高的收获率，并确保后续实验对细胞纯度、数量及细胞活力的要求。可根据免疫细胞的大小、比重、黏附等特性进行分离，如外周血单个核细胞的密度梯度离心法分离、玻璃黏附法分离淋巴细胞和单核细胞等；可按照免疫细胞的表面标志不同进行分离，如免疫磁珠分离法、流式细胞仪分离法、E 花环形成分离法等可对免疫细胞亚群进行分离。不同的淋巴细胞表面具有特定的表面标志，借此可以对不同的淋巴细胞及其亚群进行鉴定和计数。免疫组化技术可用于淋巴细胞鉴定、计数，主要有荧光免疫技术和酶免疫组化技术。随着流式细胞仪的普及，流式细胞技术已成为淋巴细胞分类、计数的常用方法。

（二）免疫细胞功能测定

1. T 细胞功能测定

（1）T 细胞增殖试验 ①非特异性增殖试验：T 细胞表面的丝裂原受体与 PHA、ConA 等丝裂原结合后，刺激 T 细胞激活，转化为淋巴母细胞。转化后的淋巴母细胞具有典型的形态特点，如细胞体积增大、胞浆丰富、出现空泡、DNA 合成增加等，随后细胞发生分裂增殖。②特异性增殖试验：已被抗原致敏的 T 淋巴细胞，体外受特异性抗原刺激后，同样表现为增殖反应，可以反映机体对特定抗原的细胞免疫功能。上述两种增殖试验均通过最终的细胞增殖程度（细胞数量）反映 T 淋巴细胞的功能。测定细胞增殖程度主要有两种方法：①^{3}H－TdR 掺入法：此法在终止细胞培养前的 8~16 小时，加入氚标记的胸腺嘧啶核苷（^{3}H－TdR），增殖的细胞进行 DNA 合成时，^{3}H 掺入新增殖的细胞。培养后收集细胞，通过检测其放射活性判断细胞的增殖程度。②MTT 比色法：MTT 是一种噻唑盐，化学名为 3－（4，5 二甲基－2－噻唑）－2，5 二苯溴化四唑，为琥珀酸脱氢酶的代谢底物。活细胞含有高活性琥珀酸脱氢酶，MTT 被细胞吸收后经此酶代谢形成紫色结晶产物，经二甲基亚砜彻底溶解后在 570nm 有最高吸收峰。因此通过检测溶液的 OD 值，可间接测定细胞的增殖程度。

（2）CTL 介导的细胞毒试验 CTL 具有细胞毒活性，能特异性杀伤肿瘤细胞、病毒感染细胞等靶细胞。检测细胞毒效应常用 ^{51}Cr 释放法。用 $Na_2^{51}CrO_4$ 标记靶细胞，加入待检效应细胞混合培养，若待检效应细胞能杀伤靶细胞，则 ^{51}Cr 从靶细胞内释出，以 γ 计数仪测定上清液中 ^{51}Cr 放射活性，可反映待检效应细胞的杀伤活性。此外，NK 细胞、LAK 细胞、TIL 细胞对靶细胞也有直接杀伤作用，也可通过此法来检测效应细胞的活性。细胞毒试验常用于肿瘤免疫、移植排斥反应、病毒感染等方面的研究。

（3）皮肤试验 是指皮肤（或皮内）敏感试验。正常机体建立了对某种抗原的细胞免疫后，用相同抗原做皮肤试验时即出现以局部红肿为特征的迟发型超敏反应（delayed type hypersensitivity，DTH），细胞免疫正常者出现阳性反应，而细胞免疫低下者则呈阴性反应。皮肤试验方法简便，可帮助诊断某些病原微生物感染（结核杆菌、麻风杆菌）、免疫缺陷病等。如将少量结核菌素（OT）及结核菌纯蛋白衍生物（PPD）注射到受试者前臂皮内，24~48 小时局部出现红肿硬结，硬结大于一定标准视为阳性反应，说明细胞免疫功能正常；若皮试无反应，有可能是由于受试者从未接触过该抗原，因此阴性者不一定表明细胞免疫功能低下；也可能是由于细胞免疫功能缺损或严重感染（麻疹、慢性播散性结核）造成的无反应。为避免判断错误，往往需用两种以上抗原进行皮试，综合判断结果。

2. B 细胞功能测定 可通过 B 细胞增殖试验和抗体形成细胞的测定来反映 B 细胞的功能。B 细胞增殖试验是用 B 细胞丝裂原刺激 B 细胞发生分裂增殖反应，类似于 T 细胞增殖试验；抗体形成细胞测定常采用溶血空斑试验，被绵羊红细胞（SRBC）致敏的 B 细胞在体外培养过程中，合成并分泌抗 SRBC 抗体（溶血素），与其周围的 SRBC 结合，在补体参与下导致 SRBC 溶血，形成肉眼可见的透明溶血区，即溶血空斑。每一个空斑中央含一个抗体形成细胞，空斑数目即为抗体形成细胞数。B 细胞功能测定也可用 ELISPOT，该法优点是稳定、特异、抗原用量少、可定量，并可检测组织切片中分泌抗体的单个细胞。

四、细胞因子的检测

细胞因子的检测可分为基因水平检测和蛋白水平检测，基因水平检测包括基因 DNA 的测定和 mRNA 表达水平的测定；蛋白水平测定可分为生物活性测定和蛋白含量的测定。细胞因子具体的测定法有生物活性测定法、免疫学测定法和分子生物学测定法等。

第二节 免疫学预防

免疫预防（immunoprophylaxis）是一种通过主动免疫或被动免疫增强机体特异性免疫功能来预防疾病的策略，其主要措施是接种疫苗。

一、免疫预防的类型

（一）自然免疫

自然免疫（natural immunization）主要是指机体感染病原体后建立的特异性免疫，还包括胎儿或新生儿经胎盘或乳汁从母体获得抗体建立的免疫。

（二）人工免疫

人工免疫（artificial immunization）是有计划、有目的地给机体输入抗原或抗体，使机体获得特异性免疫，从而达到预防或治疗某些疾病的目的。人工免疫包括人工主动免疫和人工被动免疫两类（表7-1）。

表7-1　人工自动免疫与人工被动免疫的比较

	人工主动免疫	人工被动免疫
输入物质	抗原	免疫效应分子
接种次数	1~3次	1次
免疫力出现时间	慢，2~3周	快，立即生效
免疫力维持时间	长，数月~数年	较短，数周
主要用途	预防	治疗或紧急预防

1. 人工主动免疫（artificial active immunization）　指用人工的方法给机体接种疫苗、类毒素等抗原性物质，刺激机体产生特异性免疫应答，从而使机体获得抗原特异性免疫。其特点是免疫力出现的时间缓慢，但维持时间较长。因此，人工主动免疫主要用于传染病的特异性预防。

2. 人工被动免疫（artificial passive immunization）　指用人工方法直接给机体输入抗毒素、人免疫球蛋白制剂、单克隆抗体等免疫效应分子，使机体获得特异性免疫力。这些效应分子进入机体后可立即产生免疫作用，但维持时间短。因此，人工被动免疫主要用于传染病的紧急预防和治疗。

案例解析

【案例】在校大学生小李就读于城市A区某大学。一日，小李前往距离较远的C区办事，而当时C区尚在流行一种新的严重急性呼吸道传播疾病。由于小李之前未感染过这种传染病，也未接种过疫苗，返校后小李被隔离并被建议用特异抗血清进行紧急预防。

【问题】小李为什么不能通过接种疫苗进行预防？

【解析】接种疫苗属于人工主动免疫，免疫力出现时间慢，一般需要2~3周时间，而用特异性抗血清进行紧急预防属于人工被动免疫，免疫力出现时间快，立即生效。由于不能及时判断小李是否感染了该传染病的病原体，周全和有效的做法是隔离并用人工被动免疫的方式进行紧急预防或治疗。而用人工主动免疫，即通过接种疫苗的方式来处理已经来不及诱导特异免疫。

二、疫苗

疫苗（vaccine）是指接种后能使机体对特定疾病产生免疫力的生物制剂类的统称。理想的疫苗应具有安全、有效和实用的特点。疫苗主要用于抗感染、抗肿瘤、计划生育和防止免疫病理损伤等方面。

疫苗发展快速，目前经历了三代疫苗。第一代疫苗是指包括灭活疫苗、减毒活疫苗和类毒素等传统疫苗；第二代疫苗是指包括由微生物的天然成分及其产物制成的亚单位疫苗和能激发免疫应答的成分经基因重组而产生的重组蛋白疫苗；第三代疫苗是指以基因疫苗为代表的疫苗。疫苗主要分为以下几类。

1. 灭活疫苗（inactivated vaccine）　又称死疫苗，是免疫原性强的病原体经人工培养后，用物理或化学的方法灭活制备而成。灭活疫苗易于制备、比较稳定、容易保存和运输，使用安全，但体内不能生长繁殖，刺激机体时间短，需反复接种才能获得较好的免疫力。另外灭活疫苗并非机体细胞产生的蛋白，不能通过内源性抗原提呈途径活化 CTL，所以灭活疫苗主要诱导体液免疫应答。常见的灭活疫苗有百日咳疫苗、伤寒疫苗、副伤寒疫苗、霍乱疫苗、钩端螺旋体疫苗、狂犬病疫苗、流行性乙型脑炎疫苗、流感病毒疫苗等。

2. 减毒活疫苗（attenuated vaccine）　是用免疫原性强的减毒或无毒活病原微生物制备而成。传统的制备方法是将病原微生物在培养基或动物细胞中反复传代，使其毒力明显降低或消失，但保留其免疫原性。如用牛型结核杆菌在人工培养基上经长期多次传代后制成的卡介苗，用脊髓灰质炎病毒在猴肾细胞中反复传代后制成的脊髓灰质炎活疫苗。减毒活疫苗接种于机体后，类似隐性感染或轻症感染过程，除诱导机体产生特异的体液免疫外，还可产生细胞免疫，经自然感染途径还可产生局部黏膜免疫，因此免疫效果牢固持久，往往只需接种 1 次。但活疫苗稳定性差，不易保存和运输，且在体内有毒力回复的危险，故制备和鉴定要求严格。免疫缺陷患者和孕妇一般不接种减毒活疫苗。目前常用的减毒活疫苗有脊髓灰质炎（口服）疫苗、麻疹疫苗等。

3. 类毒素　是细菌外毒素经 0.3% ~ 0.4% 的甲醛处理后制成，其已失去毒性但保留了免疫原性，接种后能诱导机体产生特异性的抗毒素。常用的类毒素有破伤风类毒素与白喉类毒素。类毒素还可与灭活疫苗混合，制成联合疫苗，如计划免疫用的白百破三联疫苗（白喉类毒素、百日咳死疫苗、破伤风类毒素）。

4. 亚单位疫苗（subunit vaccine）　是指去除病原体中与诱导保护性免疫无关的甚至有害的成分，保留有效免疫原成分制成的疫苗。具有免疫效果好、安全度高（不含核酸）、不良反应小等优点。如用乙型肝炎病毒表面抗原制备的乙肝亚单位疫苗，用流感病毒血凝素和神经氨酸酶制成的流感亚单位疫苗等。

5. 结合疫苗（conjugate vaccine）　是将细菌多糖与蛋白质载体耦联制成的多糖 - 蛋白结合疫苗。细菌多糖是重要的致病物质，属 TI 抗原，不需要 T 细胞的辅助可直接刺激 B 细胞产生 IgM 类抗体，由于不能产生免疫球蛋白的类别转换和免疫记忆，因而免疫效果差。若将此类多糖与蛋白质载体（如破伤风类毒素、B 群脑膜炎球菌外膜蛋白等）耦联为 TD 抗原，则能产生免疫球蛋白的类别转换和免疫记忆，增强免疫效果。目前已获准使用的结合疫苗有肺炎球菌疫苗、B 型流感杆菌疫苗和脑膜炎球菌疫苗等。

6. DNA 疫苗（DNA vaccine）　又称核酸疫苗或基因疫苗，即用编码病原体有效免疫原的基因与质粒构建重组体，通过直接免疫机体使之表达保护性抗原，从而诱导机体产生针对该抗原的特异性免疫。DNA 疫苗的抗原合成和提呈过程与病原体的自然感染极相似，易于构建和制备，稳定性好，抗体持续时间长且免疫效果好，是疫苗的发展方向之一。

7. 重组载体疫苗（recombinant vector vaccine）　指将编码特定病原体免疫原性蛋白的基因插入到减毒活病毒或减毒活细菌等载体基因组中作为疫苗，接种后随着疫苗株在体内的增殖，表达相应的抗原，从而刺激机体产生相应的免疫保护作用。如把乙肝表面抗原、流感病毒血凝素、单纯疱疹病毒基因插入牛痘苗基因组中制成的多价疫苗。

知识拓展

表位疫苗—疫苗研制新策略

表位是抗原与 TCR 或 BCR 特异性结合的基本单位，可激发机体的免疫反应，使机体获得针对病原微生物的免疫能力。因此用表位制备疫苗符合未来疫苗的发展方向。表位疫苗（epitope vaccine）是用抗原表位制备的疫苗，包括 T 细胞表位疫苗和 B 细胞表位疫苗，表位疫苗最大的优点就是可以克服传统疫苗造成的毒力回复或毒性扩散的可能，是一种非常安全的疫苗。要制备表位疫苗的关键是要确定可被免疫细胞识别的特异性多肽，因此表位的鉴定是构建表位疫苗的第一步。鉴定表位常用的方法有：①酶解法；②用噬菌体显示肽库技术筛选模拟表位；③洗脱法：将表位从 MHC 分子或单抗上洗脱下来，再进行测序；④合成重叠肽法；⑤用计算机软件分析整个基因组，将预测获得的候选表位肽再用实验方法加以验证，能快速准确鉴定出抗原表位。由于表位多肽只是一段氨基酸残基，免疫原性较差，且容易被降解，因此在实际使用中需要借助一定的载体才能发挥免疫作用。表位疫苗的载体包括脂质载体、蛋白载体和佐剂。

第三节　免疫学治疗

免疫治疗（immunotherapy）是指利用免疫学的理论和方法，针对疾病发生的机制，利用物理、化学或生物学手段，人为地增强或抑制机体的免疫功能，为达到治疗疾病的目的所采取的措施。免疫治疗的策略是从分子、细胞和整体水平干预或调整机体的免疫功能。

一、分子治疗

分子治疗指给机体输入分子制剂，以调节机体的特异性免疫应答，包括使用分子疫苗、抗体、细胞因子等。

（一）分子疫苗

合成肽疫苗、重组载体疫苗和 DNA 疫苗可作为肿瘤和感染的治疗性疫苗。例如借助人工合成的肿瘤相关抗原多肽，或构建表达肿瘤相关抗原多肽的重组病毒，可制备肿瘤多肽疫苗。此类疫苗无需加工处理即可直接与 MHC 分子结合，进而激活特异性 CTL 细胞，发挥抗肿瘤效应。

（二）抗体

1. 免疫血清　免疫血清（immune serum）是从特定抗原刺激的机体中采集的、含特异性抗体的血清。免疫血清中的主要成分为多克隆抗体。目前临床常使用的免疫血清主要包括以下五类：①抗毒素，主要用于治疗和紧急预防外毒素所致的疾病；②人丙种球蛋白，主要用于麻疹、脊髓灰质炎和甲型肝炎等传染病的紧急预防和丙种球蛋白缺乏症的治疗；③人特异性免疫球蛋白，可用于对动物免疫血清过敏的机体和使用丙种球蛋白疗效不佳的患者；④抗病毒免疫血清，对麻疹、乙型脑炎、狂犬病等均有显著的预防作用，但它们仅限于在感染细胞外的体液中发挥作用；⑤抗淋巴细胞丙种球蛋白，临床上常用于器官移植受者，也可用于系统性红斑狼疮和类风湿性关节炎等疾病的治疗。

2. 单克隆抗体　目前主要有抗细胞表面分子的单抗、抗细胞因子的单抗和靶向治疗性单抗三类。单克隆抗体具有良好的靶向效应，主要用于临床移植排斥反应、自身免疫性疾病、肿瘤等多种免疫相关疾病的治疗。

（三）细胞因子

1. 细胞因子治疗　利用基因工程技术生产的重组细胞因子，在肿瘤、感染、造血功能障碍等临床疾病的治疗上已获得良好效果。如 IFN－α 治疗毛细胞白血病疗效显著。

2. 细胞因子及其受体的拮抗疗法　通过抑制细胞因子的产生，阻断细胞因子与相应受体结合和信号传导，使细胞因子难以发挥病理性效应而达到治疗目的。该疗法主要用于自身免疫性疾病、移植排斥反应、感染性休克等疾病的治疗。如 TNF 单抗可减轻或阻断感染性休克的发生；IL－1 受体拮抗剂对自身免疫病、炎症有较好的疗效。

（四）病毒疫苗

病毒感染与人类的许多肿瘤发生有关。如 EB 病毒感染与鼻咽癌、B 细胞淋巴瘤，人乳头瘤病毒感染与宫颈癌、口腔癌，乙肝病毒感染与肝癌等。因此使用这些病毒疫苗可预防和治疗相应的肿瘤疾病。

二、细胞治疗

细胞治疗是给机体输入细胞制剂，以激活或增强机体的特异性免疫应答，从而恢复和重建免疫功能的方法，如细胞疫苗、过继免疫细胞治疗、造血干细胞移植等。

（一）细胞疫苗

主要有肿瘤细胞疫苗、基因修饰的瘤苗和树突状细胞疫苗，这些疫苗可提高肿瘤细胞的免疫原性，诱导机体产生特异性的抗瘤免疫应答，增强机体抗肿瘤效应。

（二）过继免疫细胞治疗

将体外培养的具有抗肿瘤活性的免疫细胞回输至肿瘤患者体内，直接杀伤肿瘤或激发机体抗肿瘤效应，达到治疗肿瘤的目的，称为过继免疫细胞治疗（adoptive cellular immune therapy）。

1. 淋巴因子激活的杀伤细胞（lymphokine activated killer cell，LAK）　LAK 是外周血淋巴细胞体外经 IL-2 诱导后形成的杀伤性淋巴细胞。回输 LAK 细胞是目前国内外临床上应用最广泛的肿瘤过继免疫治疗，可作为手术、放疗或化疗的辅助疗法，有助于清除术后残留的癌细胞，并改善晚期肿瘤患者的生存质量。

2. 肿瘤浸润淋巴细胞（tumor infiltrating lymphocyte，TIL）　TIL 是从实体瘤组织中分离、经体外 IL-2 诱导后形成的杀伤性淋巴细胞，回输 TIL 细胞给同一肿瘤患者，可显示比 LAK 细胞更强的杀瘤活性。

3. 细胞因子诱导的杀伤细胞（cytokine induced killer cell，CIK）　CIK 是外周血淋巴细胞体外经 PHA 和 IL-2、IL-1 等多种细胞因子诱导培养后获得的淋巴细胞。

4. 嵌合抗原受体修饰的 T 细胞（chimeric antigen receptor T cell，CAR-T）　是将可以识别肿瘤抗原的抗体片段基因与 T 细胞活化所需信号分子胞内段（包括 CD3ζ 链、CD28 和 4-1BB 等共刺激分子）基因结合，构建嵌合抗原受体（CAR），将其通过基因转导的方式导入 T 细胞，使 CAR-T 具有识别肿瘤抗原并迅速活化杀伤肿瘤细胞的能力。目前 CAR-T 主要应用于非实体瘤的治疗。

（三）造血干细胞移植

由于造血干细胞具有多种分化潜能和自我更新能力，可促进患者造血和免疫功能重建或恢复。移植所用的造血干细胞来源于骨髓的干细胞、外周血干细胞或脐血干细胞。由于受到 HLA 型别的限制，配型极为困难，因此建立骨髓库和脐血库有利于造血干细胞的移植。目前造血干细胞移植已成为癌症、造血系统疾病和自身免疫性疾病的重要治疗手段。

三、生物应答调节剂和免疫抑制剂

（一）生物应答调节剂

生物应答调节剂（biological response modifier，BRM）是指具有促进或调节免疫功能的制剂，通常对免疫功能正常者无影响，而对免疫功能异常，特别是免疫功能低下者有促进或调节作用，已广泛应用于肿瘤、感染、自身免疫病，免疫缺陷病等的治疗。BRM 包括单克隆抗体、细胞因子、微生物及其产物、人工合成分子等。下面着重介绍微生物制剂及合成分子。

1. 微生物制剂

（1）卡介苗（BCG）　BCG 为牛型结核分枝杆菌的减毒活疫苗，具有很强的免疫刺激作用。BCG 可活化巨噬细胞，增强其吞噬杀菌能力，促进 IL－1、IL－2、IL－4、TNF 等细胞因子的释放，增强 NK 细胞的活性。已用于多种肿瘤的治疗。

（2）短小棒状杆菌　短小棒状杆菌是一种革兰阳性的小型棒状杆菌，可以非特异性增强机体的免疫功能。其主要作用是活化巨噬细胞，促进 IL－1、IL－4、IL－12、IFN－γ 等细胞因子的产生，临床上用于肝癌、肺癌和淋巴癌、黑色素瘤等的辅助治疗。

（3）多糖类物质　一些食用菌如香菇、灵芝等的多糖成分，有明显的非特异免疫刺激作用，可以促进淋巴细胞分裂增殖并产生多种细胞因子，已用于传染病和恶性肿瘤的辅助治疗。

2. 胸腺肽　是从动物（小牛或猪）胸腺中提取的可溶性多肽混合物，能诱导 T 细胞的分化成熟和活化，增强细胞因子的生成。因其无种属特异性及明显的不良反应，常用于病毒感染和肿瘤等细胞免疫功能低下患者的治疗。

3. 化学合成药物　一些化学合成药物具有明显的免疫刺激作用，左旋咪唑和西咪替丁是研究得最多的免疫增强剂。左旋咪唑（levamisole）具有明显的免疫刺激作用，如活化吞噬细胞，促进 T 细胞分泌 IL－2，增强 NK 细胞活性等。西咪替丁（cimetidine）与抑制性 T 细胞的组胺（H_2）受体结合，阻断组胺对抑制性 T 的活化作用，增强 Th 细胞活性，从而增强机体的免疫功能。

4. 中药及其有效成分　许多补益类中药及其提取成分都有免疫增强或免疫调节作用，尤其是这些药物的多糖类成分或甙类成分。已证明黄芪、人参、当归、灵芝等多种药材具有明显的免疫刺激作用。

（二）免疫抑制剂

免疫抑制剂是一类能抑制机体免疫功能的生物或非生物制剂，常用于抑制移植排斥反应的发生和自身免疫性疾病的治疗。

1. 化学制剂

（1）糖皮质激素　具有明显的抗炎和免疫抑制作用，对单核－巨噬细胞、中性粒细胞、T 细胞、B 细胞均有较强的抑制作用，临床上用于治疗炎症、超敏反应性疾病和移植排斥反应等。

（2）烷化剂　常用的包括环磷酰胺、氮芥、苯丁酸氮芥等，其作用是抑制 DNA 复制及蛋白质合成，终止细胞增殖分裂，导致细胞死亡。T 细胞和 B 细胞活化后进入增殖分化阶段后对烷化剂比较敏感，因此烷化剂可抑制体液免疫和细胞免疫。该类药物作用明显，但毒性亦强。其中环磷酰胺的毒性较小，应用最广，主要用于器官移植和自身免疫性疾病的治疗。

（3）抗代谢药物　主要有嘌呤和嘧啶的类似物以及叶酸拮抗剂两大类，前者如硫唑嘌呤，后者如甲氨蝶呤，临床除用于肿瘤化疗外，还用于自身免疫性疾病的治疗。

2. 微生物制剂

（1）环孢素 A（cyclosporin A，CsA）　CsA 是真菌代谢产物的提取物，对 T 细胞，特别是 Th 细胞具有选择性抑制作用，阻断其激活，抑制 IL－1、IL－2 等细胞因子的产生。CsA 是抗移植排斥反应的首选药物。

（2）他克莫司（FK－506）　是从放线菌中提取的一种大环内酯类抗生素。和 CsA 一样，FK－506 也可选择性地作用于 T 细胞，但其作用比 CsA 强 10～100 倍，且不良反应较小，主要用于器官移植排斥反应和自身免疫病的治疗。

（3）吗替麦考酚酯（mycophenolate mofetil，MMF）　是一种强效、新型的免疫抑制剂，可选择性阻断 T、B 淋巴细胞的增殖，用于移植排斥反应和自身免疫性疾病的治疗。

（4）西罗莫司（rapamycin，RAPA，RPM）　属抗生素类免疫抑制剂，可通过阻断 IL－2 诱导的 T 细胞增殖而选择性抑制 T 细胞，可用于抗移植排斥反应。

3. 中药及其有效成分　一些中药具有不同程度的免疫抑制作用。雷公藤总甙是效果较为肯定的免疫抑制剂，对细胞免疫应答和体液免疫应答均有抑制作用，可用于抑制移植排斥反应和 RA、SLE 等多种自身免疫性疾病的治疗。此外，青藤碱、天冬、五味子、青蒿素、五加皮等均有一定的免疫抑制作用。

本章小结

体外抗原抗体检测的基本原理是抗原抗体结合的高度特异性，据此可用已知的抗原检测未知的抗体，或用已知的抗体检测未知的抗原。体外抗原抗体反应方法很多，包括凝集反应、沉淀反应、免疫标记技术等。免疫标记技术因具有高度敏感性和可定性、定量或定位检测的优点而被广泛应用。检测免疫细胞的数量和功能是观察机体免疫状态的重要手段。

免疫预防是一种通过主动免疫或被动免疫增强机体特异性免疫功能来预防疾病的策略。人工免疫可使机体获得适应性免疫，其主要措施是接种疫苗。

免疫治疗是指利用免疫学的理论和方法，针对疾病发生的机制，利用物理、化学或生物学手段，人为地增强或抑制机体的免疫功能，为达到治疗疾病的目的所采取的措施，包括分子治疗和细胞治疗，以及使用生物应答调节剂和免疫抑制制。

题库

思 考 题

1. 体外抗原抗体反应的特点有哪些？其影响因素有哪些？
2. 常用的免疫标记技术有哪些？
3. 定量检测血液标本中的抗原可采用哪些方法？
4. 人工主动免疫和人工被动免疫有何区别？
5. 什么是疫苗？疫苗的种类有哪些？
6. 免疫分子和免疫细胞治疗各有哪些措施？
7. 什么是生物应答调节剂？主要包括哪些制剂？

（许礼发）

第二篇

微 生 物 学

第八章

细菌学概论

细菌（bacterium）有广义和狭义之分，广义的细菌泛指各类原核细胞型微生物，包括细菌（狭义）、支原体、衣原体、立克次体、螺旋体和放线菌；狭义的细菌特指其中数量最多、具有典型代表性的细菌。

第一节 细菌的形态与结构

细菌有相对恒定的形态与结构，了解细菌的形态和结构，对研究细菌的生理活动、细菌感染及机体抗感染机制、细菌鉴定和分类、抗菌药物的针对性等具有重要的意义。

一、细菌的大小和形态

（一）细菌的大小

细菌个体微小，常以微米（μm，$1\mu m = 10^{-3}mm$）为测量单位，须用显微镜放大数百倍至数千倍才能看到。不同种类的细菌大小不一，同一种细菌也可因菌龄和生存环境的不同而出现差异。

（二）细菌的形态

细菌按其外形，分为球菌、杆菌和螺形菌三大类（图 8 – 1）。

1. 球菌（coccus） 多数球菌直径为 1μm 左右，外观呈球形或近似球形（豆形、肾形、矛头型等），球菌分裂后产生的子代细胞常保持一定的排列方式，在球菌的分类鉴定上具有重要意义。根据球菌繁殖时分裂平面不同和分裂后菌体排列方式不同，可分为：①双球菌（diplococcus）：在一个平面上分裂，分裂后两个菌体成双排列，如淋病奈瑟菌、脑膜炎奈瑟菌；②链球菌（streptococcus）：在一个平面上分裂，分裂后多个菌体排列成链状，如溶血性链球菌；③葡萄球菌（staphylococcus）：在多个不规则的平面上分裂，分裂后多个菌体聚集在一起呈葡萄串状，如金黄色葡萄球菌；④四联球菌（tetrads）：在两个相互垂

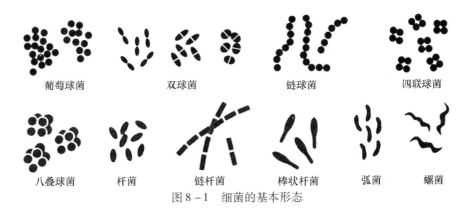

图 8 - 1 细菌的基本形态

直的平面上分裂，分裂后四个菌体排列成正方形，如四联微球菌；⑤八叠球菌（sarcina）：在三个相互垂直平面上分裂，分裂后八个菌体排列成立方体，如藤黄八叠球菌。

2. 杆菌（bacillus） 呈杆状。杆菌种类繁多，不同的杆菌大小、长短、粗细差异较大，大杆菌长 3 ~ 10μm，宽 1.0 ~ 1.5μm，如炭疽芽孢杆菌；中等大小杆菌长 1.5 ~ 3μm，宽 0.5 ~ 0.7μm，如大肠埃希菌；小杆菌长 0.6 ~ 1.5μm，宽 0.5 ~ 0.7μm，如流感嗜血杆菌。大多数菌体两端呈钝圆形；一端或两端膨大呈棒状的为棒状杆菌，如白喉棒状杆菌；菌体两端尖细，形如梭状的称为梭杆菌；有的菌体两端平齐，如炭疽芽孢杆菌；菌体粗短，近于椭圆形的为球杆菌；菌体呈分枝生长趋势的为分枝杆菌。多数杆菌单个、分散存在；少数排列成链状（称为链杆菌）或栅栏状等。杆菌的形态和排列在细菌的分类鉴定上有一定意义。

3. 螺形菌（spiral bacterium） 菌体弯曲。其中菌体长 2 ~ 3μm，只有一个弯曲，呈弧形或逗点状的称为弧菌（vibrio），如霍乱弧菌；菌体长 3 ~ 6μm，有两个以上弯曲者称为螺菌（spirillum），如鼠咬热螺菌；菌体长 2.5 ~ 4.0μm，细长弯曲呈弧形或螺旋形者称为螺杆菌（helicobacterium），如幽门螺杆菌。

细菌的形态易受温度、酸碱度、培养基成分和培养时间等因素的影响。一般细菌在合适的生长条件下培养 8 ~ 18 小时的时候形态比较典型。细菌在不利环境中生长或培养时间过长时，常出现梨形、气球形、丝状等不规则形态，称为衰退型（involution form），难以识别。因此，观察和研究细菌的形态，应选择适宜生长条件下的对数期生长期为宜。

二、细菌的结构

细菌的结构分为基本结构和特殊结构（图 8 - 2）。基本结构是指每个细菌细胞都具有的结构，是维持细菌正常生理功能所必需的结构，包括细胞壁、细胞膜、细胞质、核质、核糖体等。特殊结构是某些细菌在一定条件下才具有的结构，包括荚膜、鞭毛、菌毛、芽孢等。

微课

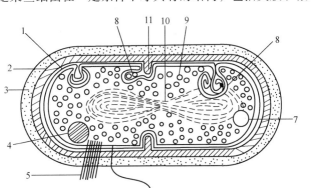

图 8 - 2 细菌的结构示意图

1. 细胞质膜 2. 细胞壁 3. 荚膜 4. 异染颗粒 5. 菌毛 6. 鞭毛
7. 脂质颗粒 8. 中介体 9. 核糖体 10. 核物质 11. 横隔壁

（一）细菌的基本结构

1. 细胞壁（cell wall） 是包在细菌细胞表面的一层厚实、坚韧、有弹性的膜状结构，紧贴在细胞膜外，占菌体干重的10%~25%。可直接用电子显微镜观察细菌的细胞壁；亦可通过质壁分离和特殊的染色后，在光学显微镜下观察。细胞壁化学组成较复杂，因菌种不同而异。用革兰染色法可将细菌分为革兰阳性菌（G^+）和革兰阴性菌（G^-）两大类，两类细菌的细胞壁中都含有肽聚糖，但各自还拥有其特殊组分。

（1）革兰阳性菌细胞壁的结构与化学组成　革兰阳性菌细胞壁较厚（20~80nm），其化学组分简单，主要由肽聚糖和穿插于其内的磷壁酸组成（图8-3）。

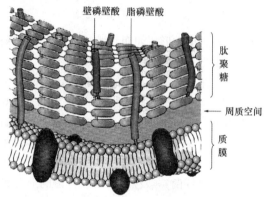

图8-3　革兰阳性菌细胞壁结构示意图

1）肽聚糖（peptidoglycan）　又名黏肽（mucopeptide）、糖肽（glycopeptide）或胞壁质（murein），是细菌细胞壁的主要组分，为原核细胞特有。

革兰阳性菌的肽聚糖由聚糖骨架、四肽侧链和五肽交联桥三部分组成（图8-4）。各种细菌肽聚糖中的聚糖骨架均相同，是由N-乙酰葡萄糖胺和N-乙酰胞壁酸通过$\beta-1$，4糖苷键交替间隔排列而成的长链，链长一般为30~60对双糖。四肽侧链的氨基酸组成和排列方式随细菌种类不同而异。金黄色葡萄球菌四肽侧链连接在聚糖骨架的N-乙酰胞壁酸上，氨基酸排列顺序为L-丙氨酸、D-谷氨酸、L-赖氨酸和D-丙氨酸（图8-5）。四肽侧链之间借助五肽交联桥连接，五肽交联桥由五个甘氨酸组成。金黄色葡萄球菌四肽侧链第三位的L-赖氨酸通过五肽交联桥连接到相邻聚糖骨架四肽侧链第四位的D-丙氨酸上，构成机械强度十分坚韧的三维空间构型（图8-6）。肽聚糖是单体聚合而成的大分子网状结构，革兰阳性菌细胞壁肽聚糖可多达50层。

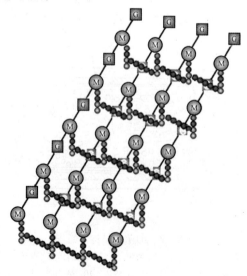

图8-4　革兰阳性菌肽聚糖结构示意图

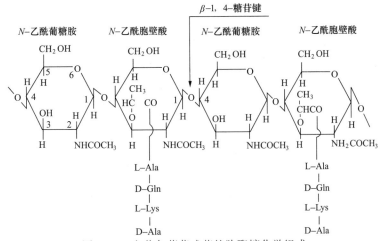

图 8 - 5 金黄色葡萄球菌的肽聚糖化学组成

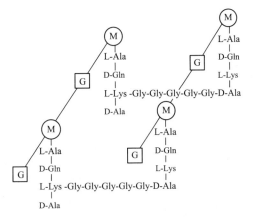

G *N*-乙酰葡萄糖胺 (M) *N*-乙酰胞壁酸

图 8 - 6 金黄色葡萄球菌的肽聚糖交联方式

知识拓展

肽聚糖的合成

肽聚糖的合成可分为三个阶段。第一阶段在细胞质中进行，首先由葡萄糖合成二磷酸尿嘧啶核苷 - *N* - 乙酰葡糖胺（UDP - NAG）和二磷酸尿嘧啶核苷 - *N* - 乙酰胞壁酸（UDP - NAM）；UDP - NAM 依次结合 L - 丙氨酸、D - 谷氨酸、L - 赖氨酸（或氨基庚二酸等）、2 分子 D - 丙氨酸，形成 UDP - NAM - 5 肽。第二阶段在细胞膜内完成，UDP - NAM - 5 肽与载体类脂 - P 结合生成载体类脂 - P - P - NAM - 5 肽，同时释放出 UMP；UDP - NAG 通过 β - 1，4 糖苷键与载体类脂 - P - P - NAM - 5 肽结合生成二糖五肽亚单位，并释放出 UDP；在金黄色葡萄球菌还合成甘氨酸五肽。第三阶段在细胞膜外完成，新合成的肽聚糖基本亚单位转移至细胞壁的黏肽部位，完成交叉连接。医药学上可通过选择相应的药物抑制肽聚糖合成达到杀伤细菌的目的。

2）磷壁酸（teichoic acid） 又称为垣酸或菌壁酸，是存在于革兰阳性菌细胞壁中的一类酸性多糖，主要有核糖醇磷壁酸和甘油磷壁酸两种类型，分别由核糖醇残基或甘油残基通过磷酸二酯键相互连接形成链状多聚物，其链状结构中的少数基团也可被丙氨酸、葡萄糖、半乳糖等氨基酸或糖基取代（图 8 - 7、图 8 - 8）。磷壁酸按其结合部位分为壁磷壁酸（wall teichoic acid，WTA）和膜磷壁酸（membrane teichoic acid）。壁磷壁酸的一端通过磷酸二酯键与肽聚糖的 *N* - 乙酰胞壁酸共价结合，另一端游离于细胞壁外，其含量会随着培养基成分而改变，一般占细胞壁干重的10%。膜磷壁酸又称脂磷壁酸（lipoteichoic acid, LTA），一端与细胞膜的磷脂共价结合，另一端向外穿透肽聚糖直达细胞壁表层。磷壁酸的主要功能：①抗原性强，是革兰阳性菌重要的表面抗原；②磷壁酸带较多负电荷，能与Ca^{2+}、Mg^{2+}等阳离子结合，调节离子通过黏肽层，维持菌体离子平衡，同时调节某些酶的活性；③介导细菌黏附宿主细胞，与细菌的致病性有关；④可作为某些噬菌体吸附菌细胞的受体；⑤调节菌细胞内自溶素的活力，防止细菌因自溶而死亡。

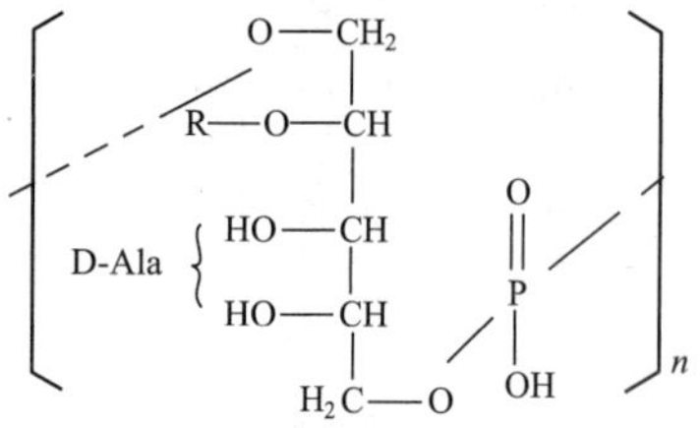

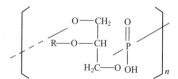

图8-7　核糖醇磷壁酸结构
R：糖；Ala：丙氨酸

图8-8　甘油磷壁酸结构
R：Ala、糖类（葡萄糖、葡萄糖胺）或H

3）其他成分　某些革兰阳性菌细胞壁表面还有一些特殊的表面蛋白，如A群链球菌的M蛋白、金黄色葡萄球菌的A蛋白等，与细菌的致病性和抗原性相关。

（2）革兰阴性菌细胞壁的结构与化学组成　革兰阴性菌细胞壁较薄（10~15nm），化学组分复杂，由肽聚糖和外膜组成（图8-9）。

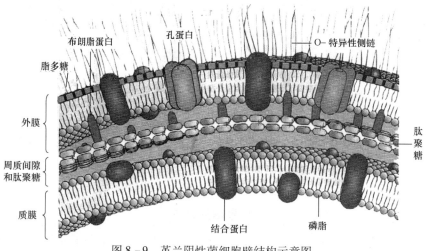

图8-9　革兰阴性菌细胞壁结构示意图

1）肽聚糖　革兰阴性菌肽聚糖层薄（2~3nm），结构疏松，由聚糖骨架和四肽侧链两部分组成（图8-10）。例如，大肠埃希菌的肽聚糖，其聚糖骨架与其他细菌相同，四肽侧链氨基酸排列顺序为L-丙氨酸、D-谷氨酸、二氨基庚二酸（diaminopimelic acid, DAP）和D-丙氨酸，DAP直接与相邻四肽侧链末端的D-丙氨酸连接，没有五肽交联桥，交联度低，只形成较疏松薄弱的二维平面结构（图8-11）。

2）外膜（outer membrane）　位于细胞壁肽聚糖层的外侧，是革兰阴性菌细胞壁主要的结构，由脂蛋白、脂质双层和脂多糖三部分组成。

脂蛋白（lipoprotein）是由脂质和蛋白质结合在一起形成的复合物，其脂质部分与外膜的脂质双层非共价结合，蛋白部分与肽聚糖四肽侧链上的二氨基庚二酸结合，使外膜和肽聚糖成为一个整体。

脂质双层的结构类似细胞膜，中间镶嵌有一些特殊的蛋白质，称为外膜蛋白（outer membrane protein, OMP）。外膜蛋白有20多种，其中有的为孔蛋白（porin），可形成非特异性的通道，允许水溶性分子通过；有的是诱导性或去阻遏蛋白质，参与特殊物质的运输和调控；有的可作为噬菌体、细菌素或性菌毛的受体。

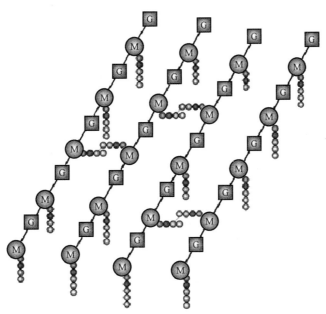

图 8 - 10　革兰阴性菌肽聚糖结构示意图

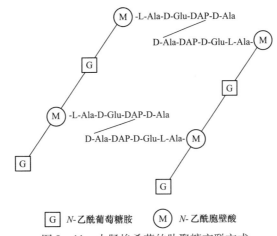

G *N*-乙酰葡萄糖胺　　M *N*-乙酰胞壁酸

图 8 - 11　大肠埃希菌的肽聚糖交联方式

　　脂多糖（1ipopolysaccharide，LPS）即革兰阴性菌的内毒素，是位于细菌细胞壁最外侧的一层较厚（8～10nm）的类脂多糖类物质，由脂质 A（lipid A）、核心多糖（core polysaccharide）和特异多糖（specific polysaccharide）三部分组成（图 8 - 12）。脂质 A 是一种糖磷脂，由 β - 1，6 糖苷键连接的 D - 氨基葡萄糖双糖构成其基本骨架，双糖骨架的游离羟基和氨基可连接多种长链脂肪酸和磷酸基团。不同种属细菌的脂质 A 骨架基本相同，但脂肪酸的种类和磷酸基团的取代不尽相同。脂质 A 是内毒素生物学活性和毒性的主要组分，无种属特异性，故不同细菌产生的内毒素的毒性作用相似。核心多糖位于脂质 A 外侧，由庚糖、己糖（半乳糖、葡萄糖）、磷酸乙醇胺、2 - 酮基 - 3 - 脱氧辛酸（2 - keto - 3 - deoxyoctonic acid，KDO）等组成，通过 KDO 与脂质 A 共价结合。核心多糖具有属特异性，同一属细菌的核心多糖相同。特异多糖又称为 O - 特异侧链（O - specific side chain），位于脂多糖最外层，是由若干个低聚糖（3～5 个单糖）重复单位构成的多糖链。特异多糖即革兰阴性菌的菌体抗原（O 抗原），不同革兰阴性菌的特异多糖中所含单糖的种类、数目、排列及空间构型各不相同，具有种特异性。

　　3）周质间隙（periplasmic space）　是位于革兰阴性菌细胞膜与外膜脂质双层之间的狭窄间隙，占菌细胞体积的 20%～40%。该间隙中含有多种酶类，在细菌摄取营养物质、解除有害物质毒性、细菌致病性等方面发挥重要作用，如蛋白酶、核酸酶、糖类降解酶等与营养物质的降解、吸收和转运有关；胶原

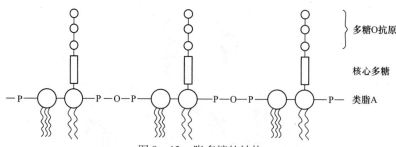

图 8 – 12　脂多糖的结构

酶、透明质酸酶等为细菌的毒力因子；β - 内酰胺酶能迅速破坏青霉素、头孢菌素等，保护细菌免受损伤。在革兰阳性菌也可观察到类似的周质间隙。

革兰阳性菌和革兰阴性菌细胞壁的结构和组成显著不同，导致这两类细菌在染色性、抗原性、生理功能、致病性、对药物的敏感性等方面的差异（表 8 – 1）。

表 8 – 1　革兰阳性菌和革兰阴性菌细胞壁结构比较

比较项目	革兰阳性菌	革兰阴性菌
坚韧度	较坚韧	较疏松
厚度	20 ~ 80 nm	10 ~ 15nm
肽聚糖相邻四肽侧链连接方式	五肽交联桥连接	直接连接
肽聚糖层数	多（可达 50 层）	少（1 ~ 2 层）
肽聚糖含量（占胞壁干重）	多（50% ~ 80%）	少（5% ~ 20%）
糖类含量	多（约 45%）	少（15% ~ 20%）
脂类含量	少（1% ~ 4%）	多（11% ~ 22%）
磷壁酸	有	无
外膜	无	有

（3）细胞壁的主要功能　①维持细菌固有的外形。②保护细菌免受渗透压等外力的损伤：细菌细胞质内渗透压高达 506.6 ~ 2533.1kPa（5 ~ 25 个大气压），由于细菌细胞壁有较强的坚韧性，能够承受菌体内部巨大的渗透压而不破裂，使细菌能够在相对低渗的环境中生存。③细胞壁上有许多微孔和特殊的转运蛋白，参与菌体内外的物质交换。④与致病性有关：如 A 群链球菌的脂磷壁酸和 M 蛋白可介导细菌对宿主细胞的黏附，革兰阴性菌的内毒素可引起机体发热、白细胞反应等。⑤为菌细胞生长、分裂和鞭毛运动所必需。⑥可阻挡某些抗生素进入菌细胞，与细菌耐药性有关。⑦与静电性有关：磷壁酸和 LPS 都带负电荷，能与 Ca^{2+}、Mg^{2+} 等阳离子结合，维持菌体内离子平衡。⑧其他：与细菌的抗原性、对噬菌体的敏感性等有关。

（4）细菌细胞壁缺陷型（细菌 L 型）　细菌细胞壁的肽聚糖结构受到理化或生物因素的破坏或合成被抑制时，造成细菌细胞壁完全或部分缺失，这种细胞壁受损的细菌在高渗环境中仍可继续存活、生长和分裂者称为细菌细胞壁缺陷型。因其 1935 年最早在英国 Lister 研究院被发现，故取该研究院的第一个字母命名为细菌 L 型。此后，许多学者发现几乎所有的细菌都有这种变异型存在。细菌 L 型的主要特点有：高度多形性；大小不一；革兰染色大多为阴性；难培养，在高渗低琼脂含血清的培养基中才能生长，生长繁殖较原菌缓慢；菌落多为细小的"荷包蛋样"，也可为颗粒状或丝状。某些细菌 L 型仍可致病，引起多组织的间质性炎症，如尿路感染、骨髓炎、心内膜炎等，并常在使用作用于细胞壁的抗菌药物（如青霉素、头孢菌素等）治疗过程中发生。临床上遇有症状明显而标本常规细菌培养阴性者，应考虑细菌 L 型感染的可能性，宜做细菌 L 型的专门分离培养，并更换抗菌药物。

肽聚糖是细胞壁的主要成分，医学上可选择相应的药物破坏肽聚糖的结构或抑制其合成，通过损伤细胞壁而杀伤细菌。如溶菌酶能切断肽聚糖中 N - 乙酰葡萄糖胺和 N - 乙酰胞壁酸间的 $\beta - 1$，4 糖苷键连接，破坏聚糖骨架，引起细菌裂解。青霉素可通过干扰四肽侧链上 D - 丙氨酸与五肽交联桥之间的连接，使细菌不能合成完整的肽聚糖，而杀伤细菌（图 8 - 13）。革兰阳性菌由于肽聚糖含量多，对溶菌酶和青霉素作用敏感；革兰阴性菌由于肽聚糖含量少，且有外膜保护作用，溶菌酶和青霉素对其作用甚微。

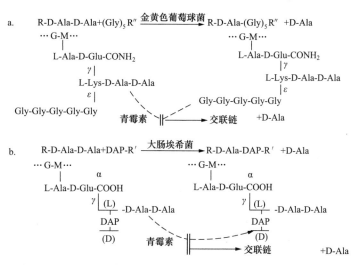

图 8 - 13　青霉素抑制细菌细胞壁肽聚糖合成的作用位点

2. 细胞膜（cell membrane） 紧贴在细胞壁内侧，包绕在细胞质外面，是一层柔软、具有弹性的半渗透性生物膜，又称质膜（plasma membrane）、细胞质膜（cytoplasmic membrane）或内膜（inner membrane），厚度为 7～8nm，约占菌细胞干重的 10%。其化学组成主要是磷脂和蛋白质，还有少量多糖。由磷脂双分子层构成细胞膜的基本支架，其间镶嵌有多种蛋白质，这些蛋白质多为具有特殊作用的酶和载体蛋白。

细胞膜的主要功能：①物质转运作用：细胞膜是细菌正常的渗透性屏障，与细胞壁共同参与菌体内外的物质交换；②生物合成作用：细胞膜上有多种酶类，是合成肽聚糖、磷壁酸、磷脂、脂多糖、荚膜等大分子物质的场所；③呼吸作用：细胞膜上有多种能量代谢相关的酶系，如氧化磷酸化酶系、电子传递系统及脱氢酶系等，可进行转运电子及氧化磷酸化作用，与能量产生、储存和利用有关；④细菌鞭毛的着生部位，并为鞭毛的运动提供能量；⑤形成中介体：细胞膜向胞质内陷折叠形成的囊状结构，称为中介体（mesosome），其中充满管状或层状的囊泡。中介体与细菌呼吸、DNA 复制、分裂繁殖以及芽孢的形成有关，多见于革兰阳性菌。

3. 细胞质（cytoplasm） 是细菌细胞膜内除核质以外的物质，为无色透明胶状物，主要成分是水、蛋白质、脂类和核酸，并含少量糖类和无机盐。细胞质中含较多的 RNA，嗜碱性强，易被碱性染料着色。细胞质内含有丰富的酶类，尚有质粒、核糖体、胞质颗粒等重要结构，为细菌新陈代谢的主要场所。

（1）**质粒（plasmid）** 是细菌染色体外的闭合环状双链 DNA 分子，带有遗传信息，可控制细菌某些特定的遗传性状，如性菌毛、毒素、细菌素、耐药性的产生等。质粒不是细菌细胞所必须，可从细胞中丢失，随着质粒的丢失，质粒赋予细菌的生物学性状消失，但通常并不造成细菌的死亡。质粒可独立复制，也可整合到染色体上随细菌染色体的复制而复制，随着细菌的分裂而分配到子代细菌细胞中。质粒可通过接合、转导等方式将有关性状传递给另一细菌，与细菌的遗传变异有关。

（2）**核糖体（ribosome）** 是游离于细胞质中的亚微颗粒，数量可达数万个。由 RNA 和蛋白质组成。当正在转录的 mRNA 与核糖体结合并将核糖体串成多聚核糖体时，即成为合成蛋白质的场所。细菌核糖体沉降系数是 70s，由大小不同的两个亚基（50s 和 30s）组成；真核细胞的核糖体的沉降系数是 80s，由 60s 和 40s 两个亚基组成。链霉素、红霉素分别与细菌核糖体上的 30s 亚基和 50s 亚基结合，通过干扰蛋白质的合成导致细菌的死亡，但对人体细胞核糖体没有影响。

（3）**胞质颗粒（cytoplasmic granules）** 是一类由不同化学成分累积而成的不溶性颗粒，大多数是细菌储存的营养物质，包括碳源（如糖原、淀粉、聚－β－羟丁酸等）、氮源（如藻青素、藻青蛋白等）、磷源等。胞质颗粒不是细菌的恒定结构，常随菌种、菌龄及环境的变化而变化。以 RNA 和多偏磷酸盐为主要成分的胞质颗粒，嗜碱性强，用亚甲蓝或甲苯胺蓝染色时着色较深呈红紫色，称为异染颗粒，其大小为 0.5～1μm，在细菌鉴定中有一定意义。

4. 核质（nuclear material） 又称拟核（nucleoid），是原核生物特有的原始细胞核，无核膜、核仁结构，无固定形态，呈球形、棒状或哑铃形，集中于细胞质的某一区域，多位于菌体的中央。其实质为单一的密闭环状 DNA 分子反复回旋盘绕成的松散网状结构，具有与高等生物细胞染色体相似的功能，故又称为细菌的染色体，是控制细菌生物学性状的主要物质基础。每个细菌体内所含的核质数目与细菌的生长速度有关，一般为 1～4 个。

（二）细菌的特殊结构

1. 荚膜（capsule） 某些细菌在其细胞壁外包被有一层黏液性物质。凡黏液性物质稳定地附着于细胞壁外，厚度≥0.2μm，边界明显者，称为荚膜；厚度＜0.2μm 者称为微荚膜。若黏液性多聚物疏松附着在细菌胞体表面，易被洗脱者称为黏液层（slime layer）。介于荚膜和黏液层之间的结构则称糖萼（glycocalyx），构成一层松散的纤维状网格，延伸出细菌外表面。荚膜对一般碱性染料的亲和力低，不易着色，显微镜下仅能看到在菌体周围有未着色的透明圈，用特殊染色法或用墨汁负染，可清楚看到与周围界限分明的荚膜（图 8－14）。

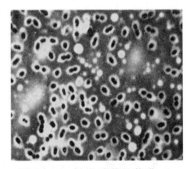

图 8－14　肺炎球菌的荚膜

荚膜与糖萼的形成受细菌所处环境条件的影响，一般在动物体内或营养丰富（含有血清或糖）的培养基中形成，在普通培养基上则容易消失。

荚膜的化学成分随细菌种类不同而异，大多数细菌的荚膜成分为多糖，如肺炎链球菌；少数细菌的荚膜成分为多肽，如炭疽芽孢杆菌；个别细菌的荚膜为透明质酸，如 A 群链球菌。荚膜具有抗原性，其分子组成和构型的多样性，对细菌的鉴别及分型有重要作用。

荚膜能作为细菌体外储存的营养物质，营养缺乏时可被细菌利用。

荚膜是构成细菌致病力的重要因素之一。它能保护细菌抵抗吞噬细胞的吞噬和消化作用，抵抗溶菌酶、补体、抗菌抗体及抗菌药物等对菌体的损伤，增强细菌的侵袭力。如几个有荚膜的肺炎链球菌即可杀死 1 只小鼠，但当失去荚膜后则需几亿个细菌才能杀死 1 只小鼠。

荚膜和糖萼可使细菌黏附于组织细胞或无生命物体表面，也可使细菌之间彼此粘连，形成生物被膜，是引起感染的重要因素。如：变异链球菌依靠糖萼黏附在牙釉质上，分解口腔中的蔗糖产生大量乳酸，导致牙釉质破坏，引起龋齿。有荚膜菌株在各种医疗导管中黏附定居，是医院内感染发生的重要原因。

案例解析

【案例】 某研究人员将有荚膜的肺炎链球菌菌株和经分子生物学方法构建的肺炎链球菌荚膜缺陷菌株分别注入 BALB/c 小鼠的腹腔中。2 周后，注射有荚膜菌株的小鼠半数死亡，而注射荚膜缺陷菌株的小鼠未见死亡。

【问题】 荚膜的作用是什么？

【解析】 有荚膜的菌株可引起小鼠发病死亡，荚膜缺陷菌株不致病，说明荚膜是细菌重要的致病物质，细菌失去荚膜后致病性随之减弱或消失。

2. 鞭毛（flagellum） 某些细菌从菌细胞内向菌体外伸出的细长并呈波状弯曲的丝状物，称为鞭毛，是细菌的运动器官。鞭毛长 5～20μm，直径仅为 12～13nm，非常纤细。观察鞭毛最直接的方法是用电子显微镜；若经特殊染色法使鞭毛增粗并着色，在普通显微镜下也能观察到（图8-15）；采用悬滴法或压滴法直接在光学显微镜下检查活细菌的位移运动，或用培养法检查细菌在半固体培养基中的动力，也可判断细菌是否有鞭毛。

根据鞭毛的数目和位置，可将鞭毛菌分类如下。①单毛菌：菌体上只着生一根鞭毛，如霍乱弧菌。②双毛菌：菌体两端各有一根鞭毛，如空肠弯曲菌。③丛毛菌：菌体的一端或两端有一束鞭毛，如铜绿假单胞菌。④周毛菌：菌体的周身有许多鞭毛，如伤寒沙门菌、破伤风梭菌等（图8-16）。

鞭毛的化学成分主要是蛋白质，称为鞭毛蛋白，具有较强的免疫原性，又被称为鞭毛（H）抗原。鞭毛是细菌的运动器官，有鞭毛的细菌在液体环境中能自主游动。鞭毛菌的运动有化学趋向性，常朝着有营养物质的方向前进，而避开有害的物质。细菌有无鞭毛运动以及鞭毛的数量、部位、抗原特异性等，对细菌的分类和鉴定具有一定意义。如伤寒沙门菌与志贺菌在形态上相似，但伤寒沙门菌有鞭毛，可以运动，志贺菌无鞭毛，不能运动。有些细菌的鞭毛与细菌的致病性有关，如空肠弯曲菌、霍乱弧菌等借助活泼的鞭毛运动穿过小肠黏膜表面黏液层，有利于细菌黏附于肠黏膜上皮细胞，产生毒性物质引起病变。

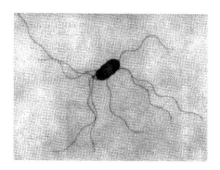

图8-15　变形杆菌的鞭毛

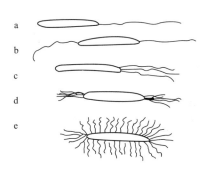

图8-16　细菌鞭毛类型模式图
a. 端生单鞭毛　b. 端生双鞭毛
c、d. 丛生鞭毛　e. 周生鞭毛

3. 菌毛（pilus）　某些细菌菌体表面着生的比鞭毛纤细、短而直的丝状物，称为菌毛，必须用电子显微镜才能观察到（图8-17）。其化学成分主要是菌毛蛋白，具有免疫原性。菌毛根据功能不同分为普通菌毛和性菌毛两类。

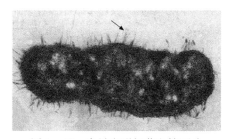

图8-17　奇异变形杆菌电镜照片

（1）普通菌毛（common pilus）　长0.2~2μm，直径3~8nm，每菌可有50~400根，遍布细菌的表面。普通菌毛具有黏附性，可与宿主细胞表面受体特异性结合。有普通菌毛的细菌多为革兰阴性致病菌，可借助菌毛牢固黏附于宿主消化道、呼吸道或泌尿道的黏膜表面，进而定植和致病。

（2）性菌毛（sex pilus）　长6~13.5μm，直径9~10nm，数量较少，每菌仅有1~4根，中空呈管状。性菌毛由F质粒编码，故又称F菌毛，F质粒也称致育因子。有性菌毛的细菌称为F^+菌或雄性菌，无性菌毛的细菌称为F^-菌或雌性菌。F^+菌和F^-菌可借助于性菌毛经接合方式传递遗传物质，如细菌的耐药性、毒力等都可通过接合方式传递。

4. 芽孢（spore）　某些细菌在一定环境条件下，在菌体内形成的一个圆形或椭圆形、厚壁、含水量极低、对不良环境有极强抵抗力的休眠体，称为芽孢。芽孢折光性强，壁厚，通透性差，普通染色法很难使之着色，普通光学显微镜下只能观察到菌体内有无色透明的芽孢体，需用特殊芽孢染色法才能使其着色。

细菌能否形成芽孢取决于菌体内是否有芽孢基因，而且与环境条件密切相关，一般只在动物体外、不利于细菌生长繁殖的环境下形成。现在发现的芽孢菌均为革兰阳性菌。

芽孢带有完整的核质、酶系统及合成菌体成分的结构，能保持细菌生命活动的延续。芽孢形成后，细菌失去繁殖能力，菌体成为空壳，有些芽孢可以游离出来。与芽孢相比，有繁殖能力的菌体称为繁殖体。环境适宜时，芽孢可发芽，成为新的菌体。一个菌体只能形成一个芽孢，一个芽孢发芽也只能生成一个菌体，所以芽孢不是细菌的繁殖方式。

芽孢的大小、形态和在菌体中的位置随细菌种类不同而异，有助于细菌的鉴别（图 8 - 18）。如破伤风梭菌芽孢位于菌体顶端，正圆形且比菌体宽，炭疽芽孢杆菌芽孢位于菌体中央，卵圆形，不宽于菌体。

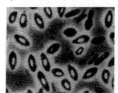 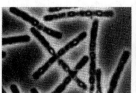 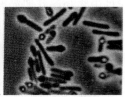

图 8 - 18　细菌芽孢的各种类型

芽孢对热、干燥、辐射、化学消毒剂以及其他不良环境因素均有强大抵抗力。一般细菌的繁殖体不能耐受 80℃ 以上的高温，但它们的芽孢有惊人的耐高温能力，如肉毒梭菌芽孢在 100℃ 水中经 5.0~9.5 小时才被杀死。被芽孢污染的用具、手术器械、敷料等，用一般的方法不易将其杀死，杀死芽孢最可靠的方法是高压蒸汽灭菌法。进行灭菌时，应以杀死芽孢作为判断灭菌效果的指标。芽孢在自然界中可存活数年、数十年甚至更长，如破伤风梭菌芽孢在土壤中可存活数 10 年，被炭疽杆菌芽孢污染的草原可保持传染性 20~30 年。

细菌芽孢不能直接引起疾病，但发芽成为繁殖体后可具有致病性。如土壤中常有破伤风梭菌芽孢，在外伤情况下，芽孢随泥土进入创口内，若条件适宜，芽孢可发芽成为繁殖体，继而产生毒素导致疾病。

第二节　细菌的生长繁殖与代谢

一、细菌细胞的化学组成

1. 元素组成　组成细菌细胞的化学元素种类及各自所占的比例相对稳定。根据细菌对各类元素需要量的大小，可将组成细菌细胞的元素分为主要元素和微量元素。碳、氢、氧、氮、磷、硫、钾、钙、镁、铁等是细菌的主要元素，它们是构成各种有机化合物的主要成分，其中碳、氢、氧、氮、磷和硫等六种元素约占细菌细胞干重的 97%。微量元素主要包括锌、铜、锰、钼、钨、钴、镍、硒、硼等，其在菌体中含量极低且在不同类型细菌细胞中差异较大。

2. 分子组成　细菌和其他生物细胞相似，组成细胞的元素是以分子的形式存在，比较重要的有水、糖类、蛋白质、脂质、核酸和无机盐，但这些物质在不同类型细菌细胞中所占比例各不相同。水是细菌细胞的重要组成部分，占细胞总重量的 75%~85%。蛋白质的含量仅次于水，由氨基酸通过肽键连接而成，是细菌细胞最重要的结构和功能成分。糖类是能量的主要来源。脂质由甘油、脂肪酸组成，是生物膜组成成分，亦可作为储能物质储存能量。核酸有 DNA 和 RNA 两种，是重要的遗传物质。无机盐一般以离子形式存在，对菌体也有重要作用。

微课

二、细菌的营养物质

细菌新陈代谢和生长繁殖所需要的营养物质主要包括水、碳源、氮源、无机盐和生长因子等。

1. 水　细菌中水占的比例为75%~85%，水是细菌细胞维持生命活动必不可少的一种重要物质，其在细菌营养的吸收和转运以及细菌代谢过程中的作用尤为重要。

2. 碳源　各种含碳的无机或有机化合物都能被细菌吸收利用，作为细菌代谢的主要能量来源和菌体的组成成分。无机碳源主要是 CO_2 和碳酸盐；有机碳源中常见的是糖类及其衍生物、脂类、醇类、有机酸和羟类等，其中最容易被吸收的是糖类物质。病原菌的碳源主要是糖类。

3. 氮源　细菌对氮源的需要量仅次于碳源，主要功能是为细菌合成生命大分子物质（如蛋白质、核酸、酶等）提供氮素。从分子态氮到复杂的含氮化合物均可被不同的细菌利用，但大多数病原菌主要从有机氮化物（如氨基酸、蛋白胨）中获取氮。

4. 无机盐　细菌需要的无机盐主要是含有磷、硫、镁、铁、钾、钠、钙等矿物质元素的各类无机化合物，一般以氯化物、碳酸盐、硫酸盐、磷酸盐及硝酸盐形式存在。无机盐的主要功用：①维持生物大分子和细胞结构的完整性；②参与能量的储存和转运；③作为酶或辅酶的组成成分，维持酶的活性；④调节菌体内外渗透压，控制细胞的氧化还原电位；⑤某些元素（铁、硫等）可作为一些自养菌的能源；⑥某些元素与细菌的生长繁殖及致病性密切相关，如白喉棒状杆菌是否产生毒素与其生存环境中铁的含量有极大的关系。

5. 生长因子　除上述营养物质外，许多细菌的生长还需一些自身不能合成、必须从外界获得的化合物质，即生长因子。生长因子主要是大分子有机物，如维生素、某些氨基酸等。少数细菌还需特殊类型的生长因子，如流感嗜血杆菌需 X（高铁血红素）因子和 V（辅酶 I 或 II）因子，供细菌呼吸。

三、细菌摄取营养物质的机制

水和水溶性物质可以自由通过半透性的细胞壁和细胞膜进入菌细胞内，而多糖、蛋白质、核酸等大分子营养物质需经细菌分泌的胞外酶分解成小分子物质后才能被吸收。细菌摄取营养物质的方式包括被动扩散和主动转运系统。

1. 被动扩散　被动扩散指营养物质通过细菌的壁膜屏障结构，从高浓度一侧向低浓度一侧扩散，驱动力是细胞内外营养物质的浓度梯度，不消耗能量。不需要任何菌体成分的帮助，营养物质直接进入细胞质内的过程称为简单扩散。借助菌细胞特异性蛋白的帮助或促进，使营养物质完成跨膜转运的过程称为易化扩散，通过易化扩散的营养物质主要有单糖、氨基酸、无机盐、维生素等。

2. 主动转运系统　是微生物摄取营养物质的主要方式，需要消耗能量，且是逆浓度梯度转运所需营养物质至菌细胞内。主要有以下 3 种方式。

（1）依赖周浆间隙蛋白的转运系统　G^- 菌的特异性结合蛋白位于周浆间隙，营养物质与存在于周浆间隙内的特异性结合蛋白结合后，引起后者构型的变化，继而将营养物质运送给细胞膜上的 ATP 结合型载体，导致 ATP 水解，产生的能量打开膜孔，使营养物质通过细胞膜进入细胞内。G^+ 菌的特异性结合蛋白位于细胞的外表面。

（2）离子耦联转运　驱使营养物质跨膜转运的能量是膜内外两侧质子或离子浓度差产生的质子动力或钠动力。转运营养物质的载体是电化学离子梯度透性酶，该酶是一种能够发生可逆性氧化还原反应的疏水性膜蛋白，其在氧化状态时与营养物质结合，而在还原状态时发生构象变化，使营养物质释放进入胞质内。

（3）基团转移　是一种特殊形式的主动转运，它不涉及营养物质的浓度梯度，但需要载体蛋白参加，并且消耗能量。其特点是被转运营养物质在由细胞外向细胞内转运的过程中发生化学修饰，利用能量将物质转运与细菌代谢相结合。如葡萄糖通过这种方式被运输到细胞内后，释放出的是6-磷酸葡萄糖。基团转移方式运输的营养物质主要有糖类、脂肪酸、核苷酸、碱基等。

四、细菌的营养类型

细菌的营养类型实质是其利用营养物质的特定方式，根据所利用的碳源和能源的差异可将细菌分为自养菌和异养菌两大营养类型。

1. 自养菌 以简单的无机物为原料合成菌体成分。通过光合作用获取能量的为光能自养菌，通过无机物氧化获取能量的为化能自养菌。

2. 异养菌 此类细菌必须以有机物作为原料合成菌体成分并获取能量。根据获取营养物质的途径不同又分为腐生菌和寄生菌。腐生菌以已死的动植物、腐败食物等无生命的有机物作为营养物质；寄生菌寄生于活体内，从宿主体内的有机物中获得营养物质。所有的病原菌都是异养菌，大多数是寄生菌。

五、影响细菌生长的因素

1. 营养物质 适宜的营养物质可为细菌的新陈代谢和生长繁殖提供必要的原料及能量。

2. 酸碱度（pH） 细菌的生长需借助于细胞内的各种代谢活动来完成，这些代谢活动大多是经不同酶催化的生化反应，反应需要在一定的 pH 条件下进行。大多数细菌的最适生长 pH 范围为 6.8～7.6，在此环境下酶促反应速率高，细菌生长速率快。少数细菌适宜在偏碱或偏酸的环境中生长，如霍乱弧菌的最适生长 pH 为 8.4～9.2，嗜酸乳杆菌的最适生长 pH 为 5.8～6.6。

3. 温度 不同细菌对温度的要求不一，根据细菌生长所需要的温度不同，可将其分为嗜冷菌、嗜温菌和嗜热菌三大类。嗜冷菌的生长温度范围为 −5～30℃，最适生长温度为 10～20℃；大多数细菌为嗜温菌，生长温度范围为 10～45℃，最适生长温度为 20～40℃，大多数病原菌的最适生长温度为 37℃；嗜热菌生长温度范围为 25～95℃，最适生长温度为 50～60℃。

4. 气体环境 根据细菌代谢时对分子氧的需求不同，可将细菌分为以下四类。①专性需氧菌：只能在有氧条件下生长繁殖，如铜绿假单胞菌、结核分枝杆菌。②微需氧菌：需要在低氧压（5%～6%）环境中生长，氧浓度超过 10% 反而抑制其生长，如幽门螺杆菌、空肠弯曲菌。③兼性厌氧菌：在有氧及无氧条件下都能生长，但有氧时生长较好，大多数病原菌属于此类。④专性厌氧菌：只能在无氧条件下生长，如破伤风梭菌。CO_2 对细菌也很重要，大多数细菌代谢过程中产生的 CO_2 可满足其生长的需要，有些细菌（如脑膜炎奈瑟菌、布鲁氏菌）初次从标本中分离时，需在含 5%～10% 的 CO_2 环境中才能生长良好。

六、细菌的繁殖方式

细菌个体主要以二分裂方式进行无性繁殖，即细菌生长到一定时期时，DNA 先进行复制，然后在菌体中间形成横隔，将细菌分裂成两个大小相等的子代菌细胞。在适宜的条件下，大多数细菌的繁殖速度很快，20～30 分钟便可繁殖一代。少数细菌的生长繁殖较慢，如结核分枝杆菌繁殖一代需 18～20 小时。

七、细菌的生长繁殖规律

大多数细菌繁殖速度很快，20～30 分钟即可分裂一次。但实际上，随着营养物质消耗、有毒代谢产物逐渐积累，细菌不可能始终保持高速增殖。将一定数量的细菌接种定量的液体培养基中，在适宜的条件下培养，连续定时取样测定活菌数，以活菌数的对数做纵坐标，以培养时间做横坐标，可绘制出一条反映细菌群体在整个培养期间生长繁殖规律的曲线，称为生长曲线（growth curve）。生长曲线可分为迟缓期、对数期、稳定期和衰亡期（图 8–19）。

1. 迟缓期（lag phase） 又称调整期、延滞

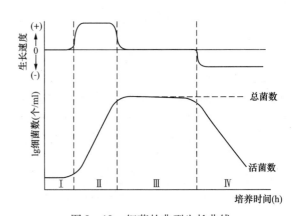

图 8–19 细菌的典型生长曲线

Ⅰ. 延滞期 Ⅱ. 对数期 Ⅲ. 稳定期 Ⅳ. 衰亡期

期、停滞期或适应期，是细菌适应新环境的短暂过程，细菌繁殖极少，分裂迟缓。此期细菌体积增大，代谢活跃，主要是为细菌的分裂增殖合成并储备充足的酶、能量及中间代谢产物。迟缓期长短受菌种、接种菌量、菌龄以及营养物质等的影响，一般为 1~4 小时。

2. 对数期（logarithmic phase）　又称指数期，细菌数以稳定的几何级数快速增长，活菌数和总菌数非常接近，生长曲线上活菌数对数直线上升。此期细菌形态、染色、生理活性等都很典型，对外界因素的作用敏感，因此研究细菌生物学性状选用此期细菌最好。

3. 稳定期（stationary phase）　又称平衡期、恒定期或最高生长期，活菌数大致恒定。细菌形态、染色、生理性状等开始发生改变，并产生相应的代谢产物（如外毒素、抗生素等），是发酵生产产物形成的重要时期，细菌芽孢也大多在此期产生。

4. 衰亡期（decline phase）　细菌繁殖速度越来越慢，死亡菌数明显增多，活菌数急剧下降。细菌形态发生显著改变，表现多形态性或菌体自溶，难以辨认，细菌生理代谢活动趋于停滞。

八、细菌的人工培养

细菌的人工培养是利用人工的方法提供细菌生长所需要的条件，使细菌在较短的时间内大量生长繁殖。通过人工培养可获得大量的细菌及其代谢产物，在感染性疾病的病原学诊断、流行病学调查、生物制品的制备及制药工业的生产实践中具有重要意义。

（一）培养基

培养基（medium）是人工配制的、适合微生物生长繁殖或产生代谢产物的混合营养物制品。培养基配制的原则主要包括：①根据不同细菌的营养要求选择适宜的营养物质，配制针对性强的培养基；②注意培养基中各种营养物质的浓度及配比；③调整培养基的物理、化学条件（pH、水活度、氧化还原电位等）；④培养基必须灭菌后才可使用。

根据培养基的功能可将其分为以下五种常用类型。①基础培养基：含有细菌生长繁殖所需的基本营养物质，可用于培养大多数普通细菌。②营养培养基：即在基础培养基中加入血液、血清、酵母浸膏或动植物组织提取液等特殊的营养物质，以满足营养要求比较苛刻的细菌生长。③选择培养基：根据不同细菌的特殊营养要求或对某些化学物质的敏感性差异，在培养基中加入特殊的营养成分或化学物质，抑制某些微生物的生长，有助于将目的菌从混杂的微生物群体中分离出来。④鉴别培养基：在培养基中加入特定的化学物质，某种细菌在培养基中生长后，产生特征性的变化，根据这种特征性的变化将该菌和其他的微生物区分开。⑤厌氧培养基：专供培养专性厌氧菌的培养基，要求培养基的氧化还原电势低，通常是在培养基中加入还原剂，以降低氧化还原电势，如液体培养基中可加入谷胱甘肽、硫基乙酸钠等。

培养基根据物理状态可分为液体培养基、半固体培养基和固体培养基三大类。液体培养基常用于大量增殖细菌；半固体培养基常用于观察细菌的动力及保藏菌种；固体培养基常用于细菌的分离和纯化。

根据对培养基成分了解程度将其分为天然培养基、合成培养基和半合成培养基。天然培养基是用天然原料或经人工降解的天然营养物质配制而成的，化学成分不确定；合成培养基由化学成分完全了解的物质配制而成，化学成分清楚，组成精确；半合成培养基是在天然培养基的基础上添加已知化学物质，或在合成培养基的基础上添加某些天然物质。

（二）细菌的培养方法及生长现象

1. 细菌的培养方法

（1）分批培养与分批发酵　分批培养是将微生物置于一定量的培养基中，在适宜的条件下培养一段时间后，一次性收获，又称间歇培养。分批培养中，培养基是一次性加入的，不再补充，随着培养中的营养物质不断被消耗，有害代谢产物不断积累，生长受限，对数期难以长期维持，难以满足科研和生产的需要。在研究细菌群体生长规律时常采用分批培养。

分批培养应用在生产实践上，即为分批发酵。分批发酵是在一个密闭系统内加入有限量的营养物质后，接入少量的微生物进行培养，使微生物在特定的条件下只完成一个发酵周期。分批发酵包括简单分批发酵、补料分批发酵和反复补料分批发酵三种类型。

（2）连续培养与连续发酵　连续培养是采用有效的措施使微生物在特定的环境中长时间保持旺盛生长状态的培养方法。具体地说，当微生物以单批培养的方式培养到指数期的后期时，一方面在培养器中连续补充营养物质，并立即搅拌均匀；另一方面，利用溢流的方式，以同样的速度不断流出培养物，达到一种动态平衡，理论上，微生物可长时间保持恒定的对数生长。通常采用以下两种方式。①恒浊连续培养：当微生物在恒浊器中培养进入对数期时，用光电信号检测培养液的浊度并控制培养液的流速，以维持恒定的细胞密度。②恒化连续培养：使培养液的流速保持不变，培养器中的营养物浓度维持恒定，从而使微生物保持某一恒定的生长速率，又称恒组成连续培养。

连续培养应用于生产实践上，即为连续发酵。连续发酵可分为单罐连续发酵和多罐串联连续发酵等方式。连续发酵易于分期控制，可选择优化条件进行多级连续发酵，提高产量，但其具有易遭受杂菌的污染和菌种退化的缺点。

（3）同步培养　是通过机械方法或环境条件控制技术，使微生物群体中的细胞处于同一生长阶段并同时进行分裂，主要用于了解个体细胞生长状况、遗传育种及微生物生理研究。

（4）厌氧培养　指把微生物置于无氧的环境下所进行的培养，常用的方法有厌氧罐法、厌氧手套箱法、疱肉培养法等多种。通常在培养基中添加还原剂或用理化方法去除环境中的游离氧，以降低氧化还原电势。适用于培养兼性厌氧菌和专性厌氧菌。

2. 细菌在培养基中的生长现象

（1）在液体培养基中生长情况　大多数细菌在液体培养基中增殖后，可使液体呈均匀浑浊状态，菌量越多，浊度越大，用比浊法可估计细菌的数量。能形成长链的细菌则呈沉淀生长。专性需氧菌多呈表面生长并形成菌膜。

（2）在半固体培养基中生长情况　有鞭毛的细菌可克服低浓度琼脂的阻挡，沿穿刺线向周围扩散，呈羽毛状或云雾状浑浊生长。无鞭毛的细菌只能沿穿刺线呈清晰的线状生长。

（3）在固体培养基中生长情况　单个细菌在固体培养基上繁殖形成的肉眼可见的孤立菌群，称为菌落（colony）。不同细菌的菌落各有特点，可分为以下三型。①光滑型菌落：表面光滑、湿润，边缘整齐。②粗糙型菌落：表面粗糙、干燥、呈皱纹状或颗粒状，边缘不整齐。③黏液型菌落：表面黏稠、有光泽，似水珠样，多见于有厚荚膜或丰富黏液层的细菌。

九、细菌的新陈代谢

细菌的新陈代谢是指菌体内分解代谢和合成代谢的总称，分解代谢为合成代谢提供原料和能量，合成代谢又为分解代谢提供物质基础。

知识链接

细菌的产能方式

能量代谢是一切生物代谢的核心，细菌的产能反应均为氧化反应，称为生物氧化。化能自养菌利用无机物为能源，通过无机物氧化产能。化能异养菌利用有机物为能源，产能的主要形式有发酵和呼吸。发酵是以有机物为基质，并以其中间代谢产物为受氢体的生物氧化过程，也是专性厌氧菌和兼性厌氧菌无氧条件下产能的重要方式。呼吸是细菌分解利用营养基质时，以无机物作为最终受氢体的生物氧化过程，其中以分子氧作为受氢体的称为有氧呼吸，以分子氧以外的其他无机物为受氢体的称为无氧呼吸。

（一）分解代谢产物及细菌的生化反应

不同细菌具有的酶系不同，故对营养物质的分解能力及其代谢产物不尽相同。检测细菌对糖或蛋白质等的代谢作用和代谢产物的差异，借以区别和鉴定细菌，称为细菌的生化反应（biochemical reaction），常见的有以下几种。

1. 糖发酵试验　不同细菌对糖的分解能力和代谢产物不同，借此可以鉴别细菌。如大肠埃希菌能发酵乳糖，而伤寒沙门菌不能发酵乳糖。即使细菌能发酵同种糖，其分解的途径和代谢产物也不尽相同，如大肠埃希菌能发酵葡萄糖产酸产气，而伤寒沙门菌发酵葡萄糖只产酸不产气。

2. 甲基红试验　某些细菌（如产气杆菌）分解葡萄糖产生丙酮酸，后者脱羧后形成近中性的乙酰甲基甲醇，培养液 pH > 5.4，甲基红指示剂呈橘黄色，为甲基红试验阴性；而有的细菌（如大肠埃希菌）分解葡萄糖产生丙酮酸，丙酮酸进一步分解产生甲酸、乙酸、乳酸等，培养液 pH < 4.5，甲基红指示剂呈红色，为甲基红试验阳性。

3. V–P 试验　某些细菌（如产气杆菌）能使丙酮酸脱羧，生成乙酰甲基甲醇，进而在碱性溶液中氧化生成二乙酰，二乙酰可与含胍基的化合物反应，生成红色化合物，称 V–P 试验阳性；而有的细菌（如大肠埃希菌）不能生成乙酰甲基甲醇，为 V–P 试验阴性。

4. 枸橼酸盐利用试验　能利用枸橼酸盐作为唯一碳源、利用铵盐作为唯一氮源的细菌（如产气杆菌），可在枸橼酸盐培养基上生长，分解枸橼酸盐生成碳酸盐，同时分解铵盐生成氨，培养基由中性变为碱性，使含有指示剂溴麝香草酚蓝的培养基由淡绿色转为深蓝色，为枸橼酸盐利用试验阳性；大肠埃希菌不能利用枸橼酸盐，为枸橼酸盐利用试验阴性。

5. 吲哚试验　又称靛基质试验。含有色氨酸酶的细菌（如大肠埃希菌）可分解色氨酸生成吲哚，加入对二甲基氨基苯甲醛后，形成玫瑰吲哚，呈红色，为吲哚试验阳性。

6. 硫化氢试验　有些细菌（如变形杆菌、乙型副伤寒杆菌等）能分解胱氨酸、甲硫氨酸等含硫氨基酸，生成硫化氢，硫化氢遇铅离子或亚铁离子则生成黑色化合物，为硫化氢试验阳性。

7. 尿素酶试验　有些细菌（如变形杆菌）有尿素酶，能分解培养基中的尿素产生氨，使培养基变碱，含有指示剂酚红的培养基变为红色，是为尿素酶试验阳性。

（二）合成代谢产物

细菌在合成代谢中，除合成细菌细胞结构成分外，还合成一些在医学、药学上有重要意义的代谢产物。

1. 热原质　又称致热原，是一类注入人体或动物体内能够引起发热反应的细菌合成代谢产物，主要是革兰阴性菌细胞壁中的脂多糖，少数革兰阳性菌也可产生热原质。热原质耐高温，高压蒸汽灭菌（121℃，20 分钟）不能将其破坏。生物制品、注射液等制成后去除热原质比较困难，所以在制备过程中要防止细菌污染，保证无热原质存在。

2. 毒素与侵袭性酶　细菌产生的毒素主要有外毒素和内毒素两种。侵袭性酶是细菌合成的、能损伤机体组织、促进细菌从入侵部位向周围侵袭扩散的酶类物质，如链球菌产生的透明质酸酶。毒素和侵袭性酶是细菌重要的致病物质。

3. 色素　某些细菌在营养丰富、氧气充足、温度适宜等条件下能合成色素。细菌的色素有水溶性色素和脂溶性色素两类，水溶性色素能弥散到培养基或周围组织中，如铜绿假单胞菌的色素可使培养基或浓汁呈绿色；脂溶性色素不弥散，只存在于菌体，使菌落显色。细菌的色素可用于细菌的鉴别和分类。

4. 细菌素　是某些菌株合成的一类具有杀菌作用的蛋白质。细菌素的抗菌作用谱窄，仅对与产生菌有亲缘关系的细菌有杀伤作用。细菌素一般不用于抗菌治疗，但可用于细菌分型和流行病学调查。

5. 抗生素　是微生物产生的一类能够选择性地杀死其他微生物或肿瘤细胞的物质。抗生素大多由放线菌和真菌产生，细菌产生的只有多黏菌素（polymyxin）、杆菌肽（bacitracin）等数种。

6. 维生素　多数细菌能利用生存环境中的碳源和氮源合成自身所需的维生素，其中有些细菌还能将合成的维生素分泌到菌体外。如大肠埃希菌在人体肠道中能合成维生素 K 和维生素 B，被人体吸收利用。

第三节　细菌的分类和命名

细菌的分类是依据特征的相似性或系统发育的相关性，对细菌进行分群归类，原则上分为传统分类和种系分类。传统分类是选择一些较为稳定的生物学性状（形态与结构、染色性、培养特性、生化反应、抗原性等）作为分类依据；种系分类以细菌的发育进化关系为分类依据。

细菌的分类层次和其他生物相同，主要为界、门、纲、目、科、属、种，在细菌学中常用的是种和属。种（species）是细菌分类的基本单位，彼此之间 DNA 同源性≥70%且 ΔTm 值为 $0 \sim 5℃$ 的细菌群体构成一个菌种。性状相近、关系密切的若干菌种构成一个菌属（genus）。同一菌种的各个细菌在某些方面仍有一定差异，差异较明显的为亚种或变种，差异小的则为型，如根据抗原性的差异可分血清型，根据对噬菌体敏感性的不同可分噬菌体型。不同来源的同种细菌称为该菌的不同菌株，其中具有某种细菌典型特征的菌株为该菌的标准菌株或模式菌株。

细菌的命名采用林奈（Linnaeus）双名法，每个菌名由两个拉丁字组成。前一个字为属名，用名词，首字母大写，可简写为第一个大写字母；后一个字为种名，用形容词，不大写，不可简写。中文名称则是种名在前，属名在后。

第四节　细菌的感染和免疫

细菌侵入宿主体内生长繁殖并与宿主防御系统相互作用，导致机体不同程度病理变化的过程称为细菌的感染（bacterial infection）。能引起宿主疾病的细菌称为致病菌（pathogenic bacterium）或病原菌（pathogen）；不能引起宿主疾病的为非致病菌；正常情况下不致病，只有在某些特定情况下才引起宿主疾病的细菌为条件致病菌（conditioned pathogen）或机会致病菌（opportunistic pathogen）。细菌侵入机体能否致病，与细菌的毒力、侵入数量与途径、机体的抵抗力、环境因素等密切相关。

一、细菌的致病性

细菌引起疾病的性能称为致病性（pathogenicity）。细菌致病性的强弱程度称为细菌的毒力（virulence），一般以半数致死量（LD_{50}）或半数感染量（ID_{50}）表示。半数致死量是在一定条件下可引起半数实验动物死亡的最小细菌数量或毒素剂量；半数感染量即能引起 50% 组织培养细胞或实验动物发生感染的最小细菌数量。

（一）细菌的毒力

构成细菌毒力的物质主要包括侵袭力和毒素。

1. 侵袭力　是病原菌突破宿主的防御功能，进入宿主体内定植、繁殖与扩散蔓延的能力。与细菌侵袭力有关的物质主要有菌体表面结构和细菌产生的侵袭性物质。

（1）菌体表面结构

1）黏附素　是存在于细菌表面，与黏附有关的分子，可分为菌毛黏附素和非菌毛黏附素两类。菌毛黏附素存在于细菌菌毛顶端并与黏附有关；非菌毛黏附素主要为 G^+ 菌表面的某些分子和某些 G^- 菌的外膜蛋白。黏附素与宿主靶细胞表面的糖类或糖蛋白受体特异性结合，是细菌感染机体的关键步骤。

2）荚膜和微荚膜　荚膜具有抗吞噬和抗体液中杀菌物质的作用，有利于细菌在宿主体内存活、繁殖和扩散。微荚膜在致病中的作用类似于荚膜。

（2）侵袭性物质　侵袭性物质包括侵袭性酶类和侵袭素。侵袭性酶类是许多病原菌在代谢过程中合成的侵袭性胞外酶，能协助细菌抗吞噬和在组织内扩散。如 A 群链球菌产生的透明质酸酶，能降解细胞间质的透明质酸，有利于细菌及其毒素的扩散。侵袭素是由侵袭基因编码产生的蛋白质，具有侵袭功能，能介导细菌侵入邻近上皮细胞。

2. 毒素 细菌毒素根据来源、性质和作用特点不同，分为外毒素与内毒素两大类。

外毒素主要特性有：①主要由 G^+ 产生，少数 G^- 菌（如霍乱弧菌、肠产毒型大肠埃希菌等）也可合成；②大多数外毒素是细菌代谢过程中合成并分泌到菌细胞外的，也有的可存在于菌体内，细菌裂解后才释放出来；③为毒性蛋白质，大多数外毒素分子由 A 和 B 两种亚单位构成，A 亚单位是外毒素的活性部分，决定外毒素的毒性效应，B 亚单位为结合亚单位，无毒性，但能与宿主细胞表面的特异性受体结合，介导 A 亚单位进入靶细胞内；④外毒素毒性作用强，且大多对组织器官有高度选择性，引起特定的疾病类型；⑤绝大多数外毒素稳定性差，易被热、酸、蛋白酶等破坏；⑥具有很强的抗原性，用 0.3% ~ 0.4% 的甲醛溶液处理可制成类毒素，接种类毒素后可诱导机体产生抗毒素，故用类毒素进行人工主动免疫可预防相应疾病。根据外毒素对宿主细胞的亲和性与作用靶点不同，可将其分为神经毒素、肠毒素与细胞毒素三大类。

内毒素主要特征有：①内毒素是 G^- 菌细胞壁中的脂多糖；②细菌死亡裂解后才能释放出来；③由特异性多糖、核心多糖和脂质 A 三部分组成；④毒性相对较弱，且无组织细胞选择性，各类 G^- 菌产生的内毒素致病作用基本相似，可引起发热反应、白细胞数量变化、内毒素血症与内毒素休克、弥散性血管内凝血等；⑤绝大多数内毒素分子稳定，具有耐高温，耐强碱，耐酸，耐强氧化剂等特性；⑥抗原性弱，不能经甲醛溶液处理制成类毒素。

（二）细菌的侵入数量与途径

细菌侵入人体引起感染，除必须具有一定的毒力外，还必须有足够的数量和适当的感染途径。一般情况下，细菌的毒力愈强，引起感染所需的细菌数量就越少。如鼠疫耶尔森菌的毒力强，只需几个至几百个细菌侵入机体就可引起鼠疫，而引起食物中毒的沙门菌毒力较弱，需要摄入几亿个细菌才能引起食物中毒。

大多数细菌需要通过特定的途径侵入机体才能引起感染，如痢疾志贺菌必须经口侵入才能引起痢疾，破伤风梭菌必须经伤口侵入才能引起破伤风。也有些细菌可通过多种途径侵入机体致病，称为多途径感染病原体，如结核分枝杆菌可通过呼吸道、消化道、皮肤创伤等多种途径侵入人体，引起感染。

二、机体的抗菌免疫

病原菌侵入机体时，首先遇到的是固有免疫的抵抗，一般经 7 ~ 10 天后，机体才能产生适应性免疫应答，然后两者协同杀灭病原菌。

（一）固有免疫

1. 屏障结构 是机体抗细菌感染的第一道防线，绝大多数病原菌不能突破此屏障。皮肤黏膜屏障可阻挡和排除异物，能分泌多种杀菌物质；寄居于皮肤和黏膜上的正常菌群可发挥生物拮抗作用。血﹣脑屏障和胎盘屏障可保护中枢神经系统及胎儿免受感染。

2. 吞噬作用 病原体突破屏障结构进入体内后，首先遭到吞噬细胞的非特异性吞噬、杀死作用。体内的吞噬细胞分为小吞噬细胞和大吞噬细胞两类，小吞噬细胞主要指血液中的中性粒细胞，大吞噬细胞即单核﹣吞噬细胞系统。吞噬细胞吞噬和杀菌的过程包括趋化、识别与黏附、吞入、杀灭与消化等阶段。

3. 体液因素 机体正常体液中存在多种抗菌物质，主要包括补体、溶菌酶和抗微生物肽等。补体系统被激活后发挥趋化、调理、溶菌和溶细胞、免疫黏附等作用；溶菌酶是一种碱性蛋白，可通过破坏细菌细胞壁肽聚糖而致菌体裂解；抗微生物肽是一类小分子肽，通过破坏细菌细胞膜的完整性而致细菌裂解死亡。正常体液中还有乙型溶素、吞噬细胞杀菌素、组蛋白等杀菌物质。

（二）适应性免疫

适应性免疫包括体液免疫和细胞免疫。体液免疫的效应分子是抗体，通过抑制细菌黏附、中和毒素、调理吞噬、抗体和补体联合溶菌、ADCC 等发挥特异性抗细菌感染作用；细胞免疫的效应细胞主要是细胞毒性 T 细胞和 CD4$^+$Th1 细胞（详见第五章）。

（三）抗菌免疫的特点

1. 胞外菌感染的免疫　胞外菌主要寄居在黏膜表面、组织间隙以及血液、淋巴液、组织液等体液中。抗胞外菌感染的免疫包括吞噬细胞的作用、抗体和补体的作用、细胞免疫的作用等，特异性体液免疫是抗胞外菌的主要防御机制。

2. 胞内菌感染的免疫　胞内菌侵入机体后，在宿主细胞内生长繁殖。体液免疫对胞内菌作用不大；吞噬细胞虽然能吞噬细菌，但不能将其有效杀灭；抗胞内菌感染以细胞免疫为主。

3. 外毒素感染的免疫　主要依赖抗毒素中和外毒素的毒性。

三、感染的发生与发展

（一）感染的来源

根据病原体来源，可将感染分为外源性感染和内源性感染。

1. 外源性感染　引起感染的病原体来源于宿主体外，主要由一些毒力较强的病原菌引起。外源性感染的传染源主要有患者、带菌者、病畜及带菌动物。病原体主要通过呼吸道、消化道、皮肤黏膜、血液、节肢动物媒介及性传播等方式进入人体。

2. 内源性感染　病原体来自患者体内或体表，大多数是正常菌群中的细菌，少数是以潜伏状态存在于体内的病原菌。长期大量使用广谱抗生素导致菌群失调以及各种原因引起机体免疫力下降时，如老年人、晚期癌症患者、艾滋病患者、使用免疫抑制剂者、长期消耗性疾病（如糖尿病）患者等，易发生内源性感染。

（二）感染的类型

1. 隐性感染　机体抗感染免疫力较强，或侵入的病原菌数量较少、毒力较弱时，细菌感染后对机体的损害轻微，不出现明显的临床症状和体征，称隐性感染或亚临床感染。隐性感染后，机体获得特异性免疫力，能防御相同致病菌的再次感染。隐性感染者可向外排菌而成为传染源。

2. 显性感染　当机体的抗感染免疫力较弱，或侵入的病原菌数量较多、毒力较强时，感染导致机体组织细胞受到较明显的损害，生理功能亦发生障碍，出现一系列的临床症状和体征，称显性感染。

（1）根据病情的缓急将显性感染分为急性感染和慢性感染。

1）急性感染　起病急，病程较短，一般持续数日至数周。病愈后，病原菌从宿主体内消失。急性感染的病原菌多为胞外菌。

2）慢性感染　起病缓，病程较长，常持续数月、数年甚至数十年。胞内菌常引起慢性感染，如麻风分枝杆菌、结核分枝杆菌、布鲁菌等引起的感染。

（2）根据感染的部位不同，显性感染可分为局部感染和全身感染。

1）局部感染　侵入的病原菌局限在宿主机体的一定部位生长繁殖并引起局部病变，如葡萄球菌感染引起的疖，痈等。

2）全身感染　病原菌或其毒性代谢产物进入血液并经血流扩散，引起全身性症状，即为全身感染。常见类型如下。①毒血症：病原菌进入机体后，仅在局部生长繁殖，不进入血液，但其产生的外毒素入血并经血流到达易感的组织和细胞，损害特定的靶组织和器官，引起特殊的毒性症状，如破伤风。②内毒素血症：革兰阴性菌在血流或局部病灶中大量繁殖、崩解后释放的内毒素入血，引起高热、内毒素休克、弥散性血管内凝血等严重中毒症状。③菌血症：病原菌由局部侵入血液，但不在血流中生长繁殖，只是一时性或间歇性的通过血液循环扩散到适合的组织器官再进行生长繁殖而致病，如伤寒沙门菌感染早期的菌血症期。④败血症：病原菌侵入血液后在其中大量繁殖并产生毒性代谢产物，引起全身中毒症状，常表现为高热、皮肤黏膜瘀斑，肝脾大等。⑤脓毒血症：指化脓性细菌由局部侵入血液后大量生长繁殖，并通过血液循环扩散至宿主体内的其他组织或器官，产生新的化脓性病灶，如金黄色葡萄球菌的脓毒血症，常引起肾脓肿、多发性肝脓肿、皮下脓肿等。

3. 带菌状态　有时病原菌在隐性或显性感染后并未立即消失，而是在体内存留一定时间，与宿主免疫力处于相对平衡状态，称为带菌状态。处于带菌状态的人称为带菌者。带菌者会经常或间歇性地排出病原菌，成为感染性疾病的传染源。

第五节　细菌的检查方法

一、细菌形态学检查法

（一）光学显微镜检查

细菌形体微小，肉眼不能直接观察到，必须通过显微镜放大后才能看到。普通光学显微镜（light microscope）以可见光为光源，其分辨率为 0.25μm。人眼的分辨率 0.2mm。0.25μm 的微粒经油镜放大 1000 倍后成 0.25mm，人的眼睛就完全可以观察到。一般细菌都大于 0.25μm，故可用普通光学显微镜进行观察。此外，暗视野显微镜（darkfield microscope）、相差显微镜（phase contrast microscope）、荧光显微镜（fluorescence microscope）等，可用于观察不同情况下的细菌形态和（或）结构。

1. 不染色标本检查法　细菌标本不经染色直接镜检，主要用于观察活菌的形态及其运动情况。常用悬滴法或压滴法，置于普通光学显微镜、暗视野显微镜或相差显微镜下观察。细菌未染色时为无色半透明体，使用暗视野显微镜观察，可在暗色背景中看到发亮的菌体；而相差显微镜能较清晰地显示标本内细菌的运动及菌细胞内不同结构部位的差异。

2. 染色标本检查法　将细菌染色后，增加与周围环境的反差，便于观察细菌的形态结构特征。染色法是染色剂与细菌细胞质的结合。碱性染色剂（basic stain）由有色的阳离子和无色的阴离子组成。细菌的等电点在 pH 2~5，在近中性的环境中带负电荷，易与带正电荷的碱性染料（如亚甲蓝、结晶紫、碱性复红等）结合，故多用碱性染料染色。酸性染料不能使细菌着色，但能使背景着色，形成反差，称为负染（negative staining）。

常用的细菌染色法有单染法和复染法两大类。单染色法仅用一种染料染色，可观察细菌的大小、形态和排列，但不能鉴别细菌。复染色法是用两种或两种以上的染料染色，可将不同种类细菌或同种细菌的不同结构部位染成不同颜色，除可观察细菌的大小、形态和排列外，还能鉴别细菌，故也称鉴别染色法。常用的复染色法有革兰染色法、抗酸染色法和特殊染色法。

（1）革兰染色法（Gram stain）　是细菌学中最经典、最常用的染色法，该法是丹麦细菌学家革兰（Hans Christian Gram）于 1884 年创建的。操作程序是：标本涂片、干燥、固定后，先用结晶紫初染，再加碘液媒染，在菌体内生成结晶紫 - 碘复合物，此时不同细菌均被染成深紫色；再用 95% 乙醇脱色，有些细菌被脱色，有些不被脱色；最后用稀释复红或沙黄复染。不被乙醇脱色的细菌仍保留紫色，为革兰阳性菌；能被乙醇脱色的细菌复染成红色，为革兰阴性菌。革兰染色法在细菌的鉴别和分类、选择抗菌药物及研究细菌致病性等方面均有重要意义。

（2）抗酸染色法（Acid fast stain）　主要用于鉴别抗酸性细菌和非抗酸性细菌。步骤是：将固定后的标本先经 5% 苯酚复红加温染色，再用 3% 盐酸乙醇脱色，最后用亚甲蓝复染。抗酸性细菌（结核分枝杆菌和麻风分枝杆菌等）被染成红色，非抗酸性细菌被染成蓝色。

（3）特殊染色法　细菌的某些结构（如荚膜、芽孢、鞭毛、异染颗粒等）必须用相应的特殊染色法才能使之着色，而且可使它染成与菌体不同的颜色，利于观察和鉴别细菌。

（二）电子显微镜检查

电子显微镜（electron microscope）是利用电子流代替可见光，以电磁圈代替放大透镜，放大倍数可达数十万倍，能分辨1nm的微粒。目前使用的电子显微镜有透射电子显微镜（transmission electron microscope，TEM）和扫描电子显微镜（scanning electron microscope，SEM）两类。TEM通过电子流对标本的透射率来清晰显示细菌的形态和内部超微结构。SEM可清晰显示待观察物体的三维立体图像。电子显微镜检查须在真空干燥的状态下完成，故不能观察活的微生物。

二、细菌感染的检查

（一）标本的采集与运送

标本采集与运送质量直接影响细菌感染检测结果的准确性，为避免诊断错误，应注意以下事项：①用于分离培养细菌的标本应尽可能在疾病的早期及抗菌药物使用之前采集；②根据临床表现做出初步诊断，再根据不同感染部位及感染性疾病的不同时期采集不同的标本，尽可能采集病变明显部位的材料；③严格无菌操作，避免标本被患者体内正常菌群或外界环境中的杂菌污染；④标本应尽快送检，并选择适宜的保存方法；⑤标本做好标记，详细填写化验单。

（二）直接涂片镜检

标本涂片染色后直接在显微镜下观察可以迅速了解标本中有无细菌及大致的菌量。对在形态和染色性上具有特征的病原菌，根据其大小、形态、结构及排列等可做出初步诊断。

（三）细菌的分离培养和鉴定

1. 细菌的分离培养　大多数细菌仅依靠形态、排列方式和染色特性难以区分，需进行分离培养和鉴定，即将标本在适宜的固体平板上进行划线接种，培养后分离出单菌落，获得细菌的纯培养物，进一步做生化反应、血清学鉴定、药物敏感试验等。由于各种细菌的生物学特性不同，所选用的培养基和培养方法等也不尽相同。

无菌部位采集的标本常直接接种于基础培养基或营养培养基；有正常菌群部位采集的标本，常接种于选择或鉴别培养基。接种细菌后置适宜环境条件下培养。根据细菌所需要的营养、生长条件、菌落特征（形状、大小、颜色、质地、透明度及溶血情况等）可做初步鉴别，明确鉴定还需对纯培养物进行形态特征、生化反应和血清学试验等进行分析。

2. 形态学检查　包括不染色标本检查和染色标本检查。

3. 生化反应　生化反应对菌体形态、革兰染色特性和菌落特征相同或相似的细菌（如肠杆菌科的病原菌）的鉴定尤为重要。目前，微量、快速、半自动化或全自动化的细菌生化鉴定和药物敏感分析系统已广泛应用于临床。

4. 血清学鉴定　用含有已知的特异性抗体的免疫血清与分离培养出的纯种细菌进行血清学试验，可以快速、准确地确定细菌的种、型，常用的方法为玻片凝集试验。

5. 动物实验　主要用于分离、鉴定致病菌及检测细菌的毒力。应注意选用对实验菌敏感的动物，常用实验动物有小鼠、豚鼠和家兔等。应根据细菌及实验动物的特点选用不同的接种途径，常用接种途径有注射（皮内、皮下、腹腔、肌内、静脉、脑内）和灌胃等。

6. 毒力检测　可在实验动物体内进行，如测定半数感染量（median infective dose，ID_{50}）或半数致死量（median lethal dose，LD_{50}）、用豚鼠体内中和试验测定白喉棒状杆菌是否产生白喉毒素等；也可进行体外实验，如用Elek平板法测定白喉毒素。

7. 药物敏感试验　药物敏感试验是体外检测病原菌对各种抗菌药物敏感程度的试验，对指导临床合理选用抗菌药物，及时控制感染有重要意义。药物敏感试验方法很多，常用的有扩散法、稀释法、E试验等。

（四）细菌成分的检测

1. 细菌抗原的检测　利用已知特异性抗体检测标本中病原菌抗原成分可做出快速诊断。即使患者使用了抗菌药物，细菌生长被抑制，利用培养方法不能检出细菌，因尚有特异抗原存在，仍可通过检测病原菌抗原明确病因。常用的方法有凝集试验、对流免疫电泳、酶免疫技术、放射免疫技术、荧光免疫技术、免疫印迹技术等。

2. 细菌核酸的检测 不同细菌的基因组结构不同，可以通过测定细菌的特异性基因序列对病原菌做出鉴定。常用的方法主要有核酸分子杂交技术（Nucleic acid molecular hybridization）、PCR 技术（polymerase chain reaction）和基因芯片技术（gene chips）。

（五）其他检测法

细菌代谢产物的检测，如利用气液相色谱法检测细菌在代谢过程中产生的挥发性脂肪酸谱诊断厌氧菌感染；噬菌体分型、细菌素分型、质粒指纹图谱分析等可用于流行病学调查；血清学方法检测相应抗体用于细菌感染辅助诊断。

案例解析

【案例】 患者，女，食用街边快餐后出现恶心、呕吐，呕吐物为胃内容物及水样物，此后逐渐出现腹痛、腹泻等症状，为黄色不成形稀水样便，无黏液、脓血，每日排便 5~6 次，初步认定为细菌感染引起的急性胃肠炎。

【问题】 如何做出确切诊断？

【解析】 多种不同的细菌可引起急性胃肠炎，为明确引起感染的病原体，需做细菌感染的检查。

第六节　细菌感染的防治原则

一、细菌感染的免疫预防

细菌感染的免疫预防是利用获得性免疫的原理，给机体接种细菌抗原或给机体注射特异性免疫应答产物，使机体主动产生或被动获得抗某种病原菌的特异性免疫，以达到防治病原菌感染的目的，这种方法称为人工免疫（artificial immunization）。人工免疫包括人工主动免疫和人工被动免疫。

（一）人工主动免疫

人工主动免疫是给机体输入疫苗或类毒素等抗原物质，刺激机体免疫系统产生适应性免疫应答，从而建立针对该病原菌的特异性免疫力的方法，又称为预防接种（prophylactic inoculation）。接种后机体免疫力出现较慢，但维持时间长（可达半年至数年），主要用于特异性预防。用于人工主动免疫的生物制品主要包括疫苗和类毒素。

疫苗的种类很多，死疫苗和活疫苗为第一代疫苗，亚单位疫苗和基因工程疫苗为第二代疫苗，核酸疫苗为第三代疫苗。

细菌外毒素经 0.3%~0.4% 甲醛液处理 3~4 周，失去毒性但仍保留免疫原性而制成的生物制品即为类毒素（toxoid），接种后可刺激机体产生抗毒素。在类毒素中加入适量磷酸铝或氢氧化铝等吸附剂（佐剂）即成为吸附精制类毒素。吸附精制类毒素在体内吸收缓慢，免疫效果好，可刺激机体产生足量的抗毒素。常用的有白喉类毒素、破伤风类毒素等。类毒素可与死疫苗混合制成联合疫苗，如百白破（DPT）三联疫苗由百日咳死疫苗、白喉类毒素、破伤风类毒素按适当比例混合制成。

（二）人工被动免疫

人工被动免疫给机体输入的是含有特异性抗体的免疫血清、细胞因子或免疫效应细胞等，机体立即获得特异性免疫，但这些免疫物质并非接受者自身体内产生，故免疫力维持时间短暂（一般为 2~3 周），主要用于感染性疾病的紧急预防和治疗。

人工被动免疫用生物制品主要包括抗毒素、丙种球蛋白制剂、干扰素、细胞因子（肿瘤坏死因子、白细胞介素、集落刺激因子等）以及淋巴因子激活的杀伤细胞（LAK）等。

二、细菌感染的治疗

临床上主要使用抗菌药物来治疗细菌感染。抗菌药物指能选择性抑制或杀灭细菌、用于预防和治疗感染性疾病的药物，包括抗生素和化学合成的抗菌药物。近年来，由于抗菌药物的广泛应用，耐药菌株逐渐增加，甚至许多细菌表现出多重耐药性。因此，在治疗细菌感染的过程中应正确选择和合理使用抗菌药物，密切注意细菌的耐药性状况，避免抗菌药物对人体产生不良反应。

本章小结

细菌个体微小，常以微米作为测量单位，按其外形可分为球菌、杆菌和螺形菌三大类。细菌的基本结构有细胞壁、细胞膜、细胞质和核质等。肽聚糖是细菌细胞壁的主要成分，革兰阳性菌细胞壁特有的组分是磷壁酸，革兰阴性菌细胞壁特有的组分是外膜。细菌的特殊结构有荚膜、菌毛、鞭毛和芽孢。

细菌生长繁殖需要充足的营养以及适宜的 pH、温度、气体环境等。细菌个体以二分裂方式繁殖，细菌群体的繁殖规律可通过生长曲线反映，生长曲线可分为迟缓期、对数期、稳定期和衰亡期。细菌分解代谢和合成代谢过程中可产生多种代谢产物，其中有的可用于细菌鉴别或疾病防治，有的与细菌的致病性有关或可作为营养物质被宿主利用。提供细菌生长的条件即可人工培养细菌，细菌在不同培养基中的生长现象不同。

病原菌侵入机体是否致病及其引起感染的类型与细菌的毒力、数量、侵入机体的途径及机体的免疫力、环境因素等密切相关。

用显微镜观察染色标本或不染色标本，可检查细菌的形态和结构。病原菌感染检测的第一步是正确采集和运送标本。采集标本后，可经形态学检查、细菌的分离培养和鉴定、病原体抗原检测、病原体核酸检测及血清学检测等做出病原学诊断。

细菌感染的免疫预防主要采用人工主动免疫和人工被动免疫方法；细菌感染性疾病的治疗主要是选用敏感的抗菌药物。

思 考 题

题库

1. 细菌的基本结构与特殊结构有哪些？各自的功能是什么？
2. 举例说明研究细菌形态结构的重要意义。
3. 试述细菌群体的繁殖规律及其在医药生产实践中的意义。
4. 病原菌侵入机体后一定引起机体疾病吗？为什么？
5. 粪便标本中含有多种细菌，如何确定其中的病原菌？

（张雄鹰）

PPT

第九章

常见的病原性细菌

学习导引

知识要求

1. **掌握** 常见病原性细菌的种类、主要生物学特性及致病性。

2. **熟悉** 常见病原性细菌的免疫性和防治原则。

3. **了解** 常见病原性细菌感染的微生物学检查方法。

能力要求

1. 熟练掌握主要病原性细菌分离培养和初步鉴定的技能。

2. 学会应用病原性细菌生物学性状与致病性的知识理解抗菌药物的选择原则。

第一节 球 菌

球菌（coccus）种类繁多。病原性球菌常引起化脓性感染，故又称化脓性球菌（pyogenic coccus），主要涉及革兰阳性的葡萄球菌属、链球菌属及革兰阴性的奈瑟菌属。

微课

一、金黄色葡萄球菌

葡萄球菌属（Staphylococcus）细菌广泛分布于自然界，是人体皮肤及黏膜正常菌群的成员，少数为致病株。医务人员致病株携带率较高，是医院内交叉感染的重要传染源。金黄色葡萄球菌（*S. aureus*）是葡萄球菌属的模式种，具有葡萄球菌典型的生物学性状和较强的致病性。

（一）生物学特性

1. 形态与染色 革兰染色阳性，菌体球形，直径约 $1.0\mu m$，固体培养基上生长时常呈葡萄串状排列（图 9-1），脓汁或液体培养基中散在排列。无鞭毛，不形成芽孢，有毒株可形成荚膜。

2. 培养特性 需氧或兼性厌氧，在普通琼脂平板上 37℃孵育 24~

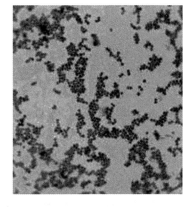
图 9-1 葡萄球菌

48 小时，可形成圆形、表面光滑、湿润菌落，直径 1~2mm。延长培养时间可产生脂溶性色素，使菌落着色。致病性葡萄球菌在血平板上大多可形成透明溶血环。在液体培养基中呈均匀浑浊生长。葡萄球菌可发酵多种糖类，产酸不产气。多数致病株可分解甘露醇产酸。

3. 抗原构造 荚膜、细胞壁蛋白、磷壁酸等都具有抗原性。葡萄球菌 A 蛋白（staphylococcal protein A，SPA）是绝大多数金黄色葡萄球菌细胞壁的表面抗原，可与人 IgG 的 Fc 段非特异性结合，而 IgG 的

Fab 段仍可与相应抗原特异性结合，以此原理设计的协同凝集试验（coagglutination test）可应用于多种微生物抗原的检测。SPA 与 IgG 的 Fc 段结合，可抑制抗体介导的调理吞噬作用。

4. 分类 根据细菌产生的色素、生化反应等的不同，将葡萄球菌分为三类（表 9 – 1）。

表 9 – 1 三种葡萄球菌的主要性状

性状	金黄色葡萄球菌	表皮葡萄球菌	腐生葡萄球菌
菌落色素颜色	金黄色	白色	白色或柠檬色
凝固酶	+	–	–
发酵甘露醇	+	–	–
溶血性	β 溶血	不溶血	不溶血
SPA	+	–	–
致病性	强	弱或无	无

5. 抵抗力 葡萄球菌对热和干燥有较强抵抗力，在干燥的脓汁、痰中可存活 2 ~ 3 个月，湿热 80℃ 30 分钟才被杀死。耐盐（10% NaCl），但某些染料如甲紫可抑制其生长。对多种抗生素易产生耐药性，是医院感染的常见病原体之一。

（二）致病性与免疫性

1. 致病物质 金黄色葡萄球菌的致病物质除了菌体表面结构，还包括侵袭性酶和外毒素。主要有以下 6 种。

（1）凝固酶 其作用类似凝血酶原，使纤维蛋白原转化为纤维蛋白，促使血浆凝固。纤维蛋白沉积于菌体表面，阻碍吞噬细胞的吞噬和血清中杀菌物质的破坏，是细菌具有侵袭力的标志。

（2）溶血素 金黄色葡萄球菌可产生多种溶血素，破坏红细胞、白细胞、血小板和多种组织细胞，导致组织坏死和炎症反应。

（3）杀白细胞素 主要破坏中性粒细胞和巨噬细胞，参与细菌抗吞噬作用，增强葡萄球菌侵袭力。

（4）表皮剥脱毒素 为外毒素，能裂解表皮组织的棘状颗粒层，引起剥脱性皮炎，又称烫伤样皮肤综合征，多发于婴幼儿。

（5）肠毒素 为外毒素，食入肠毒素后可导致呕吐和腹泻。肠毒素耐热，100℃ 30 分钟仍保持部分活性。

（6）毒性休克综合征毒素 I 部分临床分离株能产生此毒素，导致血管内皮细胞破坏、毛细血管通透性增加，引起发热、休克及脱屑性皮疹，称为毒性休克综合征（toxic shock syndrome，TSS）。

2. 所致疾病 主要包括侵袭性疾病和毒素性疾病。侵袭性疾病主要为化脓性感染，包括疖、痈、毛囊炎等皮肤软组织感染和气管炎、肺炎、中耳炎等内脏器官感染，细菌全身扩散引起败血症和脓毒血症。毒素性疾病可见葡萄球菌外毒素引起的食物中毒、假膜性肠炎、烫伤样皮肤综合征和毒性休克综合征。

3. 免疫性 当皮肤黏膜屏障受损或宿主免疫力降低时，易引起感染。感染后可产生调理素和抗毒素，但难以防止再次感染。

（三）微生物学检查

1. 标本 根据病变部位取材，化脓性病灶取脓汁，败血症取血液，食物中毒取剩余食物、呕吐物等。

2. 直接涂片镜检 标本涂片后革兰染色镜检，根据细菌染色性、形态及典型排列特征可做出初步诊断。

3. 分离培养与鉴定 标本接种于血液琼脂培养基，根据菌落形态和溶血性挑取可疑菌落，进行革兰染色镜检，并做血浆凝固酶试验。血液标本需用肉汤增菌后再接种血琼脂平板。致病性葡萄球菌的特征主要包括：①产生金黄色色素，菌落呈金黄色；②血琼脂平板上菌落周围有透明溶血环；③血浆凝固酶试验阳性；④发酵甘露醇产酸；⑤耐热核酸酶阳性。

（四）防治原则

注意皮肤体表卫生，皮肤黏膜创伤及时消毒。加强医院管理，防止医院感染。金黄色葡萄球菌引起的脓肿或慢性骨髓炎在抗感染治疗同时，应酌情引流或清创。对败血症及内脏器官感染，应根据药物敏感试验结果选用敏感抗生素治疗。

知识拓展

抗生素耐药的金黄色葡萄球菌

金黄色葡萄球菌易对多种抗生素产生耐药性，主要包括：①耐青霉素的金黄色葡萄球菌，细菌若携带编码 β – 内酰胺酶的质粒，可对多种青霉素类抗生素（青霉素 G、氨苄西林等）耐药。耐药质粒在细菌间传播导致耐药性的播散。目前金黄色葡萄球菌临床分离株对青霉素 G 的耐药率已高达 90%。②耐甲氧西林金黄色葡萄球菌（methicillin – resistant *S. aureus*，MRSA），于 20 世纪 70 年代开始流行，MRSA 携带抗甲氧西林基因 *mec*A，编码变异的青霉素结合蛋白，细菌对青霉素类抗生素结合力下降，从而对青霉素等多种抗生素耐药，是医院内感染的重要病原体。③耐万古霉素金黄色葡萄球菌（vancomycin resistant *S. aureus*，VRSA），细菌细胞壁增厚，使万古霉素与细胞壁肽聚糖的亲和力降低，导致耐药。此外，金黄色葡萄球菌还可携带抗红霉素、四环素及其他抗药基因的质粒，产生对相应抗生素的耐药。

二、链球菌属

链球菌属（Streptococcus）也是常见的化脓性球菌，广泛存在于自然界和人鼻咽部、胃肠道等处，大多为正常菌群，少数对人致病。根据在血平板上的溶血现象，将链球菌分为以下三类。①甲型溶血性链球菌：不完全溶解红细胞，菌落周围形成 1~2mm 宽的半透明、草绿色溶血环（甲型溶血或 α 溶血），亦称草绿色链球菌，多为条件致病菌，可致亚急性细菌性心内膜炎。②乙型溶血性链球菌：完全溶解红细胞，菌落周围形成 2~4mm 宽、透明的溶血环（乙型溶血或 β 溶血）。致病力强，可引起人和动物多种疾病。③丙型链球菌：不产生溶血素，菌落周围无溶血环，也称为非溶血性链球菌，一般不致病。

根据细胞壁中 C 多糖抗原性的不同，链球菌分成 A~H、L~V 20 个群，其中 A 群链球菌（group A streptococcus）最常引起化脓性感染，又称为化脓性链球菌（*S. pyogenes*）。

（一）A 群链球菌

1. 生物学性状

（1）形态与染色　革兰染色阳性，近似球形，常呈链状排列（图 9 – 2）。不形成芽孢，无鞭毛，有菌毛样结构，在培养早期可形成微荚膜。

（2）培养特性　需氧或兼性厌氧。培养时通常需添加血液或血清，在血琼脂平板上形成圆形、表面光滑、灰白色小菌落，菌落周围大多为 β 溶血。在血清肉汤中易成长链，呈絮状沉于管底。分解葡萄糖产酸不产气。

（3）抗原构造　链球菌抗原构造主要包括群特异性的细胞壁多糖抗原、型特异性的表面蛋白抗原，核蛋白抗原（P 抗原）无特异性。

（4）抵抗力　抵抗力较弱，加热 60℃ 30 分钟可被杀死，对一般消毒剂敏感。有荚膜的菌株耐干燥。

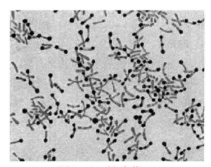

图 9 – 2　链球菌

2. 致病性与免疫性

（1）致病物质

1）菌体细胞壁成分　细胞壁中的脂磷壁酸和 M 蛋白，有助于细菌黏附宿主细胞。此外，M 蛋白与心肌、肾小球基膜成分有共同抗原，与 A 群链球菌感染后风湿性心肌炎、肾小球肾炎等超敏反应性疾病有关。

2）外毒素　主要有致热外毒素和溶血素。致热外毒素（pyrogenic exotoxin），又称红疹毒素，为蛋白质，可导致发热和皮疹，引起猩红热。链球菌溶血素（streptolysin）能破坏红细胞在内的多种组织细胞，有两种类型：①链球菌溶血素 O（streptolysin O，SLO），是含巯基的蛋白质，对氧敏感，有抗原性，链球菌感染后 2~3 周患者血液中可检测到 SLO 的抗体（ASO）；②链球菌溶血素 S（streptolysin S，SLS），无免疫原性，链球菌在血琼脂平板上菌落周围的 β 溶血环即由 SLS 所致。

3）侵袭性酶类　①透明质酸酶：可分解结缔组织中的透明质酸。②链激酶：又称链球菌纤维蛋白溶酶，能使血浆中的纤维蛋白酶原转化成纤维蛋白酶，从而溶解血块或阻止血液凝固。③链道酶：又称链球菌 DNA 酶，可分解脓液中黏稠的 DNA 使脓汁稀薄。这三种侵袭性酶使细菌易在组织中扩散，又称扩散因子。

（2）所致疾病

1）急性化脓性炎症　细菌经皮肤伤口感染，引起脓皮病、丹毒、蜂窝织炎、淋巴管炎及淋巴结炎等。病灶与周围组织界限不明显，脓汁稀薄，细菌易扩散。经呼吸道感染可引起咽喉炎、扁桃体炎、鼻窦炎等。

2）猩红热　是产生致热外毒素的 A 群链球菌所致的急性呼吸道传染病，典型临床表现为发热、咽峡炎、全身弥漫性鲜红色皮疹。

3）链球菌感染后超敏反应性疾病　包括急性肾小球肾炎和风湿热。

（3）免疫性　人感染 A 群链球菌后可获得一定免疫力，主要是抗 M 蛋白抗体。但因 M 蛋白型别较多，各型之间无交叉免疫，故可反复感染。猩红热后能建立牢固的同型抗毒素免疫。

3. 微生物学检查　取脓汁、咽拭子、血液等标本，涂片、革兰染色后镜检。根据细菌染色性、形态及典型排列特征可做初步诊断。脓液标本接种于血液琼脂培养基，培养后观察菌落周围溶血现象，如有 β 溶血，应与葡萄球菌鉴别。产生 α 溶血的菌落需与肺炎链球菌鉴别。

抗 O 试验是检查患者血清中抗 O 抗体含量的血清学试验，用于风湿热的辅助诊断。风湿热患者血清中抗 O 抗体含量比正常人显著增高，活动性风湿热患者一般超过 400 单位。

4. 防治原则　对 A 群链球菌感染导致的急性咽喉炎和扁桃体炎，特别是儿童患者，及时彻底治疗对防止并发急性肾小球肾炎和风湿热等超敏反应性疾病非常关键。首选药物为青霉素类。

（二）肺炎链球菌

肺炎链球菌（*S. pneumoniae*），也称肺炎球菌（pneumococcus）。

1. 生物学性状　革兰阳性球菌，常成双排列。无鞭毛，无芽孢。在体内可形成荚膜。血琼脂平板上形成细小、圆形、表面光滑的菌落，菌落周围有狭窄的草绿色溶血环，与甲型溶血性链球菌相似。随培养时间延长，细菌在产生的自溶酶作用下裂解，形成中央凹陷的"脐窝状"菌落。自溶酶可被胆汁或胆盐激活，使细菌加速溶解，故常用胆汁溶菌试验与甲型溶血性链球菌鉴别。新分离的肺炎链球菌多数能分解菊糖产酸。

根据荚膜多糖的不同，可将肺炎链球菌分为 90 余个不同的血清型。

2. 致病性与免疫性　荚膜是肺炎链球菌主要的致病物质，有抗吞噬作用。肺炎链球菌溶血素 O，可与细胞膜上胆固醇结合，导致红细胞裂解。此外，肺炎链球菌还可产生 SIgA 蛋白酶，能破坏 SIgA 介导的呼吸道黏膜免疫。

肺炎链球菌寄生在正常人口腔及鼻腔，当机体抵抗力下降时致病，主要引起大叶性肺炎，其次为支气管炎、胸膜炎、脓胸等，也可侵入机体其他部位，引起中耳炎、乳突炎、副鼻窦炎、脑膜炎和败血症，尤其是呼吸道病毒感染者或婴幼儿、老年体弱者。

肺炎链球菌感染后，体内可形成荚膜多糖型特异性抗体，对同型肺炎链球菌的感染具有一定的保护性。

3. 微生物学检查及防治原则　根据感染部位取材，如痰、脓液、血液、脑脊液等。肺炎链球菌与甲型溶血性链球菌菌落相似，但后者不分解菊糖，不被胆汁溶解。目前采用的含多个型别菌株的多价肺炎链球菌荚膜多糖疫苗对预防肺炎链球菌感染有较好效果。该菌对多种抗生素敏感，治疗时首选青霉素。

三、奈瑟菌属

对人致病的主要有脑膜炎奈瑟菌和淋病奈瑟菌两种。

（一）脑膜炎奈瑟菌

脑膜炎奈瑟菌（*N. meningtidis*），也称脑膜炎球菌（meningococcus），是流行性脑脊髓膜炎（简称流脑）的病原菌。

1. 生物学性状　革兰染色阴性球菌，成双排列，菌体呈肾形，在患者脑脊液涂片中，常位于中性粒细胞内。新分离菌株有荚膜和菌毛，无鞭毛，不形成芽孢。

在含血液、血清、腹腔积液、卵黄和肝浸液等的培养基中生长良好。常用巧克力色培养基，即80℃以上加热的血琼脂，因呈巧克力色而得名。专性需氧，初次分离时需提供5%～10% CO_2，培养48小时后，形成透明、圆形、光滑、露滴状的菌落，无溶血现象。能产生自溶酶。脑膜炎奈瑟菌绝大多数能分解葡萄糖或麦芽糖，产酸不产气，能分解麦芽糖的特点可与淋病奈瑟菌鉴别。

根据荚膜多糖抗原性的不同，可分为13个血清群，我国流行的主要为A、B、C三个血清群。

脑膜炎奈瑟菌抵抗力弱，对湿热、寒冷、紫外线、干燥等都敏感。室温下3小时死亡，55℃5分钟死亡。对常用消毒剂也很敏感。

2. 致病性和免疫性　致病物质主要包括菌毛、荚膜和内毒素。

患者和带菌者是传染源。脑膜炎奈瑟菌常寄居在正常人鼻咽部，主要经呼吸道传播。以6个月～2岁儿童发病率最高。细菌侵入机体后，免疫力强者多为隐性感染。免疫力低下者，细菌可侵入血流引起菌血症或败血症，临床表现为高热、恶心、呕吐，皮肤黏膜瘀点或瘀斑。少数患者，侵入血流的细菌可突破血－脑屏障，侵犯脑脊髓膜，引起化脓性炎症，即流行性脑脊髓膜炎，患者出现剧烈头痛、喷射状呕吐、颈项强直等脑膜刺激症状。严重者有微循环障碍、DIC和内毒素性休克，预后不良。体液免疫在恢复中起主要作用，呼吸道黏膜sIgA抗体起局部抗感染免疫作用。

3. 微生物学检查　脑脊液离心沉淀物及瘀斑渗液直接涂片，革兰染色后镜检。在脑脊液标本中性粒细胞内、外发现革兰染色阴性双球菌时，有诊断意义。

为减少污染和避免细菌自溶死亡，采集标本后应迅速接种于巧克力色培养基。培养后挑取可疑菌落做涂片染色镜检、生化反应及型特异性多价血清的凝集试验鉴定。还可采用快速诊断法，包括用免疫学方法检测标本中存在的脑膜炎奈瑟菌可溶性抗原，或使用PCR技术检测细菌的核酸。

4. 防治原则　加强患者和带菌者的检查与管理，一经发现隔离治疗。我国的计划免疫项目中包括对流脑的预防，对易感儿童接种脑膜炎奈瑟菌A、C双价菌苗，保护率可达90%。抗生素治疗首选青霉素G。

（二）淋病奈瑟菌

淋病奈瑟菌（*N. gonorrhoeae*）也称淋球菌（gonococcus），是淋病的病原体。

1. 生物学性状　形态、染色和培养特点类似脑膜炎奈瑟菌。抵抗力弱，不耐干燥和寒冷，湿热55℃5分钟死亡。1%苯酚中1～3分钟，1：4000硝酸银溶液可将细菌杀死。淋病奈瑟菌易产生耐药性。

2. 致病性和免疫性　人类对淋病奈瑟菌易感，感染后引起淋病。细菌致病物质主要为菌毛、内毒素等。

淋病是性传播疾病（sexually transmitted disease，STD）之一，主要通过性接触感染，污染的衣物、浴盆等在疾病传播中也有作用。男性可发生尿道炎、前列腺炎及附睾炎，女性有阴道炎、子宫颈炎，进一步可发展为盆腔炎、女性不育症。当母体患有淋病时，胎儿可通过产道感染而发生淋病性眼结膜炎，俗称"脓漏眼"，严重者可致新生儿失明。

体液免疫在感染中起主要保护作用，但免疫力不持久，可再感染并转为慢性。

3. 微生物学检查　采集泌尿生殖道脓性分泌物，涂片革兰染色镜检，如在中性粒细胞内发现有革兰阴性双球菌，有诊断价值。标本接种于巧克力色培养基上，合适条件培养后，挑选可疑菌落涂片染色镜检，同时做生化反应鉴定。也可检测淋病奈瑟菌的特异性抗原或核酸做快速诊断。

4. 防治原则　加强性病知识教育，采取防控性传播疾病的综合措施。及时彻底治疗淋病患者及与淋病患者的性接触者。近年，淋病奈瑟菌耐药菌株不断增加，应结合药物敏感试验合理选用抗生素治疗。预防新生儿淋球菌结膜炎，可选用 1% 硝酸银、0.1% 利福平等眼药水。目前尚无有效的疫苗。

第二节　肠道杆菌

肠道杆菌多为人和动物肠道正常菌群的成员，少数对人致病。这些细菌的共同特征是：中等大小的革兰阴性杆菌，多有周身鞭毛，致病菌多数有菌毛，不形成芽孢；需氧或兼性厌氧，营养要求不高；生化反应活泼，能分解多种糖类、蛋白质和有机酸，产生不同的代谢产物，可借此特性对细菌进行种属鉴别，称生化反应鉴定。常用乳糖发酵试验初步鉴别肠道杆菌的致病性，在选择性培养基如 SS 培养基（salmonella – shigella medium）、EMB 琼脂平板上，非致病肠道杆菌因能分解乳糖产酸，形成有色菌落，而致病菌多不能分解乳糖，形成无色菌落。

一、埃希菌属

埃希菌属（*Escherichia*）有 6 个种，其中大肠埃希菌（*Escherichia coli*，*E. coli*）最常见，俗称大肠杆菌，是肠道正常菌群的成员，能为机体提供有营养的合成代谢产物。当宿主免疫力降低或细菌侵入肠外组织器官时，引起肠道外感染；某些菌株具有毒力因子能致腹泻，称为致病性大肠埃希菌。

（一）生物学特性

1. 形态与染色　革兰阴性短杆菌，无芽孢，多有周身鞭毛，有普通菌毛和性菌毛，某些菌株有微荚膜。

2. 培养特性与生化反应　兼性厌氧，普通琼脂培养基上形成中等大小、圆形、隆起的灰白色光滑型菌落，液体培养基中呈浑浊生长。发酵葡萄糖、乳糖等多种糖类产酸产气，在 SS 琼脂或中国蓝平板上因分解乳糖形成有色菌落。IMViC 试验结果为（+ + − −）。

3. 抗原构造　主要有 O、H、K 三种抗原，是血清学分型的基础。O 抗原为细胞壁脂多糖（LPS）最外层的特异性多糖，有 170 多种。H 抗原位于鞭毛上，有 50 多种。K 抗原为多糖，位于 O 抗原的外层，能阻止 O 抗原与相应抗体的凝集，有 100 多种。大肠埃希菌血清型的表示方式是按 O：K：H 排列，如大肠埃希菌 O111：K58：H2。

（二）致病性

致病物质主要包括菌毛、外毒素和内毒素等。所致疾病包括肠道外感染和肠道内感染。

1. 肠道外感染　肠道内正常定植的大肠埃希菌侵入肠外组织或器官时，可引起化脓性炎症，以泌尿系感染最常见，如尿道炎、膀胱炎、肾盂肾炎；也可致胆囊炎、腹膜炎、阑尾炎和手术创口感染等；婴儿、老年人或免疫功能极度低下者可致新生儿脑膜炎、败血症等。在这类感染中，大肠埃希菌常来源于患者肠道，为内源性感染。

2. 肠道内感染　某些血清型的大肠埃希菌致病性强，通过污染的水源和食物传播，能直接引起人类的急性腹泻，为外源性感染。根据致病机制的不同，引起肠道内感染的常见大肠埃希菌有以下五种类型。

（1）肠产毒型大肠埃希菌（enterotoxigeni $E. coli$，ETEC） 可引起婴幼儿和旅游者腹泻。ETEC 产生两种肠毒素：耐热肠毒素（heat stable enterotoxin，ST）和不耐热肠毒素（heat labile enterotoxin，LT）。ST 对热稳定，加热 100℃ 20 分钟仍保持活性，免疫原性强。LT 对热不稳定，65℃ 30 分钟可被破坏，其免疫原性和致腹泻机制与霍乱肠毒素相似。

（2）肠致病型大肠埃希菌（enteropathogenic $E. coli$，EPEC） 主要引起婴幼儿腹泻，严重者可致死。EPEC 不产生肠毒素，细菌黏附于小肠黏膜表面微绒毛并大量繁殖，导致刷状缘破坏、微绒毛萎缩、上皮细胞功能受损，造成严重水样腹泻。

（3）肠侵袭型大肠埃希菌（enteroinvasive $E. coli$，EIEC） 引起较大儿童和成人腹泻。EIEC 可侵入并破坏结肠黏膜上皮细胞，引发炎症和溃疡。患者腹泻物为黏液血性，临床表现类似细菌性痢疾。该菌无动力，生化反应和抗原结构也与志贺菌相似，应注意鉴别。

（4）肠出血型大肠埃希菌（enterohemorrhagic $E. coli$，EHEC） 可引起严重的腹泻、出血性结肠炎、溶血性尿毒症综合征（haemolytic uraemic syndrome，HUS）和血栓性血小板减少性紫癜。主要流行的血清型是 O157：H7。该菌能产生志贺样毒素（shiga – like toxin，SLT），细菌依靠菌毛黏附于回肠、盲肠和结肠上皮细胞，释放毒素，引起出血性结肠炎。10 岁以下患儿可并发以急性肾衰竭、血小板减少、溶血性贫血为特征的溶血性尿毒症综合征，死亡率达 3% ~ 5%。

（5）肠集聚型大肠埃希菌（enteroaggregative $E. coli$，EAEC） 可引起婴儿和旅行者持续性水样腹泻，脱水，偶有血便。该菌不侵袭细胞，黏附于肠黏膜上皮细胞，在其表面聚集，可产生耐热肠毒素。

（三）微生物学检查

1. 标本 根据感染部位取材，肠外感染可取尿、脓液、分泌物、血液、胆汁、穿刺液等，腹泻者取粪便。

2. 分离培养与鉴定 肠道外感染的标本可直接涂片革兰染色镜检，尿液等低速离心后取沉淀物涂片染色检查。分离培养可直接接种于血琼脂平板，37℃孵育 18 ~ 24 小时，观察菌落特征，进一步根据系列生化反应做细菌的种属鉴定。可疑尿路感染应做尿中细菌总数测定，每毫升尿中细菌数≥10 万时才有诊断意义。

粪便标本接种麦康凯琼脂平板等鉴别培养基，取可疑菌落并鉴定为大肠埃希菌后，再用血清学试验鉴定其型别；也可用 ELISA 或基因探针法检测肠毒素。

3. 卫生细菌学检查 大肠埃希菌寄居于人和动物肠道，随粪便排出体外，可污染环境、水源和食物。大肠菌群是一组与粪便污染有关的细菌，指 37℃能分解乳糖产酸产气的革兰阴性需氧或兼性厌氧的无芽孢杆菌。卫生细菌学以 "大肠菌群指数"（coli – index）作为饮水和食品等被粪便污染的指标，即每 1000ml（g）样品中的大肠菌群数。我国《生活饮用水卫生标准》（GB5749 – 2006）规定，100ml 饮用水中不得检出大肠菌群。

（四）防治原则

加强水源、粪便和食品卫生管理。腹泻患者应及时隔离治疗，纠正水和电解质平衡。尿道插管和膀胱镜检查应严格无菌操作，减少医院内感染发生。选用敏感抗生素进行抗菌治疗。

二、志贺菌属

志贺菌属（$Shigella$）是人类细菌性痢疾的病原菌，通称为痢疾杆菌（dysentery bacterium）。

（一）生物学特性

革兰阴性杆菌，无鞭毛，无荚膜，不形成芽孢，有菌毛。兼性厌氧，营养要求不高，普通培养基上形成中等大小、半透明的光滑型菌落，在 SS 培养基上形成无色菌落。分解葡萄糖产酸不产气，除宋内志贺菌迟缓发酵乳糖外，一般不分解乳糖，不分解尿素，不产生 H_2S，甲基红试验阳性，吲哚试验多为阴性，V – P 试验和枸橼酸盐利用试验阴性。

志贺菌有 O 和 K 抗原。依据生化反应和抗原性的不同将志贺菌属分为 A、B、C、D 四群（种），40

多个血清型（表9-2）。我国以福氏志贺菌多见，其次为宋内志贺菌。

表9-2 志贺菌属的抗原分类

菌种	群	型	亚型	鸟氨酸脱羧酶	甘露醇
痢疾志贺菌	A	1-15	8a、8b、8c	-	-
福氏志贺菌	B	1-6、X、y变型	1a、lb、2a、2b、3a、3b、3c、4a、4b	-	+
鲍氏志贺菌	C	1-20		-	+
宋内志贺菌	D	1		+	+

志贺菌的抵抗力比其他肠道菌弱，加热60℃10分钟可被杀死，但在适宜的温度下可在水及食品中繁殖。对酸敏感，粪便中有其他肠道菌的酸性产物，故粪便标本取材后应迅速送检以防细菌死亡。

（二）致病性与免疫性

1. 致病物质 主要包括菌毛、内毒素和外毒素。细菌通过菌毛黏附在回肠末端和结肠的黏膜上皮细胞表面，入侵细胞并扩散，引发炎症反应。细菌一般不入血。志贺菌内毒素可使肠黏膜通透性增高，毒素吸收后引起发热、神志障碍甚至中毒性休克等，破坏肠黏膜导致炎症、溃疡，还可作用于肠壁自主神经，使肠蠕动紊乱和痉挛，尤其是直肠括约肌痉挛最明显，出现腹痛、里急后重等症状。

A群志贺菌可产生一种毒性很强的外毒素，称志贺毒素，具有神经毒性、细胞毒性和肠毒性等多种毒性作用，可导致中枢神经系统损伤、肠黏膜细胞变性坏死、分泌大量肠液而发生水样泻。

2. 所致疾病 志贺菌引起的细菌性痢疾是最常见的肠道传染病之一。传染源是患者和带菌者，主要表现为以下三种类型。

（1）急性细菌性痢疾 发病急、症状典型，常有发热和腹泻，排出黏液脓血便，伴里急后重和腹痛。治疗及时预后良好。严重者可脱水、酸中毒，有些可引起溶血性尿毒症综合征，甚至死亡。

（2）慢性细菌性痢疾 多为急性菌痢治疗不彻底或患者免疫功能低下，导致痢疾反复发作而转为慢性。

（3）中毒性菌痢 多见于儿童的急性感染，内毒素从肠壁快速吸收入血，患者迅速出现全身中毒症状，可不出现消化道症状，病情凶险，死亡率较高。

3. 免疫性 感染者消化道黏膜表面产生的sIgA，对预防细菌感染有一定保护作用。但因志贺菌一般不入血，菌型又较多，故免疫力维持时间短且不牢固。

（三）微生物学检查

应取粪便的脓血或黏液部分，中毒性菌痢可取肛门拭子。标本应及时送检，否则需保存于30%甘油缓冲盐水中或专门的运送培养基内。

将标本接种于肠道菌鉴别或选择培养基上，培养后取无色半透明的可疑菌落，经生化反应和血清学鉴定，确定细菌的群和型。也可采用免疫荧光菌球法、协同凝集试验、PCR技术和基因探针法等，快速检测志贺菌或其抗原。

（四）防治原则

加强食品卫生的监测和管理。及时发现患者及带菌者，并尽早隔离治疗。可选用复方新诺明、庆大霉素、卡那霉素和诺氟沙星等药物。志贺菌属易出现多重耐药菌株，应根据药敏试验使用抗菌药物。可口服减毒活疫苗做特异性预防。

三、沙门菌属

沙门菌属（Salmonella）的细菌寄生在人类和动物肠道中，种类繁多，有近2500个血清型别。某些沙门菌属的细菌为人和动物的致病菌。

（一）生物学特性

1. 形态与染色　革兰阴性杆菌，多有周身鞭毛和菌毛。

2. 培养特性和生化反应　兼性厌氧，普通琼脂平板上形成圆形、湿润、光滑、边缘整齐的 S 型菌落。在 SS 选择鉴别培养基上，因不发酵乳糖，形成较小、无色半透明的 S 型菌落，产硫化氢的菌株形成中心黑色的菌落。

沙门菌属的细菌生化反应有一定的相似性。不发酵乳糖或蔗糖，发酵葡萄糖、麦芽糖和甘露糖，除伤寒沙门菌不产气外，其他沙门菌均产酸产气；吲哚试验和脲酶试验均阴性。常见沙门菌的主要生化反应见表 9 – 3。

表 9 – 3　常见沙门菌的主要生化反应

菌名	葡萄糖	乳糖	甘露醇	动力	H_2S	吲哚	脲酶
甲型副伤寒沙门菌（S. Paratyphi A）	⊕	–	⊕	+	– / +	–	–
肖氏沙门菌（S. Schottmuelleri）	⊕	–	⊕	+	+ + +	–	–
鼠伤寒沙门菌（S. Typhimurium）	⊕	–	⊕	+	+ + +	–	–
猪霍乱沙门菌（S. Choleraesuis）	⊕	–	⊕	+	+ / –	–	–
希氏沙门菌（S. Hirschfeldii）	⊕	–	⊕	+	+	–	–
伤寒沙门菌（S. Typhi）	+	–	+	+	– / +	–	–
肠炎沙门菌（S. Enteritidis）	⊕	–	⊕	+	+ + +	–	–

3. 抗原构造　沙门菌有 O 和 H 抗原，少数有 Vi 抗原。

O 抗原为沙门菌细胞壁 LPS 最外层的特异多糖，耐高温，100℃不被破坏。O 抗原刺激机体产生 IgM 型抗体。H 抗原是沙门菌的鞭毛蛋白抗原，不耐热，60℃ 30 分钟即被破坏。H 抗原刺激机体产生的免疫球蛋白以 IgG 为主。Vi 抗原位于菌体最表层。新分离的伤寒沙门菌和希氏沙门菌均有 Vi 抗原。Vi 抗原不稳定，经 60℃加热后易消失。Vi 抗原的免疫原性弱，只有当机体内有抗原存在时才可检出相应的抗体。因此，Vi 抗体的检测可用于带菌者的检出。

4. 抵抗力　对理化因素的抵抗力较差，但在水中可存活 2 ~ 3 周，粪便中可存活 1 ~ 2 个月。湿热 65℃ 15 ~ 30 分钟可被杀死。对一般消毒剂敏感，但对某些化学物质如胆盐、煌绿等的耐受性较强，故沙门菌选择培养基中常添加这些成分。

（二）致病性与免疫性

1. 致病物质　沙门菌能侵入小肠的 M 细胞或肠上皮细胞，并可入血或淋巴循环。伤寒沙门菌和希氏沙门菌在宿主体内可形成 Vi 抗原，具有微荚膜功能，能抵御吞噬细胞、抗体和补体的杀菌作用。沙门菌内毒素可致机体发热、白细胞减少、中毒性休克等，并能激活补体系统，导致肠道局部炎症反应。某些沙门菌如鼠伤寒沙门菌可产生肠毒素，能刺激肠黏膜上皮细胞内 cAMP 增多，引发腹泻。

2. 所致疾病　常见的人类沙门菌病包括急性胃肠炎、肠热症和败血症。少数感染者可为带菌者。

（1）胃肠炎（食物中毒）　是最常见的沙门菌感染。因食入被大量鼠伤寒沙门菌、猪霍乱沙门菌、肠炎沙门菌污染的食物所致。

（2）肠热症　主要由伤寒沙门菌、甲型副伤寒沙门菌、肖氏沙门菌和希氏沙门菌引起，不同病原菌感染的临床症状基本相似，伤寒沙门菌感染所致的病情较重，病程较长。

传染源为患者或带菌者，引发肠热症的沙门菌为胞内寄生菌，侵入小肠末端派伊尔淋巴结的 M 细胞或肠上皮细胞后，被巨噬细胞吞噬但不被杀死，到达肠系膜淋巴结大量繁殖，经胸导管进入血流引起第一次菌血症，病菌随血流进入骨髓、肝、脾、肾、胆囊、皮肤等组织。患者表现低热、不适、全身疼痛等前驱症状。细菌在上述组织器官增殖后，再次入血引发第二次菌血症。此时患者出现典型肠热症症状，体温阶梯式上升，然后形成稽留热（39 ~ 40℃），持续 1 周左右，全身中毒症状明显，患者表情淡漠、相对缓脉。皮肤出现玫瑰疹，外周血白细胞数下降。病菌侵犯肝脏和脾脏导致肝脾肿大。肝脏中的细菌随胆汁进入肠道，部分随粪便排出体外，部分细菌可再次侵入肠壁淋巴组织，使已致敏的组织发生超敏反应，致肠黏膜坏死和溃疡，重者有肠出血或肠穿孔等并发症。肾脏中的细菌可随尿排出。以上病变在疾病的第2~3周出现。若无并发症，自第3~4周后病情开始缓解。至第5周时进入恢复期，病情开始好转。

部分患者病愈后，细菌可持续存在于胆道系统，从而自粪便中缓慢排出细菌，成为带菌者。恢复期3周至3个月内排菌者称恢复期带菌者，极少数带菌长达1年以上者称长期带菌者。带菌者是重要的传染源。

（3）败血症 多见于儿童和免疫力低下的成人，常见的病原菌为希氏沙门菌、鼠伤寒沙门菌、猪霍乱沙门菌、肠炎沙门菌。经口感染后，细菌早期即侵入血流引发败血症。部分患者可发生脑膜炎、骨髓炎、胆囊炎、心内膜炎等。

3. 免疫性 急性胃肠炎时，沙门菌可刺激肠黏膜局部产生 sIgA。肠热症时，沙门菌可刺激机体建立牢固的特异性细胞免疫和体液免疫，特异性细胞免疫在机体对肠热症沙门菌的感染恢复中起主要作用。

（三）微生物学检查

1. 标本 急性胃肠炎患者取粪便、呕吐物或可疑食物，败血症取血液。为检出细菌，肠热症不同病程采集不同标本，第1周取外周血，第2~3周起取粪便，第3周起可采集尿，整个病程可采集骨髓，胆道带菌者可取十二指肠引流液。血清学诊断需在病程的不同阶段采集2~3份标本。

2. 快速诊断 可用乳胶凝集试验、SPA协同凝集试验或PCR法等检测标本中沙门菌的可溶性抗原或特异性核酸。

3. 分离培养和鉴定 血液和骨髓液需先增菌，粪便和经离心的尿沉淀物等接种于肠道菌选择鉴别培养基如SS培养基上。37℃培养24小时后，取无色半透明或中央黑色的乳糖不发酵菌落接种至双糖或三糖铁培养基。若疑为沙门菌，再继续通过系列生化反应进行鉴定，并用沙门菌多价抗血清作玻片凝集试验确定血清型。

4. 血清学诊断 肥达试验（Widal test）是用于肠热症诊断的血清学试验，用已知伤寒沙门菌O抗原和H抗原，以及甲型副伤寒沙门菌、肖氏沙门菌和希氏沙门菌H抗原的诊断菌液与待检血清做半定量凝集试验，根据待检血清中有无相应抗体及其效价辅助诊断肠热症。肥达试验结果的解释必须结合临床表现、病程、病史，以及地区流行病学情况。

（1）正常值 正常人因隐性感染或预防接种，血清中可含有一定量抗体，一般伤寒沙门菌O凝集效价小于1∶80，H凝集效价小于1∶160，甲型副伤寒沙门菌、肖氏沙门菌和希氏沙门菌H凝集效价小于1∶80。检测结果大于等于上述相应数值时才有诊断参考意义。

抗O抗体为IgM型抗体，出现较早，持续时间较短（约半年），抗体水平消退后不易受非伤寒沙门菌等病原体的非特异刺激而重现。抗H抗体为IgG类，出现较晚，持续时间长达数年，消失后易受非特异性病原刺激而短暂升高。

（2）动态观察 比较疾病早期和中后期两次采集的血清中抗体量，若第二次的血清效价比第一次增高4倍以上，具有诊断价值。

（3）结果分析 ①O、H凝集效价均超过正常值，则肠热症的可能性大；如两者均低，患病可能性小。②O凝集效价高而H凝集效价不高，可能是感染早期或感染了与伤寒沙门菌O抗原有交叉反应的其他沙门菌。③若O凝集效价不高而H凝集效价高，可能是疾病晚期、既往感染、预防接种或非特异性回忆反应。④少数病例，整个病程中抗体的效价始终在正常范围内。其原因可能是早期使用抗生素治疗，或患者免疫功能低下等所致。

（四）防治原则

加强水源和食品的卫生管理，食品从业人员定期检查，及时检出和治疗带菌者。口服的Ty21a减毒活疫苗和肌注的Vi荚膜多糖疫苗是目前国际上使用的主要疫苗。国内主要使用肌内注射的Vi荚膜多糖疫苗。

沙门菌引发的急性胃肠炎病程较短，以对症治疗为主，一般可不用抗菌药物。肠热症患者需根据病原菌药敏试验选择抗菌药物进行治疗。在药敏试验结果之前，首选药物推荐使用第三代喹诺酮类药物。

第三节 螺 形 菌

螺形菌是一类菌体弯曲的细菌,包括弧菌属、螺杆菌属和弯曲菌属,本节主要介绍霍乱弧菌、副溶血性弧菌和幽门螺杆菌。

一、霍乱弧菌

霍乱弧菌(*V. cholerae*)引起霍乱,自1817年以来,已发生过7次世界性霍乱大流行。前6次由霍乱弧菌古典生物型引起,1961年开始的第7次大流行由霍乱弧菌El Tor生物型引起。1992年一个新的流行株O139在印度和孟加拉一些城市出现,并很快传遍亚洲,于1993年5月首次传入我国。

(一)生物学特性

革兰染色阴性,菌体呈弧形或逗点状。有菌毛,无芽孢,菌体一端有一根单鞭毛。在患者米泔水样粪便或培养物中,可见细菌运动活泼,呈穿梭样。

兼性厌氧。营养要求不高,生长温度范围广(18~37℃)。耐碱不耐酸,pH 7.4~9.6的范围内生长迅速,在pH 8.8~9.0的碱性蛋白胨水或碱性琼脂平板上生长良好,而其他细菌在此pH条件下不易生长,故常用碱性蛋白胨水增菌。霍乱弧菌可在无盐环境中生长,而其他致病性弧菌则不能。过氧化氢酶阳性,氧化酶阳性,发酵很多单糖、双糖,产酸不产气。

根据O抗原分155个血清群,其中O1群、O139群引起霍乱,其余血清群可引起人类胃肠炎等疾病。O1群霍乱弧菌菌体抗原由A、B、C三种抗原因子组成,据此又可分为3个血清型:小川型(含A、B)、稻叶型(含A、C)和彦岛型(含A、B、C)。

根据表型差异,O1群霍乱弧菌的每一个血清型还可分为2个生物型,即古典生物型和El Tor生物型,古典生物型不溶解羊红细胞,不凝集鸡红细胞,对多黏菌素敏感,可被第Ⅳ群噬菌体裂解,而El Tor弧菌则完全相反。

霍乱弧菌在河水、井水及海水中可存活数月,耐低温,但对热、干燥、酸、化学消毒剂等均敏感,湿热55℃ 15分钟或100℃ 1~2分钟可被杀死。以1:4比例加漂白粉处理患者排泄物或呕吐物,作用1小时可达到消毒目的。

(二)致病性与免疫性

1. 致病物质 霍乱弧菌产生的霍乱肠毒素是已知致泻毒素中毒性最为强烈的一种。霍乱肠毒素由一个A亚单位和5个B亚单位构成。B亚单位可与小肠黏膜上皮细胞神经节苷脂受体结合,形成一亲水性穿膜孔道,A亚单位脱离B亚单位后沿孔道进入细胞内,作用于腺苷酸活化酶,使细胞内的cAMP升高,主动分泌Na^+、K^+、HCO_3^-和水,导致严重腹泻与呕吐,电解质丧失。

2. 所致疾病 霍乱为烈性肠道传染病,为我国的法定甲类传染病。

人类是霍乱弧菌的唯一自然易感者。霍乱患者和无症状感染者是重要传染源,主要通过污染的水源或食物感染。细菌通过胃酸后到达小肠,穿过肠黏膜黏液层,黏附于肠黏膜上皮细胞并迅速繁殖,产生霍乱肠毒素而致病。一般在食入细菌2~3天后出现剧烈腹泻和呕吐,在疾病最严重时,每小时失水量可高达1L,排出含黏膜、上皮细胞和大量细菌的米泔水样腹泻物。严重脱水、电解质紊乱、代谢性酸中毒和微循环衰竭可导致肾衰竭、休克和死亡。

3. 免疫性 病后可获得牢固免疫力,sIgA起主要保护作用。

(三)微生物学检查

霍乱是烈性传染病,对首例患者快速、准确的病原学诊断,有利于及时做出疫情报告。流行期间,典型患者的诊断相对容易,但散在轻型病例应与其他原因的腹泻相区别。

取患者"米泔水"样粪便、呕吐物，直接涂片染色镜检或悬滴检查，观察有无"穿梭样"运动的细菌。也可用荧光菌球试验、协同凝集试验等进行快速诊断。分离培养常用碱性蛋白胨水增菌，在 TCBS 平板上培养，该培养基含有硫代硫酸盐、枸橼酸盐、胆盐及蔗糖，霍乱弧菌因分解蔗糖呈黄色菌落。分离培养后选取可疑菌落做进一步鉴定。

（四）防治原则

加强水源、食品卫生及粪便的管理等是预防霍乱弧菌感染和流行的重要措施。O1 群霍乱弧菌死菌苗肌内注射有一定有保护力，但血清抗体持续时间较短，仅为 3～6 个月。对霍乱患者应及时补充液体和电解质，防止脱水导致的低血容量性休克和酸中毒。抗生素可选用四环素、多西环素、呋喃唑酮等。

二、副溶血性弧菌

副溶血性弧菌（*V. parahaemolyticus*）是弧菌属中的一种嗜盐性细菌，形态与霍乱弧菌类似，单端单鞭毛，活动活泼，无荚膜，不形成芽孢。与霍乱弧菌的一个显著差别是嗜盐性（halophilic），含 3.5% NaCl 的培养基最适于其生长，细菌形态也最典型，NaCl 浓度超过 8% 时则不能生长。在 TCBS 培养基上，副溶血弧菌形成绿色、不发酵蔗糖的菌落。该菌不耐热，90℃ 1 分钟即被杀死；不耐酸，在 1% 醋酸或 50% 食醋中 1 分钟死亡。

该菌存在于近海的海水、海底沉积物和鱼、贝类等海产品中，通常由于食入被该菌污染的海产品或盐渍食品而引发食物中毒，在东南亚、日本、美国及我国沿海地区多见。腹泻可为自限性或中度霍乱样，有腹痛、呕吐和低热，粪便多为水样，少数为血水样，恢复较快，病后免疫力不强，可重复感染。治疗可用庆大霉素、复方磺胺甲基异噁唑、诺氟沙星等，严重者需输液和补充电解质。

三、幽门螺杆菌

1982 年，Marshall 和 Warren 从慢性活动性胃炎患者胃黏膜活检标本中将幽门螺杆菌（*Helicobacter pylori*）分离成功，两位科学家因在幽门螺杆菌相关研究中所作出的突出贡献，获得 2005 年诺贝尔生理学和医学奖。

（一）生物学特性

革兰染色阴性，从胃黏膜新分离的幽门螺杆菌呈螺旋状或 S 形，菌体一端有 2～6 根鞭毛，运动活泼，常定植于胃黏液层下面，黏膜上皮表面呈不均匀的集团状分布。

微需氧，人工培养时需提供 5% O_2、85% N_2 和 10% CO_2。可耐低 pH，一般在 pH 4.5～7.0 条件下培养。最适生长温度为 35～37℃。营养要求高，生长缓慢，在含血液、血清或心脑浸液琼脂培养基上，形成细小、针尖状、半透明的菌落。

生化反应不活泼，不发酵糖类，氧化酶和过氧化氢酶试验均阳性，具有丰富的尿素酶，快速尿素酶试验阳性，这是与其他弯曲菌的主要区别之一。

（二）致病性与免疫性

幽门螺杆菌可穿透黏液层，定植于胃黏膜表面。细菌产生的脲酶，分解尿素产氨，中和胃酸有助于细菌定植。该菌的细胞毒素相关蛋白 CagA 和 VacA 以及 LPS 等均可破坏胃黏膜上皮细胞，导致炎症和溃疡。此外，细菌代谢产物、细菌 DNA 片段整合等因素可能与致癌有关。

感染者是主要的传染源，人群自然感染率约为 50%，有些地区高达 90%。细菌在上消化道寄居，胃窦部是其最佳定居部位。人感染细菌后大多不出现症状，部分感染者可出现功能性消化不良、慢性胃炎、消化性溃疡。此外，胃癌与胃淋巴瘤的发生也与幽门螺杆菌的感染相关。幽门螺杆菌致病的确切机制尚未完全阐明；其致病性除与其本身的致病因子有关外，还与免疫损伤有关。

幽门螺杆菌感染后，患者胃液中可检出特异性 sIgA 和 IgG，血中可持续出现特异性 IgG 和 IgA。这些抗体只能作为感染或疾病的标志，未发现对机体有保护作用。

（三）微生物学检查

主要采用细菌分离培养和多种快速方法进行实验室诊断。

目前临床常用的诊断法有：①组织学检查，胃镜下取胃黏膜活检，组织染色后显微镜下辨认细菌；②细菌的分离培养及形态学检查；③尿素呼气试验，患者服用含同位素^{13}C 或^{14}C 的尿素，幽门螺杆菌产生的脲酶分解尿素产生标有同位素的 CO_2，可在受试者呼出的气体中检测出来，现作为幽门螺杆菌感染检查的金标准之一；④快速脲酶分解试验，将活检组织放入尿素培养基中，几分钟即可观察结果，培养基由黄变红为阳性；⑤PCR 或 16S rDNA 寡核苷酸探针法检测幽门螺杆菌 DNA。

（四）防治原则

目前尚无有效疫苗。药物治疗采用胶态铋制剂或抑酸剂加两种抗生素的三联疗法，疗程一般为 2 周。敏感抗菌药物有阿莫西林、甲硝唑、替硝唑、克拉霉素、四环素、多西环素、呋喃唑酮等。

第四节 厌氧性细菌

厌氧性细菌根据能否形成芽孢，分为厌氧芽孢梭菌和无芽孢厌氧菌两大类。

一、厌氧芽孢梭菌

厌氧芽孢梭菌只有一个属，即梭状芽孢杆菌属（*Clostridium*）。本属多数细菌严格厌氧，革兰阳性，能形成芽孢，直径宽于菌体而使菌体膨大呈梭状，故名。

（一）破伤风梭菌

破伤风梭菌（*C. tetani*）是破伤风（tetani）的病原菌。细菌广泛存在于土壤及动物的粪便中，当创口被污染或分娩接生时使用污染的器械剪脐带时，破伤风梭菌或芽孢可侵入创口并生长繁殖，释放外毒素，引起破伤风。

1. 生物学特性 菌体细长，革兰染色阳性，有周鞭毛，不形成荚膜。芽孢圆形，直径宽于菌体，位于菌体顶端。

专性厌氧，营养要求不高，疱肉培养基中生长使肉汤变浑浊，肉渣变色，有腐败臭味。在普通琼脂平板上形成中心紧密、周边疏松似羽毛状的菌落，有迁徙生长现象。

本菌繁殖体抵抗力与其他细菌相似，但芽孢对外界环境抵抗力强，耐煮沸 15～90 分钟，在 5% 苯酚中能存活 10～15 小时，土壤中可存活几十年。

2. 致病性与免疫性 破伤风梭菌芽孢侵入人体后，是否引起感染并致病，取决于创口局部是否形成厌氧微环境，一般是伤口深而窄，混有泥土和异物，或有组织的缺血坏死，同时有需氧菌或兼性厌氧菌的混合感染。

破伤风梭菌的致病物质主要是外毒素，即破伤风痉挛毒素（tetanospasmin）。该毒素是一种神经毒素，毒性极强，对人的致死量小于 $1\mu g$。其化学性质为蛋白质，不耐热，可被蛋白酶破坏。破伤风痉挛毒素经甲醛处理可脱毒为类毒素，是预防破伤风的有效制剂。

破伤风痉挛毒素对脑干神经和脊髓前角细胞具有高度亲和力，与这些细胞表面的神经节苷脂受体结合并进入细胞，封闭抑制性突触的介质释放及抑制性神经元的协调作用，以致伸肌、屈肌同时强烈收缩，而呈强直痉挛。

破伤风多见于战伤，除创伤感染外，分娩时手术器械灭菌不严或脐带处理不当均可导致发病。新生儿破伤风（七日风、脐带风）尤为常见。伤口附近肌肉痉挛，嚼肌痉挛，引起苦笑面容、牙关紧闭和吞咽困难。随后躯干及四肢肌肉强直，呈特有的角弓反张体征，甚至膈肌痉挛、呼吸困难窒息而死。机体对破伤风的免疫为体液免疫，主要依赖抗毒素的中和作用。由于破伤风痉挛毒素毒性极强，微量毒素即可致病，而此剂量毒素不足以引起免疫，且毒素与神经组织牢固快速结合，不能有效刺激免疫系统产生抗毒素，故病后一般不会获得牢固免疫力。

3. 微生物学检查 根据破伤风典型的临床症状，结合病史即可做出诊断，一般不做微生物学检查。必要时可取伤口渗出液或坏死组织涂片镜检及厌氧培养，并以培养物滤液做动物试验，以确定有无毒素产生。

4. 防治原则 受外伤后应及时对伤口做清创处理，避免形成局部的厌氧微环境，是预防破伤风的重要措施。特异性人工免疫可以有效预防破伤风的发生。

（1）正确处理伤口 迅速清创、扩创，防止厌氧微环境的形成。

（2）人工自动免疫 注射破伤风类毒素，刺激机体产生相应抗毒素。对军人、建筑工人等易受外伤的成年人，应用破伤风类毒素进行预防接种。对儿童，目前采用含百日咳死菌苗、白喉类毒素和破伤风类毒素的百白破三联疫苗，注射后可同时获得对这三种疾病的免疫力。在定期按程序接种类毒素或三联疫苗的个体，当发生有污染的有外伤时可再注射类毒素，可使机体在短期内产生具有中和作用的抗毒素。

（3）人工被动免疫 对伤口污染严重而又未经过基础免疫者，注射破伤风抗毒素（tetanus antitoxin TAT）获得被动免疫，通常用于紧急预防。可同时注射类毒素刺激自动免疫。

（4）抗生素的使用 使用青霉素或甲硝唑抑制病灶内破伤风梭菌的繁殖，同时对混合感染的细菌也有作用。

（二）产气荚膜梭菌

产气荚膜梭菌（*C. perfringens*）是人畜肠道正常菌群，在自然界分布广泛，也是外伤感染常见的病原菌，该菌能产生强烈的外毒素和多种侵袭性酶，是气性坏疽的主要病原菌。此外，还能引起食物中毒和坏死性肠炎。

1. 生物学特性 为两端平切的革兰阳性大杆菌，椭圆形芽孢位于菌体中央或近极端。在机体组织内可形成荚膜，无鞭毛。

产气荚膜梭菌为不严格的厌氧菌，在有少量氧的环境中也能生长。生长迅速，8分钟即可完成一次二分裂。血琼脂平板上形成圆形、扁平、半透明、边缘整齐的菌落，多数有双层溶血环。在牛乳培养基中细菌可凝固酪蛋白，发酵糖类产生酸和大量气体，将凝固的酪蛋白冲成蜂窝状，培养基表层的凡士林也被推开，称为汹涌发酵试验（stormy fermentation test）。

生化反应活泼，可分解多种糖类，产酸产气。能液化明胶，产生硫化氢。

2. 致病性与免疫性 致病物质包括荚膜、外毒素和侵袭性酶。产气荚膜梭菌能产生10余种外毒素，有些外毒素是胞外酶。

（1）气性坏疽 气性坏疽是严重的创伤感染性疾病，多见于战伤、大面积的工伤、车祸等。致病条件与破伤风梭菌类似，细菌经创伤感染后，在局部迅速繁殖，产生多种毒素和酶，组织细胞溶解坏死，临床表现以局部组织坏死、水肿、气肿、恶臭和全身中毒为特征。毒素和组织坏死的毒性产物被吸收入血，引起毒血症、休克，死亡率高。

（2）食物中毒 因食入被大量产气荚膜梭菌（$10^8 \sim 10^9$细菌繁殖体）污染的食物引起，潜伏期约10小时，临床表现为腹痛、腹胀、水样腹泻；较少呕吐，一般不发热，1～2天后自愈。

（3）坏死性肠炎 儿童多见，常因食入大量被产气荚膜梭菌污染的食物所引起。细菌产生的β毒素能引起肠道运动神经麻痹和肠黏膜出血坏死。起病急，剧烈腹痛、腹泻、可伴血便，或并发肠梗阻和肠穿孔，病死率高。

3. 微生物学检查 由深部创口取材，革兰染色，如发现有荚膜的革兰阳性大杆菌，并伴有其他杂菌和少量形态不规则的白细胞，可初步诊断。同时进行厌氧培养和细菌的生化鉴定。对于产生荚膜梭菌性食物中毒，可用检测患者粪便中肠毒素。

4. 防治原则 预防措施主要是及时处理伤口，外科手术扩创清创、切除感染及坏死组织，必要时截肢以防病变扩散。早期可用多价抗毒素血清。同时使用青霉素等抗生素抑制细菌繁殖。因该菌在环境中迅速形成芽孢，故患者必须严密隔离，所用器械及敷料彻底灭菌，避免医院内传播。外科手术前，可用高压氧舱治疗可抑制细菌繁殖和毒素产生，控制病情发展。

（三）肉毒梭菌

肉毒梭菌（*C. botulinum*）广泛存在于土壤中，厌氧环境中能产生肉毒毒素（botulin），食入该毒素污染的食物，可发生肉毒中毒（botulism），产生特殊的神经中毒症状。

1. 生物学特性 革兰阳性粗短杆菌，有鞭毛，无荚膜，芽孢呈椭圆形，宽于菌体，使菌体呈汤匙状或网球拍状。肉毒毒素不耐热，煮沸 1 分钟即被破坏。

2. 致病性与免疫性 肉毒梭菌的致病物质是肉毒毒素，为神经毒素，作用于神经与肌肉接头处，阻碍乙酰胆碱介质的释放，导致肌肉松弛性麻痹。该毒素是已知毒素中最强的一种，毒性强于氰化钾一万倍。1mg 纯结晶的肉毒毒素能杀死 2 亿只小鼠，对人致死量为 $0.1\mu g$。

常见的疾病为食物肉毒。食品加工过程中污染肉毒梭菌芽孢，芽孢在厌氧环境中发芽成繁殖体并产生毒素，食入未经加热灭活的毒素发生食物中毒。起病突然，胃肠道症状少见，表现特有的神经麻痹症状和体征，可出现复视、斜视、眼睑下垂、吞咽困难、口齿不清，严重者因呼吸肌和心肌麻痹而死亡。此外，也有婴幼儿因食入含有被该菌芽孢污染的蜂蜜等食物而致病的病例，称婴儿肉毒中毒。

3. 微生物学检查 主要是检出毒素。

4. 防治原则 预防本病的关键是加强食品卫生的监督和管理，食物加热可灭活毒素有效预防发病。对患者应该根据症状尽早做出诊断，迅速注射足量多价肉毒抗毒素血清，同时加强护理和对症治疗，特别是预防呼吸肌麻痹和窒息的发生，以降低死亡率。

二、无芽孢厌氧菌

无芽孢厌氧菌主要存在于人和动物的口腔、肠道、上呼吸道和泌尿生殖道等部位，是机体的正常菌群，当寄居部位发生改变、宿主免疫功能下降、长期应用抗生素、局部组织坏死等因素形成厌氧微环境时致病。无芽孢厌氧菌引起的感染种类较多，可在多种组织器官内形成炎症、脓肿或组织坏死，严重时引发败血症。这类细菌通常严格厌氧，对氨基糖苷类抗生素等药物不敏感，给诊断和治疗带来困难。

微生物学检查时，因无芽孢厌氧菌多为人体正常菌群，应从感染中心处取材并避免正常菌群的污染。常用标本为血液、感染部位引流或穿刺液、胆汁，或活检的组织标本。标本直接涂片镜检的同时，进行厌氧分离培养，挑选可疑菌落生化鉴定。也可采用核酸杂交、PCR、色谱检测细菌代谢产物等方法，进行快速诊断。

常用的抗菌药物有高浓度青霉素（羧苄青霉素）、头孢菌素类、克林霉素、甲硝唑等。

第五节 分枝杆菌属

分枝杆菌属（Mycobacterium）是一类细长略弯曲的细菌，有分枝生长的趋势，染色时有抗酸性，故又称抗酸杆菌（acid - fast bacilli）。

一、结核分枝杆菌

结核分枝杆菌（*M. tuberculosis*）简称结核杆菌，是结核病的病原菌。细菌可侵犯全身组织器官，以肺部最多见。1882 年，德国细菌学家郭霍（Robert Koch）证明结核分枝杆菌是结核病的病原菌，1905 年获得诺贝尔生理学或医学奖。

（一）生物学特性

1. 形态与染色 菌体细长略弯曲，偶有分枝状，在痰或组织中常聚集排列（图 9 - 3）。因细胞壁含大量脂质，普通染色不易着色，常用齐 - 尼（Ziehl - Neelsen）抗酸染色法，细菌用 5% 苯酚复红加温染色后，3% 盐酸乙醇不能使之脱色而被染成红色，其他非抗酸菌及细胞杂质等被亚甲蓝染成蓝色。在药物作用或营养缺乏等条件下，结核分枝杆菌可完全或部分失去其抗酸染色性。

2. 培养特性　营养要求高，专性需氧，常用含蛋黄、甘油、马铃薯、无机盐和孔雀绿等成分的罗氏（Lowenstein）培养基。结核分枝杆菌生长缓慢，在罗氏培养基上需 3～4 周才出现肉眼可见的菌落，菌落表面粗糙干燥、不透明、乳白或米黄色。液体培养基中呈菌膜生长，加入水溶性脂肪酸、降低细菌的疏水性，使细菌分散均匀生长，有利于检测药物敏感性。

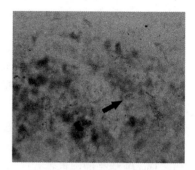

图 9-3　结核分枝杆菌

3. 抵抗力　因细胞壁中富含脂类，细菌对理化因素的抵抗力较强。耐干燥，在干燥痰中可保持活性 6～8 个月，附着在尘埃上传染性可持续 8～10 天。耐酸碱（3% 盐酸、6% 硫酸、4% 氢氧化钠溶液），患者标本常用酸碱处理以杀死杂菌，并消化其中的黏稠物质。但对湿热、紫外线及乙醇溶液敏感，湿热 62～63℃ 15 分钟、直射阳光 2～7 小时或 75% 乙醇溶液 2 分钟可杀死细菌。

4. 变异性　结核分枝杆菌的形态、菌落、毒力、抗原性和耐药性均可发生变异。Calmette 和 Guerin 将有毒的牛型结核分枝杆菌培养于含甘油、胆汁、马铃薯的培养基上，经过 13 年传 230 次传代后获得毒力减弱而保留免疫原性的变异株，即卡介苗（Bacillus Calmette - Guerin，BCG），用于预防结核病。

（二）致病性

1. 致病物质　结核分枝杆菌细胞壁中的脂质、蛋白质和多糖成分与细菌的致病性有关。结核分枝杆菌细胞壁富含脂质，多与蛋白质和多糖结合，包括分枝菌酸、索状因子、磷脂、蜡质 D、硫酸脑苷脂等，与慢性肉芽肿性炎症、干酪样坏死等的发生有关。菌体蛋白中的结核菌素，能诱发机体产生迟发型超敏反应。细胞壁中的多糖常与脂质结合，参与诱发迟发型超敏反应。此外，荚膜对结核分枝杆菌有一定的保护作用。

2. 所致疾病　结核分枝杆菌可经呼吸道感染引起肺结核，也可经消化道或破损的皮肤进入机体，引起多种组织器官的结核病。

（1）肺部感染　吸入含结核分枝杆菌的飞沫或尘埃，细菌易进入肺泡，故结核病以肺部感染最多见。肺结核可以分为原发感染和继发感染。

原发感染是首次感染结核分枝杆菌，多见于儿童。细菌进入肺泡后，被巨噬细胞吞噬，在吞噬细胞中增殖，引起肺泡渗出性炎症，称为原发灶。原发灶内的结核分枝杆菌可沿淋巴管扩散到肺门淋巴结，引起肺门淋巴结肿大和淋巴管炎，X 线胸片常显示哑铃状阴影，称为原发综合征。原发感染可随特异性细胞免疫功能的建立而趋于自愈，形成纤维化或钙化。极少数免疫力低下者细菌可经气管、淋巴管或血流扩散，引起全身粟粒性结核或结核性脑膜炎。

继发感染多见于成年人，由原发病灶内潜伏的结核分枝杆菌（内源性感染）或外界再次入侵的（外源性感染）结核分枝杆菌引起。感染时机体已有一定的特异性免疫力，故病灶常较局限，一般不累及邻近淋巴结，主要表现为慢性淋巴肉芽肿性炎症，形成结核结节、干酪化和纤维化或空洞。

（2）肺外感染　在免疫力低下的患者，结核分枝杆菌可通过血液、淋巴液播散至肺外组织器官引起感染，引起肾、骨、关节、生殖系统、脑等部位的结核病。少数免疫力极度低下的患者中，可出现全身粟粒性结核或播散性结核。肺结核患者也可因痰中细菌进入消化道引起肠结核、腹膜结核等。此外，结核分枝杆菌通过破损的皮肤伤口感染可导致皮肤结核。

3. 免疫性与超敏反应　机体对结核的免疫主要是细胞免疫，包括致敏 T 淋巴细胞和被激活的巨噬细胞。机体特异免疫力的维持依赖于结核分枝杆菌在体内的存在，一旦体内结核分枝杆菌或其组分消失，免疫力也随之消失，称有菌免疫或感染免疫（infection immunity）。

机体获得对结核分枝杆菌免疫力的同时，也发生超敏反应。当再次感染结核分枝杆菌时，体内的致敏淋巴细胞释放淋巴因子，引起强烈的迟发型超敏反应，表现为单核细胞浸润，并伴随干酪样坏死和液化形成空洞。

结核菌素试验是用结核菌素来测定机体对结核分枝杆菌有无皮肤迟发型超敏反应的一种试验，用于临床诊断结核病的参考。

试验多采用 PPD 法。PPD 是自结核分枝杆菌提取的结核菌素经纯化后的蛋白衍生物。将 5 单位 PPD

在前臂皮内注射，48~72小时后观察结果。若注射部位不出现硬结或硬结直径小于5mm判为阴性，若硬结直径超过5mm为阳性，≥15mm为强阳性。结核菌素试验阳性表明机体对结核分枝杆菌有免疫力，已感染过结核分枝杆菌，或卡介苗接种成功。强阳性表明受试者可能有活动性结核病。阴性则提示受试者可能未感染结核分枝杆菌且未接种过卡介苗，或有以下几种情况：①受试者处于原发感染早期，T淋巴细胞未被致敏；②老年人；③患严重结核病或其他传染病（如麻疹等）的患者；④获得性免疫功能低下者，如艾滋病患者或使用免疫抑制剂治疗者。

（三）微生物学检查

根据感染部位采集痰、尿、粪、脑脊液、腹腔积液等。标本直接涂片或经处理集菌后涂片，抗酸染色后显微镜下观察，若发现抗酸阳性杆菌，结合临床症状即可做出初步诊断。将集菌后的标本接种于罗氏培养基，37℃培养，每周观察一次，3~4周后观察菌落特征，并根据生长速度、菌落特征及染色结果进行鉴定。

此外，可用PCR法或核酸探针对结核分枝杆菌的感染进行基因诊断，也用于耐药性检测。

知识链接

γ-干扰素释放试验

γ-干扰素释放试验是一种用于结核病辅助诊断的体外免疫检测的新方法。结核分枝杆菌感染后，体内存在致敏的T淋巴细胞，当再次遇到抗原刺激时，能迅速活化增殖，产生多种细胞因子，其中γ-干扰素是一种重要的细胞因子。

γ-干扰素释放试验以结核分枝杆菌特异性的抗原肽或蛋白质为抗原，与分离的人淋巴细胞或全血样本共同孵育，检测经抗原刺激后血细胞所释放的γ-干扰素数量，或分泌γ-干扰素的抗原特异性淋巴细胞数目。

（四）防治原则

卡介苗接种是我国计划免疫的项目之一，新生儿和结核菌素试验阴性的儿童是主要的接种对象，一般认为卡介苗有助于预防儿童严重的结核病。

结核病治疗的用药原则为早期、规律、适量、全程、联合五项原则，常用链霉素、异烟肼、对氨基水杨酸、吡嗪酰胺、利福平、乙胺丁醇等单独或联合治疗。目前耐多药结核分枝杆菌逐渐增多，在药物治疗过程中应定期监测药物敏感情况，以选用敏感药物有效治疗。

二、麻风分枝杆菌

麻风分枝杆菌（*M. leprae*）简称麻风杆菌，是麻风病的致病菌。本菌至今体外培养尚未成功，其形态与染色特点类似结核分枝杆菌。标本中麻风分枝杆菌常位于细胞内，呈束状排列，感染细胞的胞质呈泡沫状，故称为泡沫细胞或麻风细胞，是有别于结核分枝杆菌感染的重要特点。

知识拓展

非结核分枝杆菌引起的感染

非结核分枝杆菌，也称环境分枝杆菌，存在于水、土壤和气溶胶中，为条件致病菌，主要侵犯肺部。严重的还可以引起血源性播散，导致深部脏器的感染，如心内膜炎、腹膜炎、脑膜炎、骨关节炎等。非结核分枝杆菌的感染与结核类似，易被误诊为结核病，需病原学分离鉴定才能确诊。由于非结核分枝杆菌对多数抗生素和一线抗结核药耐药，要用二三线抗结核药才能控制，因此治疗费用高、时间长。

麻风是一种慢性传染病，在世界各地均有流行，目前已较少见。麻风患者是麻风病的传染源。患者鼻黏膜分泌物、皮疹渗出液、痰、阴道分泌物及精液中可排出麻风分枝杆菌，进而通过呼吸道、破损的皮肤黏膜等途径侵入机体，以家庭内传播多见。

麻风病的诊断主要依赖于微生物学检查。刮取患者鼻黏膜或皮损组织作涂片，和抗酸染色，根据麻风细胞和典型的麻风分枝杆菌形态特点进行诊断。

目前麻风防控主要采取早期发现、规则联合化疗、预防残疾、健全防治队伍、培训各级医护人员、健康教育等措施。

第六节 动物源性细菌

动物源性细菌是人畜共患病的病原菌，人因直接接触患病或带菌的动物或其分泌物，或通过吸血节肢动物叮咬等途径而感染。本书中介绍的主要动物源性细菌包括布鲁菌、炭疽芽孢杆菌和鼠疫耶尔森菌。

一、布鲁菌属

布鲁菌属（*Brucella*）细菌是人和动物布鲁菌病的病原体，布鲁菌病是一种人兽共患慢性传染病，为我国法定的乙类传染病。布鲁菌有 6 个生物种，对人致病的有羊布鲁菌、牛布鲁菌、猪布鲁菌和犬布鲁菌。我国流行的以羊布鲁菌为主，其次为牛布鲁菌。

（一）生物学特性

革兰阴性短小杆菌，无鞭毛，不形成芽孢，光滑型菌株有微荚膜。专性需氧，营养要求高，常用肝浸液培养基培养，初次分离时需提供 $5\% \sim 10\% CO_2$，生长缓慢。在血琼脂平板上不溶血。该菌对热敏感、可被巴氏消毒法杀灭。

多数布鲁菌能分解尿素和产生 H_2S，羊、牛、猪三种布鲁菌产生 H_2S 的量和在含有碱性染料培养基中的生长情况有所不同，可用于鉴别。

布鲁菌有多种抗原结构，主要有牛布鲁菌抗原（A 抗原）和羊布鲁菌抗原（M 抗原），不同的布鲁菌所含两种抗原量的比例不同，羊布鲁菌 A∶M 为 1∶20；牛布鲁菌 A∶M 为 20∶1；猪布鲁菌 A∶M 为 2∶1。

（二）致病性与免疫性

布鲁菌是重要的细胞内寄生菌，能在吞噬细胞内生存，在内毒素、荚膜和侵袭性酶的作用下致病。此外，细菌感染还可刺激机体产生迟发型超敏反应，导致免疫病理损伤。

本菌易感染牛、羊、猪等动物，细菌易在动物的腺体组织和生殖器官中增殖，因其富含能刺激布鲁菌生长的赤藓醇（erythritol），孕期动物的胎盘、绒毛膜和羊水中富含赤藓醇，细菌在其中大量繁殖可引起母畜流产。病畜还可表现为睾丸炎、附睾炎、子宫炎、乳腺炎等。人类主要通过食入感染动物的乳汁，或通过皮肤、呼吸道、消化道、眼结膜等多种途径感染。细菌进入机体被巨噬细胞吞噬后，随巨噬细胞进入淋巴结等部位形成感染灶，继之侵入血流引起菌血症。感染者可有发热、乏力、关节痛等症状。随后细菌进入肝、脾、骨髓、淋巴结等组织形成新的感染灶，此时血液中的细菌数量减少或消失，体温趋于正常。当细菌在新的感染灶中繁殖到一定数量时，再次入血又形成菌血症，患者体温再次升高。如此反复，患者的体温描记曲线呈波浪式，故布鲁菌病又称为波浪热（undulant fever）。

人患波浪热痊愈后可获得一定免疫力，布鲁菌为胞内寄生菌，故细胞免疫起主要保护作用。不同菌种和生物型之间有交叉免疫，再次感染发病较少。疫区居民可因隐性感染而获免疫。感染过程中也产生抗体，但保护效果较差。

（三）微生物学检查

布鲁菌病的实验室诊断依靠病原体分离鉴定、血清学试验及皮肤试验（布鲁菌素试验）等。

急性期布鲁菌病患者血培养阳性率可高达70%。亚急性期和慢性期患者可取骨髓、淋巴结进行细菌的分离鉴定。病畜的羊水，流产动物的肝、脾、骨髓等也可作为分离培养的标本。标本接种于双相肝浸液培养基，培养4~7天后可形成菌落，如培养30天仍未见细菌生长可报告为阴性。根据菌落特征、涂片染色镜检、CO_2的要求、H_2S产生以及因子血清凝集试验等结果鉴定菌种。

因布鲁菌生长缓慢，除细菌分离鉴定外，还可通过凝集试验、补体结合试验和抗球蛋白试验（Coombs试验）检测患者血清中特异性抗体。此外，还可用布鲁菌素（brucellin）皮肤试验诊断慢性布鲁菌病。

（四）防治原则

预防主要是加强病畜管理、切断传播途径和预防接种。疫区动物和高危人群可接种减毒活疫苗。抗菌治疗一般将四环素类（如多西环素）和链霉素联用2~3周，或四环素类与利福平联用6周。由于细菌胞内寄生，一旦转为慢性，抗菌治疗作用有限。

二、炭疽芽孢杆菌

炭疽芽孢杆菌（*Bacillus anthracis*）引起人和动物的炭疽病。

（一）生物学特性

革兰染色阳性粗大杆菌，菌体两端平切，排列成长链状形如竹节。有毒株可形成荚膜。在活体或未经解剖的尸体内常不形成芽孢，而在氧气充足温度适宜（25~32℃）的环境中易形成芽孢，芽孢在菌体中央，椭圆形，小于菌体宽度。

营养要求不高，需氧或兼性厌氧，普通培养基上形成灰白色扁平菌落，表面粗糙，低倍镜下可见菌落边缘呈卷发样，多不溶血。肉汤中呈絮状沉淀生长。

繁殖体抵抗力不强，但芽孢的抵抗力很强，在室温干燥环境下可存活数十年，在皮毛中能存活数年。土壤被炭疽杆菌芽孢污染后，传染性可保持数十年。芽孢对干热和某些化学消毒剂的抵抗力较强，121℃ 15分钟可将其杀死。碘液、过氧乙酸可破坏芽孢。破坏空气中的芽孢可用环氧乙烷或多聚甲醛熏蒸法。

（二）致病性与免疫性

1. 致病物质　主要为荚膜和炭疽毒素。荚膜有抗吞噬作用；炭疽毒素引起微血管内皮细胞损伤，血管通透性增强，导致水肿和休克。

2. 所致疾病　炭疽病主要是食草动物的传染病。人类炭疽病根据感染途径不同，有三种临床类型。

（1）皮肤炭疽　最常见。细菌经皮肤破损处侵入，首先在局部形成丘疹，继之变为水疱、脓疱，进一步发展成中心坏死的典型黑色焦痂。焦痂脱落可形成瘢痕。个别皮肤炭疽患者进展成严重全身中毒症状，预后极差。

（2）肺炭疽　因吸入炭疽杆菌芽孢所致的肺感染。初起与感冒相似，而后发展成严重的支气管肺炎及全身中毒症状，死亡率极高。

（3）肠炭疽　因食入来自病畜的肉或奶制品而感染，引起肠炭疽。患者出现恶心、呕吐、腹痛、肠麻痹、腹泻、血便等，全身症状严重，可于2~3天死于毒血症。

上述三型炭疽病中，细菌均可全身扩散，并发急性出血性脑膜炎，死亡率很高。炭疽病后可获持久的免疫力，再次感染少见，主要与特异性抗体的产生有关。

（三）微生物学检查

炭疽是一种死亡率较高的烈性传染病，病原学检查需在生物安全防护二级以上的实验室进行，在标本采取、送检及检验过程中，要注意个人和环境的保护。

炭疽动物尸体严禁室外剖检，以免芽孢污染环境。必要时割取动物舌尖或耳尖组织送检。渗出液可直接涂片，新鲜组织作印片，用 1：1000 升汞液作用 5 分钟以杀死芽孢，革兰染色镜检，若发现竹节状排列的革兰阳性大杆菌，结合临床症状可初步诊断。也可用特异性荧光抗体或荚膜肿胀试验进行检查。

（四）防治原则

预防炭疽病的关键是有效控制动物炭疽，加强病畜管理，发现病畜应立即隔离、处死，必须焚烧或加大量生石灰深埋于 2m 以下。此外，应提高警惕，防范使用炭疽芽孢杆菌的生物恐怖活动。

对疫区牧民、兽医、皮毛工人等高危从业人员及易感家畜，可接种炭疽芽孢杆菌减毒活疫苗。抗菌治疗首选青霉素，也可使用强力霉素、红霉素、四环素等。

三、鼠疫耶尔森菌

鼠疫耶尔森菌（*Yersinia pestis*）又称鼠疫杆菌，是鼠疫的病原菌。鼠疫是一种人畜共患的自然疫源性传染病，其传染性强、病死率高，是我国法定的甲类传染病之一。历史上曾发生多次大流行，目前鼠疫主要在疫源地散在发生。

该菌为革兰阴性椭圆形短杆菌，两端浓染，有荚膜，无鞭毛，不形成芽孢。在陈旧培养物内或 3% NaCl 培养基上生长的细菌呈明显多形性。

该菌致病物质主要包括：①内毒素、荚膜；②菌体表面的 V/W 抗原，可抑制吞噬细胞的吞噬；③鼠毒素（murine toxin，MT），为外毒素，菌体裂解释放，引起局部组织坏死和毒血症。鼠毒素可经甲醛处理后制成类毒素。

鼠疫耶尔森菌寄居于啮齿类动物体内，常以鼠蚤为传播媒介。在人类鼠疫发生之前，一般先发生啮齿类动物鼠疫的流行，常为鼠类。大批动物宿主死亡后，失去宿主的鼠蚤迁徙至人类，引起人间鼠疫。临床常见感染类型有腺鼠疫、败血型鼠疫和肺鼠疫。鼠毒素作用于血管及淋巴管致微循环障碍，患者病死前，皮肤可呈黑紫色，故有"黑死病"之称。鼠疫耶尔森菌感染后能获得持久牢固免疫力，再次感染者少见。

作为甲类烈性传染病，鼠疫的病原学检测应由专业人员在生物安全实验室内进行。鼠疫耶尔森菌可能被用于制造生物武器，因此应提高警惕。预防鼠疫的根本措施是灭鼠、灭蚤。流行区可接种鼠疫活菌苗。对疑为鼠疫的患者，应及时使用大剂量抗生素治疗。首选链霉素，或氨基糖苷类及磺胺类等抗菌药物。

案例解析

【案例】某村民家两头牛兴奋异常，行动摇摆，全身战栗，死于夜间。次日该村民与其父同时剖解该牛，发现牛脾肿大，小肠约有 27cm 长的黑色坏死区，经兽医初步诊断考虑该牛死于炭疽。随后对本户接触者逐一进行调查，并随访一周。牛皮和尸体由畜牧、公安、疾控部门追缴焚毁，并封锁现场。接触者中发病 3 人，死亡 1 人，临床表现主要为手、脚踝皮肤溃疡和黑痂，发病者均有发热、疲乏、全身酸痛等症状。入院后给予青霉素、多西环素等治疗，辅以补液及皮肤炭疽的局部处理。

【问题】请根据案例信息，判断可能的病原体、患者的感染途径及死因。对病畜的尸体应如何处理？

【解析】根据以上临床案例，初步判定患者感染的病原体为炭疽芽孢杆菌，通过患炭疽病死的牛感染，感染途径可能主要为皮肤破损，因患者有皮肤炭疽典型表现。死亡的患者可能并发炭疽杆菌败血症或肺炭疽。病死的牛尸体应隔离后生石灰消毒，并焚烧。

本章小结

　　革兰阳性病原性球菌主要有金黄色葡萄球菌、A群链球菌、肺炎链球菌。金黄色葡萄球菌产生多种毒素，引起化脓性感染、食物中毒、假膜性肠炎、烫伤样皮肤综合征和毒性休克综合征。A群链球菌产生多种侵袭性酶和外毒素，常引起化脓性感染，还可致猩红热、链球菌毒性休克综合征等毒素性疾病及风湿热、急性肾小球肾炎等超敏反应性疾病。肺炎链球菌常引起大叶性肺炎。

　　脑膜炎奈瑟菌和淋病奈瑟菌为革兰阴性球菌，脑膜炎奈瑟菌引起人类流行性脑脊髓膜炎（流脑），淋病奈瑟菌引起人类淋病。

　　肠道内感染的大肠埃希菌主要有ETEC、EPEC、EHEC、EIEC、EAEC五种类型。志贺菌属主要引起人类细菌性痢疾。沙门菌属的细菌引起肠热症、食物中毒、败血症等。肥达试验可用于肠热症的辅助诊断。

　　破伤风梭菌、产气荚膜梭菌和肉毒梭菌均为厌氧芽孢梭菌，分别引起破伤风、气性坏疽和肉毒中毒。破伤风可用百白破三联疫苗进行人工主动免疫预防。

　　结核分枝杆菌为抗酸性细菌，营养要求高，生长缓慢，感染人体后引起结核病，其中肺结核最常见。

　　动物源性细菌主要包括布鲁菌属、炭疽芽孢杆菌和鼠疫耶尔森菌，分别引起人的布鲁菌病、炭疽病和鼠疫。

思 考 题

题库

1. 化脓性球菌主要有几种？其主要致病物质和所致疾病有哪些？
2. 列举肠道杆菌中对人致病的五种主要细菌及其所致疾病。
3. 简述结核分枝杆菌生物学性状及常用的微生物学检查方法。
4. 常见的动物源性细菌及其引起的疾病有哪些？

（付英梅）

第十章

PPT

放 线 菌

> ### 学习导引
>
> **知识要求**
> 1. **掌握** 放线菌基本形态和结构。
> 2. **熟悉** 放线菌的繁殖方式及其在医药工业中的重要作用。
> 3. **了解** 代表性菌属的生物学性状和致病性。
>
> **能力要求**
> 1. 熟练掌握放线菌的人工培养技能。
> 2. 学会应用放线菌的生物学性状及生长繁殖知识解决临床放线菌病诊断与治疗，以及抗生素生产的问题。

案例解析

　　【案例】 男，65岁，农民，右足底出现多个大小不一的包块2年，行走有疼痛感，足底反复出现皮疹，伴间歇性渗出，外用药涂抹未见好转。15天前右足底胀痛明显，故入院治疗。查体发现，足底温度稍高，触及4cm×3cm×3cm、2cm×1.5cm×2.3cm和直径约0.8cm包块3个，与皮肤和基底部有粘连，移动度尚可。右足及胸部X片及血、尿、粪常规正常，术中发现包块内有暗黄色囊液及硫黄色颗粒样小体，将脓肿病灶彻底清除，大量3%双氧水、0.9%氯化钠溶液和0.2%碘伏反复冲洗，术后使用青霉素滴注2周，之后阿莫西林胶囊再口服2周。6周后足底残余皮疹消失，随访2年无复发。

　　【问题】 该患者的足底包块是由什么病原体感染引起？诊断依据是什么？

　　【解析】 该患者的足底包块由放线菌（主要是诺卡菌属）感染引起。该属放线菌感染好发于脚和腿部；有脓肿出现；包块内出现硫黄样颗粒；青霉素治疗有效。

　　放线菌（Actinomycetes）因菌落呈放射状而得名，革兰染色多为阳性，呈分枝生长，为原核细胞型微生物。放线菌在自然界分布广泛，大多对人类有益，多种放线菌具有合成抗生素的能力，也能产生酶、维生素和氨基酸等物质，在制药工业中发挥重要的作用。少数对人和动物致病，如放线菌属和诺卡菌属等。

第一节　放线菌的形态与结构

　　放线菌由菌丝和孢子两部分构成（图10-1），此特征和真菌相似。与真菌的区别是细胞壁不含纤维素和几丁质。但放线菌基本结构和细胞壁组成类似于细菌，菌丝直径与细菌相似（直径＜1μm）。生长旺盛阶段的放线菌，菌丝内无隔，一般呈多核单细胞形态。

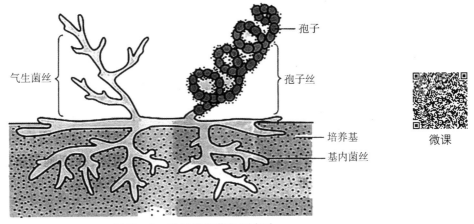

图 10 - 1　放线菌的菌丝和孢子

一、菌丝

放线菌的菌丝是其孢子在适宜条件下萌发出芽后形成的放射或分枝状的丝状物，大量菌丝交织成菌丝体。根据菌丝着生部位、形态和功能的不同，可分为以下三种。

1. 基内菌丝（substrate mycelium）　孢子吸收水分和营养后萌发出芽，生长向基质的表面和内部，又称初级菌丝（primary mycelium），能吸收营养和水分，故又称营养菌丝（vegetative mycelium）。有的能产生色素，可用于放线菌的分类和鉴别。

2. 气生菌丝（aerial mycelium）　是基内菌丝发育到一定阶段向空气中延伸长出的菌丝体，又称二级菌丝（secondary mycelium）。其直径比基内菌丝粗，直径为 1.0～1.5μm。气生菌丝也可以产生色素，多为脂溶性。

3. 孢子丝（sporebearing filament）　是气生菌丝进一步发育后，在其顶端分化出的菌丝，可形成孢子，故又称繁殖菌丝或产孢菌丝。孢子成熟后从孢子丝中逸出飞散。

二、孢子

孢子丝生长到一定阶段分化为孢子，为无性孢子，放线菌通过无性孢子繁殖。

1. 孢子的形态特征　光学显微镜下可见圆形、椭圆形、杆状等，同一孢子丝分化而来的孢子形状也不相同。成熟的孢子能分泌脂溶性色素，使带有孢子堆的菌落着色。电子显微镜下孢子的表面形态有所不同，可见表面光滑或粗糙褶皱等多种形态。孢子的排列方式可为单个、成对或链状。孢子的颜色和表面特征是菌种鉴定和分类的主要依据。

2. 孢子的形成过程　孢子丝形成孢子的方式是横隔分裂，其特征是在孢子丝中出现横隔膜，两个相邻的横隔膜之间形成孢子。

3. 孢子的萌发　孢子成熟后向环境中释放，遇合适条件萌发，先长出芽管，芽管延长后长出分枝，分枝逐渐增多密集，发育为成熟的菌丝体。此外，放线菌断裂的菌丝片段也可形成新的菌丝体，工业发酵生产抗生素的液体培养基中，放线菌以此方式繁殖。

三、放线菌细胞的基本结构

放线菌的细胞结构与细菌相似，个别有类似于细菌鞭毛的丝状体，但一般无荚膜、芽孢、菌毛等特殊结构。

1. 细胞壁　放线菌细胞壁的结构和组成类似于革兰阳性菌，含有肽聚糖和胞壁酸成分，但不同种属的放线菌细胞壁的主要成分有所不同，短肽侧链上的氨基酸类型也不相同，这些差异常用于对放线菌进行分类和鉴定。

2. 细胞膜　紧贴细胞壁，与细菌细胞膜的结构、化学组成及生物学功能相似。放线菌细胞膜也能内陷、折叠、卷曲形成中介体。营养菌丝的细胞膜上有多种载体蛋白，有助于放线菌从环境吸收营养物质。

3. 细胞质及内含物　放线菌细胞质中含有蛋白质、糖类、脂类、无机盐以及大量的水。其细胞质和细胞壁中所含的糖合称为全细胞糖。不同种类放线菌的全细胞糖类型不同，是传统分类中常用的分类指标。根据菌丝全细胞糖类型的不同，需氧放线菌可分为 4 个糖型，见表 10 – 1。

表 10 – 1　放线菌全细胞糖型

糖型	特征性糖	代表菌属
A	阿拉伯糖/半乳糖	诺卡菌属，假诺卡菌属，红球菌属
B	马杜拉糖	马杜拉放线菌属，弗兰克菌属，嗜皮菌属
C	无特征性糖	嗜热单胞菌属，束氏放线菌属，链霉菌属
D	阿拉伯糖，木糖	小单孢菌属

4. 核物质　同细菌相似，放线菌的核物质也是一条共价、闭合、环状的双链 DNA 分子，为超螺旋形式，又称核质体（nuclear body）或拟核。因放线菌菌丝为贯通的细胞质，故其核质体的数目较多，是典型的多核细胞。菌丝生长速度越快，所含核质体的数目越多。

第二节　放线菌的生长与繁殖

一、繁殖方式

放线菌只有无性繁殖，其生活史通常为孢子 – 菌丝 – 孢子的循环过程。繁殖方式有两种，由菌丝细胞通过形成无性孢子（asexual spores），或菌丝断裂（mycelium break）的方式。形成无性孢子是放线菌最主要的繁殖方式。无性孢子来源有三种：①孢子丝发育形成；②孢囊发育形成；③孢子囊梗发育形成。

二、培养条件

除致病性放线菌外，放线菌多为需氧菌，最适生长温度为 28 ~ 30℃，最适 pH 7.0 ~ 7.6。自然环境中的放线菌营养要求不高，常以葡萄糖、麦芽糖、淀粉和糊精为主要碳源，且对淀粉有较强的分解能力，故大多培养基中添加淀粉。氮源常用鱼粉、蛋白胨、玉米浆和某些氨基酸。放线菌的生长对无机盐要求较高，故一般培养基中需加入多种无机盐及钾、钠、硫、磷、镁、铁和锰等微量元素。

放线菌的固体培养能积累大量的孢子，而液体培养常可获得大量的菌丝体。在抗生素生产中，一般采用发酵罐液体培养，并通入无菌空气，以增加发酵液中溶解氧的含量。

三、菌落特征

放线菌菌丝细且生长缓慢，一般需 3 ~ 7 天才形成菌落。菌落多为圆形，大小与普通细菌菌落相似，根据不同放线菌气生菌丝的发育程度和产孢子能力的差异，菌落特征也不同，通常有以下两种类型。

（1）气生菌丝型　典型代表为链霉菌属的菌落，大小似细菌，圆形，不扩散。基内菌丝向培养基内深入并与培养基紧密结合，不易被接种针挑起。产色素是其明显特征，未形成孢子前为气生菌丝的颜色，颜色较浅；孢子大量成熟时，菌落为孢子堆的颜色。

（2）基内菌丝型　典型代表为诺卡菌属的菌落，是气生菌丝不发达或无气生菌丝的菌落类型。基内菌丝紧贴培养基表面，生长一定时间后很快断裂为杆状，因此，该类型菌落较小，呈粉状，与培养基贴合不紧密，用接种针挑取易破碎。

知识拓展

抗生素之"源"

大多数抗生素最初都是从放线菌，特别是链霉菌属中分离获得，种类涉及 β - 内酰胺类、四环素类、大环内酯类、氨基糖苷类和糖肽类抗生素。然而致病菌耐药性的增加令这些曾经让人印象深刻的武器的效力大打折扣。人们开始担心，抗生素的来源是否会面临枯竭。今天，新一代测序技术与基因组挖掘方法的结合彻底改变了抗生素的研究领域，并可能在不久的将来重现抗生素研究的黄金时代。在对天蓝色链霉菌基因组序列的挖掘中发现，其含有 22 个次级代谢产物基因簇，但在标准实验条件下只产生 4 个编码的代谢产物。目前，仅在链霉菌属中就发现有超过 625 个次级代谢产物的基因组序列。通过基因组挖掘分析表明，目前仅有不到 10% 的产抗生素遗传潜力被使用，这意味着有一个巨大的未被开发的遗传库等着被开放利用。此外，宏基因组数据也表明，自然界中有更多潜在的抗生素生产者等待我们去分离和调查。

第三节　放线菌代表属

一、链霉菌属

链霉菌属（*Streptomyces*）是放线菌目中最大的一个属，包括 1000 多种菌。该菌属的菌丝体发育良好，基内菌丝产生多种水溶性和脂溶性色素。部分气生菌丝可分化为孢子丝，由孢子丝分化形成孢子。链霉菌在土壤中分布广泛，在人工培养基上生长良好。链霉菌最重要的次级代谢产物是抗生素，大多数放线菌来源的抗生素由其产生，如链霉素、丝裂霉素、土霉素和红霉素等。一些链霉菌还可以产生维生素、酶等次级代谢产物。

二、诺卡菌属

诺卡菌属（*Nocardia*）细胞壁含分枝菌酸，广泛分布于土壤，感染常为外源性。对人致病的主要有星形诺卡菌（*N. asteroides*）、豚鼠诺卡菌（*N. caviae*）和巴西诺卡菌（*N. brasiliensis*）3 种，我国以星形诺卡菌感染多见。

形态与放线菌属相似，但菌丝末端不膨大。革兰阳性，部分诺卡菌抗酸染色阳性，但延长脱色时间则变为阴性，与结核分枝杆菌不同。

诺卡菌属是严格需氧菌，能形成气生菌丝。营养要求不高，在普通培养基上可生长，生长速度慢，一般需 1 周以上方见菌落。菌落可呈干燥或蜡样。诺卡菌在液体培养基中呈菌膜生长，液体澄清。

主要病原菌为星形诺卡菌，经呼吸道或创口引起化脓感染，多发于 T 细胞功能缺陷（如白血病或艾滋病患者）及器官移植长期使用免疫抑制剂的患者。常侵入肺部，化脓性炎症与坏死，症状与结核类似。星形诺卡菌易通过血行播散，引起脑膜炎与脑脓肿。在皮肤创伤后可引起化脓性感染，形成脓肿和慢性瘘管，脓汁中也有诺卡菌的菌落形成的小颗粒。巴西诺卡菌侵入皮下组织引起的慢性化脓性肉芽肿好发于脚和腿部，称为足菌肿（mycetoma）。

三、小单胞菌属

小单孢菌属（*Micromonospora*）因其孢子呈单个着生而得名，为稀有放线菌。小单胞菌通常只形成基内菌丝，菌丝纤细，有分枝，不断裂。在基内菌丝上长出短孢子梗，顶端着生一个圆形或椭圆形的孢子。小单胞菌多见于土壤、湖泥、河泥及堆肥中。该菌属微生物也能产生多种抗生素，如庆大霉素、西索米星和罗沙米星等。此外，该菌属还可以产生醌类、肽类等化合物，表现出较好的抑菌、抗氧化、抗肿瘤、细胞毒性等生物活性。

四、链孢囊菌属

链孢囊菌属（*Streptosporangium*）的主要特点是形成孢囊和孢囊孢子。其气生菌丝呈丛生、散生或同心环状排列，菌丝顶端盘卷形成 1 个或多个呈球形的孢囊，孢囊内再形成孢子。该菌属微生物也能产生部分抗生素，如两性霉素 B、多霉素、氯霉素，对细菌、真菌、病毒和肿瘤有一定抑制和杀灭作用。

五、游动放线菌属

游动放线菌属（*Actinoplanes*）因其孢子能游动而得名。该菌的基内菌丝顶端或侧枝上可形成 1 个或多个形态多样的孢囊，孢囊内有大量不规则排列的孢囊孢子，随着包囊壁破裂或溶解而释放出来。这些孢子因携带有鞭毛，可以游动。本属微生物主要分布于土壤和淡水中，能产生创新霉素、绛红霉素、雷帕霉素等抗生素，具有抗细菌、抗真菌和抗肿瘤活性。此外，该菌还能产生广泛用于 2 型糖尿病治疗的阿卡波糖。

六、放线菌属

放线菌属（*Actinomyces*）可正常寄居在人和动物口腔、上呼吸道、胃肠道和泌尿生殖道。对人有致病性的包括衣氏放线菌（*A. israelii*）、牛放线菌（*A. bovis*）、内氏放线菌（*A. naeslundii*）、黏液放线菌（*A. viscous*）和龋齿放线菌（*A. odontolyticus*）等。其中衣氏放线菌致病性较强，牛放线菌主要引起牛（或猪）的放线菌病。这些放线菌主要引起内源性感染，一般不在人与人或人与动物间传播。

1. 生物学性状 革兰阳性、非抗酸性菌，丝状，有分枝，基内菌丝 24 小时后断裂成链球或链杆状，不形成气生菌丝。

厌氧或微需氧，5% 的 CO_2 可促进其生长，血琼脂平板上 37℃ 培养 4～6 天形成灰白或淡黄色细小圆形菌落（直径 <1mm），不溶血。在含糖肉汤中呈小球形团状生长。分解葡萄糖，产酸不产气，不形成吲哚。

在患者感染病灶组织的脓性分泌物中，可见黄色硫黄状小颗粒，称硫黄样颗粒（sulfur granule），是放线菌在组织中形成的菌落。将硫黄样颗粒制成压片或组织切片，显微镜下可见颗粒呈菊花状，核心区域是交织的菌丝，周围部分菌丝放线状排列，菌丝末端膨大成棒状体。苏木精伊红染色硫黄样颗粒，中央为紫色，外周膨大部分呈红色。

2. 致病性与免疫性 放线菌为人体的正常菌群，大多在机体抵抗力减弱、拔牙或外伤时引起内源性感染，多为软组织的化脓性炎症。若无继发感染大多呈慢性无痛性过程，并常伴多发性瘘管形成，排出硫黄样颗粒是其特征，称为放线菌病，临床可分为面颈部、胸腹部、盆腔和中枢神经系统等部位放线菌病。面颈部感染最常见，形成瘘管可蔓延至唾液腺、泪腺、眼眶和其他部位。若累及颅骨可引起脑膜炎和脑脓肿。

内氏和黏液放线菌与龋齿和牙周炎有关，它们能产生黏性很强的多糖物质，在牙釉质上黏附口腔中其他细菌，形成菌斑和生物膜。细菌分解食物中的糖类产酸，腐蚀釉质，形成龋齿。

放线菌病患者血清中可检测到多种抗体，但抗体无诊断价值，也无免疫保护效应。机体对放线菌的免疫以细胞免疫为主。

3. 微生物学检查法 在显微镜下检查感染病灶取材中是否有硫黄样颗粒，是最直接的诊断方法。必要时将标本接种于不含抗生素的沙氏（Sabouraud）培养基及血平板上做厌氧培养。放线菌生长缓慢，常需观察2周以上。

4. 防治原则 注意口腔卫生、及时治疗牙病和牙周病是预防的主要方法。脓肿和瘘管应进行外科清创，同时使用大剂量青霉素足疗程治疗。也可使用甲氧苄啶－磺胺甲基异噁唑、克林达霉素、红霉素和林可霉素等。

本章小结

放线菌是由菌丝和孢子构成的单细胞原核细胞型微生物。其在结构组成上与真菌和细菌均有相似之处。

放线菌在自然界分布广泛，种类繁多，仅少数引起人和动物疾病，例如内氏和黏液放线菌与龋齿和牙周炎有关，诺卡菌与足菌肿有关。

放线菌可以产生种类繁多的抗生素，具有很大的药用开发价值。

思 考 题

题库

1. 简述放线菌菌丝和孢子的形态特点及其功能。
2. 列举三种产生抗生素的放线菌及产生的抗生素名称。

（向　丽）

第十一章

其他原核细胞型微生物

第一节 支 原 体

支原体（mycoplasma）是一类无细胞壁、呈高度多形性、可通过细菌滤器、能在无生命培养基中生长繁殖的最小的原核细胞型微生物。因能形成有分枝的长丝，故名。

一、概述

支原体比细菌小，大小为 $0.1 \sim 0.3 \mu m$，可通过除菌滤器。因无细胞壁，故呈高度多形性，有球形、分枝状、丝状和颗粒状等。革兰染色阴性，但不易着色，多用 Giemsa 染色，呈淡紫色。

支原体生长的营养要求较高，培养基中需添加 $10\% \sim 20\%$ 的血清和一定浓度的胆固醇。培养 $2 \sim 9$ 天后形成油煎蛋样微小菌落，菌落直径 $10 \sim 600 \mu m$，需用低倍显微镜放大观察，菌落深入琼脂中，其表面呈颗粒状，中间凸起（图 11 −1）。

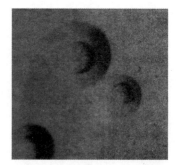

图 11 −1　肺炎支原体菌落

支原体无细胞壁，抵抗力较低，对常用消毒剂敏感，但低温可长期保存。对干扰蛋白质合成的抗菌药物敏感，但对作用于细胞壁的抗生素耐受。支原体的细胞膜中含有胆固醇，因此作用于胆固醇的物质，如皂素、两性霉素 B 可通过破坏细胞膜杀死支原体。

支原体的生物学性状与缺乏细胞壁的细菌 L 型相似，两者的比较见表 11 −1。

表 11 – 1　支原体与细菌 L 型的比较

性状	支原体	细菌 L 型
细胞壁	无	无
能否通过除滤菌器	能	能
对青霉素敏感性	不敏感	不敏感
来源	自然界、人或动物体内	一定条件下细菌被诱导形成
遗传性	与细菌无关	与原菌遗传物质基本相同，去除诱导因素后，可回复为原菌
培养要求	含胆固醇培养基	大多需高渗培养

二、主要致病性支原体

（一）肺炎支原体

肺炎支原体是引起下呼吸道感染的重要支原体，主要引起支气管炎、肺炎等。支原体性肺炎（mycoplasma pneumonia）也称原发性非典型肺炎，病理变化以间质性肺炎为主，发病年龄以 5～15 岁多见。主要经飞沫传播，传染源为患者或带菌者，潜伏期 2～3 周，首先引起上呼吸道感染，然后下行导致气管炎、支气管炎、毛细支气管炎和肺炎，也有肺外组织器官的病变，如心肌炎、心包炎、脑膜炎、消化道症状和皮疹等。支原体肺炎的特征是起病缓和，咳嗽剧烈而持久，病程长（肺部 X 线改变可持续 4～6 周）。不用抗生素大多可以自愈，但使用四环素、红霉素等抗生素后可缩短病程，减少并发症的发生。

机体感染肺炎支原体后，血清中可检出多种特异性抗体，包括 IgM 和 IgG；但体液免疫不能防止呼吸道内的支原体继续排出。患者血清中可诱发一种非特异冷凝集素，它能凝集红细胞，是支原体感染后引起的一种自身免疫现象，可通过冷凝集试验来检测，临床上常用于辅助诊断支原体感染。该实验是将患者血清与人 O 型红细胞或自身红细胞混合，如患者血清中有冷凝集素，4℃ 过夜后红细胞凝集，置 37℃ 时凝集又消失。此反应为非特异性，呼吸道合胞病毒、流感病毒等感染时也可出现冷凝集现象。

此外，还可通过检查标本中肺炎支原体 P1 蛋白和 P30 蛋白或特异性核酸的方法进行感染的快速诊断。治疗可使用罗红霉素、多西环素或阿奇霉素等。

（二）解脲脲原体

解脲脲原体也称溶脲脲原体，最初从非淋菌性尿道炎（nongonococcal urethritis，NGU）患者的尿道分泌物中分离得到。生长最适 pH 为 5.5～6.5，在液体培养基中生长可分解尿素产氨，使指示剂酚红变黄，pH 若继续上升将导致自身死亡。解脲脲原体可正常寄生于人类泌尿生殖道，为条件致病菌，在特定环境下致病，能引起泌尿生殖系统感染和不育症。感染后大多不侵入血液，只在泌尿生殖道表面增殖，在男性引起前列腺炎或附睾炎；女性可有阴道炎、宫颈炎，孕期可感染胎儿导致流产、早产及低体重儿。解脲脲原体有黏附精子作用，且与人精子有共同抗原，对精子可造成免疫损伤而致不育。解脲脲原体所致疾病最常见的为非淋菌性尿道炎（NGU），占非细菌性尿道炎的 60%，现已被列为性传播疾病（STD）的病原体。

预防解脲脲原体的感染关键在于注意公共卫生和个人卫生，阻断性传播。治疗可选用大环内酯类、喹诺酮类和多西环素类抗生素。

第二节　衣　原　体

衣原体（Chlamydia）是一类严格真核细胞内寄生、有独特发育周期、能通过细菌滤器的原核细胞型微生物。衣原体在宿主细胞内有独特的发育周期，以二分裂方式繁殖；有细胞壁，革兰染色阴性；含有 DNA 和 RNA 两种核酸；有核糖体；对多种抗生素敏感。

一、概述

（一）发育周期与形态

衣原体在活细胞内生长繁殖过程中存在两种不同的形式：一种小而致密，为原体（elementary body，EB）；另一种大而疏松，为始体（initial body），也称网状体（reticulate body，RB）。原体是发育成熟的衣原体，近似球形，直径 $0.2 \sim 0.4 \mu m$，电镜可观察到中央致密的类核结构，有细胞壁，Giemsa 染色紫色，Macchiavello 染色红色。对宿主细胞有感染性，在宿主细胞外较稳定，但无繁殖能力。原体进入宿主细胞后，逐渐发育成始体，直径 $0.5 \sim 1 \mu m$，电子密度较低，无细胞壁，代谢活跃。始体在宿主细胞内二分裂繁殖并发育成许多子代原体，成熟的子代原体从感染细胞中释放，再感染新的细胞。每个发育周期为 $24 \sim 72$ 小时。始体是衣原体发育周期中的繁殖型，不具感染性，Macchiavello 染色蓝色。

衣原体在易感细胞内繁殖时，常形成包涵体（inclusion body），是含有始体和子代原体的空泡。

（二）培养特性

衣原体须在活细胞内寄生，多数衣原体可在 $6 \sim 8$ 天龄鸡胚或鸭胚卵黄囊中生长繁殖，并可在卵黄囊膜内找到包涵体、原体和始体，或进行动物接种培养衣原体。也可在原代或传代细胞株中培养衣原体。

（三）抵抗力

衣原体对热敏感，$60^{\circ}C$ 仅能存活 $5 \sim 10$ 分钟。对常用消毒剂敏感，75% 乙醇 1 分钟或 2% 来苏 5 分钟可杀灭。耐冷，$-70^{\circ}C$ 可保存数年，冷冻干燥保存至少 30 年。对红霉素、多西环素和氯霉素等抗生素敏感。

二、沙眼衣原体

沙眼衣原体可引起人类沙眼和泌尿生殖道感染，根据其侵袭力和感染部位的不同，分三个生物型，即沙眼生物亚型（*Biovar trachoma*）、生殖生物型（*Biovar genital*）和性病淋巴肉芽肿生物型（*Biovar lymphogranuloma venereum*，LGV）。每一生物型又分为不同的血清型。

1. 致病性和免疫性

（1）沙眼　由沙眼生物型 A、B、Ba 和 C 血清型引起。沙眼衣原体侵袭眼结膜上皮细胞并在其中繁殖形成包涵体，引起局部炎症，导致流泪、黏液或脓性分泌物、结膜充血及滤泡增生，后期可有结膜瘢痕、眼睑内翻、倒睫等，严重者角膜血管翳导致角膜损害而失明。

（2）包涵体结膜炎　由沙眼生物型 B、Ba 和生殖生物型 D、Da、E、F、G、H、I、Ia、J、Ja 及 K 血清型引起，可通过产道感染婴儿，成人的感染主要通过两性接触、眼–手–眼途径，或污染的游泳池感染，引起滤泡性结膜炎。为引起急性化脓性结膜炎，不侵犯角膜，一般经数周或数月痊愈，无后遗症。

（3）泌尿生殖道感染　由生殖生物型 D ~ K 血清型引起，经性接触传播，引起非淋菌性泌尿生殖道感染。

（4）性病淋巴肉芽肿　是性病淋巴肉芽肿生物亚型引起，包括 L1、L2、L2a 和 L3 血清型，通过两性接触传播，主要侵犯淋巴组织，男性引起腹股沟化脓性淋巴结炎和慢性淋巴肉芽肿，常形成瘘管。女性可侵犯会阴、肛门和直肠，形成瘘管，也可引起会阴–肛门–直肠狭窄和梗阻。

（5）呼吸道感染　可引起肺炎，婴幼儿多见，由 D ~ K 血清型引起。

机体感染衣原体后，能产生特异性的细胞免疫和体液免疫，作为胞内寄生的病原体，抗感染免疫以细胞免疫为主。但免疫力不强，抗体持续时间短暂，因此易造成持续性感染和反复感染。

2. 微生物学检查　对急性期沙眼或包涵体结膜炎患者，可根据临床表现做出诊断，实验室检查可取眼结膜刮片或眼结膜分泌物做涂片。对泌尿生殖道感染者，因临床症状不典型，常通过实验室检查确定感染病原体类型。取泌尿生殖道拭子、宫颈刮片，或病灶部位活检标本，Giemsa 或碘液染色，显微镜下检查上皮细胞内有无包涵体。进行衣原体培养时应注意标本的保存和及时接种，以提高检出的阳性率。

3. 防治原则　预防沙眼的关键是注意个人卫生，避免接触传染。对泌尿生殖道衣原体感染的预防，应广泛开展性传播疾病知识宣传，积极治愈患者和带菌者。治疗药物可选用多西环素、红霉素、加替沙星等抗生素。

知识拓展

肺炎嗜衣原体和鹦鹉热衣原体

肺炎嗜衣原体（Chlamydophila pneumoniae）是衣原体属中的一个新种，只有一个血清型，即TWAR组衣原体，其感染主要经飞沫传播，有一半成人为隐性感染，主要引起青少年急性呼吸道感染，还可引起心包炎、心肌炎和心内膜炎。近年还发现TWAR衣原体与冠状动脉硬化和心脏病的发生有关。

鹦鹉热嗜衣原体（Chlamydophila psittaci）主要引起鸟、禽类的腹泻或隐性感染。人吸入病鸟粪便、分泌物和羽毛等，出现突发流感样症状或非细菌性肺炎，称为鹦鹉热。鹦鹉热是一种自然疫源性疾病，免疫力低下的感染者和治疗不利的患者病死率较高。

第三节　立克次体

立克次体（Rickettsia）是一类严格细胞内寄生的原核细胞型微生物，由立克次体引起的疾病统称为立克次体病，多为自然疫源性疾病，人类多因被节肢动物叮咬而感染，引起人类疾病的立克次体包括立克次体属、东方体属、无形体属、埃里希体属和新立克次体属。立克次体属又包括两个生物群：斑疹伤寒群和斑点热群。

一、概述

1. 生物学特性　立克次体呈多形性，以短杆状为主，革兰染色阴性但不易着色。Gimenza染色呈鲜红色，Giemsa染色呈紫蓝色，Macchiavello染色呈红色。大多数立克次体结构类似于革兰阴性菌，细胞壁包含肽聚糖和脂多糖。

立克次体缺乏生长代谢相关的酶类，为专性活细胞内寄生，并以二分裂方式繁殖。培养可用雄性豚鼠或小鼠动物接种；鸡胚卵黄囊接种；组织培养可用L929细胞、鸡胚成纤维细胞或Vero单层细胞等。

斑疹伤寒等立克次体的脂多糖与变形杆菌某些菌株（如OX_{19}、OX_2、OX_k等）的菌体抗原有共同的抗原成分，常用这些变形杆菌代替相应的立克次体抗原，与患者血清进行非特异性凝集反应，用于检测患者血清中有无相应抗体，这种交叉凝集试验称外斐反应（Weil – Felix reaction），可辅助诊断立克次体病。

2. 致病性和免疫性　立克次体主要通过节肢动物（人虱、鼠蚤、蜱或螨等）的叮咬感染人类。立克次体病多为自然疫源性疾病，具有明显的地区性。立克次体主要在小血管和毛细血管内皮细胞中增殖，其产生的内毒素等毒性代谢产物损伤血管内皮细胞，引起血管炎。晚期严重的免疫病理损伤可累及多个重要器官，如，心、肺和脑等。

立克次体是活细胞内寄生菌，机体的细胞免疫在抗感染起主要作用。病后可获得较强的免疫力。

3. 微生物学检查　因立克次体容易引起实验室污染，病原学检查操作必须在生物安全实验室内严格进行。一般在发病初期或急性期采血，进行立克次体的分离培养。感染组织和皮肤病变活检标本可用免疫荧光法、免疫蛋白印迹法等进行鉴定。

采集急性期与恢复期双份血清测定抗体效价的增长情况。外斐反应检测抗体效价≥1：160或随病程延长抗体效价增长≥4倍，为阳性反应。因外斐反应为非特异性凝集试验，必须结合流行病学状况和患者临床表现进行诊断。

4. 防治原则 预防的重点是改善个人和环境卫生，控制和消灭中间宿主及储存宿主，灭鼠、杀灭媒介节肢动物，加强个人自身防护。目前有立克次体的灭活疫苗预防接种。治疗可用氯霉素、四环素类（包括多西环素）抗菌药物，禁用磺胺类药物。

二、主要致病性立克次体

1. 普氏立克次体（*R. prowazekii*） 是流行性斑疹伤寒（又称虱传斑疹伤寒）的病原体，患者为传染源和储存宿主，人虱为主要传播媒介，传播方式为虱－人－虱。立克次体在虱肠管上皮细胞内繁殖，随虱粪从皮肤破损处侵入被叮咬者体内，或经呼吸道或眼结膜感染。潜伏期为2周左右，主要症状为高热、头痛、皮疹，可伴神经系统、心血管系统或其他脏器损害。

2. 斑疹伤寒立克次体（*R. typhi*） 是地方性斑疹伤寒（又称鼠型斑疹伤寒）的病原体，鼠是主要传染源和储存宿主，传播媒介主要为鼠蚤或鼠虱，感染自然循环是鼠－蚤－鼠。鼠蚤叮咬人时，可将立克次体传染给人，人群中再经人虱传播。带有立克次体的干燥蚤粪可经口、鼻、眼结膜侵入人体。临床症状与流行性斑疹伤寒相似，但发病缓慢、病情较轻，很少累及中枢神经系统、心肌等。

3. 立氏立克次体（*R. rickettsii*） 是落基山斑点热的病原体。立克次体经蜱叮咬进入机体淋巴系统和血液系统，随血流到达全身多个组织器官，临床主要表现为持续高热、严重关节和肌肉疼痛、出血性皮疹等。

4. 恙虫病东方体（*O. tsutsugamushi*） 是恙虫病（又称丛林斑疹伤寒）的病原体。恙虫病为自然疫源性疾病，主要在东南亚、西南太平洋岛屿流行，我国主要在东南和西南地区流行。

恙虫病东方体的传播媒介是恙螨，立克次体寄生在恙螨体内，多通过幼虫叮咬在鼠间传播。野鼠和家鼠感染后多无症状，但长期携带病原体，故为主要传染源。当携带恙虫病东方体的恙螨叮咬人时，立克次体侵入人体致病。叮咬处出现皮疹、水疱和溃疡，可结黑色焦痂，为恙虫病特征病变之一。恙虫病东方体主要在小血管内皮细胞内繁殖，经淋巴循环入血，产生立克次体血症，患者表现高热、剧烈头痛，全身淋巴结及肝脾肿大。

恙虫病的实验室诊断包括病原体检测及其特异性抗体检测。检测患者血清中特异的IgM抗体，效价1∶80即有诊断意义，而且阳性率高于外斐反应。

目前尚无有效疫苗，本病重在非特异性预防，防止恙螨叮咬、灭恙螨、灭鼠、除草等。治疗可选用氯霉素和四环素类抗菌药物，禁用磺胺类药物。

5. 嗜吞噬细胞无形体（*A. phagocytophilum*） 是人粒细胞无形体病的病原体。啮齿类动物是其主要储存宿主，硬蜱为主要传播媒介。嗜吞噬细胞无形体主要感染中性粒细胞，抑制其杀菌机制。多数人感染后症状轻微或无症状，部分患者感染后出现持续高热、头痛、肌痛，常伴有白细胞和血小板减少。少数人累及消化、呼吸、骨骼肌和中枢神经系统。

第四节　螺　旋　体

螺旋体（Spirochaete）是一类细长、柔软、螺旋状弯曲、运动活泼的原核细胞型微生物。对人致病的螺旋体主要包括钩端螺旋体属（*Leptospira*）、密螺旋体属（*Treponema*）和疏螺旋体属（*Borrelia*）。

一、钩端螺旋体属

钩端螺旋体（*Leptospira*）种类较多，其中问号状钩端螺旋体（*Leptospira interrogans*）能引起人畜共患的钩端螺旋体病。

（一）生物学特性

1. 形态结构与染色 菌体呈纤细圆柱形，螺旋细密规则，菌体一端或两端弯曲呈钩状，使菌体呈 C 形、S 形或问号状。菌体结构自外向内分别是外膜、细胞壁和胞膜包绕的细胞质，外膜与肽聚糖层之间有两根轴丝，各由一端伸至菌体的中央。革兰染色不易着色，常用 Fontana 银染色法，菌体被染成棕褐色（图 11 - 2），因菌体折光性强，常用暗视野显微镜观察。

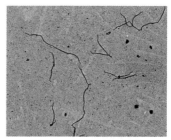

图 11 - 2 钩端螺旋体

2. 培养特性 需氧或微需氧。营养要求较高，常用柯氏培养基培养。最适温度为 28 ~ 30℃，生长缓慢，在固体培养基中 28℃培养 2 周后可形成半透明、不规则、直径 < 2mm 的扁平细小菌落，在液体培养基中 28℃培养 1 周后呈半透明云雾状生长。生化反应不活泼，不分解糖类、蛋白质，能产生过氧化氢酶。

3. 抵抗力 对理化因素的抵抗力较其他致病性螺旋体强。夏季在中性水或湿土中可存活数周至数月，对疾病传播有重要意义。对干燥、热、日光抵抗力较弱，56℃ 10 分钟死亡。对化学消毒剂敏感，对青霉素、多西环素敏感。

（二）致病性与免疫性

致病性钩端螺旋体有较强的侵袭力，但不产生任何典型的细菌外毒素，内毒素可能是其主要致病物质。钩端螺旋体能通过破损的皮肤及黏膜侵入机体，也可由污染水与食品经口感染。钩端螺旋体病为人畜共患传染病，在野生动物和家畜中广泛流行，鼠与猪为主要传染源和储存宿主。动物感染后大多为隐性或慢性感染，钩端螺旋体在其肾小管中长期繁殖，随尿排出污染周围的水源与土壤，人接触这些污染物而感染。孕妇感染钩端螺旋体后，也可经胎盘感染胎儿引起流产。

患者主要是疫区农民，及临时进入疫区工作或旅行的人群。致病性钩端螺旋体穿透黏膜或经皮肤破损处侵入人体，在局部迅速繁殖，1 ~ 2 周潜伏期后，进入血流引起钩端螺旋体血症，患者出现发热、乏力、头痛、全身酸痛、结膜充血、腓肠肌剧痛、淋巴结肿大等中毒症状。继而扩散至深部脏器和中枢神经系统等组织器官，引起相应的损害和体征。由于感染钩端螺旋体型别、毒力和数量的差异及机体免疫状态的不同，临床表现轻重相差甚大，常见的有黄疸出血型、流感伤寒型、肺出血型、脑膜脑炎型、肾衰竭型等。部分患者退热后，发生眼血管膜炎、视网膜炎、脑膜炎、脑动脉炎等并发症，可能为超敏反应所致。隐性感染或病后可获得对同型钩端螺旋体较持久的免疫力，以体液免疫为主。

（三）微生物学检查法

发病 1 周内取血液，第 2 周取尿，有脑膜刺激症状取脑脊液。用 Fontana 镀银染色后镜下观察，也可用免疫荧光法或免疫酶染色法检查。可用柯氏培养基进行螺旋体的分离培养，暗视野显微镜检查后，进一步用血清学方法鉴定其群和型。近年用核酸杂交及 PCR 方法检测标本中钩端螺旋体的核酸进行快速诊断。此外，可采用血清学诊断检测患者血中或脑脊液的钩端螺旋体抗体。

（四）防治原则

预防措施主要是做好防鼠、灭鼠工作，加强带菌家畜的管理；注意保护水源；易感人群接种含有当地流行血清型的多价全细胞死疫苗。治疗首选青霉素，青霉素过敏者可用庆大霉素或多西环素。

部分注射青霉素的患者会出现寒战、高热，甚至呼吸和心跳暂停，称为赫氏反应，其可能与钩端螺旋体被杀死后释放的毒性物质有关。

二、密螺旋体属

梅毒密螺旋体（*Treponema pallidum*）又称苍白密螺旋体（*T. pallidum*），属于密螺旋体属（*Treponema*）苍白密螺旋体苍白亚种（*T. pallidum subsp. pallidum*），可引起人类梅毒，是人类性传播疾病中危害性较严重的一种。

微课

（一）生物学特性

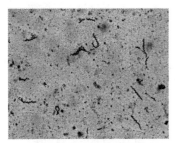

图 11 – 3　梅毒螺旋体

梅毒螺旋体形体细长且两端尖直，螺旋致密而规则，运动活泼。菌体表面有脂多糖组成的荚膜样物质。结构与钩端螺旋体类似。革兰染色不易着色，用 Fontana 镀银染色法染成棕褐色（图 11 – 3）。梅毒螺旋体须在活细胞内生长繁殖。在家兔睾丸或眼前房内接种或用兔睾丸组织碎片培养。抵抗力极弱，对冷、热及干燥均特别敏感。血液中的螺旋体 4℃放置 3 天后可死亡，故血库冷藏的血液 3 天以上无传染梅毒的危险。加热 50℃ 5 分钟死亡。对常用化学消毒剂敏感。对青霉素、四环素、红霉素及砷制剂敏感。

（二）致病性与免疫性

梅毒螺旋体具有较强的侵袭力，引起人类梅毒（syphilis）。自然情况下，梅毒螺旋体只感染人，故人是梅毒的唯一传染源。

先天梅毒又称胎传梅毒，是梅毒螺旋体通过胎盘进入胎儿体内引起的全身感染，可致流产、早产或死胎，也可导致先天畸形，出生后被称为梅毒儿。

后天梅毒又称获得性梅毒，多由性接触而感染，属于性传播疾病。后天梅毒分为以下三期。

Ⅰ期梅毒：梅毒螺旋体自皮肤黏膜侵入，在侵入局部出现无痛性硬结及溃疡，称硬性下疳。多见的部位是外生殖器，在溃疡的渗出物中含大量梅毒螺旋体，此时传染性极强。一般 4～8 周后，下疳自然愈合。进入血液中的螺旋体潜伏在体内，经 2～3 个月的无症状潜伏期后进入第Ⅱ期。

Ⅱ期梅毒：全身皮肤黏膜出现梅毒疹，主要见于躯干以及四肢。周身淋巴结肿大，有时累及骨、关节、眼及中枢神经系统。在梅毒疹内和淋巴结中有大量螺旋体存在，传染性极强。部分患者梅毒疹可反复出现数次。不经治疗一般在 1～3 个月后症状自然消退而痊愈，多数患者发展成Ⅲ期梅毒。

Ⅲ期梅毒：又称晚期梅毒。发生于初次感染 2 年后，也有潜伏期达 10～15 年的患者。患者不仅出现皮肤黏膜溃疡性坏死病灶，还可在内脏器官或组织引起慢性肉芽肿病变，重症患者引起心血管及中枢神经系统病变，出现梅毒瘤、动脉瘤、脊髓瘤等。肝、脾及骨骼常被累及。该期病灶中不易查到螺旋体，故传染性小，但由于侵害多种脏器，破坏性大，可危及生命。

输入含有梅毒螺旋体的血液或血制品，可引起输血后梅毒。

梅毒的免疫为传染性免疫，即当体内持续有螺旋体存在时，对再感染有免疫力，一旦螺旋体被杀灭，其免疫力亦随之消失。

感染梅毒螺旋体的患者可产生梅毒螺旋体抗体和脂质抗体。抗脂质抗体又称反应素，能与生物组织中的某些脂类发生非特异性结合，可用于血清学诊断。

（三）微生物学检查法

1. 检查螺旋体　Ⅰ期梅毒取硬性下疳的渗出液，Ⅱ期梅毒取梅毒疹的渗出物或局部淋巴结的抽取液。直接在暗视野显微镜或普通光学显微镜下检查，亦可将标本与荧光标记的梅毒螺旋体抗体结合后，在荧光显微镜下观察。组织切片标本可用镀银染色后镜检。

2. 血清学试验　感染梅毒螺旋体后，除产生特异性抗体外，还产生非特异性抗体 – 反应素。因此，梅毒血清学试验有非特异性试验和特异性试验两种。

（1）非特异性试验　即非螺旋体抗原试验。采用牛心肌脂质为抗原，测定患者血清中的反应素（抗脂质抗体），目前国际上通用 VDRL 试验（veneral disease research laboratory）和快速血浆反应素试验（rapid plasma reagin，RPR）。可定性与半定量，由于敏感性高而特异性差，适用于梅毒患者的初筛。国内常用 RPR 试验和不加热血清反应素试验（unheated serum reagin test，USR）进行初筛。

（2）螺旋体抗原试验　采用梅毒螺旋体作为抗原，测定患者血清中特异性抗体，特异性较强，可辅助诊断梅毒。

3. 核酸检测　检测螺旋体特异性核酸，敏感性与特异性优于血清学试验。

（四）防治原则

预防的根本措施是加强性传播疾病的宣传教育和严格社会管理。对患者应早期确诊并彻底治疗。多用青霉素治疗，但要足量、足疗程并定期检查患者血清中抗体的动态变化。

案例解析

【案例】　男，52岁，自由职业者，因全身起皮疹而就医。发病前有不洁性交史，皮疹主要分布于面部，躯干和手掌。皮疹为蚕豆大小暗红色丘疹，无压痛，无瘙痒；双侧腹股沟可触及黄豆大小数个肿大的淋巴结；双手掌分布数个圆形红斑。实验室检查：HBsAg（－），抗HVC（－），抗HIV（－），抗TP（＋）。经青霉素治疗后皮疹很快消失。

【问题】　该患者的诊断是什么？请列举出诊断依据。

【解析】　该患者诊断为二期梅毒。依据是不洁性交史；全身皮疹，腹股沟淋巴结肿大；抗TP（＋）；对青霉素敏感。

三、疏螺旋体属

该属螺旋体一般有3～10个稀疏而不规则的螺旋。伯氏疏螺旋体和回归热螺旋体分别引起莱姆病和回归热，奋森疏螺旋体可引起口腔的机会性感染。

1. 伯氏疏螺旋体（*Borrelia burgdorferi*）　是莱姆病的病原体，该病以蜱为传播媒介，人和动物均可感染。世界上许多国家有莱姆病流行，我国已有20余个省、市、自治区有该病发生。

螺旋稀疏而两端稍尖，运动活泼，可采用镀银染色、Giemsa或Wright染色。营养要求较高，常用BSK培养基（Barbour Stoenner-Kelly medium），该培养基含有长链饱和与不饱和脂肪酸、氨基酸、牛血清白蛋白及热灭活兔血清等。微需氧，5%～10% CO_2促进其生长。生长缓慢，一般培养2～3周，长出细小而边缘整齐的小菌落。抵抗力弱，60℃ 1～3分钟即死亡，对常用消毒剂敏感。对青霉素、红霉素、头孢霉素等敏感。

莱姆病是一种慢性全身传染性疾病，为自然疫源性传染病，我国黑线姬鼠等野鼠和华南兔是主要储存宿主，主要传播媒介是硬蜱。人被携带伯氏疏螺旋体的蜱叮咬后，螺旋体侵入皮肤并在局部繁殖。经3～30天的潜伏期，叮咬部位出现一个或数个慢性游走性红斑（erythema chronicum migrans，ECM），开始为红色斑疹或丘疹，皮损逐渐扩大，直径可达5～50mm。患者有乏力、头痛、发热、肌肉及关节疼痛、淋巴结肿大等症状。一般经2～3周皮损自行消退。晚期主要表现为慢性关节炎、神经系统与皮肤异常、心脏传导障碍等。人和动物感染伯氏疏螺旋体后，可产生特异性抗体，体液免疫在清除体内螺旋体时起主要的作用。

取患者皮肤、滑膜及淋巴结组织切片，用Fontana镀银染色检查伯氏疏螺旋体。将标本于BSK培养基中进行培养，若培养阳性，再用特异性标准血清进行鉴定。也可采用PCR技术检测标本内螺旋体的特异性DNA，进行快速诊断。

莱姆病以预防为主，疫区人员加强个人防护，避免硬蜱的叮咬。早期莱姆病可口服多西环素、羟氨苄西林或红霉素等。晚期莱姆病时存在多种深部组织损害，一般用青霉素联合头孢曲松等静脉滴注。

2. 回归热螺旋体　回归热疏螺旋体（*Borrelia recurrentis*）引起回归热（recurrent fever），是一种以周期性反复发作的高热为特征的急性传染病。多种疏螺旋体均可引起回归热，传播媒介为节肢动物。根据传播媒介的不同，回归热可分为两类：①虱传回归热，亦称流行性回归热，病原体为回归热螺旋体，主要以人体虱为媒介在人间传播，是国内流行的主要类型；②蜱传回归热，又称地方性回归热，多种疏螺旋体都可引起，传播媒介主要是软蜱，储存宿主是啮齿类动物，此类型在国内少见。

虱或软蜱叮咬人后，回归热螺旋体经伤口侵入机体。经3~7天的潜伏期，在血液中大量出现，患者突然出现高热、头痛、肌肉及关节痛、肝脾肿大。持续1周后发热骤退，血中螺旋体消失，但隐匿在组织中发生变异的突变株，可逃逸初次感染产生的特异抗体而大量繁殖，间隔1周左右，血中再次出现螺旋体，又出现高热，如此发作与缓解反复出现（3~9次），故称回归热。感染后机体可产生特异性抗体，但免疫力维持时间短暂。

回归热的实验室诊断主要是检查螺旋体。发热期间取外周血在暗视野显微镜下观察，或直接涂片行Giemsa 或 Wright 染色，光镜下观察。退热期血液中常不能找到螺旋体。进入疫区人员应避免虱或蜱的叮咬。治疗选用金霉素或多西环素。

本章小结

支原体、衣原体、立克次体和螺旋体都是比普通细菌稍小的原核细胞型微生物。肺炎支原体引起人的原发性非典型肺炎。衣原体有特殊的生长周期（原体和始体），可引起人类的沙眼、结膜炎或泌尿生殖道感染。立克次体多通过节肢动物的叮咬感染人，引起立克次体病。钩端螺旋体引起人和动物的钩端螺旋体病，梅毒螺旋体引起人类梅毒，伯氏疏螺旋体是莱姆病的主要病原体。

思考题

题库

1. 简述支原体与细菌 L 型的异同。
2. 简述原体与始体的形态学特点。
3. 试述梅毒螺旋体的微生物学检查方法。
4. 列表比较支原体、衣原体、立克次体、细菌、真菌和病毒间的区别。
5. 以节肢动物为媒介传播的细菌性病原体有哪些，分别引起什么疾病？

（向　丽）

PPT

第十二章

真 菌 学

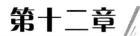

知识要求

1. **掌握** 真菌的形态结构与培养特性（包括培养条件、菌落类型与特点）；真菌的抵抗力特性和致病性；常见的浅部感染真菌、皮下组织感染真菌及深部感染真菌的种类及所致疾病。

2. **熟悉** 与药物生产、霉变相关的常见真菌。

3. **了解** 常见的药用真菌；真菌的防治原则。

能力要求

1. 熟练掌握真菌的分离培养和鉴定的技能。

2. 学会常用药用真菌的识别。

第一节 真菌学概述

真菌（fungus）是一种真核细胞型微生物，细胞核高度分化，有核膜和核仁，胞质内具有完善的细胞器，细胞壁由几丁质或纤维素构成，不含叶绿素，无根、茎、叶的分化。真菌在自然环境中分布广泛，种类繁多，已被描述和确认的真菌超过 10 万种。多数真菌对人类有益，如用于酿酒、生产酶制剂和抗生素等；与医学有关的真菌达 400 余种，可引起人类、动物及植物的疾病，可引起真菌毒素中毒和过敏性疾病；有一些真菌可引起食品、衣物、药物制剂、药材及一些工农业产品腐败变质。近些年来，由于激素、抗生素、抗肿瘤药物等的滥用，介入治疗、器官移植、导管插管的开展，恶性肿瘤、糖尿病、艾滋病的增多，导致一些机会致病性真菌感染，其发病率和死亡率呈明显上升的趋势。

真菌根据其生物学性状可分为：壶菌门（Chytridiomycota）、子囊菌门（Ascomycota）、接合菌门（Zygomycota）及担子菌门（Basidomycota）4 个门。从前认为的半知菌类（Fungi Imperfecti）已不再单独划分。与医学有关的真菌属于子囊菌门、接合菌门及担子菌门。

一、真菌的生物学性状

（一）形态与结构

微课

真菌大小不一、形态多样，按其形态与结构可分为单细胞真菌和多细胞真菌。

单细胞真菌又有酵母型真菌和类酵母型真菌酵母菌，形态较为简单，呈圆形或卵圆形，以芽生的方式繁殖。酵母菌芽生孢子成熟后脱落为独立个体，不产生菌丝；而类酵母菌有假菌丝，其芽生孢子会持续延长呈丝状，在一段时间内形成藕节状、较长的细胞链，而不断裂并伸入培养基。对人致病的主要有酵母型真菌新生隐球菌（*Cryptococcus neoformans*）和类酵母型真菌白假丝酵母（*Candida albicans*）。多细胞真菌形态比较复杂，由菌丝和孢子组成，主要是丝状真菌（filamentous fungus），也称为霉菌（mold）。多细胞真菌的菌丝和孢子是鉴别真菌的主要标志。

1. 菌丝（hypha） 多细胞真菌成熟的孢子在适宜的环境下长出芽管，芽管进一步延长呈丝状，称为菌丝，菌丝可生长出许多分枝，交织成团，形成菌丝体（mycelium）。菌丝按其功能可分为以下几类。①营养菌丝（vegetative mycelium）：又称基生菌丝，伸入被寄生的组织或培养基中吸取营养物质。②气生菌丝（aerial mycelium）：向上生长暴露于培养基表面。③生殖菌丝（reproductive mycelium）：可以产生孢子的气生菌丝。

菌丝按结构可分为无隔菌丝和有隔菌丝（图12-1）。无隔菌丝中无隔膜，整条菌丝为一个单细胞，菌丝内有许多核，又称多核系统。有隔菌丝间隔一定距离可形成隔膜（septum），将菌丝分成一连串的细胞。隔膜中有小孔，允许细胞质流通，大多数致病性真菌为有隔菌丝。菌丝可有多种形态，如螺旋状、球拍状、鹿角状、结节状、梳状等，有助于真菌的鉴别。

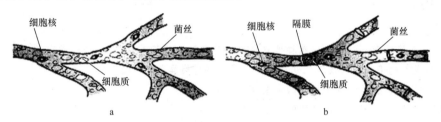

图 12-1 真菌的无隔菌丝和有隔菌丝

a. 无隔菌丝 b. 有隔菌丝

2. 孢子（spore） 是真菌的繁殖结构，由生殖菌丝产生。孢子的发生、大小、颜色、性状、分隔等形态也是真菌分类和鉴定的主要依据。根据其繁殖方式可分为无性孢子和有性孢子。

（1）无性孢子 由菌丝上的细胞分化或出芽形成，不发生两性细胞的配合，如叶状孢子（thallospore）、孢子囊孢子（sporangiospore）和分生孢子（conidium）（图12-2），医学上有重要意义的病原真菌大多产生无性孢子。

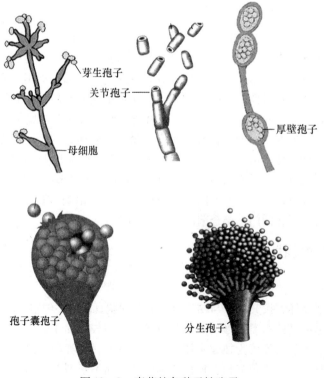

图 12-2 真菌的各种无性孢子

（2）有性孢子 是由同一菌体或不同菌体上的细胞间配合（质配和核配）而形成的孢子，如卵孢子（oospore）、接合孢子（zygospore）、子囊孢子（ascospore）、担孢子（basidiospore）等。非致病性真菌绝大多数产生有性孢子。

（二）真菌的繁殖与培养

1. 真菌的繁殖方式 真菌繁殖方式包括无性繁殖和有性繁殖两种，其中无性繁殖是真菌的主要繁殖方式。无性繁殖具有快速、简单、产生新个体多的特点，主要形式包括芽生、裂殖、隔殖和菌丝断裂。单细胞真菌主要的繁殖方式为芽生，丝状真菌主要是通过分生孢子梗形成新的孢子的繁殖方式进行。

2. 真菌的培养特性 真菌的营养要求不高，在沙氏葡萄糖琼脂培养基（Sabouraud dextrose agar，SDA，简称沙保培养基）中生长良好。该培养基成分简单，主要含有葡萄糖（或麦芽糖）、蛋白胨、氯化钠和琼脂。真菌培养最适酸碱度为 pH 4.0~6.0；最适温度为 22~28℃；某些深部真菌在 37℃ 生长良好。培养真菌需要较高的湿度与氧。由于多数致病性真菌生长较慢，常需培养 1~4 周才出现典型菌落，有时在培养基中加入抗生素，抑制细菌生长。真菌的菌落一般有以下三种类型。

（1）酵母型菌落（yeast type colony） 是单细胞真菌的菌落形式，柔软而致密、湿润，光滑、大小在 2~3mm 左右，显微镜下可见芽生孢子、无菌丝。

（2）类酵母型菌落（yeast-like type colony） 亦称酵母样菌落，是单细胞真菌在培养基表面形成类似酵母型的菌落形式，在深部因出芽繁殖后芽管延长，但不与母细胞脱离，形成假菌丝。

（3）丝状型菌落（filamentous type colony） 是多细胞真菌在培养基上形成的形态、颜色与大小不同的丝状菌落，可作为鉴别真菌的参考依据。菌丝一部分向空中生长，形成孢子，使菌落较疏松，呈絮状、绒毛状或粉末状。低倍显微镜下可见有隔或无隔、分枝或不分枝菌丝及各种孢子。

（三）真菌的抵抗力与变异性

真菌的菌丝和孢子均不耐热，60℃ 1 小时即可被杀死。对干燥、阳光、紫外线及一般消毒剂均有较强的抵抗力。对常用抗生素不敏感，对 2% 苯酚、2.5% 碘酊、0.1% 升汞或 10% 甲醛溶液较敏感。两性霉素 B、灰黄霉素、制霉菌素、伊曲康唑、氟康唑、伏立康唑等对多种真菌均具有抑制作用。

真菌容易发生变异，在人工培养基中经多次传代或培养时间过久，可出现形态、结构、颜色、菌落类型、毒力等生理性状的改变。

双向性真菌（dimorphic fungus）：有些真菌的形态常因培养环境不同而有差异。如荚膜组织胞质菌（*Histoplasma capsulatum*）、马尔尼菲青霉（*Penicillium marneffei*）等，在不同的环境条件下（营养、温度等）可发生酵母相与菌丝相两种形态的可逆转换，称为真菌的双相型或二相性。其特点是寄生于活体组织中时呈单细胞形态，但在腐生或室温 25℃ 培养时呈丝状型菌落。

二、真菌的致病性与免疫性

（一）致病性

不同种类的真菌其致病形式不同，主要有以下五种类型。

1. 致病性真菌感染 外源性致病真菌感染后，可引起皮肤、毛发、皮下组织及全身性真菌感染。皮肤真菌感染，即浅部真菌感染是常见的一种真菌感染类型，如浅部真菌中的皮肤癣菌（*dermatophyte*），该菌具有嗜角质性，能产生角蛋白酶、水解角蛋白，可通过机械刺激和代谢产物的作用，引起局部炎症和病变。引起深部真菌感染的组织胞质菌（*histoplasma*）感染机体后，能在吞噬细胞中生存、繁殖，抑制机体的免疫功能，引起组织坏死和慢性肉芽肿。

2. 机会致病性真菌感染 主要由内源性真菌感染引起，如白假丝酵母菌、新生隐球菌、毛霉菌、曲霉菌等。这些真菌是人体的正常菌群，致病力不强，只有在机体免疫力下降或菌群失调情况下引起感染。

3. 真菌性超敏反应 这些真菌中有致病性真菌，但更多的是非致病性真菌。如某些真菌的菌丝或孢子可经呼吸道、消化道进入过敏体质患者体内或经皮肤黏膜接触，引起各种类型的超敏反应。如交链孢霉、镰刀菌、曲霉菌和青霉菌等真菌可引起荨麻疹、哮喘和变应性皮炎等超敏反应。

4. 真菌毒素中毒　有些真菌在食物、农作物上生长繁殖及代谢过程中可以产生真菌毒素，人类或动物食入后导致急性或慢性中毒，称为真菌中毒症（mycotoxicosis）。

5. 真菌毒素与肿瘤　近年来不断发现有真菌及其毒素污染与肿瘤发生有密切关系，如黄曲霉等产生的黄曲霉素（aflatoxin）是一种双呋喃氧杂萘邻酮衍化物，毒性很强，小剂量既有诱发肝癌作用。此外，展青霉（*Penicillium patulum*）产生的展青霉素可诱发肉瘤，青霉产生的灰黄霉素可诱发甲状腺癌和肝癌等。

（二）免疫性

真菌在自然界的分布广泛，但真菌病的发病率不高，说明人体具有较高的免疫力。机体的固有免疫对阻止真菌的感染起着重要作用，而适应性免疫中的细胞免疫与真菌病的恢复密切相关。但通常真菌感染后，机体不能获得持久的免疫力。固有免疫包括皮肤黏膜的屏障作用、正常菌群的拮抗作用和中性粒细胞及单核巨噬细胞的吞噬作用，但被吞噬的真菌孢子并不能被完全杀灭。此外，正常体液中存在着一些天然的具有抗真菌作用的物质，如 TNF、IFN - γ 等细胞因子具有抑制真菌生长的作用。真菌侵入机体后可刺激免疫系统，诱发产生适应性免疫应答，包括细胞免疫和体液免疫，其中以细胞免疫为主，同时可诱发迟发型超敏反应。

三、真菌感染的检查方法与防治原则

（一）真菌感染的检查方法

真菌的形态结构有一定的特殊性，一般可以通过直接镜检和培养进行鉴定，但具体方法应根据标本种类和检查目的而不同。

1. 直接镜检　将含角质的指（趾）甲、皮屑等标本，先用 10% KOH 微加温处理，使标本软化或透明，然后再加盖玻片不染色直接进行镜检。痰液、血液、脓液等标本可直接涂片镜检，脑脊液等标本离心后取沉渣涂片进行镜检，若镜下观察到孢子、菌丝或假菌丝即可初步诊断。若怀疑隐球菌感染时，根据所致疾病选取标本，经墨汁负染后镜检，如见有肥厚荚膜的酵母型菌体即可做出诊断。

2. 分离培养及鉴定　当显微镜直接镜检不能确定是否为真菌感染时，应进行真菌培养。皮损、甲屑、毛发等标本，先经 2% 苯酚或 70% 乙醇浸泡 2 ~ 3 分钟杀死杂菌，再经无菌盐水洗净后，接种于含抗生素或放线菌酮的 SDA 培养基中，在 25 ~ 28℃ 的条件下培养数日至数周，观察菌落的特点。血液、脑脊液等标本可先增菌后再分离培养，组织标本应剪碎后再进行培养。根据镜下观察菌丝、孢子的形态特征，结合不同的菌落特征作出鉴定。酵母菌生长较快，2 ~ 3 天即可观察菌落特征。单细胞真菌主要采用形态结合生化方法鉴定，如假丝酵母菌属的常见菌种可用科玛嘉显色培养基分离、鉴定。丝状真菌生长缓慢，需要 4 ~ 6 周可见菌落，常以形态学鉴定为主。

此外还可以通过血清学检测、分子生物学进行进一步鉴定。

（二）真菌感染的防治原则

对于真菌病目前尚无特异性的预防方法。皮肤癣菌感染的预防主要是注意皮肤卫生，保持鞋袜的洁净、干燥，防止真菌滋生；避免直接或间接与患者及其污染物品接触。治疗首选局部使用抗真菌药物，如唑类药物克霉唑、酮康唑、达克宁霜剂等抗真菌药物，但较难根治，易复发。

深部真菌感染治疗时，根据侵犯不同系统选择不同的药物，如侵犯泌尿系统的假丝酵母菌感染可选用氟胞嘧啶或氟康唑；曲霉感染可选用两性霉素 B 或曲康唑；对于免疫功能低下的高危人群采用药物预防性治疗。

第二节　主要病原性真菌

一、浅部感染真菌

浅部感染真菌是指腐生或寄生于角蛋白组织（表皮角质层、甲板及毛发等）的真菌。浅部感染真菌包括皮肤癣菌和角层癣菌两类，其中皮肤癣菌病（dermatomycosis）最常见，简称为癣（tinea）。

1. 皮肤癣菌 皮肤癣菌是寄生于皮肤浅层角蛋白组织中引起皮肤浅部感染的真菌，又称皮肤丝状菌。因其具有嗜角质蛋白的特性，仅侵犯角化的表皮、毛发及甲板，共有45种，其中对人致病的约20余种。皮肤癣菌按菌落特征及大分生孢子的形态分为毛癣菌属（*Trichophyton*）、表皮癣菌属（*Epidermophyton*）及小孢子癣菌属（*Microsporum*）（表12-1）。

表 12-1　皮肤癣菌的种类、侵犯部位及形态特征

皮肤癣菌属名	侵犯的部位			菌落的颜色	镜检的特征	
	皮肤	甲板	毛发		大分生孢子	小分生孢子
毛癣菌属	+	+	+	白、黄、红、棕、紫、橙	细长、圆柱状，壁薄、数目少	梨形，散在或呈葡萄状群生，多见
表皮癣菌属	+	+	-	黄绿	卵圆形或粗大的棒状，壁薄、数目多	无
小孢子癣菌属	+	-	+	灰色、橘红色、棕黄色	壁厚呈梭形，壁厚，数目多少不一	卵圆形或棒状，不成葡萄状

2. 角层癣菌 角层癣菌是指寄生于表皮角质层或毛干表面的浅部感染真菌，可引起角层型和毛发型病变，主要包括如下。①糠秕马拉色菌（*Malassezia furfur*）：可侵犯颈、胸、腹、背等部位的皮肤表面出现黄褐色的花斑癣，俗称"汗斑"，汗斑是一种慢性、无症状或症状轻微的浅部真菌病。②何德毛结节菌（*Piedraia hortae*）：主要侵犯毛发，在毛干上形成硬的黑色结节，呈砂粒状。

二、皮下组织感染真菌

引起皮下组织感染的真菌主要是着色真菌和孢子丝菌。这些真菌广泛存在于如土壤、腐木及植物表面等，常因外伤时乘机植入引起感染。侵入人体后，在真皮深层、皮下组织生长繁殖，感染一般仅限于局部，亦可缓慢向周围组织扩散。

1. 着色真菌 广泛存在于自然界中，多经外伤侵入人体，感染多发生在皮肤暴露部位，如颜面、下肢等，病损部位皮肤往往呈界限明显的黑色或暗红色区，也称为着色真菌病（chromomycosis）。潜伏期长短不一，病程可达数年至数十年，亦可侵犯深部组织，呈慢性感染过程。偶可经血行播散，侵犯中枢神经系统，发生脑内感染。我国以卡氏枝孢霉（*Cladosporium carrinii*）为最多，其次为裴氏着色真菌（*Fonseaea pedrosoi*）。

2. 孢子丝菌 广泛分布于自然界，引起感染的主要病原菌为申克孢子丝菌（*Sporotrichum schenckii*）。主要经微小创面侵入皮肤，创口局部出现炎症性小结节，逐渐形成炎症性斑块。也可沿淋巴管分布，引起亚急性和慢性肉芽肿。典型损害常沿淋巴管发生呈串状分布的结节，称为孢子丝菌性下疳。可通过呼吸道或消化道感染，经血行播散至其他器官引起深部感染。镜下可见细长、分枝、有隔菌丝，分生孢子呈圆形或卵圆形、呈花朵样分布。真菌学检查可取溃疡渗出物、脓汁等进行直接涂片镜检，根据菌落特征，结合镜下菌丝、孢子的形态，阳性即可确诊。

三、深部感染真菌

深部感染真菌是指可引起深部组织和器官感染的一类真菌，常引起全身性感染，包括致病性真菌和机会致病性真菌。

（一）致病性真菌

致病性真菌存在于土壤、空气、水、植物、动物皮毛及粪便中，可经呼吸道、消化道、黏膜及伤口侵入宿主体内，引起外源性感染。该类真菌均为双相型真菌，在体内寄生时呈酵母相，在室温培养时为丝状相。多数感染者一般症状不明显，有自愈倾向，但出现症状时感染可能已经扩散至全身器官，可引起死亡。主要的深部致病性真菌有5种，见表12-2。

表 12 - 2　主要的深部致病性真菌及所致疾病

菌　名	疾病名称
荚膜组织胞质菌（*Histoplasma capsulatum*）	组织胞质菌病
粗球孢子菌（*Coccidioides immitis*）	球孢子菌病
皮炎芽生菌（*Blastomyces dermatitidis*）	芽生菌病
巴西副球孢子菌（*Paracoccidiodes brasiliensis*）	副球孢子菌病
马尔尼菲青霉（*Penicillium marneffei*）	马尔尼菲青霉菌病

（二）机会致病性真菌

多数机会致病性真菌（opportunistic fungi）是宿主的正常菌群，宿主免疫力降低或菌群失调是其致病的重要条件。

1. 假丝酵母属（Candida）　本属菌有 81 个种，其中 11 种对人致病。在特殊情况下可引起机会性感染，可引起皮肤、黏膜、内脏及中枢神经系统的炎症，以白假丝酵母菌感染最为常见，致病力也最强。

白假丝酵母菌也称为白色念珠菌，菌体呈球形或卵圆形，直径 3 ~ 6μm，以芽生方式繁殖，革兰染色阳性，在组织内易形成芽生孢子和假菌丝，培养后可见厚膜孢子（图 12 - 3）。白假丝酵母菌在普通琼脂、血琼脂及 SDA 培养基上均生长良好，37℃需氧培养 2 ~ 3 天后，可形成灰白色或奶油色、呈蜡状、湿润、光滑、带有酵母气味的类酵母型菌落。

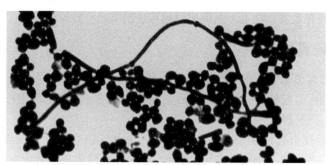

图 12 - 3　白假丝酵母菌形态（革兰染色）

白假丝酵母菌通常存在于人的口腔、皮肤、上呼吸道、消化道及生殖道黏膜，在机体免疫力下降或菌群失调时，菌体大量繁殖或异位寄生，造成内源性感染，引起各种白假丝酵母菌病。常见的感染如下。①皮肤黏膜感染：好发于皮肤潮湿、皱褶部位，如腋窝、腹股沟、乳房下、会阴及指（趾）间等部位，形成有分泌物的糜烂病灶，还可引起甲床炎及甲沟炎。黏膜感染可发生鹅口疮、口角糜烂、外阴及阴道炎等。其中以新生儿鹅口疮最为常见。②内脏感染：常可引起肺炎、支气管炎、食管炎、肠炎、心内膜炎、心包炎、肾盂肾炎及膀胱炎等，偶可引起败血症。③中枢神经系统感染：可引起脑膜炎和脑脓肿等。常由呼吸系统或消化系统的原发病灶转移而来。

取不同部位的检材涂片染色镜检，可见到革兰染色阳性的球形或椭圆形的菌体、芽生细胞及假菌丝，可初步诊断为假丝酵母菌感染。深部假丝酵母菌感染治疗的关键在于早期诊断、早期治疗。药物治疗常用氟康唑、酮康唑、伊曲康唑和两性霉素 B 等。目前尚未建立起有效的预防措施。

2. 隐球菌属（Cryptococcus）　隐球菌属包括 17 个种和 8 个变种，在自然界分布广泛，主要的致病菌是新生隐球菌，在土壤及鸟（鸽子）粪中大量存在，也存在于人体的体表、口腔及粪便中。

新生隐球菌菌体为圆形或卵圆形，直径 4 ~ 12μm，其外周有肥厚、透明的荚膜，非致病性隐球菌无荚膜。该菌以出芽方式繁殖，不生成假菌丝。因一般染色法不易着色，难以发现而得名，常用墨汁负染色法，在黑色背景下可镜检到透亮菌体和宽厚荚膜（图 12 - 4）。新生隐球菌在血琼脂和 SDA 培养基上，25℃和 37℃培养数天后，可形成酵母型菌落，表面黏稠、光滑，由乳白色逐渐转变为橘黄色或棕褐色。此菌不能发酵糖类，可分解尿素，该特性可与假丝酵母菌相区别。

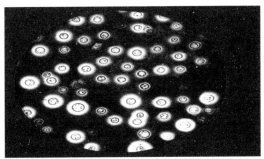

图 12 - 4　新生隐球菌形态（墨汁负染）

新生隐球菌的荚膜多糖是其重要的致病物质，具有抗吞噬、诱发免疫耐受等作用。本菌属外源性感染，多数肺部感染者症状不明显，且能自愈。免疫力低下者经呼吸道侵入人体，由肺部经血行播散至其他部位，如皮肤、淋巴结、骨、内脏等处均可受累，最易侵犯的是中枢神经系统，引起慢性脑膜炎，预后不良，如不及时治疗，常导致患者死亡。

新生隐球菌的实验室诊断以显微镜镜检为主，取痰液、脓液或离心沉淀后的脑脊液沉渣标本涂片，做墨汁负染色后镜检，若镜下观察见有圆形或椭圆形、双层厚壁菌体，其外有肥厚透明的荚膜即可做出诊断。血清学试验，主要是应用乳胶凝集试验和 ELISA 试验检测新生隐球菌的荚膜多糖特异性抗原，对抗原滴度的检测有助于判断预后。

新生隐球菌感染的预防主要是控制传染源，用碱处理鸽子粪或免疫力低下者避免接触鸽子粪等。治疗肺部或皮肤隐球菌病，可选择 5 - 氟尿嘧啶、伊曲康唑等。中枢神经系统隐球菌病可选用两性霉素 B，必要时加用鞘内注射。

3. 曲霉属（*Aspergillus*） 曲霉广泛分布于自然界，如土壤、粮食和饲料等，有时也存在于正常人体的皮肤和黏膜表面。曲霉种类繁多，达 900 余种，少数菌种为机会致病性真菌。主要的致病菌种有烟曲霉（*A. fumigatus*）、黄曲霉（*A. flavus*）、构巢曲霉（*A. nidulans*）、土曲霉（*A. terreus*）、黑曲霉（*A. niger*）等。

曲霉菌的菌丝为有隔分枝菌丝，部分营养菌丝可形成厚壁、膨大的足细胞，并垂直向上生出直立的分生孢子梗，在其顶部膨大形成烧瓶状、球形顶囊。在顶囊上生出一层或两层放射状排列的杆状小梗，自小梗顶端着生一串圆形的分生孢子，呈黄、绿、棕、黑等不同颜色。分生孢子梗、顶囊、小梗及分生孢子形成菊花样结构，称为分生孢子头（图 12 - 5）。依据分生孢子头的形态特征可鉴别不同种曲霉。曲霉菌在 SDA 培养基上呈棉絮状菌落，呈现烟绿、黄、棕褐、黑等不同颜色，菌落颜色是曲霉分类的主要特征之一。

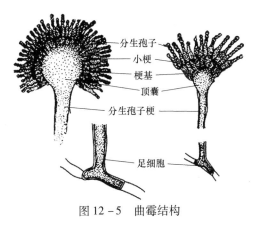

图 12 - 5　曲霉结构

曲霉菌能侵犯机体许多部位而致病，称为曲霉菌病（aspergillosis）。空气中的曲霉孢子由呼吸道侵入，引起肺内感染，也可经血行播散至各器官引起全身性感染，其中以侵袭性肺曲霉病最常见。曲霉还可诱发超敏反应，引起过敏性支气管肺曲霉病。有些曲霉可产生毒素，如黄曲霉毒素、杂色曲霉毒素有致癌性，特别是黄曲霉毒素与人类原发性肝癌发生密切相关。治疗多用伊曲康唑、伏立康唑、两性霉素B、卡泊芬净等药物。

案例解析

【案例】患者，男，65岁。主诉：发热、咳嗽10余天、出现呼吸困难。现病史：患者既往健康，个人史及家族史无特殊。入院前12天出现高热，5天后出现咳嗽，干咳无痰，夜间为著。经X线胸片和CT检查诊断为肺炎。实验室检查：痰真菌培养分离到烟曲霉菌，G试验、GM试验检测呈阳性。治疗：抗生素治疗疗效不明显。

【问题】该患者为何种疾病？应如何治疗？

【解析】该患者诊断为侵袭性烟曲霉病，病原性检查是确诊肺曲霉病的可靠依据，血清学检查G试验、GM试验阳性有一定的诊断意义。应用两性霉素、伏立康唑、伊曲康唑等抗感染治疗，可取得良好疗效。

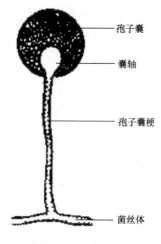

孢子囊

囊轴

孢子囊梗

菌丝体

图 12-6　毛霉结构

4. 毛霉属（*Mucor*）　毛霉属广泛分布于自然界，空气和土壤中都有毛霉孢子，能引起粮食、水果、药材的霉变。毛霉菌引起的疾病称为毛霉菌病（mucormycosis）。

毛霉菌的菌丝粗大、无隔，孢囊梗直立、与菌丝常呈直角分枝，顶生圆形或椭圆形孢子囊，囊内充满近圆形或卵圆形子囊孢子，孢子囊内有球形或近球形的囊轴（图12-6）。在SDA培养基上生长迅速，形成丝状菌落，开始为白色羊毛状，后变为灰黄色，表面有小黑点（孢子囊）。

毛霉菌主要经鼻腔和呼吸道侵入机体，病变可累及肺、胃肠道及脑等多个器官，并可侵犯血管，导致血栓形成，促使组织坏死。坏死组织又为其提供适宜的生长环境，病情发展较为迅速，死亡率较高。本菌引起的疾病无特效治疗方法，可早期应用两性霉素B，外科切除病灶，并积极治疗相关疾病。

5. 肺孢子菌属（*Pneumocystis*）　肺孢子菌属分布于自然界，也可存在于人和动物肺内。常见的菌种有卡氏肺孢子菌（*P. carinii*）和伊氏肺孢子菌（*P. jiroveci*），当机体免疫力低下时引起机会感染，即肺孢子菌肺炎（pneumocystis pneumonia，PCP）。肺孢子菌过去被归属于原虫，近年分子生物学研究发现，其核苷酸序列和编码蛋白与真菌相似，证实其属于真菌。

卡氏肺孢子菌为单细胞型，兼具酵母菌及原虫的特点。发育过程经历滋养体、囊前期、孢子囊（内含8个囊内小体）。自然界中的孢子囊经呼吸道吸入肺内，可引起健康人的亚临床感染。本病多见于婴幼儿、早产儿、免疫缺陷及免疫抑制剂使用患者，尤其是AIDS患者大部分合并本病，发病初期为间质性肺炎，病情发展迅速，重症患者多因窒息死亡。微生物学检查可采集痰液或支气管灌洗液，经亚甲胺蓝或革兰染色镜检，若观察到滋养体或孢子囊可以确诊。也可利用ELISA、免疫荧光技术、补体结合试验等检测患者血清中特异性抗体，进行辅助诊断。该病目前尚无可供预防使用的疫苗，治疗时可选择喷他脒、复方磺胺甲噁唑及克林霉素等药物。

第三节　与药物有关的真菌

真菌种类繁多，与医药生产关系密切，有些真菌可以生产保健类制剂和药物，具有显著的经济和社会效益。但是，有些中药材易发生真菌污染，若保存不当，可导致药物腐烂变质。

一、酵母菌

酵母菌（yeast）是一类单细胞真菌，代表菌为啤酒酵母（*Saccharomyces cerevisiae*）。酵母菌的繁殖方式有无性繁殖和有性繁殖，无性繁殖方式多样，以出芽繁殖最为常见。少数酵母菌进行细胞分裂方式繁殖，称为裂殖，如裂殖酵母菌。酵母菌的有性繁殖是产生子囊孢子。

酵母菌是人类较早应用于生产酿酒、面包等的一类真菌，可广泛用于酿造啤酒、食品发酵和制造乙醇。酵母菌菌体内维生素、蛋白质含量高，可作食用、药用及饲料酵母。此外，酵母菌细胞内的核酸、谷胱甘肽、辅酶 A、细胞色素 C 及腺苷三磷酸等，具有重要的药用价值。

二、霉菌

1. 毛霉属（*Mucor*）　毛霉繁殖能力强，繁殖速度快，易引起果品、蔬菜、衣服和药材等发生霉变。有的菌株能产生淀粉酶，有的产生蛋白酶，因此可用于淡豆豉、豆腐乳的酿造。此外，毛霉还经常被用来生产乳酸、乙醇及延胡索酸等，在甾体化合物的生物转化方面也具有重要的作用。

2. 根霉属（*Rhizopus*）　根霉与毛霉的形态、结构有相似之处。但与毛霉不同的是，根霉的菌丝粗大，无横隔，主要由假根、匍匐菌丝、孢子囊梗和孢子囊组成。根霉的营养要求不高，且易于在含淀粉等多糖的环境中生长，因此容易引起含淀粉类的食物、药品等霉变。由于根霉能产生高活性淀粉酶，是工业上重要的糖化菌。有些菌株是重要的甾体化合物转化菌株，如黑色根霉菌（*Rhizopus niger*）可将黄体酮转化为 11α – 羟基黄体酮，增加了皮质激素类化合物的活力，具有高度抑制炎症的效应。

3. 曲霉属（*Aspergillus*）　我国自古以来就有利用曲霉的糖化作用和分解蛋白质的能力制曲、酿酒及造酱的记载。现代发酵工业中可以利用曲霉生产柠檬酸、葡萄糖酸、酶制剂及抗生素等。曲霉菌也是引起食品和药材等霉变的常见污染菌。

4. 青霉属（*Penicillium*）　青霉和曲霉有很多相似之处，但无顶囊和足细胞。

青霉属在自然界分布广泛，种类繁多，几乎在一切潮湿的物品上均能生长。在土壤、空气等环境中也有大量的青霉菌的孢子，容易使工农业产品、药品等霉变，并可污染实验室。在工业生产中有较高的经济价值，如产黄青霉（*P. chrysogenum*）是青霉素的产生菌，灰黄青霉是灰黄霉素的产生菌。除产抗生素外，青霉分解有机物能力很强，常用某些青霉来生产柠檬酸、葡萄糖、酶制剂等。

5. 头孢霉属（*Cephalosporium*）　头孢菌的腐蚀性强，存在于潮湿的土壤及植物残体中。头孢霉菌丝有隔、常结成绳束状排列，成熟时由营养菌丝生长出直立的分生孢子梗，不分枝，中央较粗而向末端逐渐变细，在顶端可产生大量的分生孢子，借助黏液聚成头状结构，故称头孢菌。头孢霉属有些菌株可产生抗癌物质及重要的抗生素，如顶孢头孢霉（*C. acremonium*）可产生 β – 内酰胺类抗生素——孢头菌素 C，是抗生素生产的重要菌种。

三、蕈菌

蕈菌（Mushrooms）又称伞菌，包括大多数担子菌类和极少数子囊菌类，通常指能形成大型肉质子实体的真菌。蕈菌中的多糖类物质已被证实具有提高机体免疫力的作用，并可抑制肿瘤细胞的增生。

1. 香菇［*Lentinus edodes*（*Berk.*）*Sing*］　又称香蕈，属担子菌纲、伞菌科。香菇具有开胃健脾、

化痰理气、益气助食等功效，可治疗水肿、高血压等病症。经常食用可预防维生素 C、维生素 B$_2$ 缺乏症和肝硬化等。现已发现香菇多糖有免疫激活和抗肿瘤作用。

2. 茯苓（Poria cocos） 属担子菌纲、多孔菌科。菌核呈球形或不规则的块状，表皮粗糙，呈黑褐色多皱。"茯苓皮"为其外皮，"赤茯苓"为其皮下的淡红色部分，"茯苓"为其内部的白色部分，"茯神"为苓块中穿有松根部分。茯苓具有利水渗湿、健脾补中、宁心安神等功效，常用于治疗各种水肿、脾胃虚弱、心悸、失眠、健忘等症状。茯苓多糖具有增强免疫力、抗肿瘤和抗炎等作用。

3. 灵芝（Canoderma lucidum） 属担子菌纲，多孔菌科，为腐生性真菌。子实体木栓质，菌盖半圆形或肾形，初生时为黄色，逐渐变为红褐色。子实体入药，有补中益气、止咳平喘、养血安神等功效，可用于治疗虚劳、咳嗽、神经衰弱、失眠等病症。灵芝多糖能增强机体的免疫力，具有抗肿瘤作用。

4. 云芝（Coriolus versicolor） 属担子菌纲，多孔菌科。子实体呈革质，菌盖复瓦状叠生，平伏而反卷，无柄，呈贝壳状，有细长毛或绒毛，颜色多样，有光泽，菌肉白色。在全国各地山区均有分布。长生于杨、柳、桦、苹果等阔叶树的朽木上。子实体入药，能消炎、清热。云芝多糖具有抗肿瘤活性。

5. 银耳（Tremella fuciformis Berk.） 又称白木耳，属担子菌纲，银耳科。此菌寄生于多种阔叶树的朽木上，由多个呈鸡冠状或菊花状的子实体瓣片组成，白色、半透明、胶质状，干燥后呈淡黄色。银耳具有滋阴、生津、润肺、养胃、益气等功效。可用于治疗肺热咳嗽、咽干口渴、胃肠燥热等病症。银耳多糖能增强机体的免疫力，显著增强巨噬细胞的吞噬能力，对放射损伤有保护作用。

知识链接

冬虫夏草

冬虫夏草，又名中华虫草，是中国传统的名贵中药材。为真菌子囊菌纲冬虫夏草菌的子座及其寄生蝙蝠蛾科昆虫幼虫尸体的复合体。冬季菌丝侵入蛰居于土壤中幼虫体内，生长发育后使整个虫体充满菌丝致其僵死。夏至前后，幼虫尸体的头部长出如棒球棍状的细长子实体，顶端稍膨大，内含多个子囊，子囊内含有子囊孢子。因其子实体露出地面，外形似草，充满菌丝的虫体在土壤中与子实体相连，夏季采收，故称为冬虫夏草。从外形上看，冬虫夏草虫体呈金黄色、淡黄色或黄棕色。其功效有补虚损、益精气，为滋养肺肾之功效，常用于治疗肺肾两虚之劳咳痰血、病后虚损、阳痿遗精等病症。

本章小结

真菌是一种真核细胞型微生物，按其形态、结构可分为单细胞真菌和多细胞真菌。单细胞真菌为酵母型和类酵母型真菌。多细胞真菌为丝状真菌，由菌丝和孢子组成，孢子的性状、颜色、大小、分隔等形态是真菌鉴定和分类的主要依据。真菌对营养要求不高，在 SDA 培养基上生长良好，可形成酵母型、类酵母型及丝状型三种不同菌落。真菌菌落的大小、颜色、形状等可作为真菌鉴定的重要依据。

真菌可引起免疫功能低下人群的真菌病，也可引起过敏性疾病和真菌毒素中毒，某些真菌毒素与癌症发生相关。抗真菌免疫以固有免疫、细胞免疫为主，同时可诱发迟发型超敏反应。对于真菌病目前尚无特异的相应疫苗。

与药物相关的真菌主要包括酵母菌、霉菌和香菇、茯苓、灵芝、云芝、银耳等蕈菌。

题库

思 考 题

1. 真菌的形态结构与培养特性上有哪些特点？
2. 简述真菌的致病性。
3. 常见的皮肤感染真菌、皮下组织感染真菌和深部感染真菌有哪些？各引起什么病？
4. 简述真菌病的检查方法及防治原则。

（包丽丽）

PPT

第十三章

病毒学概论

病毒（virus）是一类体积微小，结构简单，只含一种类型核酸（DNA 或 RNA），严格细胞内寄生，对抗生素不敏感，但对干扰素敏感，以复制方式繁殖的非细胞型微生物。病毒因体积微小，必须借助电子显微镜放大几万甚至几十万倍后方可观察。

病毒感染与人类疾病有密切的关系，在微生物引起的疾病中，由病毒引起的约占75%，几乎涉及了临床各科，危害极大。病毒性疾病不仅传染性强、传播速度快、流行广泛，而且很少有特效药物。除急性传染病外，病毒还可引起持续性感染，有的病毒还与肿瘤、自身免疫病、新生儿先天性疾病密切相关，因此病毒已成为多学科关注的热点。

第一节 病毒的形态、结构与分类

微课

一、病毒的大小与形态

1. 病毒的大小 完整成熟的病毒颗粒称为病毒体（virion），具有感染性，是病毒在细胞外的典型结构形式。病毒体大小的测量单位为纳米（nm，为1/1000μm）。各种病毒体大小差别很多，最大的约为300nm，如痘病毒；最小的约为20nm，如细小 DNA 病毒。

2. 病毒的形态 多数病毒呈球形或近似球形，少数为杆状、丝状、子弹状或砖块大，大多数噬菌体呈蝌蚪状（图13-1）。

二、病毒的结构

病毒体的基本结构是由核心（core）和衣壳（capsid）构成的核衣壳（nucleocapsid）。最简单的病毒

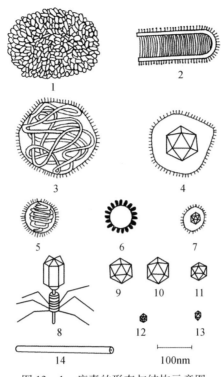

图 13 - 1　病毒的形态与结构示意图

1. 痘病毒　2. 弹状病毒　3. 副黏病毒　4. 疱疹病毒　5. 正黏病毒
6. 冠状病毒　7. 包膜病毒　8. T2噬菌体　9. 腺病毒　10. 呼肠病毒
11. 乳多空病毒　12. 小核糖核酸病毒　13. 脱氧核糖核酸病毒　14. 烟草花叶病毒

只由核衣壳组成，称为裸病毒；有些病毒其核衣壳外面还有包膜（envelope），这样的病毒称为包膜病毒（图 13 - 2）。

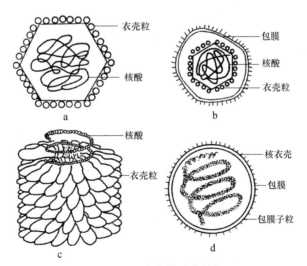

图 13 - 2　病毒的基本结构

a. 裸露二十面体对称　b. 有包膜二十面体对称　c. 裸露螺旋对称　d. 有包膜螺旋对称

1. 核心（core）　位于病毒体的中心，主要为核酸，构成病毒的基因组。病毒体核心除含 DNA 或 RNA 外，还含有少量的非结构蛋白，如病毒基因编码的酶类。

2. 衣壳（capsid）　是包绕在病毒核心外的一层蛋白质结构。衣壳由一定数量的壳粒组成。壳粒按一定的对称形式围绕核酸排列，根据壳粒的排列不同，病毒衣壳有下列 3 种对称类型。

（1）螺旋对称型　壳粒沿着螺旋形的病毒核酸对称排列。如正黏病毒、副黏病毒及弹状病毒等。

（2）二十面体对称 核酸浓集成球形或近似球形，外周的壳粒排列成二十面体对称。二十面体的每个面都呈等边三角形。如脊髓灰质炎病毒、腺病毒等。

（3）复合对称型 病毒体结构较复杂，壳粒排列既有螺旋对称又有二十面体对称。仅见于痘病毒、噬菌体等。因此，壳粒排列方式不同可作为病毒分类和鉴别的依据。

3. 包膜（envelope） 是病毒在成熟的过程中以出芽方式向宿主细胞外释放时获得的，故含有宿主细胞膜或核膜的化学成分。有些包膜表面有蛋白质性质的钉状突起，称为包膜子粒（peplomere）或刺突（spike）。

三、病毒的化学组成及功能

1. 核酸 位于病毒体的核心，其化学成分为 DNA 或 RNA，借此将病毒分成 DNA 病毒或 RNA 病毒两大类。病毒核酸具有多样性。可为线型或环型、双链或单链、正链或负链、分节段或不分节段。主要功能：携带病毒的全部遗传信息，是决定病毒遗传、变异和复制的物质基础。

2. 蛋白质 由病毒核酸编码的病毒蛋白质，具有病毒的特异性，可分为结构蛋白和非结构蛋白。结构蛋白主要分布于病毒的衣壳、包膜和基质中。主要功能：①保护病毒核酸；②参与感染过程，衣壳蛋白和包膜病毒的刺突可特异地吸附到易感细胞表面受体上，介导病毒核酸进入宿主细胞，引起感染；③具有抗原性，可诱导机体的特异性体液免疫及细胞免疫应答。非结构蛋白不参与病毒的构成，主要是一些酶类和具有特殊功能的蛋白，如逆转录酶等。

3. 脂类和糖 主要存在于包膜中，大部分来自宿主细胞膜。主要功能：①保护病毒，维护病毒体结构的完整性；②辅助病毒感染，介导病毒吸附、穿入易感细胞；③具有种属特异性，是病毒鉴定和分型的依据之一。

四、病毒的分类

病毒分类的依据是：①核酸类型与结构（RNA 或 DNA、双链或单链、线状或环状、是否分节段）；②病毒体的形状和大小；③病毒体的形态结构（衣壳的对称型、有无包膜）；④对理化因素的敏感性；⑤抗原性；⑥生物学特性（繁殖方式、宿主范围、传播途径和致病性等）。详见表 13－1。

表 13－1 感染人类的重要病毒分类

病毒科名	分类的主要特点	主要成员
痘病毒科（Poxviridae）	dsDNA，有包膜	天花病毒，传染性软疣病毒
疱疹病毒科（Herpesviridae）	dsDNA，有包膜	单纯疱疹病毒，水痘 - 带状疱疹病毒，巨细胞病毒，EB 病毒，人疱疹病毒 6、7、8 型
腺病毒科（Adenoviridae）	dsDNA，无包膜	腺病毒
嗜肝病毒科（hepadnaviridae）	dsDNA，复制过程有逆转录	乙型肝炎病毒
乳多空病毒科（Paproavairidae）	dsDNA，环状，无包膜	乳头瘤病毒
小 DNA 病毒科（Paraoviridae）	ssDNA，无包膜	细小 B19 病毒
副粘病毒科（Paramyxoviridae）	－ ssRNA，不分节，有包膜	副流感病毒，麻疹病毒，腮腺炎病毒，呼吸道合胞病毒
正粘病毒科（Orthomyxoviridae）	－ ssRNA，分节，有包膜	流感病毒 A、B、C
逆转录病毒科（Retroviridae）	两条相同的 + ssRNA，不分节，有包膜	HIV，HTLV
小 RNA 病毒科（Picornaviridae）	+ ssRNA，不分节，无包膜	脊髓灰质炎病毒，埃可病毒，柯萨奇病毒，新型肠道病毒
冠状病毒科（Coronaviridae）	+ ssRNA，不分节，有包膜	冠状病毒
弹状病毒科（Rhabdoviridae）	－ ssRNA，不分节，有包膜	狂犬病病毒，水疱口炎病毒
纤丝病毒科（Filoviridaer）	－ ssRNA，不分节，有包膜	埃博拉病毒，马堡病毒

亚病毒（subvirus）是一类比病毒还小的、结构更简单的微生物。包括：类病毒、卫星病毒和朊粒。

1. 类病毒（viroid） 为植物病毒，仅由 250 ~ 400 个核苷酸组成，为单链杆状 RNA，无蛋白质、无包膜，与人类疾病的关系不明。

2. 卫星病毒（satellite virus） 另一类引起植物病害的致病因子，可分为两大类，一类可编码自身的衣壳蛋白，另一类为卫星病毒 RNA 分子，曾被称为拟病毒（virusoid），其特点为由 500 ~ 2000 个核苷酸构成的单链 RNA，复制时必须依靠辅助病毒。

3. 朊粒（prion） 又称朊病毒，是由宿主细胞基因编码的、构象异常的蛋白质，是一种蛋白酶抗性蛋白，对各种理化因素的抵抗力强，目前尚未检出任何核酸成分，具有传染性和自我复制能力，是人和动物传染性海绵状脑病（transmissible spongiform ncephalopathy，TSE）的病原体。近年来认为将朊粒列为病毒范畴不适宜，其生物学地位尚未确定。

第二节 病毒的增殖

病毒缺少增殖所需的酶系统、能量和原材料，只能在易感的活细胞内进行增殖。病毒增殖的方式是以其基因为模板，在 DNA 多聚酶或 RNA 多聚酶等因素作用下，复制出子代核酸，并合成新的子代病毒结构蛋白，再装配成子代病毒体，病毒的这种增殖方式称为复制（replication）。

一、病毒的复制周期

从病毒进入宿主细胞到最后释放出子代病毒体的过程称为一个复制周期（replication cycle）。主要包括吸附、穿入、脱壳、生物合成、装配与释放五个阶段（图 13 - 3）。

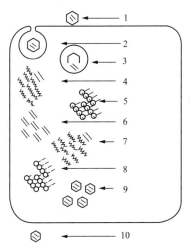

图 13 - 3 dsDNA 病毒增殖过程示意图

1. 吸附　2. 侵入　3. 脱壳　4. 早期 mRNA 的转录　5. 早期蛋白质的翻译
6. 病毒 DNA 的复制　7. 晚期 mRNA 的转录　8. 晚期蛋白质的翻译　9. 装配　10. 释放

1. 吸附（adsorption） 即病毒体的表面结构与易感宿主细胞表面受体的结合。吸附分两个阶段：①非特异性吸附，病毒与细胞的静电结合，是可逆的；②特异性吸附，病毒体表面的病毒吸附蛋白（virus attachment protein，VAP）与易感宿主细胞表面特异性受体相结合，决定病毒感染的嗜组织特性，是不可逆结合。

2. 穿入（penetration） 病毒体吸附于宿主细胞膜后，可通过以下方式进入细胞。①吞饮：无包膜病毒被宿主细胞吞饮，病毒核衣壳完整地进入细胞质内。②融合：有包膜病毒的包膜与宿主细胞膜直接融合，病毒核衣壳进入胞质。③直接穿入：病毒吸附到宿主细胞膜上与受体结合，穿入细胞的同时衣壳破裂，病毒核酸进入细胞内。

3. 脱壳（uncoating） 病毒在细胞内必须脱去蛋白质衣壳，其核酸才能发挥作用。多数病毒穿入细胞后，在细胞溶酶体酶的作用下，脱去衣壳蛋白释放出病毒核酸。

4. 生物合成（biosynthesis） 病毒利用宿主细胞提供的原料和酶类复制病毒核酸、合成大量结构蛋白和非结构蛋白，在这一阶段的细胞内，由于还没有完整子代病毒体的形成，用血清学和电镜等方法找不到病毒颗粒，故也被称为隐蔽期。

病毒生物合成过程可归纳为7大类型：双链DNA病毒（dsDNA）、单链DNA病毒（ssDNA）、单正链RNA病毒（+ssRNA）、单负链RNA病毒（-ssRNA）、双链RNA病毒（dsRNA）、逆转录病毒及嗜肝DNA病毒。7种类型病毒生物合成过程各有差别，下面列举3类加以说明。

（1）双链DNA病毒 人和动物的DNA病毒基因组大多数为双链DNA，病毒先利用细胞核内依赖DNA的RNA多聚酶，转录出早期mRNA，再在胞质内核糖体上翻译成早期蛋白。这些早期蛋白为非结构蛋白，主要为合成子代病毒DNA所需要的DNA多聚酶及多种调控病毒基因组转录和抑制宿主细胞代谢的酶。在早期蛋白质的作用下，以亲代DNA为模版，通过半保留方式复制出子代DNA分子，然后以子代DNA分子为模板转录出晚期mRNA，继而在胞质内核糖体上翻译出病毒衣壳蛋白及其他结构蛋白。

（2）单正链RNA病毒 其基因组本身具有mRNA的功能，可直接在宿主细胞的核糖体上翻译出早期蛋白（依赖RNA的RNA聚合酶）。在病毒RNA聚合酶的作用下，转录出与亲代正链互补的负链RNA，形成双链RNA（±dsRNA）复制中间体，其中正链RNA起mRNA作用翻译出晚期蛋白如衣壳蛋白等，负链RNA起模板作用，复制出与其互补的子代单正链RNA。

（3）逆转录病毒 病毒在逆转录酶的作用下，以亲代正链RNA为模板合成互补的负链DNA后，形成RNA：DNA中间体。中间体中的RNA由RNA酶H水解，负链DNA在DNA聚合酶作用下形成双链DNA。该双链DNA整合至宿主细胞的DNA上，成为前病毒（provirus），再由其转录出子代病毒的RNA和mRNA。mRNA可在胞质核糖体上翻译出子代病毒的蛋白质。

5. 装配与释放（assembly and release） 子代病毒的核酸与蛋白质，在宿主细胞内装配成核衣壳的过程称为装配（assembly）。根据病毒的种类不同，装配的部位也不同。多数DNA病毒在细胞核内装配，大多数RNA病毒在细胞质内装配。成熟病毒从宿主细胞内游离出来的过程称为释放（release）。病毒从细胞内释放的方式如下。①破胞释放：无包膜的病毒裂解宿主细胞并一次性地全部释放出子代病毒。②出芽释放：有包膜的病毒以出芽的方式释放出来，宿主细胞一般不立即死亡。③其他方式：有些病毒如巨细胞病毒，很少释放到细胞外，而是通过细胞间桥或细胞融合在细胞之间传播，致癌病毒的基因组则可与宿主细胞基因整合，随细胞分裂而出现在子代细胞中。

二、病毒的异常增殖

病毒在宿主细胞内复制时，并非所有的病毒成分都能组装成完整的具有感染性的病毒体，常有异常增殖现象。

1. 缺陷病毒 因病毒基因组不完整或基因位点发生改变，不能正常增殖，复制不出完整的有感染性的病毒颗粒，此病毒称为缺陷病毒（defective virus）。缺陷病毒不能单独复制，却能干扰同种成熟病毒体进入细胞，故又被称为缺陷干扰颗粒（defective interfering particles，DIP）。当缺陷病毒与另一种病毒共同感染细胞时，若后者能弥补缺陷病毒基因组的不足，辅助缺陷病毒增殖出完整的病毒颗粒，则这种可以辅助缺陷病毒完成正常增殖的病毒称为辅助病毒。如腺病毒伴随病毒，必须有腺病毒辅助方可增殖，故腺病毒是腺病毒伴随病毒的辅助病毒。丁型肝炎病毒（HDV）为缺陷病毒，不能独立进行复制，必须在乙型肝炎病毒（HBV）辅助下才能增殖，故HBV是HDV的辅助病毒。

2. 顿挫感染 病毒进入宿主细胞后，因细胞条件不合适，不能提供病毒复制所需的酶、能量或必要的成分，不能复制出完整的病毒体，称为顿挫感染（abortive infection）。病毒在其中不能完成复制的细胞被称为非容纳细胞（non-permissive cells），而能支持病毒完成正常增殖的细胞则被称为容纳细胞（permissive cells）。

第三节　病毒的干扰现象

两种病毒同时感染同一细胞时，一种病毒抑制另一种病毒增殖的现象称为干扰现象（interference）。干扰现象可发生在异种病毒之间，也可发生在同种、同型及同株病毒之间。干扰现象不仅发生在活病毒之间，灭活病毒也能干扰活病毒。

干扰现象产生的主要原因：①病毒在细胞中可诱导细胞产生干扰素（interferon，IFN）；②一种病毒与宿主细胞表面受体结合从而阻止了另一种病毒的吸附或穿入；③一种病毒的感染改变了宿主细胞的代谢，阻止了第二种病毒的生物合成等。因此，在使用病毒性疫苗时，应考虑到干扰现象的存在。

第四节　理化因素对病毒的影响

病毒受理化因素作用后，失去感染性称为灭活（inactivation）。灭活的病毒仍保留有抗原性、红细胞吸附、血凝和细胞融合等特性。

一、物理因素

1. 温度　大多数病毒耐冷不耐热，在干冰温度（-70℃）和液氮温度（-196℃）下可长期保持其感染性。大多数病毒于 50～60℃ 30 分钟即被灭活。故病毒标本应尽快低温冷冻保存。

2. 酸碱度　大多数病毒在 pH 5～9 的范围内稳定，在强酸或强碱条件下可被灭活。但也有例外，如在 pH 3.0～5.0 时鼻病毒很快被灭活，而肠道病毒则稳定。

3. 射线　X 射线、γ 射线和紫外线都能灭活病毒。射线引起核苷酸链发生致死性断裂，从而灭活病毒。但有些病毒经紫外线灭活后，若再用可见光照射，因激活酶的原因可使灭活的病毒又复活，故不宜用紫外线来制备灭活病毒疫苗。

二、化学因素

病毒对化学因素的抵抗力一般比细菌强，可能是由于病毒缺乏酶类的原因。

1. 脂溶剂　包膜病毒的包膜含脂质成分，易被三氯甲烷、乙醚、去氧胆酸盐等脂溶剂溶解。包膜病毒进入人体消化道后，也易被胆汁破坏。在脂溶剂中，乙醚对病毒包膜具有极大的破坏作用，而对无包膜病毒几乎无作用，故常用乙醚灭活试验鉴别病毒有无包膜。

2. 化学消毒剂　病毒对氧化剂、卤素、酚类及醇类等化学消毒剂都很敏感。

3. 抗生素与中草药　现有的抗生素对病毒无作用。中草药如板蓝根、大黄、大青叶、贯仲和七叶一枝花等对某些病毒有一定的抑制作用。

第五节　病毒的感染与免疫

一、病毒感染的传播方式

1. 水平传播（horizontal transmission）　病毒在人群不同个体间的传播，也包括从动物到动物再到人的传播，主要通过呼吸道、消化道、皮肤黏膜等途径感染，是大多数病毒的传播方式。

2. 垂直传播（vertical transmission） 病毒通过胎盘、产道、乳汁等，由亲代传给子代的传播方式。常见的病毒有风疹病毒、HBV、CMV（巨细胞病毒）、HIV 等，可引起流产、早产、死胎、先天畸形等。

二、病毒感染的传播途径

不同病毒侵入宿主的途径不同。多数病毒以一种途径侵入，也有可通过多种途径侵入的，如 HIV 等（表 13 - 2）。

表 13 - 2 人类病毒的感染途径

主要感染途径	传播方式及媒介	病毒种类
呼吸道	空气、飞沫或皮屑	流感病毒、鼻病毒、麻疹病毒、风疹病毒、腮腺炎病毒、腺病毒及部分 EB 病毒与肠道病毒、水痘病毒等
消化道	污染水或食品	脊髓灰质炎病毒、其他肠道病毒、轮状病毒、甲肝病毒、戊肝病毒、部分腺病毒
输血、注射或器官移植	污染血或血制品污染的注射器等	HIV、乙肝病毒、丙肝病毒、巨细胞病毒等
眼或泌尿生殖道	接触、游泳池、性交	HIV、疱疹病毒 1、2 型、肠道病毒 70 型、腺病毒、乳头瘤病毒
经胎盘、围生期	经胎盘、分娩产道、哺乳等	乙肝病毒、HIV、巨细胞病毒、风疹病毒
破损皮肤	昆虫叮咬、狂犬、鼠类	脑炎病毒、出血热病毒、狂犬病病毒等

三、病毒感染的类型

病毒侵入机体后，因病毒的种类、毒力和机体免疫力等不同，可表现出不同的感染类型。根据临床症状的有无，病毒感染可分为显性感染和隐性感染；根据病毒在机体内感染过程、滞留的时间，分为急性感染和持续性感染，持续性感染又可分为慢性感染、潜伏感染和慢发病毒感染。

1. 隐性感染与显性感染

（1）隐性感染（inapparent infection） 病毒进入机体后不引起临床症状的感染称隐性感染或称亚临床感染。原因可能与病毒毒力弱及机体防御能力强等有关。隐性感染者虽不出现临床症状，但仍可获得特异性免疫力而终止感染。有部分隐性感染者病毒可在体内增殖并向外界播散，是重要的传染源。

（2）显性感染（apparent infection） 病毒在宿主细胞内大量增殖，损伤细胞和组织，机体出现明显的临床症状，称为显性感染或临床感染。

2. 急性感染（acute infection） 也称病原消灭型感染，潜伏期短，发病急，病程仅数日至数周，恢复后机体内不再存在病毒。除死亡病例外，病后常获得特异性免疫力。

3. 持续性病毒感染（persistent viral infection） 病毒在机体内持续存在数月、数年甚至数十年。机体可出现症状，也可不出现症状而长期携带病毒，成为重要的传染源。持续性感染有下述 3 种类型。

（1）慢性感染（chronic infection） 经显性或隐性感染后，病毒可持续存在于血液或组织中并不断排出体外。患者表现轻微或无临床症状，常反复发作，迁延不愈。如乙型肝炎病毒、丙型肝炎病毒造成的慢性感染。

（2）潜伏感染（latent infection） 经显性或隐性感染后，病毒基因组存在于一定组织或细胞内，不产生有感染性的病毒体，常规方法不能分离出病毒，但在某些条件下病毒被激活而重新复制，使疾病复发。如单纯疱疹病毒、水痘 - 带状疱疹病毒等病毒都可引起潜伏感染。

（3）慢发病毒感染（slow virus infection） 指病毒感染后，有很长的潜伏期，可达数月、数年或数十年，在症状出现后呈进行性加重，最终导致死亡。为慢性发展并进行性加重的病毒感染，较为少见但后果严重。如 HIV 引起的感染。

四、病毒感染的致病机制

1. 病毒感染对宿主细胞的直接损伤作用

（1）杀细胞效应（cytocidal effect）　病毒在宿主细胞内复制成熟后，短时间内释放大量子代病毒，细胞被裂解而死亡，称为杀细胞性感染（cytocidal infection）。主要见于无包膜、杀伤性强的病毒，如脊髓灰质炎病毒、腺病毒等。杀细胞型感染是病毒感染中较严重的类型。靶器官的细胞破坏死亡到一定程度，机体就会出现严重的病理生理变化。若侵犯重要器官，则危及生命或留下严重的后遗症。

在体外实验中，通过细胞培养，可用显微镜观察到杀细胞性病毒在细胞内增殖引起细胞变圆、坏死、从瓶壁脱落等现象，称为细胞病变效应（cytopathic effect，CPE）。不同病毒形成的 CPE 不同，可用以鉴别病毒。

（2）稳定状态感染（steadystate infection）　有包膜的病毒以出芽方式释放时，所致病变较轻，细胞在短时间内并不立即裂解、死亡，称为稳定状态感染。其细胞变化主要有：①细胞膜上表达病毒编码的新抗原；②细胞融合，某些病毒感染细胞后，导致感染细胞与邻近未感染细胞发生融合，形成多核巨细胞，如麻疹病毒。

（3）包涵体的形成　某些受病毒感染的细胞内，用普通光学显微镜可看到有与正常细胞结构和着色不同的圆形或椭圆形斑块，称为包涵体（inclusion body）。包涵体具有诊断价值，如从可疑狂犬病动物的脑组织切片或涂片中发现细胞质内有嗜酸性包涵体，即内基小体（Negri body），可诊断为狂犬病。

（4）细胞凋亡（apoptosis）　病毒感染可导致宿主细胞发生凋亡，这一过程能促进细胞中病毒的释放，限制细胞生产的病毒体的数量。

（5）基因整合与细胞转化　某些 DNA 病毒和逆转录病毒在感染中可将其基因插入宿主细胞基因组中，称为整合。整合作用可引起细胞某些遗传性状的改变称为细胞转化。转化细胞的生长、分裂失控，增殖变快，失去细胞间接触抑制，与肿瘤的形成密切相关。

病毒与肿瘤的关系可分为两种：一种是已经肯定的，即肿瘤由病毒感染所致，如人乳头瘤病毒引起的儿童咽喉乳头瘤（良性），人类嗜 T 细胞病毒引起的人 T 细胞白血病（恶性）；另一种是密切相关的，但尚未获肯定的，如乙型肝炎病毒、丙型肝炎病毒与原发性肝癌的关系，EB 病毒与鼻咽癌、恶性淋巴瘤的关系，人乳头瘤病毒、单纯疱疹病毒 - 2 型与宫颈癌的关系等。

2. 病毒感染的免疫病理损伤作用

（1）抗体介导的免疫病理作用　某些病毒感染能诱发细胞表面出现新抗原，当特异性抗体与这些抗原结合后，在补体参与下会导致宿主细胞破坏，也可通过 ADCC 导致宿主细胞的破坏，属 II 型超敏反应。某些病毒抗原与相应抗体结合形成的免疫复合物，可长期存在于血液中，当其沉积在某些器官组织时，激活补体，并吸引中性粒细胞导致局部损伤和炎症，属 III 型超敏反应。

（2）细胞介导的免疫病理作用　细胞免疫在发挥抗病毒感染的同时，特异性细胞毒性 T 细胞也会对细胞表面出现新抗原的病毒感染细胞造成损伤，属 IV 型超敏反应。此外，病毒与宿主细胞之间存在共同抗原也可导致自身免疫应答。

（3）病毒对免疫系统的损伤作用　某些病毒感染可损伤或抑制免疫系统功能，主要表现为以下 3 个方面：①病毒感染引起免疫抑制，如麻疹病毒等的感染能抑制淋巴细胞转化，导致机体细胞免疫功能低下；②病毒对免疫活性细胞有杀伤作用，如 HIV 对 $CD4^+T$ 细胞具有很强的杀伤性，导致免疫功能低下；③病毒感染引起自身免疫病。

3. 病毒的免疫逃逸　病毒通过逃避免疫监视、防止免疫激活或阻止免疫反应发生等方式来逃脱免疫应答（表 13 - 3）。

表 13 - 3　病毒的免疫逃逸机制

免疫逃逸机制	病毒举例及作用方式
细胞内寄生	所有病毒均为严格细胞内寄生，通过逃避抗体、补体及药物作用而发挥逃避免疫机制的作用
抗原变异	HIV、甲型流感病毒高频率的抗原变异使得免疫应答滞后
抗原结构复杂	鼻病毒、ECHO 病毒、柯萨奇病毒等型别多，抗原多态性致使免疫应答不利
损伤免疫细胞	HIV、麻疹病毒、EB 病毒等可在 T 或 B 细胞内寄生并导致宿主细胞死亡
降低抗原表达	腺病毒、巨细胞病毒可抑制 MHC - I 的转录和表达
病毒的免疫增强作用	登革病毒以及其他黄病毒再次感染时，因机体内预先存在或经胎盘获得非中和抗体能促进游离的病毒进入单核细胞内，并大量增殖，导致病毒血症及病毒 - 抗体复合物形成，继之大量细胞因子及血管活性因子释放，导致登革休克综合征

五、抗病毒免疫

病毒具有较强的免疫原性，能诱导机体产生抗病毒免疫应答。有效的抗病毒免疫既能清除细胞外游离的病毒，又能清除细胞内的病毒，由固有免疫和适应性免疫协同完成。

1. 固有免疫　抗病毒固有免疫除与抗其他微生物相同的机制外，干扰素的作用尤为突出。

干扰素（interferon，IFN）是由病毒或其他干扰素诱生剂刺激人或动物细胞产生的一类糖蛋白，具有抗病毒、抗肿瘤及免疫调节等多种生物学活性。干扰素诱生剂包括病毒、细菌内毒素、人工合成的双链 RNA 等。

（1）干扰素的化学性质　干扰素分子量小，4℃可保存较长时间，-20℃可长期保存活性，56℃可被灭活，可被蛋白酶破坏。

（2）干扰素的种类　干扰素根据抗原性不同，可分为α、β和γ三种。α干扰素（IFN-α）主要由人白细胞产生，β干扰素（IFN-β）主要由人成纤维细胞产生，α和β干扰素属于 I 型干扰素，抗病毒作用较免疫调节作用强；γ干扰素（IFN-γ）由 T 细胞和 NK 细胞产生，也称免疫干扰素，属 II 型干扰素，其免疫调节作用比抗病毒作用强（表 13 - 4）。目前上市的三种干扰素均为基因工程产品。

表 13 - 4　各型干扰素的特点

种类	型别	产生细胞	编码基因	生物活性
IFN-α	I 型	人白细胞	第 9 对染色体的短臂	抗病毒作用强于免疫调节作用
IFN-β	I 型	人成纤维细胞	第 9 对染色体的短臂	抗病毒作用强于免疫调节作用
IFN-γ	II 型（免疫干扰素）	T 细胞和 NK 细胞	第 12 对染色体的长臂	免疫调节作用强于抗病毒作用

（3）干扰素抗病毒作用机制　IFN 不能直接灭活病毒，而是作用于宿主细胞，诱导其合成抗病毒蛋白，通过这些抗病毒蛋白来抑制病毒蛋白质的合成，使病毒不能增殖，起到抗病毒感染的作用。

（4）干扰素抗病毒特点　①具有广谱抗病毒作用：由一种病毒诱导产生的 IFN 对多种病毒均有不同程度的作用，其抗病毒作用无特异性。②有种属特异性：同种有作用，即由人类细胞产生的 IFN 只在人体中发挥抗病毒作用，对异种动物细胞则无活性。③间接性：IFN 不能直接灭活病毒，而是通过诱导细胞合成抗病毒蛋白来抑制病毒增殖从而发挥抗病毒作用。④发挥作用早，持续时间短：病毒感染后数小时，受病毒感染的细胞在病毒复制的同时即形成和释放干扰素，远比抗体或致敏 T 细胞早，持续 2～3 天。

2. 适应性免疫

（1）体液免疫作用

1）病毒中和抗体　是能与病毒结合从而消除病毒感染力的抗体。中和抗体不能直接灭活病毒，形成的免疫复合物可被吞噬清除。有包膜的病毒与中和抗体结合后，可通过激活补体导致病毒裂解。在抗病毒免疫中 IgG、IgM 和 sIgA 三大类免疫球蛋白都有中和抗体的活性。

2）血凝抑制抗体　表面含有血凝素的病毒，可刺激机体产生抑制血凝现象的抗体。检测该抗体有助于血清学诊断。

3）补体结合抗体　病毒内部抗原刺激机体产生的抗体，一般不能中和病毒的感染性，但可通过调理作用增强巨噬细胞的吞噬作用，也可协助诊断某些病毒性疾病。

（2）细胞免疫作用　对细胞内的病毒，机体主要依赖细胞免疫发挥作用。主要通过细胞毒性 T 细胞（CTL）与靶细胞的直接接触而杀伤靶细胞；或通过活化的 Th1 细胞释放的 IFN - γ、TNF 等多种细胞因子，来激活巨噬细胞和 NK 细胞，诱发炎症反应，及促进 CTL 的增殖和分化等，在抗病毒感染中发挥重要作用。

第六节　病毒感染的检查方法与防治原则

病毒感染的实验室检查包括病毒的分离与鉴定、病毒核酸、病毒抗原和血清特异性抗体的检测等。随着现代分子病毒学研究的不断发展，病毒的诊断技术已由传统方法扩展至新的快速诊断技术。这些快速诊断方法有利于病毒性疾病的早期诊断和早期治疗，对控制病毒传播意义重大。

一、病毒感染的检查

1. 标本的采集与送检　病毒感染检查结果成败的关键，取决于标本的正确采集和运送，其基本原则为：①根据临床诊断及病期采集合适标本，如呼吸道感染采取鼻咽分泌物；肠道感染采取粪便；脑内感染采取脑脊液；有病毒血症时采取血液等。②用于分离病毒或检测病毒核酸的标本，应采集患者发病初期或急性期的标本。③病毒在室温中很容易失去活性，故标本应低温保存并尽快送检，否则应将标本放入装有冰块或维持低温的保温容器内送检。病变组织则应于 50% 的甘油缓冲盐水中低温保存。不能立刻检查的标本，应存放于 -70℃ 保存。④标本采集必须注意无菌操作，污染标本，如鼻咽分泌液、粪便等应加入高浓度抗生素和两性霉素 B 等处理，以避免细菌等污染细胞或鸡胚，影响病毒分离。⑤抗体检测，早期单份血清检测 IgM 抗体可用于疾病早期诊断，如若检测抗体效价的动态变化，需采集患者急性期和恢复期双份血清。

2. 病毒分离培养

（1）动物接种　是最早的病毒培养方法，目前用得不多。

（2）鸡胚培养　鸡胚对多种病毒敏感。一般用孵化 9～14 天的鸡胚，目前鸡胚培养主要用于流感病毒的分离，其他病毒的分离基本已被细胞培养所取代。

（3）细胞培养　是将离体活组织块或分散的活细胞加以培养的技术，为病毒分离鉴定中的最常用的方法。根据细胞生长的方式可分为单层细胞培养和悬浮细胞培养。根据细胞的来源，染色体特性及传代次数等又可分为：①原代细胞，用胰酶处理剪碎的新鲜组织块，第一次培养长出的单层细胞，常用的有鸡胚、猴肾、人胚肾等细胞，主要用于从标本中分离病毒，对多种病毒敏感性高，但来源困难；②二倍体细胞株，体外分裂 50～100 代仍保持二倍染色体数目的单层细胞，常用的二倍体细胞株是由人胚肺组织建立的，可用于病毒分离和生产疫苗；③传代细胞系，由肿瘤细胞或二倍体细胞突变而来，能在体外持续传代，对多种病毒敏感性高，被广泛应用，但因有致癌危险，不能用于疫苗生产。

病毒在培养细胞中增殖的指征如下。

1）细胞病变效应（cytopathic effect，CPE）　部分病毒在敏感细胞内增殖可引起特有的细胞病变，常见的病变有细胞变圆、聚集、坏死、溶解或脱落（多数病毒），形成多核巨细胞或称融合细胞（如麻疹病毒、巨细胞病毒、呼吸道合胞病毒等），在培养细胞中形成包涵体等（如狂犬病病毒）。

2）红细胞吸附（hemadsorption） 产生血凝素的病毒，如流感病毒和某些副黏病毒感染细胞后 24 ~ 48 小时，细胞膜上可出现病毒的血凝素，能吸附豚鼠、鸡等脊椎动物的红细胞，此现象称为红细胞吸附现象。若加入相应的抗血清，可中和病毒血凝素，抑制红细胞吸附现象的发生，称为红细胞吸附抑制试验。

3）干扰现象（interference） 某些病毒（如风疹病毒）感染细胞时不出现 CPE，但能干扰在其后感染同一细胞的另一病毒（如 ECHO 病毒）的增殖，从而阻抑后者所特有的 CPE。

4）细胞代谢的改变 病毒感染细胞的结果可使培养液的 pH 改变，说明细胞的代谢在病毒感染后发生了变化。这种培养环境的生化改变可作为病毒增殖的指标。

3. 病毒感染的血清学诊断

（1）中和试验 病毒在细胞培养中被特异性抗体中和而失去感染性的一种试验。在临床诊断上已较少使用。

（2）血凝抑制试验 许多病毒能凝集鸡、豚鼠、人等的红细胞，称为血凝现象。这种现象能被相应抗体所抑制，称血凝抑制试验。其原理是血凝抑制抗体与病毒表面的血凝素结合后，阻抑了病毒表面的血凝素与红细胞的结合。常用于流感病毒、乙型脑炎病毒等病毒感染的辅助诊断及流行病学调查，也可用于鉴定病毒的型与亚型。

（3）特异性 IgM 抗体的检测 病毒感染机体后，特异性 IgM 抗体出现较早，消失快，检测病毒 IgM 抗体可辅助诊断急性病毒感染，如风疹病毒、甲型肝炎病毒等。常用方法包括 ELSIA 和 IFA。

4. 病毒感染的快速诊断

（1）光学显微镜检查 用于检测包涵体和多核巨细胞等。

（2）电子显微镜检查 观察病毒颗粒的形态、结构和大小等。

（3）免疫标志技术 主要有酶免疫测定和免疫荧光测定等，用于病毒蛋白抗原检测。

（4）病毒分子生物学鉴定 常用方法有核酸扩增、核酸杂交、基因芯片和基因测序技术等，用于病毒核酸检测。

案例解析

【案例】患儿，女，5 岁。发热，手、足、口皮疹，初步认定为手足口病。

【问题】如何做出确切诊断？

【解析】手足口病可由 20 多种肠道病毒引起，为明确引起感染的病原体，需做核酸检测。

二、病毒感染的防治原则

1. 病毒感染的特异性预防 有效治疗病毒感染的药物非常有限，因此人工免疫对预防病毒性感染有重要意义。

（1）人工主动免疫 常用的人工主动免疫生物制品有灭活疫苗、减毒活疫苗、亚单位疫苗、重组载体活疫苗及基因工程疫苗等。

（2）人工被动免疫 常用的人工被动免疫生物制品有免疫球蛋白（血清丙种球蛋白、高效价的特异性免疫球蛋白等）和细胞免疫制剂（IL、IFN、TNF 等）。

2. 病毒感染的治疗

（1）抗病毒的化学治疗剂 由于病毒只在宿主细胞内复制，所以理想的抗病毒药物是既能穿入细胞选择性地抑制病毒复制而又不损伤宿主细胞。理论上，病毒复制的任何环节均是抗病毒治疗的作用靶位。目前较常用的如下。

1）核苷类药物　核苷类药物的作用机制是：①模拟核苷成分掺入病毒基因组以假乱真阻断病毒复制；②竞争病毒复制酶，抑制病毒复制；③抑制病毒基因转录及蛋白质表达。目前常用的核苷类药物有：疱疹净（碘苷，IDU）、阿昔洛韦（无环鸟苷，ACV）、阿糖腺苷（Ara - A）、利巴韦林（病毒唑）等。

2）病毒蛋白酶抑制剂　某些病毒如小 RNA 病毒和逆转录病毒等含有自身复制酶、修饰酶及反转录酶等，这些酶在病毒生物合成中具有重要作用。病毒蛋白酶抑制剂可与病毒的蛋白酶结合而抑制其活性，阻止病毒复制。如沙奎那韦（saquinavir）、茚地那韦（indinavir）及利托那韦（ritonavir），已用于 HIV 感染的治疗。

3）其他抗病毒药物　如金刚烷胺是一种合成胺，可阻断甲型流感病毒的脱壳。

（2）干扰素及其诱生剂

1）干扰素（IFN）　具有广谱抗病毒作用，毒性小，主要用于乙型肝炎病毒、丙型肝炎病毒、人类疱疹病毒和乳头瘤病毒等感染的治疗。

2）干扰素诱生剂　①多聚肌苷酸和多聚胞啶酸（polyI：C）：为目前最受重视的干扰素诱生剂。制备较易，作用时间较长。但因对机体具有一定毒性，尚未达到普及阶段。②甘草甜素：是甘草酸与半胱氨酸、甘氨酸组成的合剂，有诱生干扰素和促进 NK 细胞活性的作用，可大剂量静脉滴注治疗肝炎。③云芝多糖是从云芝菌丝中提取的葡聚糖，具有诱生干扰素、抗病毒和抗肿瘤等作用。

（3）中草药的抗病毒作用　许多中草药对病毒性疾病有预防或治疗作用，如板蓝根、穿心莲、大青叶、金银花、黄芩、贯众、大黄、甘草和大蒜提取物等，对肠道病毒、呼吸道病毒、虫媒病毒、肝炎病毒等病毒感染有一定防治作用。

知识拓展

病毒感染的基因治疗

根据病毒基因组已知序列，设计出能与病毒基因的某段序列互补结合的寡核苷酸，称为反义寡核苷酸（又称反义核酸），它可以在病毒基因的复制、转录和翻译阶段，通过与病毒基因的某段序列特异性结合，从而抑制病毒的复制。抗病毒基因治疗目前还处于研究阶段，这类制剂也面临许多挑战，如制剂不稳定易被核酸酶降解、如何使制剂能有效地到达和进入靶细胞、费用较高以及使用的安全性等问题。迄今，被批准进入临床研究的只有抗巨细胞病毒的反义核酸，用于巨细胞病毒感染的视网膜炎的局部治疗。

本章小结

病毒体积微小，多数呈球状或近似球状。病毒体的基本结构是由核心和衣壳组成的核衣壳，有些病毒在其外还有包膜。病毒具有严格细胞内寄生性，通过复制方式繁殖。大多数病毒耐冷不耐热，对抗生素不敏感，但对干扰素敏感。

病毒感染的传播方式有水平传播和垂直传播两种。病毒侵入机体是否致病及感染的类型与病毒的毒力、数量、侵入机体的途径以及机体的免疫力等因素密切相关。病毒的致病机制主要包括病毒感染对宿主细胞的直接损伤、病毒感染引起的免疫病理损伤、病毒的免疫逃逸等。

病毒感染的实验室检查包括病毒的分离与鉴定、病毒核酸、病毒抗原和血清特异性抗体的检测等。病毒感染的特异性预防包括人工主动免疫和人工被动免疫。

思 考 题

1. 试述病毒致病机制与细菌致病机制有何不同？
2. 简述干扰素的抗病毒特点。
3. 抗病毒药物的设计原理是什么？常用抗病毒药物有哪些？

（陈云霞）

PPT

第十四章

引起人类疾病的常见病毒

学习导引

知识要求

1. **掌握** 流行性感冒病毒、脊髓灰质炎病毒、乙型肝炎病毒、人类免疫缺陷病毒、狂犬病病毒的生物学性状、致病性和 HBV 抗原抗体检测及临床意义。

2. **熟悉** 引起人类感染的常见病毒的微生物学检查方法。

3. **了解** 引起人类感染的常见病毒的防治原则。

能力要求

1. 熟练掌握主要常见病毒的微生物学诊断技能。

2. 学会应用常见病毒的防治原则的知识对病毒性疾病进行有效的预防。

在由微生物引起的疾病中，病毒引起的疾病约占 75%，比如病毒性肝炎、流行性感冒、病毒性肠炎和艾滋病等。

第一节 呼吸道病毒

呼吸道病毒是指一大类以呼吸道为入侵门户，主要引起呼吸道局部感染或呼吸道以外组织器官病变的病毒。主要包括正黏病毒科的流行性感冒病毒；副黏病毒科的麻疹病毒、腮腺炎病毒、副流感病毒、呼吸道合胞病毒等；披膜病毒科的风疹病毒；小 RNA 病毒科的鼻病毒；冠状病毒科的 SARS 冠状病毒等多种病毒。据统计，90% 以上的急性呼吸道感染由该类病毒引起。

一、正黏病毒

流行性感冒病毒（influenza virus）简称流感病毒，属正黏病毒科，是引起人流行性感冒（流感）的病原体，分为甲（A）、乙（B）、丙（C）三型。其中甲型既感染人又感染禽、猪等动物；乙型、丙型仅引起人类轻度感染。甲型流感病毒抗原性易发生变异，可引起世界性大流行，曾多次引起世界性大流行，严重危害人类生命健康。

微课

（一）生物学性状

1. 形态与结构 流感病毒呈球形，直径 80~120nm，新分离株多丝状或杆状。流感病毒的核衣壳呈螺旋对称型，有包膜，核心为单股负链分节段 RNA（图 14-1）。

（1）核衣壳 病毒核酸是分节段的单股负链 RNA，甲、乙型流感病毒分为 8 个节段，丙型分为 7 个节段，每个节段分别编码不同的蛋白质。这一特点使病毒在复制中易发生基因重组，导致新病毒株的出现。

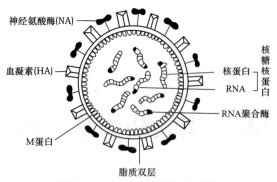

图 14 - 1　流感病毒结构示意图

核蛋白（nuclear protein, NP）为主要结构蛋白，螺旋对称，构成病毒衣壳，与 RNA 相连形成核糖核蛋白（ribonucleoprotein, RNP）。核蛋白抗原性稳定，未发现变异，具型特异性，是流感病毒分型的依据之一。

（2）包膜　流感病毒包膜分两层，内层为病毒基因编码的基质蛋白（matrix protein, MP），它增加了包膜的硬度和厚度，具有保护核心及维持病毒外形的作用。M 蛋白抗原性稳定，具有型特异性，亦是流感病毒分型的依据之一。外层为来自宿主细胞膜的脂质双层。病毒体包膜上镶嵌有两种由病毒基因编码的糖蛋白刺突：血凝素和神经氨酸酶，抗原性不稳定，极易变异，它们是划分流感病毒亚型的依据。

血凝素（hemagglutinin, HA）：呈柱状，为三聚体。HA 的主要功能如下。①凝集红细胞：HA 能与人、鸡、豚鼠等多种动物红细胞表面的糖蛋白受体结合，使红细胞发生凝集，简称血凝。②吸附宿主细胞：流感病毒通过 HA 与细胞表面特异性受体结合而吸附到宿主细胞上，构成病毒感染宿主细胞的第一步。③具有抗原性：HA 能刺激机体产生中和抗体称血凝抑制抗体，能抑制血凝现象和中和病毒感染性，为保护性抗体。

神经氨酸酶（neuraminidase）：呈蘑菇状，为四聚体。NA 的主要功能如下。①参与病毒释放：NA 能水解病毒感染细胞表面糖蛋白末端的 N - 乙酰神经氨酸，有助于成熟病毒体出芽释放。②有助于病毒扩散：NA 可以破坏细胞膜上病毒特异的受体，使病毒从细胞上解离，有利于病毒的扩散。③具有抗原性：NA 刺激产生的特异性抗体可以抑制病毒的释放与扩散，但不能中和病毒的感染性。

2. 分型、变异与流行　根据 NP 和 MP 抗原性不同流感病毒被分为甲、乙、丙三型。其中甲型流感病毒又根据其表面 HA 和 NA 抗原性不同，再分为若干亚型（H1 - H16、N1 - N9），在人间流行的主要有 H1、H2、H3 和 N1、N2 等抗原构成的亚型。但近年来发现 H5N1 等型禽流感病毒也可以感染人。乙型、丙型流感病毒至今尚未发现亚型。

甲型流感病毒的 HA 和 NA 均易发生变异。甲型流感病毒抗原变异有以下两种形式。①抗原性漂移（antigenic drift）：由于 HA 或 NA 的基因点突变造成，变异幅度小，属量变，即亚型内变异，由于人群中有人有免疫力，只引起流感小型流行。②抗原性转变（antigenic shift）：因 HA 或 NA 的基因大幅度变异造成，属质变，形成新亚型（如 H1N1 转变为 H2N2），由于人群缺少对变异病毒株的免疫力，易引起人间流感大流行（表 14 - 1）。

表 14 - 1　甲型流感病毒抗原变化引起的世界性流行

流行年代	抗原结构与亚型名称	代表株
1918 ~ 1919	H1N1（Hsw1N1）	可能为猪流感病毒
1946 ~ 1957	HIN1（亚洲甲型 A1）	A/FM/1/47
1957 ~ 1968	H2N2（亚洲甲型 A2）	A/Singapore/1/57
1968 ~ 1977	H3N2（香港甲型）	A/HongKong/1/68
1977 ~ 1997	H1N1，H3N2（香港甲型与新甲型）	A/USSR/90/77
1997 ~	H5N1，H1N1（高致病性禽流感、猪流感）	A/Califormia/7/2009

3. 培养特性 流感病毒可在鸡胚和细胞培养中增殖。病毒在鸡胚羊膜腔和尿囊腔中均不引起明显的病变，需用血凝试验判断有无病毒增殖。细胞培养可用猴肾细胞或狗肾细胞等，病毒在细胞中增殖，但不引起明显的 CPE，需用红细胞吸附试验判断有无病毒增殖。易感动物为雪貂。病毒在小鼠体内连续传代可提高毒力，引起小鼠肺部广泛性病变或死亡。

4. 抵抗力 流感病毒抵抗力弱，不耐热，56℃ 30 分钟可被灭活，在室温情况下传染性很快丧失，0~4℃能存活数周，对干燥、日光、紫外线及乙醚、甲醛等敏感。

（二）致病性与免疫性

传染源主要是患者、隐性感染者及被感染的动物，流感病毒经飞沫或气溶胶通过呼吸道传播，传染性极强，病毒通过其 HA 与呼吸道黏膜上皮细胞结合，进入细胞内增殖，引起细胞变性、坏死脱落、黏膜水肿充血等病理改变。人群普通易感，潜伏期一般为 1~4 天，患者出现发热、畏寒、头疼、鼻塞、流涕、咽痛、咳嗽、乏力及肌肉酸痛等症状。病程一般持续一周左右。病毒仅在局部增殖，一般不入血，不引起病毒血症。全身症状与病毒刺激机体产生的细胞因子有关。年老体弱、心肺功能不全者和婴幼儿在感染后易继发细菌感染，使病程延长，严重者常危及生命。

病后机体可产生特异性细胞免疫和体液免疫，对同型病毒有牢固的免疫力。特异性体液免疫包括呼吸道局部 sIgA 和血清中和抗体 IgM、IgG。特异性 $CD4^+T$ 淋巴细胞可以辅助 B 淋巴细胞产生特异性抗体，$CD8^+T$ 细胞能溶解病毒感染细胞，参与病毒的清除，有利于疾病的恢复。

知识拓展

禽流感病毒

禽流感病毒（avian influenza virus，AVI）属甲型流感病毒，能感染家禽、野禽、鸟等。病毒抗原变异后，获得感染人的能力，造成人感染禽流感疾病的发生。根据致病性的不同，分为高、中、低/非致病性三级。近年来高致病性禽流感病毒直接感染人已成为重要的公共卫生事件。常致病的病毒亚型为 H5N1、H7N7 等。病毒主要经呼吸道传播，人通过密切接触感染的禽类及其分泌物、排泄物或受污染的水等被感染。

（三）微生物学检查

流感流行期间，根据典型症状即可做出初步诊断，若要确诊必须结合实验室检查，主要包括病毒分离与鉴定、血清学试验和快速诊断。

1. 病毒分离与鉴定 通常采集发病 3 日内患者咽漱液或咽拭子，经抗生素处理后接种于 9~11 日龄鸡胚羊膜腔或尿囊腔中，于 33~35℃ 孵育 3~4 天后，收集羊水或尿囊液进行血凝试验。若血凝试验阳性，再做红细胞凝集抑制试验以鉴定病毒型别。若血凝试验阴性，则用鸡胚再盲目传代 3 次以上，仍无凝集现象为病毒分离阴性。

2. 血清学试验 取患者急性期与恢复期血清进行血凝抑制试验，若恢复期比急性期血清抗体效价升高 4 倍以上，具有诊断价值。

3. 快速诊断 用免疫荧光法或 ELISA 法检测流感病毒抗原；用核酸杂交、PCR 及基因序列分析等方法检测病毒核酸。

（四）防治原则

流感病毒传染性强，播散迅速，流行期间应尽量避免人群聚集，必要时戴口罩。公共场所应经常通风换气，必要时可用乳酸蒸汽进行空气消毒。流感疫苗有全病毒灭活疫苗、裂解疫苗和亚单位疫苗 3 种，但因流感病毒抗原易变，故应严密监视流感病毒的变异，制备出与当前流行株抗原性基本相同的疫苗。

流感的治疗以对症治疗和预防继发性细菌感染为主。金刚烷胺对甲型流感病毒复制有抑制作用，在预防和治疗上有一定效果。磷酸奥司他韦防治甲型和乙型流感的效果较好。干扰素及中草药如板蓝根、大青叶等在减轻症状缩短病程方面有一定效果。

二、副黏病毒

副黏病毒（paramyxovirus）主要包括麻疹病毒、腮腺炎病毒、呼吸道合胞病毒、副流感病毒等。

1. 麻疹病毒（measles virus） 是麻疹的病原体。麻疹是儿童常见的传染性很强的急性呼吸道传染病。我国自 20 世纪 60 年代开始使用疫苗后发病率显著下降。

麻疹病毒为球形或丝形，直径为 120～250nm，有包膜，核酸不分节段，其抗原性稳定，只有一个血清型。人是麻疹病毒的唯一自然储存宿主。传染源是急性期患者（出疹前 6 天和出疹后 3 天都有传染性）。麻疹病毒主要通过飞沫直接传播或通过鼻腔分泌物污染玩具或用具感染易感人群。麻疹致病性强，易感者接触后几乎全部发病。冬春季发病率最高。发病的潜伏期 9～12 天。病毒侵入机体后，首先在呼吸道上皮细胞内增殖，然后进入血流出现第一次病毒血症，病毒随血流侵入全身淋巴组织和单核吞噬细胞系统内增殖后，再次入血形成第二次病毒血症，引起全身性病变。患者有高热、畏光、结膜炎、鼻炎、咳嗽等前驱症状，此时患者的传染性最强。2 天后，患者口腔两颊内侧黏膜出现中心灰白、周围绕有红晕的 Koplik 斑，对临床早期诊断有一定意义。此后 1～2 天，全身皮肤相继出现红色斑丘疹，从面部、躯干至四肢，若无并发症，数天后红疹消退，麻疹自然痊愈。年幼体弱的患儿易继发细菌感染，引起肺炎、支气管炎和中耳炎等，导致病情加重，甚至死亡。

麻疹是一种急性传染病，感染一般以麻疹病毒从体内完全清除而终止。但大约百万分之一的患者在患病数年后会出现亚急性硬化性全脑炎，该病是一种慢发病毒感染，患者大脑功能发生渐进性衰退，表现为精神异常、反应迟钝、运动障碍，一般在 1～2 年内死亡。

麻疹病后，人体可获得终生牢固免疫力。麻疹多见于 6 个月至 5 岁的婴幼儿，原因是 6 个月内的婴儿从母体获得了 IgG 抗体，故不易感染。

根据临床症状即可诊断麻疹。血清学诊断可取患者急性期和恢复期双份血清检测抗体，抗体滴度增高 4 倍以上，可辅助诊断。

预防的主要措施是隔离患者，对易感者进行人工自动免疫，使用麻疹病毒减毒活疫苗，或者麻疹 - 腮腺炎 - 风疹病毒三联疫苗（measles - mumps - rubella vaccine，MMR）。我国接种年龄为 8 月龄婴儿，一年后及学龄前再次加强免疫，免疫力可维持 10 年左右。对接触了麻疹患者的易感者，5 天内肌内注射丙种球蛋白或胎盘球蛋白进行人工被动免疫，可防止发病或减轻症状。

2. 腮腺炎病毒（mumps virus） 是流行性腮腺炎的病原体。只有一个血清型，呈世界性分布。人是腮腺炎病毒的唯一宿主，学龄儿童为主要易感者，好发于冬春季节。潜伏期 7～25 天，发病前、后 1 周均有传染性，病毒经飞沫传播，先在呼吸道上皮细胞内增殖，随后入血，引起病毒血症，再通过血液侵入腮腺及其他器官，如睾丸、卵巢、胰腺或中枢神经系统等。主要症状为一侧或双侧腮腺肿大，有发热、肌痛和乏力等。病程 1～2 周自愈。男性易合并睾丸炎（易导致男性不育），女性易合并卵巢炎，严重者可并发病毒性脑炎或获得性耳聋等。

病后免疫力持久，被动免疫可由母体传给子代，因此 6 个月以内婴儿患腮腺炎者罕见。预防措施有隔离患者、接种减毒活疫苗或麻腮风（MMR）三联疫苗等。

三、其他呼吸道病毒

1. 风疹病毒（rubella virus） 是风疹的病原体。为单正链 RNA 病毒，核衣壳为二十面体对称，有包膜。风疹病毒只有一个血清型，人是病毒唯一的自然宿主。病毒经呼吸道传播，在局部淋巴结增殖后，经病毒血症播散全身。儿童是主要易感者，表现为发热、麻疹样皮疹，但较轻，伴耳后和枕下淋巴结肿大。成人感染症状较严重，除出疹外，还有关节炎，血小板减少，出疹后脑炎等。孕妇在孕期 20 周内感染风疹病毒易引起垂直传播，导致死胎、流产或出生后发生先天性风疹综合征，主要表现为先天性心脏病、先天性耳聋、白内障等畸形。

　　风疹病毒感染后可获得持久免疫力，孕妇血清中的抗体可保护胎儿免受风疹病毒感染。预防措施是接种风疹减毒活疫苗或麻腮风（MMR）三联疫苗。育龄妇女及学龄儿童为接种对象。

　　2. 冠状病毒（coronavirus）　属于冠状病毒科冠状病毒属，单正链 RNA，核衣壳呈螺旋对称，有包膜，包膜上有排列间隔较宽的突起，使整个病毒颗粒外形如日冕或冠状，故名。病毒对理化因子的耐受力较差，对紫外线、乙醚、三氯甲烷等敏感，不耐酸，常用过氧乙酸，次氯酸钠进行消毒。人分离株有 SARS 冠状病毒（severe acute respiratory syndrome coronavirus，SARS - CoV）、中东呼吸综合征冠状病毒（Middle East respiratory syndrome coronavirus，MERS - CoV）和 2019 新型冠状病毒（2019 New Coronavirus，2019 - nCoV）等血清型。主要在冬春流行，潜伏期 2～12 天，通常 4～5 天，传染源主要是患者，经飞沫或粪 - 口途径传播，引起普通感冒和咽喉炎，某些冠状病毒株还可引起成人腹泻。

　　SARS - CoV 引起严重急性呼吸综合征（severe acute respiratory syndrome，SARS）。人群普遍易感，但呈显著家庭和医院集聚现象。主要症状有持续高热、头痛乏力、关节痛、干咳、胸痛，大多数 SARS 患者可自愈或被治愈，严重者肺部病变进展很快，呼吸困难、休克等，还有患者伴有腹泻，病死率约为 14%。病后免疫力不强，甚至不能防御同型病毒的再感染。目前尚无特异性的治疗药物和预防疫苗。

第二节　肠道病毒

　　肠道病毒（enterovirus）是指经消化道感染和传播，引起消化道或消化道外感染的病毒。是一类生物学性状相似、病毒颗粒非常小的单正链 RNA 病毒，分类属于小 RNA 病毒科，主要包括如下。

　　1. 脊髓灰质炎病毒（poliovirus）　有 1～3 型。

　　2. 柯萨奇病毒（coxsackie virus）　分 A、B 两组。A 组包括 1～22，24 型；B 组包括 1～6 型。

　　3. 人肠道致细胞病变孤儿病毒（enteric cytopathogenic human orphan virus，ECHO）　或简称埃可病毒（echovirus），包括 1～9、11～27、29～33 型。

　　4.1969 年后陆续分离出的新型肠道病毒（new enteroviruses）　统一编号为 68、69、70 和 71。

　　肠道病毒的共同特点：①衣壳为二十面体对称，直径约 27nm，无包膜；②核酸类型为单股正链 RNA，起 mRNA 作用，有感染性；③在宿主细胞质内增殖，迅速引起明显的 CPE；④抵抗力较强，耐乙醚，耐酸，pH 3 时稳定；⑤主要经粪 - 口途径传播，隐性感染多见。病毒在肠道中增殖，却引起多种肠道外感染性疾病，如脊髓灰质炎、疱疹性咽峡炎、手足口病等（表 14 - 2）。

表 14 - 2　肠道病毒感染的临床表现和常见的病毒型别

临床表现	脊髓灰质炎病毒	柯萨奇病毒	埃可病毒	新型肠道病毒
麻痹症	1～3	A7，9；B2～5	2，4，6，9，11	70，71
无菌性脑膜炎	1～3	A2，4，7，9，10；B1～6	1～11，13～23，25，27，28，30，31	70，71
无菌性脑炎		B1～5	2，6，9，19	70，71
疱疹性咽峡炎		A2～6，8，10		
手足口病		A5，10，16		71
皮疹		A4，5，6，9，16，B5	2，4，6，9，11，16，18	
流行性胸痛		A9；B1～5	1，6，9	
心肌炎，心包炎		A4，16；B1～5	1，6，9，19	
急性结膜炎		A24		
急性出血性结膜炎				70
感冒		A21，24；B4，5	4，9，11，20，25	
肺炎		A9，16；B4，5		68
腹泻		A18，20，21，22，24	18，20	

续表

临床表现	脊髓灰质炎病毒	柯萨奇病毒	埃可病毒	新型肠道病毒
肝炎		A4，9；B5	4，9	
发热	1~3	B1~6		
新生儿全身感染		B1~5	3，4，6，9，17，19	
糖尿病		B3，4，5		
病毒感染后疲劳综合征		B组		

第三节　急性胃肠炎病毒

人类大多数的急性胃肠炎由病毒引起。病毒性急性胃肠炎的病原体主要包括：轮状病毒、肠道腺病毒、杯状病毒、星状病毒。

轮状病毒（rotavirus）

轮状病毒是婴幼儿腹泻的主要病原体。球形，二十面体对称，双层衣壳，无包膜，电镜下观察，病毒外形呈车轮状，故得名。病毒基因组为双链 RNA，由 11 个基因片段组成。分别编码 6 个结构蛋白（VP1~VP4、VP6、VP7）和 5 个非结构蛋白。VP6 位于内衣壳，为组特异性抗原。故根据 VP6 的抗原性不同轮状病毒分为 A~G7 个组，A~C 组轮状病毒能引起人类和动物腹泻，D~G 组只引起动物腹泻。

传染源是患者和无症状带毒者，传播途径主要经粪－口传播，也可通过呼吸道传播。流行季节主要为晚秋和初冬，在我国常称为秋季腹泻。A 组感染最为常见，引起 6 个月至 2 岁婴幼儿严重胃肠炎，是导致婴幼儿死亡的主要原因之一。年长儿童和成人常呈隐性感染，潜伏期为 24~48 小时，突然发病，发热、水样腹泻、呕吐，一般为自限性。B 组引起成人腹泻，可产生爆发流行，但仅见我国报道。

感染后机体可产生型特异性抗体 IgM 和 IgG，特别是肠道 sIgA，对同型病毒有中和作用，由于 6 个月到 2 岁的婴幼儿产生 IgA 能力比较低，所以重复感染率比较高。

防治原则主要是控制传染源，切断传播途径，提高机体抵抗力。严格消毒可能污染的物品，另外，洗手也很重要。治疗主要是及时输液，纠正电解质紊乱等支持疗法，以减少婴儿的死亡率。

第四节　肝炎病毒

肝炎病毒（hepatitis virus, HV）是指以侵害肝脏为主，引起病毒性肝炎的一组病原体。目前已证实的人类肝炎病毒主要有 5 种，即甲型、乙型、丙型、丁型、戊型肝炎病毒（表 14-3）。此外，还有一些病毒如巨细胞病毒、EB 病毒、黄热病病毒等也可引起肝炎，但不列入肝炎病毒范畴。

表 14-3　人类肝炎病毒的生物学性状和致病性比较

病毒	甲型肝炎病毒	乙型肝炎病毒	丙型肝炎病毒	丁型肝炎病毒	戊型肝炎病毒
分类	小 RNA 病毒科	嗜肝 DNA 病毒科	黄病毒科	未确定	戊型肝炎病毒科
大小（nm）	27	42	60	35	30~32
基因组	ssRNA，7.5kb	dsDNA，3.2kb	ssRNA，9.5kb	ssRNA，1.7kb	ssRNA，7.6kb
传播途径	粪－口	血源性/母婴/性	血源性/母婴/性	血源性/母婴/性	粪－口
流行性	高	高	中	低	低
致癌性	否	是	是	是	否

一、甲型肝炎病毒

甲型肝炎病毒（hepatitis A virus，HAV）是甲型肝炎的病原体，其生物学性状与肠道病毒相似，故1983 年国际病毒命名委员会将它归类于小 RNA 病毒科肠道病毒属 72 型；后发现两者也有明显不同，1993 年又被单列为小 RNA 病毒科嗜肝病毒属。

（一）生物学性状

1. 形态与结构　呈球形，直径 27～32 nm，比肠道病毒大。核衣壳二十面体对称，无包膜。基因组为单正链 RNA。HAV 只有一个血清型。

2. 动物模型与细胞培养　黑猩猩、狨猴、猕猴等对 HAV 易感，经口或静脉注射可使动物发生肝炎，并能在肝细胞质中检出 HAV。在潜伏期和急性期的早期，HAV 可随粪便排出。血清中能检出 HAV 的相应抗体。HAV 可在人胚肺二倍体细胞、原代狨猴肝细胞、传代恒河猴胚肾细胞及肝癌细胞系等细胞中增殖和传代，病毒生长缓慢，一般不引起 CPE。

3. 抵抗力　比肠道病毒更耐热，60℃ 4 小时不被灭活，100℃ 5 分钟可灭活。对乙醚、酸（pH 3）均有抵抗力。在海水、淡水、毛蚶、泥沙中存活数天至数月。对氯、漂白粉、甲醛、紫外线敏感。

（二）致病性与免疫性

1. 传染源　多为甲肝急性期患者和隐性感染者。潜伏期为 15～50 天，平均 30 天，患者潜伏期后期及急性期的粪便均有传染性，发病 2 周后，随着抗体的产生，粪便中不再排出病毒。

2. 传播方式　主要经粪 – 口传播。通过污染的食物、水源、海产品、食具等引起散发性流行或大面积流行。

3. 致病机制　HAV 经口侵入人体后，首先在口咽部或唾液腺中早期增殖，然后在肠黏膜与局部淋巴结中大量增殖，并侵入血流形成病毒血症，最终侵犯靶器官肝脏。由于病毒在肝细胞中增殖缓慢并不直接造成明显的细胞损害，故目前认为其致病机制主要与机体的免疫病理反应有关。

HAV 主要侵犯儿童和青少年，且多为隐性感染。临床表现有发热、疲乏、食欲减退、恶心、呕吐、黄疸、肝脾肿大、血清转氨酶升高等。一般为自限性疾病，预后良好，无慢性病例和携带者。

4. 免疫性　显性或隐性感染后机体均可产生持久免疫力。HAV IgM 在感染早期即可出现，发病后一周达高峰，维持两个月左右逐渐下降。HAV IgG 在急性期后期或恢复期早期出现，可维持多年，对再感染有免疫力。

（三）微生物学检查

微生物学检查以血清学检查和病原学检查为主。感染早期可检测患者血清中抗 – HAV IgM，它出现早，消失快，是 HAV 新近感染的重要指标。如果要了解既往感染史或进行流行病学调查等，则需检测抗 – HAV IgG。病原学检查主要采用粪便标本，检测 HAV RNA 或 HAV 抗原等。

（四）防治原则

预防甲肝的主要措施如下。①控制传染源：隔离治疗急性期患者，患者排泄物、食具、物品和床单衣物等，要认真消毒处理。②切断传播途径：加强食品、水源及粪便管理。但 HAV 感染以隐性感染和无黄疸型病例占多数，故对传染源较难控制。③提高机体抵抗力：疫苗接种是预防甲型肝炎的有效方法，目前已有减毒活疫苗和灭活疫苗两种。

二、乙型肝炎病毒

乙型肝炎病毒（hepatitis B virus，HBV）是乙型肝炎的病原体，属嗜肝 DNA 病毒科（Hepadnaviridae）。HBV 是全球性公共卫生问题，估计全球 HBV 携带者高达 3.7 亿人，我国为高流行区，HBsAg 携带率约为 7.8%。

（一）生物学性状

1. 形态与结构　电镜检查血清标本 HBV 呈三种不同形态颗粒（图 14 – 2）。

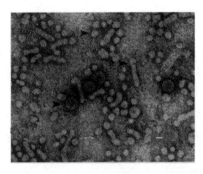

图 14-2 乙型肝炎病毒电镜图

（1）大球形颗粒 亦称 Dane 颗粒，是完整的有感染性的 HBV 颗粒，直径为 42nm，具有双层衣壳结构。外壳相当于一般病毒的包膜，由脂质双层和 HBV 表面抗原（hepatitis B surface antigen，HBsAg）、前 S1 抗原（PreS1Ag）和前 S2 抗原（PreS2Ag）组成。内部为病毒的核心，相当于一般病毒的核衣壳，20 面体对称，直径为 27nm，核心表面的衣壳蛋白为 HBV 核心抗原（hepatitis B core antigen，HBcAg）。病毒核心内部含有病毒的双链 DNA 分子和 DNA 多聚酶等。

（2）小球形颗粒 直径为 22nm，主要成分为 HBsAg，是由 HBV 在肝细胞内复制时产生过剩的 HBsAg 组成。不含病毒核酸 DNA 及 DNA 多聚酶，无感染性，大量存在于血液中。

（3）管型颗粒 由小球形颗粒聚集而成，直径 22nm，亦存在于血液中。

2. 基因结构 HBV 基因组是由长链 L（负链）和短链 S（正链）组成的不完全双链环状 DNA，长链含有 4 个开放读码框架（ORF），分别称为 S、C、P 和 X 区（图 14-3）。各 ORF 相互重叠，使基因组的利用率大大提高。

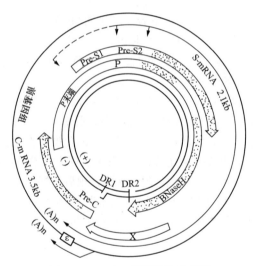

图 14-3 HBV 基因结构示意图

S. 表面抗原基因；Pre-S2 前表面抗原 1，2 基因；C. 核心抗原基因；Pre-C 前核心抗原基因；

X. X 基因；P. P 基因；polymerase. 聚合酶基因；Rnase H. RNA 酶 H 基因；

S-mRNA. 转录 S 的 mRNA；C-mRNA. 转录 C 的 mRNA；DR1、DR2. 直接重复序列 1、2

（1）S 区 由 S 基因、PreS1 和 PreS2 基因组成，编码 HBsAg、PreS1Ag 和 PreS2Ag。

（2）C 区 由前 C（Pre-C）基因和 C 基因组成。C 基因编码核心蛋白，即 HBcAg。HBcAg 是病毒的衣壳蛋白一般不出现于血液中；Pre-C 与 C 基因共同编码 Pre-C 蛋白，Pre-C 蛋白经切割加工后形成 HBeAg，并分泌到血液循环中，HBeAg 是非结构蛋白。

（3）P 区 编码 DNA 聚合酶，该酶既具 DNA 聚合酶的功能也具有逆转录酶和 RNA 酶 H 的活性。

（4）X 区 编码的 X 蛋白可反式激活细胞内的原癌基因，与肝癌发生发展密切相关。

3. 抗原组成

（1）表面抗原（HBsAg） HBsAg 大量存在于感染者血液中，是 HBV 感染的主要标志。HBsAg 具有抗原性，可刺激机体产生保护性的抗-HBs，也是制备疫苗的最主要成分。已知 HBsAg 有不同的亚型，各亚型有共同的 a 抗原表位，此外还有二组互相排斥的亚型抗原表位（d/y 和 w/r）。按不同的组合形式，构成 HBsAg 的四个基本亚型，即 adr、adw、ayr、ayw。HBsAg 亚型的分布有明显的地区差异，我国汉族以 adr 多见。Pre S1 和 Pre S2 抗原具有吸附肝细胞受体的表位，其抗原性比 HBsAg 更强，抗-Pre S1 和

抗 - Pre S2 能通过阻断 HBV 与肝细胞结合而起抗病毒作用。

（2）核心抗原（HBcAg）　存在于 Dane 颗粒核心结构的表面，为内衣壳成分，其外被 HBsAg 所覆盖，故不易在血液循环中检出。HBcAg 的抗原性强，能刺激机体产生抗 - HBc。抗 - HBc IgG 在血中持续时间较长，为非保护性抗体；抗 - HBc IgM 的存在常提示 HBV 处于复制状态，具有强的传染性。

（3）e 抗原（HBeAg）　HBeAg 为可溶性蛋白质，游离存在于血液中，其消长与病毒体及 DNA 多聚酶的消长基本一致，故可作为 HBV 复制及具有强传染性的一个指标。HBeAg 可刺激机体产生抗 - HBe，抗 - HBe 能与受染肝细胞表面的 HBeAg 结合，通过补体介导破坏受染的肝细胞，故对清除 HBV 有一定的作用。抗 - HBe 的出现是预后良好的征象。但近年发现存在 HBV 的 Pre C 区突变株，在 Pre C 区出现终止密码子，使 Pre C 基因不能与 C 基因共同转译出 HBeAg，故受染细胞常不能被抗 - HBe 及相应的细胞免疫所识别而清除，从而使变异株在抗 - HBe 阳性的情况下仍能大量增殖。因此，对抗 - HBe 阳性的患者也应注意检测其血液中的病毒 DNA，以全面了解病情判断预后。

4. 动物模型与细胞培养　黑猩猩是对 HBV 最敏感的动物，故常用来进行 HBV 的致病机制研究和疫苗效果及安全性评价。HBV 体外培养尚未成功，目前采用 DNA 转染的细胞培养系统，即将病毒 DNA 导入肝癌细胞后，病毒可复制，并在细胞中表达 HBV 抗原成分或产生 Dane 颗粒。

5. 抵抗力　HBV 对外界环境的抵抗力较强，对低温、干燥、紫外线均有抵抗性。不被 70% 乙醇灭活。高压灭菌法、100℃加热 10 分钟均可灭活 HBV。0.5% 过氧乙酸溶液、5% 次氯酸钠溶液和环氧乙烷溶液等常用于 HBV 的消毒。

（二）致病性与免疫性

1. 传染源　主要传染源是患者或无症状 HBsAg 携带者。乙型肝炎的潜伏期较长（30～160 天），不论在潜伏期、急性期或慢性活动初期，患者血液和多种体液都有传染性。HBV 携带者因无症状，不易被察觉，其作为传染源的危害性比患者更大。

2. 传播途径

（1）血液、血制品及医源性传播　微量污染血进入人体即可导致感染。因此血液和血制品、注射、外科或牙科手术、妇产科器械、针灸针、共用剃刀或牙刷及皮肤黏膜的微小损伤等均可造成传播。

（2）母 - 婴传播　携带 HBV 的母体可经胎盘血感染胎儿。分娩时新生儿通过产道被感染。哺乳也是传播 HBV 的途径。

（3）性传播及密切接触传播　在乙型肝炎患者和 HBsAg 携带者的唾液、乳汁、精液、阴道分泌物中可检出 HBV，因此 HBV 可通过日常生活密切接触或性接触传播。在西方国家已将乙肝列为性传播疾病。

3. 致病机制　乙型肝炎的临床表现呈多样性，可表现为无症状病毒携带者、急性肝炎、慢性肝炎及重症肝炎等。HBV 的致病机制尚未完全清楚，一般认为免疫病理反应以及病毒与宿主细胞间的相互作用是肝细胞损伤的主要原因。免疫反应的强弱与临床过程的轻重及转归有密切关系。

（1）细胞免疫介导的免疫病理反应　病毒抗原致敏的 CTL 是彻底清除 HBV 的最重要环节。但细胞免疫效应具有双重性，既可清除病毒，也可造成肝细胞的损伤；过度的细胞免疫反应引起大面积的肝细胞损伤，导致重症肝炎；细胞免疫功能低下，不能有效清除病毒，导致慢性感染；细胞免疫功能正常时，病毒被清除，机体恢复。

（2）免疫复合物引起的病理损伤　在乙型肝炎患者血循环中，常可检出 HBsAg 及抗 - HBs 的免疫复合物。免疫复合物可沉积于肾小球基底膜、关节滑液囊等部位，激活补体，导致 III 型超敏反应，故患者可伴有肾小球肾炎、关节炎等肝外损害。若免疫复合物大量沉积于肝内，可使肝毛细管栓塞，局部炎症加剧，导致急性重型肝炎，临床表现为重症肝炎。

（3）自身免疫反应引起的病理损伤　HBV 感染肝细胞后，细胞膜上除有病毒特异性抗原外，还会引起肝细胞表面自身抗原发生改变，暴露出肝特异性脂蛋白（liver specific protein，LSP）抗原。LSP 作为自身抗原可诱导机体产生针对肝细胞的自身免疫反应损害肝细胞，导致慢性肝炎。

（4）免疫耐受与慢性肝炎　机体在对 HBV 形成免疫耐受的情况下不能有效地清除病毒，导致 HBV 持续性感染，形成慢性肝炎或无症状携带者。

（5）病毒变异与免疫逃逸　　HBV 的 PreC 基因的变异，使 PreC 基因不能与 C 基因转译出完整的 HBeAg，导致病毒逃避机体的免疫清除作用；C 基因的变异，导致 HBcAg 抗原位点的改变，从而影响 CTL 对 HBcAg 的识别，出现免疫逃避。病毒基因突变导致的免疫逃逸现象，可导致 HBV 感染慢性化，形成慢性肝炎。

（三）HBV 与原发性肝癌

HBV 感染与原发性肝癌的发生有密切关系，并通过动物实验模型发现，感染土拨鼠肝炎病毒的土拨鼠能发生肝癌。

（四）微生物学检查法

1. HBV 抗原、抗体检测　　用 ELISA 法检测患者血清中 HBV 的 HBsAg、抗 – HBs、HBeAg、抗 – HBe 及抗 – HBc（俗称"两对半"）诊断乙型肝炎是临床最常用方法。

微课

乙肝抗原抗体检测用途有：①乙型肝炎的诊断；②判断传染性；③判断预后；④筛选供血员；⑤选择疫苗接种对象及检测疫苗接种效果；⑥流行病学调查等。HBV 抗原、抗体的血清学标志与临床关系较为复杂，必须对几项指标同时分析，才有助于临床判断（表 14 – 4）。

表 14 – 4　HBV 抗原、抗体检测结果的临床分析

HBsAg	HBeAg	抗 – HBs	抗 – HBe	抗 – HBcIgM	抗 – HBcIgG	结果分析
+	–	–	–	–	–	HBV 感染者或无症状携带者
+	+	–	–	+	–	急性或慢性乙型肝炎（传染性强，俗称"大三阳"）
+	–	–	+	–	+	急性感染趋向恢复（俗称"小三阳"）
+	+	–	–	+	+	急性或慢性乙型肝炎或无症状携带者
–	–	+	–	–	+	既往感染恢复期
–	–	–	–	–	+	既往感染
–	–	+	–	–	–	既往感染或接种过疫苗
–	–	–	–	–	–	无免疫力、疫苗接种对象

2. 血清 HBV – DNA 检测　　应用核酸杂交技术、常规 PCR 等方法检测血清中 HBV DNA，这些方法敏感性高、特异性强，能测出微量核酸，已被用于乙型肝炎的临床诊断和药物治疗效果的评价。

（五）防治原则

1. 一般预防　　严格筛选献血员；对乙肝患者及携带者的血液、分泌物、日常用具及接触过其血液的医疗器械等要严格消毒灭菌；提倡使用一次性注射器及输液器；对高危人群要进行特异性预防。

2. 主动免疫　　接种乙型肝炎疫苗是最有效的预防措施。我国已将乙肝疫苗接种纳入计划免疫，按 0、1、6 个月方案接种 HBV 疫苗共 3 次，可获良好的免疫保护作用。

3. 被动免疫　　抗 – HBs 人血清免疫球蛋白（HBIG）可用于紧急预防。紧急情况下，立刻注射 HBIG 0.08mg/kg，在 7 日之内均有预防效果，一个月后需再重复注射一次，可获得免疫保护。HBsAg 阳性母亲的新生儿，应在出生后 24 小时内注射 HBIG 1ml，然后再全程接种 HBV 疫苗，可有效预防新生儿感染。

4. 治疗措施　　乙肝的治疗至今尚无特效疗法。慢性肝炎患者可用广谱抗病毒药物、免疫调节剂及护肝药物联合治疗。常用的抗病毒药物有 IFN – α、拉米夫定、恩替卡韦、阿德福韦酯等。清热解毒、活血化瘀的中草药等对 HBV 感染也有一定疗效。

三、丙型肝炎病毒

丙型肝炎病毒（hepatitis C virus，HCV）是丙型肝炎的病原体，属于黄病毒科（Flaviviridae）丙型肝炎病毒属。HCV 感染呈全球性分布。

（一）生物学特性

HCV 呈球形，有包膜，基因组为单正股 RNA。黑猩猩是敏感动物，至今 HCV 的细胞培养尚未成功。

对脂溶剂敏感，煮沸、紫外线、甲醛等可使其灭活。

（二）致病性与免疫性

丙型肝炎的传染源主要为急、慢性丙型肝炎患者和 HCV 携带者。传播途径主要通过输血或血制品传播，亦可通过母 - 婴垂直、性接触、家庭密切接触等传播。大多数患者不出现症状或症状较轻，多为无黄疸型，40% ~50% 的患者演变为慢性肝炎，约 20% 的慢性丙型肝炎可发展为肝硬化，甚至肝癌。

人感染 HCV 后所产生的保护性免疫力很弱，不能预防再感染。

（三）微生物学检查法

1. 抗 HCV 抗体的检测　用 ELISA 检测患者血液中特异性抗 HCV 抗体，用于丙型肝炎的诊断、筛选献血员和流行病学调查。

2. HCV RNA 检测　采用 RT - PCR 扩增患者血清后检测 HVC RNA。该法敏感性和特异性好，可以提高 HCV RNA 检出率，供诊断时做参考。

（四）防治原则

我国已规定，检测抗 - HCV 是筛选献血员的必需步骤，对血制品也需进行检测以防污染。因 HCV 易变异，疫苗的研制有一定难度。HCV 感染的治疗尚缺乏特效药物，目前首选方案是 IFN - α 和利巴韦林联合治疗。

四、丁型肝炎病毒

丁型肝炎病毒（hepatitis D virus，HDV）是一种缺陷病毒，必须在 HBV 或其他嗜肝 DNA 病毒辅助下才能复制。球形，直径 35 ~37nm，核心含 HDV RNA 和丁型肝炎病毒抗原（HDAg），包膜来自于辅助病毒 HBV 的包膜，包膜蛋白为 HBsAg，可起保护 HDV RNA 的作用。基因组为单股负链环状 RNA。敏感动物黑猩猩，土拨鼠和北京鸭等，可作为 HDV 临床研究的动物模型。

传染源为急、慢性丁型肝炎患者和 HDV 携带者，传播途径同乙型肝炎。感染方式有联合感染和重叠感染两种。联合感染是指从未感染过 HBV 的正常人同时发生 HBV 和 HDV 的感染；重叠感染是指已受 HBV 感染的乙型肝炎患者再发生 HDV 感染。重叠感染常可导致原有的乙型肝炎病情加重与恶化，容易发展成重症肝炎。

用 ELISA 或 RIA 检测血清中 HDAg 或抗 HDV。

丁型肝炎的预防原则同乙型肝炎。接种乙肝疫苗可预防丁型肝炎。严格筛选献血员和血制品，可防止医源性感染。尚无特效药物，可用 IFN - α 进行治疗。

五、戊型肝炎病毒

戊型肝炎病毒（hepatitis E virus，HEV）是戊型肝炎的病原体，以往曾称经消化道传播的非甲非乙型肝炎病毒。病毒体呈球状，无包膜，直径 32 ~34nm，基因组为单正链 RNA。对高盐、氯化铯、氯仿等敏感，在 -70 ~8℃ 条件下易裂解，在液氮（ -196℃）中保存稳定。体外培养困难，迄今仍不能在细胞中大量培养，可感染食蟹猴、猕猴、黑猩猩及乳猪等动物。

传染源主要为戊型肝炎患者和隐性感染者，猪、牛、羊等动物也可携带 HEV 成为传染源。传播途径为粪 - 口途径传播，潜伏期为 10 ~60 天，平均 40 天。HEV 经胃肠道进入血液，在肝内复制，经肝细胞释放到血液和胆汁中，然后经粪便排出体外，污染水源、食物和周围环境而发生传播。HEV 通过对肝细胞的直接损伤和免疫病理作用，引起肝细胞的炎症或坏死。临床上表现为急性戊型肝炎、重症肝炎以及胆汁淤滞性肝炎。戊型肝炎为自限性疾病，多数患者于病后 6 周即可痊愈，不发展为慢性肝炎，也不形成慢性携带者。孕妇感染时，病情严重，常发生流产或死胎，病死率为 10% ~20%。病后免疫力不持久，可再感染。

对 HEV 的感染最好做病原学诊断，以便与甲型肝炎相区别。目前，临床诊断 HEV 感染常用的方法是检查血清中的抗 - HEV IgM 或 IgG；也可用 RT - PCR 法检测粪便或胆汁中的 HEV RNA。

一般性预防原则与甲型肝炎相同，保护水源，做好粪便管理，加强食品卫生管理，注意个人和环境卫生等。目前尚无有效疫苗和药物。

第五节　人类免疫缺陷病毒

人类免疫缺陷病毒（human immunodeficiency virus，HIV）是获得性免疫缺陷综合征（acquired immunodeficiency syndrome，AIDS）即艾滋病的病原体，属逆转录病毒科（Retraviridae）慢病毒属（Lentivirus）。HIV 主要有两型：HIV - 1 型和 HIV - 2 型。HIV - 1 型即通常称谓的 HIV，世界上的 AIDS 多由 HIV - 1 所致；HIV - 2 型主要在西非和西欧流行。

（一）生物学性状

1. 形态结构　球形，脂质双层包膜表面有 gp120 和 gp41 两种糖蛋白刺突。核心由两条相同的单正链 RNA 基因组和包囊其外的核衣壳蛋白（p7）、衣壳蛋白（p24）共同组成圆柱形，并含有逆转录酶、整合酶和蛋白酶。包膜与圆柱形核心之间有一层内膜蛋白（p17）。包膜糖蛋白刺突 gp120 与病毒吸附有关，有中和抗原表位，能刺激机体产生中和抗体，易发生变异，有利于病毒逃避免疫清除；包膜糖蛋白刺突 gp41 是跨膜蛋白，介导病毒包膜与宿主细胞膜的融合（图 14 - 4）。

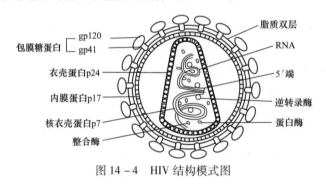

图 14 - 4　HIV 结构模式图

2. 基因组的结构　HIV 的基因组是单正链 RNA，有 env、pol、gag 3 个结构基因以及 tat、rev、nef、vif、vpu、vpr　6 个调节基因；两端有长末端重复序列（LTR）。其中 env 基因编码 gp120 和 gp41 糖蛋白；pol 基因编码逆转录酶、整合酶和蛋白酶；gag 基因编码结构蛋白（衣壳蛋白、核衣壳蛋白和内膜蛋白）。

HIV 的显著特点之一是它的高度变异性。HIV 的逆转录酶无校正功能、错配性高是导致 HIV 基因频繁变异的重要因素；env 基因最易发生突变，导致其编码的包膜糖蛋白 gp120 抗原变异。gp120 抗原变异有利于病毒逃避免疫清除，也给 HIV 疫苗研制带来困难。

3. 抵抗力　HIV 对理化因素的抵抗力较弱。一般化学消毒剂如 0.5% 次氯酸钠、70% 乙醇等处理 10 ~ 30 分钟可灭活病毒。高压灭菌或者煮沸 20 分钟均可灭活病毒。在冷冻血制品中须 68℃ 加热 72 小时才能保证灭活病毒。HIV 对紫外线不敏感。

（二）致病性与免疫性

1. 传染源与传播途径　AIDS 的传染源是 HIV 无症状感染者和 AIDS 患者。HIV 可存在于血液、精液、阴道分泌液、眼泪、乳汁和脑脊液中。

主要传播方式有三种：①性传播，是 HIV 的主要传播方式，性活跃人群（包含同性恋和异性恋者）是高危人群；②血液传播，接受含有 HIV 的血制品、骨髓或器官，使用被污染的针头、手术器械等，均可发生 HIV 感染，静脉毒品成瘾者是高危人群；③母婴传播，通过胎盘、产道或哺乳等方式传播，其中胎儿经胎盘感染最多见。

2. 致病机制　HIV 主要感染 CD4$^+$T 淋巴细胞、单核 - 巨噬细胞、神经细胞等。HIV 感染 CD4$^+$T 淋巴细胞需要 CD4 分子和辅助受体 CXCR4 两个受体。HIV 借助于 gp120 与上述细胞受体结合，gp41 融合肽暴露，介导膜融合，使病毒侵入 CD4$^+$T 细胞，受感染的 CD4$^+$T 细胞被溶解破坏，功能丧失，导致体液和细胞免疫功能缺陷，T 细胞数量的进行性减少导致 CD4/CD8 比例倒置，导致免疫功能紊乱，引起机会性感染和肿瘤的发生。

HIV 感染单核 – 巨噬细胞需要 CD4 分子和辅助受体 CCR5 两个受体。单核细胞和巨噬细胞感染后不被溶解，长期携带 HIV，使病毒向其他组织播散。

HIV 也可导致神经细胞损害，有些 AIDS 患者会出现不同程度的神经异常，包括周围神经炎和 AIDS 痴呆综合征等。

3. 临床表现 AIDS 的潜伏期长，自感染到发病大约有 10 年时间。临床感染过程可分为 4 个时期：①急性感染期，HIV 进入机体后病毒开始复制，引起病毒血症，患者出现类似流感的非特异性症状，如发热、头痛、乏力、淋巴结肿大、全身不适等，2~3 周症状消失，其后进入无症状的潜伏感染期。在急性感染期从患者血清中可检测到 P24 抗原；②无症状潜伏期，此期持续时间较长，可达 10 年左右。临床一般无症状，有些患者可出现无痛性淋巴结肿大。血液中检测不到病毒；③AIDS 相关综合征，随着 HIV 大量复制，造成机体免疫系统进行性损伤，感染者开始出现各种症状，如早期有低热、盗汗、全身倦怠、体重下降、皮疹及慢性腹泻等胃肠道症状，并伴有持续性淋巴结肿大；④免疫缺陷期，即典型 AIDS 期，患者血中 CD4$^+$T 细胞明显下降，引起严重免疫缺陷，合并各种条件致病性细菌、真菌、病毒和寄生虫感染及并发恶性肿瘤（如卡波西肉瘤等）。许多 AIDS 患者会出现中枢神经系统疾患，如 AIDS 痴呆综合征和周围神经炎等。未治疗患者，大多在临床症状出现后 2 年内死亡。

4. 免疫性 在 HIV 感染过程中，机体可产生高效价的抗 HIV 多种蛋白的抗体及细胞免疫应答，但均不能彻底清除 HIV 病毒。病毒抗原频繁变异又逃避了免疫清除作用，造成长时间的慢性感染状态。

（三）微生物学检查法

1. 检测目的 ①AIDS 的诊断；②指导抗病毒药物的治疗；③筛查和确认 HIV 感染者，以阻断 HIV 的传播途径。

2. HIV 的实验室检测主要包括 病毒特异性抗体检测、检测病毒抗原、检测病毒核酸和病毒的分离等。

（1）检测病毒抗体 ELISA 进行筛查，Western blot 进行确认。检测待检血清中的 p24 抗体、gp120 和 gp41 抗体。大多数人在感染 6~12 周内即可在血液中检出 HIV 抗体，6 个月后几乎所有感染者的抗体均呈阳性。

（2）检测病毒抗原 常用 ELISA 法检测 P24 抗原。P24 抗原多出现于 HIV 感染的急性期，而 P24 抗体出现后，P24 抗原常转阴（形成 P24 抗原 – 抗体复合物所致），在疾病后期，p24 抗原又可重新出现，并意味着预后不良。

（3）检测病毒核酸 定量 RT – PCR 法测定血浆中 HIVRNA 的拷贝数（病毒载量），用于监测疾病进展和评价抗病毒治疗效果。

（4）病毒分离 一般不用于临床常规诊断。

（四）防治原则

非特异性预防措施包括：①普遍开展预防 AIDS 的宣传教育；②建立全球和地区性 HIV 感染的监测网，及时掌握疫情；③对献血、献器官、献精液者必须做 HIV 抗体检测；④禁止共用注射器、牙刷和剃须刀等；⑤提倡安全性生活；⑥HIV 抗体阳性妇女，应避免怀孕或用母乳喂养婴儿等。

在 AIDS 的特异性预防工作中，目前尚无用于人体的有效疫苗。AIDS 的治疗尚无特效药物，目前临床上治疗 HIV 感染的药物常见的主要有 4 类：①核苷类逆转录酶抑制剂（NRTIs）；②非核苷类逆转录酶抑制剂（NNRTIs）；③蛋白酶抑制剂（PI）；④整合酶抑制剂（INSTI）。

为防止产生耐药性，提高药物疗效，目前治疗 HIV 感染使用多种抗 HIV 药物的联合方案，称为高效抗逆转录病毒治疗（ highly active antiretroviral therapy, HAART，俗称"鸡尾酒"疗法）。HAART 能有效抑制 HIV 复制，控制病情发展，但无法彻底清除病毒，故目前尚不能治愈 AIDS，仅可延长 AIDS 患者寿命。

知识链接

"鸡尾酒疗法"

鸡尾酒疗法，又指"高效抗逆转录病毒治疗"（HAART），是由国际著名的艾滋病专家、美籍华裔科学家何大一于1996年提出，它是通过三种或三种以上的抗病毒药物（如抗病毒蛋白酶药物、抗病毒逆转录药物等）联合使用来治疗艾滋病。"鸡尾酒"疗法虽然不能完全治愈艾滋病，但它是目前阻断艾滋病进攻的最有效的办法。"鸡尾酒"疗法也有它的局限性如对早期艾滋病患者相当有效，但对中晚期患者的帮助不大，长期服用也使很多患者出现许多毒副作用；此外该疗法的花费也非常高，让很多人望而却步。

第六节 其他病毒

一、狂犬病病毒

狂犬病病毒（rabies virus）属于弹状病毒科（Rhabdoviridae），是引起狂犬病（rabies）的病原体。病毒外形似子弹状，核心为单负链RNA，螺旋对称衣壳，有包膜，表面有许多糖蛋白刺突，与病毒的感染性、血凝性等相关。狂犬病病毒是一种嗜神经性病毒。在易感动物（有犬、猫、狼等）或人的中枢神经细胞（主要是大脑海马回的锥体细胞中）增殖，可以在胞质内形成一个或多个、圆形或椭圆形的嗜酸性包涵体，称内基小体（Negri body），可以辅助诊断狂犬病。

病毒对外界的抵抗力不强，60℃ 30分钟或100℃ 2分钟可被灭活。可被强酸、强碱、乙醚、乙醇、肥皂水、去垢剂等灭活。

传染源有犬、猫、牛、羊、猪等家畜和狼、狐狸、鹿、野鼠、松鼠、蝙蝠等野生动物。患病动物唾液中含有大量的病毒，于发病前5天即具有传染性。隐性感染的犬、猫等动物亦有传染性。

案例解析

【案例】患者，女，45岁，农民，4月23日被一流浪犬咬伤腿部，回家自行做伤口处理，未进行疫苗注射。当年6月4日患者出现烦躁、恶心呕吐、流涎、恐水、怕风、精神异常，呼吸困难等症状。经医院询问其子女病史后，诊断为狂犬病。经治疗无效，发病6天后死亡。据了解，当时还有一位年龄相仿的同村女性被同一犬咬伤，但其立即去医院做了治疗，并全程注射了狂犬病疫苗和抗狂犬病免疫球蛋白，未见发病。

【问题】狂犬病的主要预防措施是什么？

【解析】狂犬病的主要预防措施是正确的伤口处理、使用抗狂犬病免疫球蛋白被动免疫以及使用狂犬病疫苗主动免疫。

病毒主要通过被咬伤、抓伤的皮肤损伤处进入人体，黏膜（密切接触）也是病毒的侵入门户。人被犬咬伤后，病毒通过伤口进入体内，潜伏期一般为3~8周，但也有短至10天或长达数年的病例。潜伏期的长短与被咬伤部位距头部的远近有关，咬伤部位离头部越近，伤口越深，年龄越小，则潜伏期越短。

此外也取决于伤口内感染的病毒数量及宿主的免疫力等因素。发病时的典型临床表现是神经兴奋性增高，吞咽、饮水或听到流水声时，均可引起严重的咽喉肌痉挛，故狂犬病又称恐水症（hydrophobia）。经 3～5 天后，痉挛减少或停止，患者转入麻痹期，最后因昏迷、呼吸及循环衰竭而死亡。病死率近乎 100%。

狂犬病的主要预防措施是捕杀野犬、严管家犬、给家犬注射疫苗。人被动物咬伤后，应立即采取以下措施。①伤口处理：立即用 3%～5% 肥皂水、0.1% 苯扎溴铵或清水反复冲洗伤口，然后用 70% 乙醇和碘伏涂擦。②被动免疫：使用抗狂犬病免疫球蛋白（rabies immune globulin，RIG）。③主动免疫：该病的潜伏期较长，及时接种狂犬病疫苗进行暴露后预防接种，可有效控制狂犬病的发生。常用人二倍体细胞培养制备的狂犬病病毒灭活疫苗（human diploid cell vaccine，HDCV），分别于 0、3、7、14、28 天进行肌内注射一次。此外，对有长期接触狂犬病病毒可能的人员，应进行狂犬病疫苗的暴露前预防接种。

二、疱疹病毒

疱疹病毒（Herpes virus）是一群有包膜的 DNA 病毒。与人类有关的疱疹病毒称为人类疱疹病毒（Human herpes virus，HHV），有 8 种（表 14-5）。

疱疹病毒有如下共同特征：①病毒呈球形，有包膜，基因组为线形 dsDNA，核衣壳呈二十面体对称；②多数疱疹病毒能在二倍体细胞核内复制并产生明显 CPE，主要特征是感染的细胞核内出现嗜酸性包涵体，而且感染细胞可与邻近未感染的细胞融合形成多核巨细胞；③感染类型多样，可表现为显性感染、潜伏感染、整合感染和先天性感染；④依靠细胞免疫控制 HHV 感染。

表 14-5 常见的人类疱疹病毒及其所致的主要疾病

病毒种类	所致疾病
单纯疱疹病毒 1 型（人疱疹病毒 1 型）	口咽炎、唇疱疹、角膜结膜炎、脑炎
单纯疱疹病毒 2 型（人疱疹病毒 2 型）	新生儿疱疹、生殖器疱疹，（宫颈癌?）
水痘-带状疱疹病毒（人疱疹病毒 3 型）	水痘、带状疱疹
EB 病毒（人疱疹病毒 4 型）	传染性单核细胞增多症、鼻咽癌、Burkitt 淋巴瘤、淋巴组织增生性疾病
巨细胞病毒（人疱疹病毒 5 型）	围生期感染、先天性感染、巨细胞病毒单核细胞增多症、视网膜炎、肺炎、肝炎、脑膜炎
人疱疹病毒 6 型	婴儿玫瑰疹
人疱疹病毒 7 型	未知（可能与婴儿玫瑰疹有关）
人疱疹病毒 8 型	卡波西肉瘤

三、虫媒病毒

虫媒病毒（Arboviruses）是指通过吸血节肢动物叮咬而传播疾病的病毒。我国流行的虫媒病毒主要有乙型脑炎病毒、登革病毒和森林脑炎病毒等。

流行性乙型脑炎病毒

流行性乙型脑炎病毒（epidemic type B encephalitis virus）是流行性乙型脑炎（简称乙脑）的病原体。病毒颗粒呈球形，核酸为单正链 RNA，核衣壳呈二十面体对称，有包膜，包膜上有血凝素刺突，能凝集鸡、鹅、羊等动物红细胞。抗原性稳定，仅一个血清型，因此，应用疫苗预防效果良好。病毒在动物、鸡胚及组织细胞内均能增殖。乳鼠是最易感的动物，可用来鉴定疫苗的安全性。病毒抵抗力弱，各种理化因素均可灭活之。

传染源主要是家畜、家禽，幼猪是最重要的传染源。传播媒介主要是三带喙库蚊。流行季节与蚊子密度的高峰期一致，以夏、秋季流行为主。

人群对乙脑病毒普遍易感，10 岁以下儿童发病者居多。病毒主要侵犯中枢神经系统，临床上以高热、头痛、意识障碍、惊厥、呼吸衰竭及脑膜刺激征等为主要特征，病死率较高，部分幸存者留有痴呆、失语和瘫痪等严重神经系统后遗症。乙脑病后免疫力强而持久，隐性感染也可获牢固免疫力。

预防为主，治疗效果不佳。预防乙型脑炎的关键措施包括疫苗接种（灭活疫苗和减毒活疫苗均可）、防蚊灭蚊、动物宿主管理（如猪群免疫接种等）。

四、出血热病毒

引起出血热的病毒种类较多，分布于全世界，在我国已发现的主要有汉坦病毒和登革病毒。

汉坦病毒

汉坦病毒在临床上主要引起肾综合征出血热（hemorrhagic fever with renal syndrome，HFRS）和汉坦病毒肺综合征（Hantavirus pulmonary syndrome，HPS）两种急性传染病。我国流行的是 HFRS，尚未见 HPS。病毒体呈圆形或卵圆形，有包膜，包膜上有刺突，病毒的核酸为单股负链 RNA，分三个片段。

传染源主要为啮齿动物，如黑线姬鼠、褐家鼠等。携带病毒的动物通过唾液、尿、粪便排出病毒污染环境，人或动物通过呼吸道、消化道摄入或直接接触感染动物等途径受到传染。人群普遍易感，多隐性感染，少数发病。有明显的地区性和季节性。潜伏期约 2 周，起病急，发展快，传染性强。典型病例具有三大主症，即发热、出血和肾脏损害。病后可获得牢固免疫力。预防主要采取灭鼠、防鼠、灭虫、消毒和做好个人防护措施。

五、人乳头瘤病毒

人乳头瘤病毒（human papilloma virus，HPV）是一类主要引起人类皮肤黏膜增生性病变的病毒。HPV 呈球形，无包膜，衣壳呈二十面体对称，核酸为双链环状 DNA。

HPV 仅感染人的皮肤和黏膜上皮细胞。病毒复制诱导上皮细胞增殖，使表皮增厚和角化，由此形成乳头状瘤，也称为疣。某些型别 HPV 的一段游离基因可插入宿主染色体的任意位置，导致细胞恶性转化。

人类是 HPV 的唯一自然宿主。传播途径主要有直接（间接）接触感染、先天感染（产道感染）及性传播。感染后病毒仅停留于局部皮肤和黏膜中，引起该部位乳头状瘤，不产生病毒血症。病后没有抵抗力，易形成持续感染。

不同型别 HPV 的侵犯部位及所致疾病不尽相同。根据感染部位不同可将 HPV 分为嗜皮肤性和嗜黏膜性两大类。1、2、3、4、7、10 等型别为嗜皮肤性 HPV，引起皮肤疣（如寻常疣、扁平疣等）。6、11、16、18、31 和 33 等型别为嗜黏膜性 HPV，感染泌尿生殖道及口腔等部位。

根据 HPV 的致癌潜力将其分为高危型和低危型。高危型主要包括 HPV12、16、18、31、32、33、45、35、39、51、52 和 56 等型别，其中 16 和 18 型与子宫颈癌发生密切相关，HPV12、32 引起口腔癌；低危型主要包括 HPV6 和 11 型，与尖锐湿疣有关，尖锐湿疣很少癌变。目前常用 HPV 二价（16、18 型）疫苗、HPV 四价（6、11、16、18 型）疫苗和 HPV 九价（6、11、16、18、31、33、45、52、58 型）疫苗预防宫颈癌以及生殖器疣等。

呼吸道病毒主要包括流感病毒、麻疹病毒、腮腺炎病毒、风疹病毒、冠状病毒等，所致疾病有传染性强、潜伏期短、易继发细菌感染等特征。肠道病毒主要经粪-口途径传播，引起消化道或消化道以外传染病。肝炎病毒主要包括甲型、乙型、丙型、丁型及戊型肝炎病毒，其中甲型和戊型肝炎病毒由消化道传播，乙型、丙型及丁型肝炎病毒均由血液或血制品传播、母婴传播和性传播。HIV 是 AIDS 的病原体，狂犬病病毒是 RNA 病毒，可引起致死性狂犬病。对人致病的疱疹病毒主要有单纯疱疹病毒、水痘-带状疱疹病毒、巨细胞病毒、EB 病毒等，均可致潜伏感染、有些致整合感染有致癌性、有些致先天性感染可致畸。乙型脑炎病毒经蚊虫叮咬传播乙型脑炎，病后及隐性感染均可获牢固免疫力。出血热病毒主要由节肢动物或啮齿类动物传播。人乳头瘤病毒高危型 16、18 型与宫颈癌的发生有关。

思 考 题

1. 试比较 HAV、HBV、HCV、HDV 和 HEV 五种肝炎病毒的传播途径、致病特点及防治措施。
2. 简述 HIV 的传播途径和致病机制。
3. 简述狂犬病病毒的致病机制。
4. 简述乙型脑炎病毒、出血热病毒的传染源、传播途径。

（陈　廷）

PPT

第十五章

微生物的控制

学习导引

知识要求
1. **掌握** 灭菌、消毒、防腐、抑菌、无菌、无菌操作、生物安全、医院感染、气溶胶的概念。
2. **熟悉** 常用的消毒灭菌方法。
3. **了解** 不同的病原微生物危害等级及其适用的实验室。

能力要求
了解常用的消毒灭菌方法的适用范围及其使用中的注意事项。

细菌极易受外界环境因素的影响，环境适宜时生长繁殖，环境改变时可出现变异，当环境发生剧烈改变时则因生长抑制及代谢障碍而导致死亡。以下术语常用于表示物理、化学和生物方法对微生物的抑制或杀灭情况。

灭菌（sterilization）指杀灭物体上所有微生物的方法，包括杀灭病原微生物、非病原微生物和芽孢。

消毒（disinfection）指杀死物体上病原微生物的方法，但不包括非病原微生物或芽孢，用以消毒的药品称为消毒剂（disinfectant）。

防腐（antisepsis）指在某些理化因子的作用下，防止或抑制体外细菌生长繁殖的方法。在该状态下，细菌一般不死亡，但不能生长。该方法能防止食物腐败、物质霉变，如日常生活中以干燥、低温、缺氧、防腐剂等方法保藏食物。同一种消毒剂在高浓度时有消毒作用，低浓度时则是防腐剂。

抑菌（bacteriostasis）指抑制体内或体外细菌生长繁殖的方法。常用的抑菌剂（bacteriostatic）是一些抗生素，在体内可抑制细菌的繁殖；在体外检测细菌对抗生素的敏感性可选用药敏试验，去除抑菌剂后，细菌仍可继续生长繁殖。

无菌（asepsis）指不含任何活的微生物的状态，往往是灭菌处理的结果。注射用具、手术器械等医用器材和一切置入体内的引流管等，要求绝对无菌。

无菌操作（asepsis technique）指防止微生物进入人体或其他物品的操作技术。外科手术必须无菌操作以防止感染的发生。

第一节 控制微生物的物理方法

用于消毒灭菌的物理方法有热力、辐射、超声波、过滤等。

一、热力灭菌法

热力灭菌法就是利用高温杀死微生物的方法，高温可破坏微生物核酸、蛋白质、细胞膜和细胞壁，

微课

从而导致微生物死亡。热力灭菌法分为干热灭菌法和湿热灭菌法两大类。

（一）干热灭菌法

干热使微生物脱水干燥和大分子变性而被杀灭。

1. 焚烧法　是一种彻底的灭菌方法，仅适用于废弃物品或动物尸体等。

2. 烧灼法　直接用火焰灭菌，适用于实验室的接种环、接种针和玻璃试管口和瓶口等的灭菌。

3. 干烤法　利用电热干烤箱的热空气消毒灭菌。加热至 160～170℃维持 2 小时，可杀灭包括芽孢在内的所有微生物，适用于瓷器、玻璃器皿、金属工具等的灭菌。

4. 红外线灭菌法　红外线是波长为 0.7～1000μm 的电磁波，以 1～10μm 波长的热效应最强，其热效应只在照射表面产生。适用于不耐高温的医疗器械的灭菌。

5. 微波消毒灭菌法　微波波长为 1～300mm 的高频电磁波。目前多用于非金属器械及食具的消毒。

（二）湿热灭菌法

相同温度下，湿热灭菌效果比干热灭菌效果好。因为湿热穿透力比干热大；湿热菌体蛋白质更易发生变性和凝固；湿热蒸汽变为液态时释放潜能，可提高被灭菌物体的温度。常用的湿热灭菌法如下。

1. 巴氏消毒法（Pasteurization）　此法因巴斯德首创而得名，适用于消毒牛奶、酒类等。巴氏消毒法有两种，一种是 61.1～62.8℃ 加热 30 分钟，另一种是 72℃加热 15～30 秒。

2. 煮沸法（boiling）　在 1 个大气压下水的沸点为 100℃，保持 5～10 分钟可杀灭细菌繁殖体，若保持 1～2 小时可杀灭芽孢。如于水中加入 1%～2% 碳酸氢钠，沸点为 105℃，可促进芽孢杀灭，又可防止金属器械生锈。常用于食具、刀剪、注射器、胶管和饮用水的消毒。

3. 流通蒸汽消毒法（free-flowing steam）　在一个大气压下利用 100℃的水蒸气进行消毒 15～30 分钟可杀灭细菌繁殖体，但不保证杀灭芽孢。常用于外科器械、注射器、食具的消毒。

4. 间歇灭菌法（fractional sterilization）　利用反复多次的流通蒸汽加热，杀死细菌的繁殖体和芽孢的方法。方法同流通蒸汽消毒法，第一次加热使细菌繁殖体被杀灭，但芽孢尚有存留。每次间歇是将要灭菌的物体放到 37℃孵箱过夜，使芽孢发育成繁殖体，次日再加热以杀死新发育的繁殖体，重复 3 次以上，可达到灭菌的效果。适用于不耐高热的含糖或牛奶的培养基。

5. 高压蒸汽灭菌法（autoclaving）　是灭菌效果最好、目前应用最广泛的方法。通常在 1.05kg/cm² 的压力下，温度达 121.3℃，维持 15～20 分钟，可杀灭包括细菌芽孢在内的所有微生物，常用于耐湿热的物品灭菌，如手术器械、医用敷料和普通培养基等，也可用于污物及排泄物的灭菌。

二、辐射及超声波灭菌法

1. 电离辐射（ionizing radiation）　使用 X 射线、γ 射线和加速电子等发射的高能量电子束进行灭菌。辐射源常用同位素 ^{60}Co，用于一次性医用塑料制品的消毒和灭菌。因电离辐射可引起机体放射性损伤，操作时需注意防护。

2. 紫外线（ultraviolet ray，UV）　波长 200～300nm 的紫外线具有杀菌作用，其中以 265～266nm 最强，与 DNA 吸收光谱范围一致。其杀菌原理是紫外线可使 DNA 同一条链或两条链上位置相邻的两个胸腺嘧啶共价结合形成二聚体，干扰 DNA 的复制和转录，导致微生物的变异或死亡。紫外线穿透力较弱，只能用于物体表面及手术室、病房、无菌室的空气消毒。紫外线对人体皮肤、眼睛有损伤作用，使用时应注意个人防护。

3. 超声波灭菌法　超声波（ultrasonic wave）是利用频率在 20～200kHz/s 的声波，裂解细菌以达到消毒目的，但常有活菌的残留。目前超声波主要用于粉碎细胞，制备抗原或提取细胞组分等。

三、滤过除菌法

滤过除菌法（filtration）是用机械方法除去液体或空气中细菌的方法，主要用于不耐高温灭菌的血清、毒素、抗毒素、酶、抗生素、维生素等生物制品及空气的除菌，但不能去除病毒、L 型细菌、支原体等。

四、干燥及低温抑菌法

1. 干燥 有些细菌的繁殖体在空气中会因干燥而死亡，如淋病奈瑟菌；但有些细菌繁殖体的抗干燥能力较强，如结核分枝杆菌。

2. 低温 除脑膜炎奈瑟菌和淋病奈瑟菌等少数细菌外，绝大多数细菌耐低温。因低温可抑制细菌的新陈代谢，故低温常用于保存菌种。冷冻真空干燥法是目前保存菌种最好的方法，一般可以保存菌种数年至数十年。

第二节 控制微生物的化学方法

化学消毒剂通过使菌体蛋白质变性或凝固、干扰微生物的酶系统和损伤细菌细胞膜导致菌体内容物漏出等机制，达到消毒灭菌的目的。化学消毒剂对机体细胞有损伤，仅适于外用不可内服。

一、消毒剂种类、作用机制及用途

消毒剂的种类很多，因不同消毒剂的杀灭微生物能力差异很大，故应根据目的选用不同的消毒剂。消毒剂根据对微生物杀灭效果差异分为：可杀灭包括芽孢的所有微生物的高效消毒剂，杀灭除芽孢外多数细菌繁殖体、真菌、大多数病毒的中效消毒剂和杀灭多数细菌繁殖体和亲脂性病毒的低效消毒剂。常用的消毒剂的种类、作用机制及用途见表 15 – 1。

表 15 – 1 常用消毒剂的种类、作用机制及用途

类别	作用机制	常用消毒剂	用途
氧化剂	1. 氧化作用 2. 蛋白质沉淀	0.1% 高锰酸钾溶液	皮肤黏膜消毒，蔬菜水果消毒；需新鲜配制
		3% 过氧化氢溶液	创口、皮肤黏膜消毒；防止厌氧菌感染
		0.2% ~ 0.5% 过氧乙酸溶液	塑料、玻璃、人造纤维器材消毒；原液有腐蚀性
卤素及其化合物	1. 氧化作用 2. 卤化作用	0.2 ~ 0.5ppm 氯	饮水及游泳池消毒；对金属有腐蚀性
		10% ~ 20% 漂白粉	地面、厕所及排泄物消毒，饮水消毒
		0.2% ~ 0.5% 氯胺	空气及物品表面消毒（喷雾），浸泡衣服；需新鲜配制
		碘伏	皮肤黏膜消毒 餐具、蔬菜水果消毒
烷化剂	1. 菌体蛋白质烷基化 2. 核酸烷基化	0.5% ~ 10% 甲醛	浸泡物体表面消毒，空气消毒。挥发慢，刺激性强
		50mg/L 环氧乙烷	手术器械、敷料等消毒；易爆，对皮肤有毒性
		2% 戊二醛	精密仪器、内窥镜消毒；不稳定，对皮肤有毒性
		0.02% ~ 0.05% 氯己定 （洗必泰）	术前洗手，腹腔、膀胱、阴道冲洗。不能与升汞同用
醇类	1. 蛋白质变性凝固 2. 干扰代谢	70% ~ 75% 乙醇	皮肤、体温计消毒。易挥发，有刺激性
酚类	1. 蛋白质变性 2. 损伤细胞膜 3. 灭活酶类	3% ~ 5% 苯酚（石炭酸）	地面、家具、器皿的表面；苯酚腐蚀性强，杀菌力弱，现少用
		2% 来苏	消毒及排泄物消毒；腐蚀性强
表面活性剂	1. 损伤细胞膜 2. 灭活氧化酶活性 3. 蛋白质变性	0.05% ~ 0.1% 苯扎溴铵（新洁尔灭液）	外科手术前洗手、皮肤黏膜消毒，手术器械浸泡；遇肥皂或其他合成洗涤剂时作用减弱
		0.05% ~ 0.1% 度灭芬	皮肤伤口冲洗，金属、塑料、橡皮制品消毒。遇肥皂或其他合成洗涤剂时作用减弱

续表

类别	作用机制	常用消毒剂	用途
染料	1. 抑制细菌繁殖 2. 干扰氧化过程	2%~4%甲紫（龙胆紫）	浅表创伤消毒，对葡萄球菌作用强
酸碱类	1. 破坏细胞膜和细胞壁 2. 凝固蛋白质	醋酸（5~10）ml/m³加等量水蒸发 生石灰	消毒房间空气，控制呼吸道感染 1:4~1:8加水配成糊状消毒排泄物及地面；新鲜配制，有强腐蚀性

案例解析

【案例】 某医院妇产科及外科手术后的患者中，近200例患者出现了严重的术后切口感染事件。实验室检查：患者感染伤口培养出龟型结核分枝杆菌。调查发现，该院制剂员未按规范稀释消毒剂，导致浸泡手术器械的戊二醛浓度仅为0.2%，而按要求手术器械灭菌应使用2%戊二醛浸泡10小时。

【问题】 导致该次事件发生的主要原因是什么？

【解析】 本次感染事件产生的主要原因是由于戊二醛的浓度过低，手术器械未达到灭菌效果而引起的医院内感染。消毒剂的种类很多，不同消毒剂的杀灭微生物能力差异很大，应根据目的和要求严格按照规范选择、配制和使用，才能达到理想的消毒灭菌效果。

二、影响消毒灭菌效果的因素

1. 消毒剂的性质、浓度与作用时间 各种消毒剂的理化性质不同，对微生物的杀伤作用强弱亦不同。绝大多数消毒剂在高浓度时杀菌作用大（乙醇例外），当浓度降低至一定程度时只有抑菌作用。消毒剂在一定浓度下，作用时间越长，杀菌效果越好。

2. 微生物的种类与数量 不同微生物对消毒剂的敏感性不同。细菌繁殖体易被消毒剂杀灭，而杀灭细菌芽孢最有效的方法是热力灭菌、环氧乙烷熏蒸和电离辐射等；真菌对日光、紫外线、干燥及多数化学消毒剂不敏感，但对热和甲醛敏感；有包膜病毒比无包膜病毒更敏感；因此，必须根据消毒对象选择合适的消毒剂。此外，微生物的数量越大，所需消毒时间就越长。

3. 有机物 微生物表面存在的有机物可形成保护层，影响消毒处理的效果。如细菌常与血液、痰液、尿液或脓汁混合，这些液体中的有机物，可以中和或稀释消毒剂，影响到消毒剂消毒的效果。消毒剂中重金属类、表面活性剂、乙醇、升汞等受有机物影响较大，戊二醛、酚类消毒剂受有机物影响较小。

4. 温度与酸碱度 消毒剂的杀菌作用随温度升高而增强，但温度变化对各种消毒剂的影响也有所不同。例如，戊二醛、甲醛在温度升高1倍时，杀菌效果可增加10倍，而乙醇和酚类受温度影响较小。酸碱度也影响消毒剂的杀菌效果，例如苯扎溴铵在碱性溶液中杀菌作用最强。微生物在适宜的pH中抵抗力较强，pH偏低或偏高时易被消毒剂杀灭。

知识拓展

生物因素对微生物的影响

任何生物的生存都不是孤立存在的，每个生物群落中的一个物种都与其他物种存在着相互制约和相互依赖的关系。在竞争的过程中，有些生物可产生一种对其他生物有毒害作用的物质，从而抑制或杀死其他的物种。如抗生素、噬菌体、细菌素及干扰素等生物因素对微生物的抑制作用。

Nisin 是由乳酸链球菌产生的一种无毒、安全、高效、营养的天然食品防腐剂，它可以抑制许多引起食品腐败的革兰阳性菌的生长繁殖，并对人体安全无害。目前已被 50 多个国家及地区广泛地应用于奶制品、蔬菜、水果、罐头食品、肉制品等的防腐保鲜。Nisin 已被世界卫生组织食品添加剂联合专家委员会确认可作为食品防腐剂，但在我国的食品行业中还没有得到广泛的应用，Nisin 的发现提示了防腐剂不一定都使用对人体可能造成伤害的化学防腐剂。

第三节　生 物 安 全

20 世纪 80 年代发达国家开始规范生物安全，对病原进行生物分级分类管理，并建立了生物安全实验室分级制度。2004 年我国开始对生物实验室进行生物安全分级。生物安全（biosafety）是指研究评价病原体或毒素等生物危险因子对人体健康的危害以及对风险相应控制的理论与技术。生物安全实验室（biosafety laboratory）是指通过防护屏障和配套管理措施，达到生物安全要求的生物实验室和动物实验室。

一、生物安全相关术语

1. 生物因子（biological factor） 指一切微生物和有生物活性的物质。

2. 生物危害（biohazard） 指由生物因子形成的伤害。

3. 病原体（pathogens） 指能使人、动物、植物致病的各种生物因子，包括细菌、支原体、立克次体、病毒、真菌等。

4. 气溶胶（gasoloid） 指液体或固体微粒稳定地悬浮于气体介质中，所形成的分散体系。其中通常以空气为气体介质，称为连续相；微粒成分复杂，大小不一，直径一般为 0.001 ~ 10μm，称为分散相。

5. 医院感染（hospital infection） 指患者在医院内获得的感染，包括住院期间发生的感染和在医院内获得出院后发生的感染，但不包括入院前已发生或已处于潜伏期的感染。医院工作人员在医院内获得的感染也属医院感染。

6. 职业暴露（job exposure） 指由于职业关系而暴露在危险因素中，发生的有可能损害健康甚至危及生命的情况。如医务人员在从事护理、诊疗活动中接触射线、消毒剂和某些化学物品等有毒、有害物品或感染病原体而损害健康甚至危及生命的一类职业暴露。

7. 生物恐怖（bioterror） 指遇到生物因子所形成的危害而产生的极度恐惧。

8. 实验室相关感染（laboratory – associated infection） 指从事病原体实验活动中发生的感染。

二、病原微生物危害等级及其适用的实验室

生物安全隐患的主要来源包括外来生物入侵、转基因食物、生物恐怖事件及临床实验室标本等。根据病原微生物的传染性、感染后对个体或者群体的危害程度，我国将病原微生物分为四类（表 15 - 2）。

表 15-2　病原微生物的分类

分类	致病性与危害	种类
第一类	能够引起人类或动物极其严重疾病的微生物,以及我国尚未发现或者已经宣布消灭的病原微生物,尚无有效预防和治疗措施	共29种,均为病毒,包括天花病毒、新疆出血热病毒、埃博拉病毒、黄病毒、马尔堡病毒等
第二类	能够引起人类或动物严重疾病的微生物,易直接或者间接在人与人、人与动物以及动物与动物之间的传播的微生物,多数种类有疫苗、有药物治疗措施	共70种,包括结核分枝杆菌、炭疽芽孢杆菌、霍乱弧菌、鼠疫耶尔森菌、布鲁菌、立克次体、狂犬病病毒、汉坦病毒、乙型脑炎病毒、HIV、SARS-CoV、HBV、西尼罗病毒、脊髓灰质炎病毒、朊粒等
第三类	能够引起人类或动物疾病,但传播风险有限,对人、动物和环境没有严重危害,有预防和治疗措施的微生物	共275种,包括破伤风梭菌、脑膜炎奈瑟菌、肠道病毒属、腺病毒相关病毒、杯状病毒、星状病毒、布尼亚病毒、冠状病毒、疱疹病毒等
第四类	各种弱毒病原微生物以及不属于第一、二、三类的各种低毒或不会引起人、动物疾病的微生物	目录共列出6种,均为实验动物的疱疹病毒科和逆转录病毒科成员,例如豚鼠疱疹病毒、小鼠白血病病毒等

*根据卫生部2006年发布的《人间传染的病原微生物名录》

　　根据实验室的工作性质和研究对象不同,生物安全实验室的建设和操作要求也不同,目前世界卫生组织、美国疾病预防控制中心及我国在内的许多国家,将生物安全实验室的防护水平(biosafety level,BSL)分为四级(表15-3),以 BSL-1、BSL-2、BSL-3、BSL-4 表示。其中 BSL-4 防护水平最高,BSL-1 防护水平最低。我国法律法规明确规定一级、二级生物安全实验室不得从事高致病性病原微生物的实验活动;三级、四级实验室必须获得上级有关主管部门批准后才可建设和从事相应高致病性病原微生物的实验活动。生物安全实验室的物理防护包括个人防护和环境防护,比如生物安全柜(biosafety laboratory)、护目镜和防止生物因素泄漏至环境的实验室建筑的过滤排放、密封等。

表 15-3　病原生物实验室的生物安全分级

分级	缩写	安全设施与措施	适用病原微生物
一级	BSL-1	开放实验室(有开放实验台、洗手池)	第四类
二级	BSL-2	具有1级、2级生物安全柜,高压灭菌器和个人防护器具	第三类
三级	BSL-3	在 BSL-2 基础上,有自动闭锁门禁和缓冲间,缓冲间到实验室的空气压力逐减下降,实验室内负压,排出的空气不循环,空气过滤后外排。所有物品和废物出实验室前彻底消毒	部分第一类和第二类
四级	BSL-4	单独建筑和隔离区域,在 BSL-3 基础上,有供气系统、排气系统、真空系统、消毒系统,3级生物安全柜,提供呼吸空气支持的正压防护服	第一类

　　1. BSL-1 实验室　无须特殊选址,普通建筑结构即可。通常也不使用特殊的遏制设施和设备,但能防止啮齿动物和节肢动物进入、地面及墙面可清洗消毒、有洗手的装置。实验人员在实验程序方面接受过训练,由接受过微生物学或相关科学一般训练的科学工作者监督实验。

　　2. BSL-2 实验室　无须特殊选址,普通建筑结构即可。与 BSL-1 的区别在于:①实验室人员接受过病原处理方面的培训,由有资格的科学工作者进行实验指导;②实验进行时,应限制进入实验室;③对一些污染的用具,要进行消毒灭菌处理;④某些可能产生传染性气溶胶的实验,应在生物安全柜等设备中进行。

　　3. BSL-3 实验室　选址必须是建筑物中可隔离区或独立建筑物。分清洁区、半污染区和污染区,各区之间有缓冲区。在 BSL-3 实验室中进行一些病原体的工作,若因暴露而吸入该病原体,可能会引发严重的,甚至致死的疾病。实验人员应在处理致病性和可能使人致死的病原生物方面受过专业训练,并由对该病原生物工作有资格或有经验的科学工作者监督。所有与传染源操作有关的步骤,都在生物安全柜等设备中进行。生物安全柜分三级,一至三级生物安全柜的防护效果逐级升高。一级仅保护操作者、环境；二级、三级生物安全柜既保护操作者、环境，也保护操作样品。实验室应有独立的负压通风系统、下水道直接通往独立的消毒系统并配备双电路应急系统以确保连续供电。

4. BSL-4 实验室 选址应远离人口密集地区，周围有封闭的安全隔离带，采用独立建筑物。有些危险的外源性病原，可因气溶胶传播而致实验室感染和导致威胁生命疾病的高度个体危害的病原体应在 BSL-4 实验室中开展。实验室工作人员应在处理特别危险的传染源方面受过全面和特殊的训练，并由对有关病原生物方面受过训练并有工作资格或有工作经验的科学工作者监督。在设施的工作区内，所有工作应限制在三级生物安全柜中或在二级生物安全柜中，但操作者必须使用正压防护服。

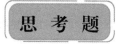

灭菌是杀灭物体上所有微生物的方法，包括杀灭病原微生物、非病原微生物和芽孢；消毒是杀死物体上病原微生物的方法；无菌操作是指防止微生物进入人体或其他物品的操作技术。

紫外线一般用于空气及物体表面的消毒；巴氏消毒法常用于牛奶、酒类等食品的消毒；使用高压蒸汽灭菌可杀灭包括细菌芽孢在内的所有微生物，适用于普通培养基、手术器械、医用敷料等物品的灭菌，也可用于污物及医疗废弃物的灭菌。消毒剂应根据目的严格按照规范选择、配制和使用，才能达到理想的消毒灭菌效果。化学消毒剂的消毒效果受多种因素影响，在使用中应加以注意。

生物安全是指研究评价病原体或毒素等生物危险因子对人体健康的危害以及对风险相应控制的理论与技术。我国将病原微生物分为四类，其中一、二类属于高致病性病原微生物。生物安全实验室的防护水平分为四级，分别为 BSL-1、BSL-2、BSL-3、BSL-4。其中 BSL-4 防护水平最高，BSL-1 防护水平最低。

题库

思 考 题

1. 在时间和温度相同的情况下，为什么湿热灭菌法要好于干热灭菌法？
2. 简述高压蒸汽灭菌法的使用温度、灭菌时间及适用范围。
3. 紫外线杀菌的原理、特点是什么？应用的注意事项有哪些？
4. 什么是生物安全？如何进行生物安全水平分级？

（包丽丽）

PPT

第十六章

微生物的遗传与变异

学习导引

知识要求

1. **掌握** 细菌基因转移和重组的主要方式；噬菌体的概念；菌种选育和保藏的概念。

2. **熟悉** 微生物遗传与变异的物质基础；毒性噬菌体和温和噬菌体与宿主间的相互关系；菌种保藏的原理及常用方法。

3. **了解** 微生物基因突变的基本规律；遗传和变异的含义。

能力要求

学会应用菌种选育与保藏的知识解决微生物制药过程中处理和保藏菌种的问题。

遗传（heredity）和变异（variation）是生物体最本质的属性之一。生物子代与亲代相似的现象就是遗传性。但是生物的子代与亲代之间，子代不同个体之间在性状上又存在不同程度的差异，这种现象称为变异性。遗传性使得微生物保持了种属的稳定性，而变异性则使生物表现出新性状，使微生物产生变种和新种，使物种得以发展和进化。

通过遗传可获得各种具有稳定性能的菌株，而变异则可以不断地获得新的优良和高产品种，因此微生物遗传和变异是进行菌种选育和保藏的主要理论依据。通过对微生物遗传变异的认识，将推动微生物的致病机制、耐药方式、新型疫苗的研制、微生物感染的快速诊断及其防治的研究进展。

第一节　微生物遗传和变异的物质基础

一、微生物的主要遗传物质

（一）原核细胞型微生物的染色体

原核细胞型微生物的遗传物质主要为染色体（chromosome），其基因组 DNA 分子量较小，重复序列少。如大肠埃希菌为 4.7×10^6 bp，含有 4288 个基因，其中重复序列约占 1%，编码 2000 多种酶和结构蛋白质。原核细胞型微生物和高等生物的复制过程极其相似，是由染色体的复制起始点（replication origin，ori）开始，当 ori 被启动时，两股 DNA 链作为模板进行半保留式复制。而细菌、放线菌等原核细胞型微生物在复制过程中可形成类似 θ 的中间体，因此也称为"θ"复制。

（二）真核细胞型微生物的染色体

真核细胞型微生物与高等动、植物一样，具有完整的细胞核结构。细胞核的遗传物质以细胞分裂期间的染色质（chromatin）和细胞分裂期的染色体的形式而存在，它们的主要化学组成是线状双链 DNA 分子和蛋白质（主要是组蛋白），其基本结构单位是核小体（nucleosome），每个核小体大约由 200bp 的 DNA 和五种组蛋白构成。真核微生物一般含有多条染色体，其基因组远远大于原核微生物，具有多个起始位点，大部分含有内含子，存在大量重复序列。真核微生物的遗传物质除染色体外另一种重要形式是细胞器 DNA，如线粒体、中心粒等，其功能不一，对于生命活动是不可缺少的，含量仅为染色体 DNA 的 1% 以下。

（三）病毒的遗传物质

除朊粒外，已知所有的病毒和噬菌体的遗传物质都只含有 DNA 或 RNA 中的一种，并且都在病毒颗粒的核心部位。不同的病毒，遗传物质的存在形式有所不同，其核酸可以是双链，也可以是单链；可以是单正链，也可以是单负链；可以是环状，也可以是线状；可以是一个完整的核酸分子，也可以分成多个节段。

二、质粒和转座因子

除了染色体以外，微生物的遗传物质还包括另外一些 DNA 结构。

（一）质粒的基本特性

质粒（plasmid）通常是指细菌染色体外能自主复制的遗传物质，目前放线菌和某些酵母菌中也发现有质粒的存在。许多质粒既可以游离于细胞质中自主复制，又可以整合到宿主细胞染色体中，随染色体复制而复制，这种质粒又称为附加体（episome）。质粒不仅与微生物遗传物质的转移有关，也与某些微生物的致病性、耐药性及次级代谢产物（抗生素）的合成有关。

质粒具有以下主要特性：①质粒一般是共价、环状、闭合的双链 DNA 分子，大小约为染色体的 1/20；②质粒独立于宿主染色体外可自主复制；③两种不同类型的质粒若能稳定地共存于同一个宿主细胞内，这种现象称为质粒的相容性（compatibility），反之称为不相容性（incompatibility）；④质粒所携带的基因不是细胞生长所必需的，但可赋予宿主细胞某些特性，如致育性、对抗生素和重金属的抗性等；⑤质粒能从宿主细胞消除，但自发消除率低。人为应用某些理化因素（如高温、紫外线、吖啶橙、溴化乙啶等），可大大提高质粒的消除频率；⑥质粒可通过接合、转化和转导等方式在细菌间进行转移。

（二）医药方面的重要质粒

1. F 质粒（fertility plasmid） "F" 意指致育性，F 质粒具有编码细菌性菌毛的能力，介导细菌间遗传物质的接合传递，可游离存在于染色体外，也可整合于宿主菌染色体。含 F 质粒的细菌为 F$^+$ 细菌（雄性菌），不含 F 质粒的细菌称为 F$^-$ 细菌（雌性菌）。

2. R 质粒（resistance plasmid） R 质粒由耐药决定因子（resistance determinant，r – det）和耐药转移因子（resisitance transfer factor，RTF）组成。前者决定耐药性，后者决定耐药性可以转移，两者共同存在才能将耐药性进行接合转移，又称接合型耐药质粒。R 质粒可在同种、不同种间甚至属间传播，导致耐药性迅速广泛地蔓延。非接合型耐药质粒，简称为 r 质粒，其结构上没有 RTF，只有 r – det。因此，含有这种耐药质粒的细菌只有耐药性，不能进行接合转移，但可通过噬菌体传递。因质粒的自主复制，耐药性可遗传给后代。

3. Col 质粒（Col plasmid） 是编码大肠菌素（colicin）的质粒。大肠菌素是蛋白质类的抗菌物质，由某些大肠埃希菌菌株产生，仅对近缘细菌有杀灭作用。根据细菌产生的大肠菌素，可将肠道细菌分为不同的细菌素型。

4. 代谢质粒 指携带代谢相关酶的质粒，通过其产生的酶可将复杂的有机物降解成能被作为碳源或能源利用的简单形式。

（三）转座因子

转座因子（transposable element）又称为跳跃基因（jumpmg genes），是不依赖于同源重组就能改变自身位置的一段 DNA 序列，转座因子的转移称为转座（transposition），转座可以发生在同一染色体上，也可以发生在染色体和质粒间或质粒和质粒间，其转位作用主要依靠自身合成的特异性转座酶（transposase）。目前，已证实转座因子在真核及原核生物中均存在，包括以下几种。

1. 插入序列（insertion sequence，IS） 是最小的转座因子，一般大小为 750～1600bp，除了携带编码自身转座相关的基因外，不携带任何其他已知基因。IS 两端通常有反向重复序列（inverted repeat，IR），IR 的长度为 15~25bp（图 16-1）。IS 可独立存在于 DNA 中，也可成为转座子的一部分。

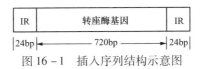

图 16-1　插入序列结构示意图

2. 转座子（transposon，Tn）　Tn 是一类分子量较大的转座因子，一般大小为 2~25kb，除了携带与转位有关的基因外，还携带耐药性基因、抗重金属基因、某些糖发酵基因和产细菌毒素基因等。有些 Tn 两端接一个短的反向重复序列，称为复杂转座子；而有的 Tn 两端接的就是 IS，两个 IS 可构成顺向重复序列或反向重复序列，该类型 Tn 称为复合转座子。复合转座子 TnA 的结构示意图（图 16-2）。

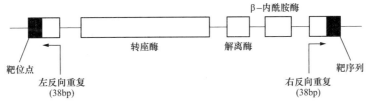

图 16-2　转座子 TnA 的结构示意图

转座子所携带的耐药基因在细菌的染色体、质粒和噬菌体基因组之间转移，导致耐药性基因的播散，是自然界中细菌耐药性产生的重要原因之一。

3. 转座噬菌体　是指具有转座功能的一类温和噬菌体，如 Mu 噬菌体（mutator phage，诱变噬菌体）是一类具有转座功能的大肠埃希菌温和噬菌体，能够随机插入宿主染色体的任一位置，引起染色体的重新排列，导致宿主菌变异。

三、噬菌体

噬菌体（bacteriophage，phage）是能够感染细菌、放线菌、螺旋体或真菌等微生物的病毒，有严格的宿主特异性，与细菌的变异密切相关。

（一）生物学性状

噬菌体个体微小，没有完整的细胞结构，是一类专性易感细胞内寄生的微生物。噬菌体在电子显微镜下有三种形态，即蝌蚪形、微球形和细杆形。大多数噬菌体呈蝌蚪形，由头部和尾部两部分组成。头部呈球形，为二十面体对称，内含核酸，外裹一层蛋白质外壳。尾部是管状结构，呈螺旋对称，由蛋白质组成，由尾领、尾鞘、尾髓、尾板、尾刺和尾丝等构成。尾板、尾刺和尾丝与吸附宿主有关，参与识别宿主菌表面的受体。尾鞘有收缩功能，其收缩使头部核酸可注入宿主菌内（图 16-3）。

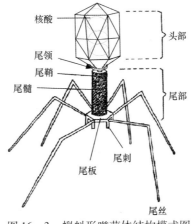

图 16-3　蝌蚪形噬菌体结构模式图

（二）噬菌体与宿主菌的关系

根据噬菌体在宿主菌内复制过程及宿主菌被感染后生存状态差异，可分为毒性噬菌体和温和噬菌体。

1. 毒性噬菌体（virulent phage）　毒性噬菌体在宿主菌细胞内复制增殖，产生大量子代噬菌体，并最终裂解宿主菌。增殖过程包括吸附、穿入、生物合成、成熟和释放几个阶段，称为溶菌周期。毒性噬菌体通过尾刺或尾丝特异地吸附在敏感细胞表面的相应受体上，通过尾部溶菌酶样物质在细胞壁上溶一小孔，尾鞘收缩将头部的核酸注入菌体内，蛋白质外壳留在菌体外。在宿主菌内，噬菌体核酸首先经早期转录产生核酸复制相关的早期蛋白质，并复制大量子代核酸，再进行晚期转录产生噬菌体头部和尾部的结构蛋白。蛋白质与核酸分别合成后，装配成熟为完整的子代噬菌体。子代噬菌体达到一定数目后，宿主菌细胞裂解释放出子代噬菌体。

2. 温和噬菌体（temperate phage）　温和噬菌体的核酸整合于细菌基因组上，这种整合在细菌染色体上的噬菌体基因称为前噬菌体（prophage），带有前噬菌体基因组的细菌称为溶原性细菌（lysogenic bacterium）。前噬菌体随细菌染色体的复制而复制，并随细菌分裂而分配至子代细菌的染色体中，整个过程称为溶原性周期（lysogenic cycle）。前噬菌体在某些理化或生物因素的诱导下，脱离宿主菌染色体进入溶菌性周期导致细菌裂解，并产生新的成熟噬菌体。自发地进入溶菌性周期导致细菌裂解的现象仅偶尔发生。温和噬菌体可有溶原性周期和溶菌性周期，而毒性噬菌体只有一个溶菌性周期。若前噬菌体使溶原性细菌出现新的生物学性状，称为溶原性转换（lysogenic conversion），如白喉棒状杆菌产生白喉毒素与溶原性转换有关。

第二节　基因突变

当生物遗传物质的核苷酸序列发生了稳定的变化，导致生物的某些性状发生可遗传的变异，称为突变（mutation）。基因突变（gene mutation）是指 DNA 链上的一对或少数几对碱基发生置换、插入或缺失而引起的突变，其涉及的范围很小，因此也称为点突变（point mutation）。

一、基因突变的规律

基因突变有以下共同规律。①自发性和不对应性：突变可以是自发产生的，称为自发突变（spontaneous mutation）。就微生物的某一群体而言，基因突变在突变发生的时间、个体、位点和产生的效应等各方面都表现为随机性，而不是环境因素造成的。②稀少性：自发突变率极低，一般在 $10^{-9} \sim 10^{-6}$。③诱发性：通过人为的物理或化学因素处理，可以提高突变频率，称为诱发突变，即诱变（induced mutation）。④独立性：基因突变是独立发生的，同一细胞中的不同基因其突变率不相同。⑤稳定性和可遗传性：基因突变是遗传物质发生改变的结果，具有相对稳定性的结构可以遗传给后代。⑥可逆性：从自然界获得的未发生突变的原始菌株称为野生型（wild type），突变后性状发生改变的菌株称为突变型（mutant type）。由野生型向突变型转变的过程叫正向突变，而从突变型经过又一次突变成为与野生型有相同表型的过程称为回复突变（back mutation）。

二、基因突变的类型与机制

基因突变的类型很多，与医药相关的类型如下。①营养缺陷型突变株：营养缺陷型（auxotroph）指微生物基因突变后，由于代谢过程中一些酶的缺陷而不能合成如维生素、氨基酸或核苷酸等生长因子，必须依靠外界供给才能正常生长的突变型。如在 Ames 试验中用于检测某种新药是否具有诱变和致癌作用。②高产突变株：医药工业产品的生产菌种需要经过不断地自然选育和人工诱变处理，得到高产突变株来提高质量和产量，以提高工厂的经济效益。③抗性突变株：抗性突变株可分为抗药性、抗噬菌体和抗紫外线等突变型。抗性突变在遗传学研究中可作为重要的选择性标记。④条件致死突变株（conditional - lethal mutants）：指在某一条件下呈致死效应，而在另一条件下却不表现致死效应的突变株。如温度敏感突变株（temperature - sensitive mutants，Ts 突变株），在较低温度（允许性温度，如 25 ~ 30℃）下生长，而在较高温度（非允许性温度，如 42℃）下不能生长，目前多利用这种突变株作为疫苗。⑤毒力变异株：毒力变异包括毒力的增强和减弱。如 Calmette 和 Guerin 将有毒的牛型结核分枝杆菌培养于含有甘油、胆汁、马铃薯的培养基上，经过 13 年传 230 次传代后获得毒力减弱而保留免疫原性的变异株，即卡介苗（Bacillus Calmette - Guerin，BCG），用于预防结核病。

知识拓展

细菌遗传变异在检测致癌物质方面的应用

细菌的基因突变可由诱变剂所引起，凡能诱导细菌突变的物质也可能诱发人体细胞的突变，已知诱变剂一般兼有致癌作用。某种新药如有诱变作用，就有致癌的潜能，必须排除。Ames 试验就是依据细菌的致突变试验检测致癌物质的原理而设计，采用鼠伤寒沙门菌的组氨酸营养缺陷型（his⁻），在组氨酸缺乏的培养基上不能生长；但如果发生回复突变成为 his⁺，则能生长。计数培养基上的菌落数，比较无诱导物的对照平板与有诱导物的试验平板，凡能提高突变率，诱导菌落生长较多者，即具有致癌的可能性。因有些药物需在进入体内经肝内加氧酶类作用后才能转化为致癌的活性物质，因此在实际使用中还应加入大白鼠肝微粒体酶以活化待检的样品。

微生物的基因突变可以是自发产生，也可以由人工诱变处理产生。目前认为自发突变的机制与一些原因不明的低剂量诱变因素的长期综合效应、碱基结构的变化与环出效应等相关。而能提高突变率的任何理化因子，都可称为诱变剂（mutagen）。从遗传物质结构变化的特点可将突变分为碱基置换、移码突变、插入及缺失突变及体外诱变机制等。

三、DNA 损伤的修复

当 DNA 的某一位置结构发生改变时，并不意味着一定会产生突变，因微生物对已受损的 DNA 分子具有一系列的修复系统，可以纠正或清除不正常的 DNA 分子结构和损伤，阻止突变的发生，而保证遗传的稳定性。因为微生物 DNA 的突变及损伤可以导致微生物的变异甚至死亡，在长期的进化过程中，微生物有多种方式去修复损伤后的 DNA，以使损伤降为最小，但损伤修复本身也会出现错误而造成细菌的变异。关于细菌的修复系统，研究较多的是紫外线照射引起的嘧啶二聚体的修复，主要包括光复活作用、切除修复、重组修复和 SOS 修复等。

第三节 基因的转移和重组

自然界中微生物基因的转移和重组，是基因变异和物种进化的基础，也在微生物繁殖、感染、基因表达等过程中起重要作用，并为 DNA 重组技术的出现和发展奠定了基础。

微课

一、原核微生物的基因重组

细菌的基因转移与重组是指供体菌 DNA 转移到受体菌中，导致受体菌某些遗传特性发生改变，成为重组体或重组菌。细菌基因的转移与重组的方式有转化、接合、转导、溶原性转换、原生质体融合。

（一）转化

转化（transformation）是指受体菌直接从周围环境中摄取供体菌游离的 DNA 片段，从而获得新的遗传性状的过程。游离的 DNA 片段来自于细菌溶解后释放或人工提取。1928 年 Griffith 在研究肺炎链球菌时，首先发现了细菌转化现象。肺炎链球菌有致病型和非致病型。致病型是有荚膜、毒力强、呈光滑型（S）的 Ⅲ 型肺炎链球菌，感染小鼠会导致小鼠患败血症而死亡；非致病型是无荚膜、毒力减弱、菌落呈粗糙型（R）的 Ⅱ 型肺炎链球菌。Griffith 把少量无毒的 Ⅱ 型和大量已经加热死亡的有毒 Ⅲ 型肺炎链球菌混合注射至小鼠体内，则小鼠死亡，并从死鼠中分离到 Ⅲ 型肺炎链球菌（图 16 - 4）。

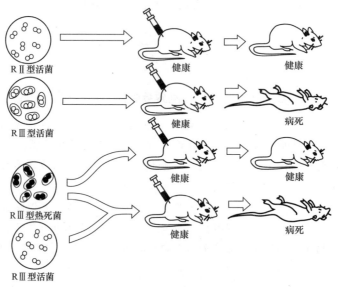

图 16 - 4　转化现象

在转化过程中，受体菌只有处于感受态时，才能吸收外源 DNA 分子。并不是所有种类的细菌都能自然出现感受态，即使能自然出现感受态的细菌，也多是在对数生长期的后期才出现。转化时，被转移的双链 DNA 片段，首先要与感受态菌细胞表面的 DNA 结合受体相结合，然后一条 DNA 链降解，另一条 DNA 链进入细菌并与受体菌的 DNA 进行重组。重组以后，受体菌染色体上出现一段两股 DNA 不完全互补的区域，复制时，两股各自复制成双链 DNA，在细菌分裂后，受体菌带有供体菌的 DNA 片段，并获得新的性状。

（二）接合

接合（conjugation）是指细菌通过性菌毛相互连接沟通，将遗传物质从供体菌转移给受体菌，使后者获得前者的部分遗传性状的过程。在已发现的许多质粒接合传递系统中，F 质粒研究得最为详细。

1. F 质粒与宿主菌的存在方式　在大肠埃希菌内，F 质粒有四种不同的存在方式。①F$^+$菌株：在 F$^+$菌株的细胞内存在游离的 F 质粒，控制着性菌毛的生成。F$^+$菌株接合时做供体菌。②F$^-$菌株：无 F 质粒，接合时做受体菌。③Hfr 菌株：F 质粒可以整合到细菌的染色体上，有可能引发宿主染色体发生高频率转移，称为高频重组菌（high frequency recombinant，Hfr）。④F′菌株：Hfr 菌株中的 F 质粒有时也会脱离下来，Hfr 菌株又变成了 F$^+$菌。但也可以偶然出现不正常切离，从染色体上脱离下来的 F 质粒还会携带相邻的染色体基因或 DNA 片段，称为 F′菌株。

2. 接合的机制

（1）F$^+$×F$^-$的接合　F 质粒 DNA 的一条链在转移起点 oriT 处断裂，在 5′端的引导下转移到受体菌。几乎在转移的同时，F$^+$菌和 F$^-$菌细胞内质粒按滚环复制模式合成互补链以取代已转移走的缺口单链。接合过程结束，两个菌细胞内各形成一个双链 F 质粒，F$^-$变成 F$^+$，也长出性菌毛（图 16 - 5a）。

（2）Hfr×F$^-$的接合　Hfr 与 F$^-$接合时，首先 Hfr 菌株染色体一条链在 F 质粒起始转移位点断开，引导染色体 DNA 通过性菌毛接合进入 F$^-$菌，整个染色体 DNA 全部转入 F$^-$菌，大约需 100 分钟。接合作用可随时自发解离或受外界因素影响而中断，故在 Hfr 菌接合转移中，可以有不同长度的供体染色体片段进入受体菌进行重组。但受体菌获得完整 F 质粒 DNA 的可能性极小，因其大部分是最后进入受体菌，故受体菌往往仍然是 F⁻，而 Hfr 菌仍然是 Hfr 菌（图 16 - 5b）。

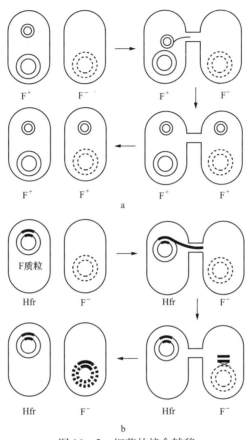

图 16 - 5　细菌的接合转移

a. F⁺ 介导的接合作用；b. Hfr 介导的接合作用

（3）F′×F⁻的接合　F′×F⁻的接合过程与 F⁺×F⁻一样，F′因子转移入 F⁻菌，结果 F′菌仍然是 F′菌，而 F⁻菌变成了 F′菌。由于 F′因子在 F′菌株中可以独立复制，其携带的细菌染色体基因也同时表达，从而使受体菌能高效表达供体菌的遗传标记。

（三）转导

转导（transduction）是以噬菌体为媒介，将供体菌 DNA 片段转移到受体菌内，使受体菌获得新的遗传性状的过程。根据转导 DNA 片段的范围，可分为普遍性转导和局限性转导。

1. 普遍性转导　毒性噬菌体感染供体菌后，立即进入溶菌周期；而温和噬菌体经诱导后可进入溶菌周期。在此期中，宿主菌的 DNA 被降解成大小不同的片段，如果子代噬菌体装配发生错误，误将供体菌的 DNA 片段装入噬菌体头部，即形成转导噬菌体（transducing phage）。这种噬菌体再次感染其他受体菌时，可将供体菌 DNA 带入受体菌内。因供体菌染色体或质粒的任何的 DNA 片段都有可能被转导，故称为普遍性转导（generalized transduction）。

若供体菌的 DNA 片段在受体菌内进行重组，与受体菌的基因组一起复制成为稳定的转导子，称为完全转导（图 16 - 6）。如果供体菌 DNA 片段未能与受体菌 DNA 重组，其本身不具有独立复制功能，而细胞分裂时，供体菌基因及其表达产物在细胞的群体中逐渐稀释并减弱，最终消失，被称为流产转导（abortive transduction）。

2. 局限性转导　局限性转导（restricted transduction）是前噬菌体从宿主菌染色体切离时发生偏差，把前噬菌体两侧的供体菌特定基因转移到受体菌，并使后者的遗传性状发生改变的过程。

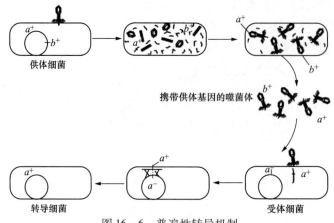

图 16-6　普遍性转导机制

当 λ 温和噬菌体感染大肠埃希菌后，其基因组整合于宿主染色体的特定位点上，如半乳糖操纵子（*gal*）和生物素操纵子（*bio*）之间。此时 λ 噬菌体以前噬菌体的形式存在，而宿主菌变成了溶原菌。当溶原菌经诱导后，前噬菌体从宿主菌染色体上切离下来进入溶菌周期。但切离时可能发生偏差，与细菌染色体进行部分交换，形成带有 *gal* 基因或 *bio* 基因的缺陷噬菌体，其概率为 10^{-6}。这种缺陷噬菌体感染受体菌时可将供体菌染色体 DNA 带入受体菌内，带有供体菌基因的噬菌体核酸整合入受体菌的染色体，而使受体菌获得了供体菌的 *gal* 或 *bio* 基因（图 16-7）。

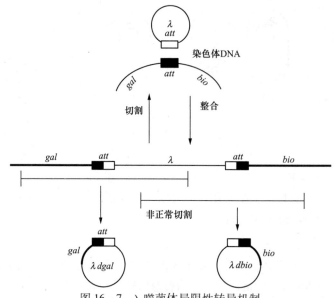

图 16-7　λ 噬菌体局限性转导机制

（四）溶原性转换

溶原性转换（lysogenic conversion）是由于温和噬菌体的感染，宿主菌染色体上整合有前噬菌体而使其溶原化的同时，获得新的遗传性状。如不产生毒素的白喉棒状杆菌被 β-棒状杆菌噬菌体感染成为溶原性细菌时，因 β 噬菌体携带编码白喉毒素的结构基因 tox，宿主菌便可产生白喉毒素。当产毒菌株一旦失去 β 噬菌体时，就不再产生毒素。

（五）原生质体融合

原生质体融合（protoplast fusion）是分别将两种细菌经处理失去细胞壁成为原生质体，然后将两种细菌的原生质体融合的过程。融合后形成的双倍体细胞可以短期生存，在此期间染色体可以发生基因的交换和重组，获得多种不同表型的重组融合体。

二、真核微生物的基因重组

真核微生物的基因重组机制比原核微生物复杂，主要的基因重组方式包括转化、原生质体融合、有性杂交和准性生殖等。真核微生物存在有性杂交过程，在此过程中真菌的部分染色体可能发生交换而进行随机分配，由此而产生重组染色体及新的遗传性状，并把遗传性状按一定的规律性遗传给后代。凡是能产生有性孢子的酵母菌和霉菌，都能进行有性杂交。准性生殖是指一类不产生有性孢子的丝状真菌，不经过减数裂过程，发生低频率基因重组并产生重组子的过程。

三、病毒的基因重组

当两个或多个病毒颗粒感染同一宿主细胞时，它们可能以多种方式相互作用，通常发生在有近源关系的病毒之间。由于病毒基因组核酸分子断裂、交叉连接，两种病毒的基因片段发生互换，产生与亲代病毒性状不同的子代病毒，该过程称为基因重组（gene recombination），产生的子代病毒称为重组体（recombinants），重组体基因稳定，复制后可以产生与自身相似的子代病毒。病毒重组的频率差别很大，在分节段 RNA 病毒基因组之间，例如流感病毒、轮状病毒等，基因重组是由于病毒间交换 RNA 节段产生的，又称为基因重配（reassortment），通常基因重配的发生概率高于基因组不分节段的病毒。

第四节　菌种选育和保藏

菌种选育（strain screening）是以微生物遗传变异的基本理论为依据，通过自发突变、人工诱发突变或遗传重组对菌种的特性进行改良或改变，筛选出人类所需要的、符合工业生产或科研要求的优良目的菌种。

被选育出来的优良菌种必须进行菌种保藏（culture preservation），根据菌种保藏的原则，选用适当保藏方法，以保持菌种不污染杂菌、不死亡、生产性能稳定。

一、菌种选育

菌种选育技术的应用推动了微生物发酵工业的发展。菌种选育使微生物发酵产量和质量大幅度提高。抗生素、维生素、氨基酸、酶制剂等的发酵产量提高了成百上千倍。菌种选育在改善产品组分、改进工艺条件、扩大新品种、增加菌种遗传标记等方面也发挥了重大作用。

菌种选育过程包括 3 个环节：①使菌种产生变异；②筛选出所需目的变异菌种；③使变异菌种的新特性得到表达。菌种选育的方法按使菌种产生变异方式不同可分为自然选育、诱变育种、杂交育种、基因工程育种四种方法。自然选育、诱变育种是通过基因突变获得优良菌种，杂交育种、基因工程育种是利用基因转移重组获得优良菌种，都可改变菌种遗传特性。

（一）自然选育

自然选育（selection by spontaneous mutation），即无须人工诱变，通过菌种的自发突变而选育出正向变异的个体。正向变异是指微生物变异的表型有利于人类生产需要，反之称负向变异。单菌落分离法是常用的自然选育方法，既把菌种制备成适当稀释度的单孢子或单细胞悬浮液，均匀涂布于琼脂平板，然后逐一挑选单个菌落进行生产能力测定，选取优良菌株。

自然选育经常是在生产中直接进行的，也可采用定向选择的方法。定向选择是长期用某一特定理化因素处理某一微生物群落，同时不断传代，最终达到积累并选择相应突变株的目的。

发酵工业中使用的生产菌种，几乎都是经过人工诱变获得的，通常遗传上不稳定、生活力弱，因此在工业使用中菌种易衰退。提高自然选育往往可以纯化菌种、防止菌种衰退、保证稳定生产、提高发酵产量。工业发酵生产过程中，菌种的自然选育是一项日常工作，一般每年应进行一次自然选育工作。

（二）诱变育种

诱变育种（selection by induced mutation）是人工利用理化因子等诱变剂处理提高微生物的突变率，且扩大变异幅度，再经筛选获得具有优良特性的变异菌株。诱变育种处理时间短、收效大、方法简便，是一种生产中普遍应用的重要的菌种选育方法。但是诱发突变具有不定向性，必须经过大规模筛选才能获得生产所需的正向变异菌株。

诱变育种的一般过程分为准备出发菌株、诱变处理、筛选突变株三个阶段。

1. 准备出发菌株　出发菌株就是即将用于诱变育种的原始菌株。合适的出发菌株必须具备以下特性：①纯种；②遗传特性好，如特性稳定且产品产量高、孢子量丰富、营养要求粗放、生长迅速、色素少等；③对诱变剂敏感。

出发菌种的培养基非常重要，其培养工艺最好是选用试验已知的最佳斜面培养基和培养条件。要求选取对诱变剂最敏感的斜面种龄，孢子数量应适中，常用浓度为 $10^5 \sim 10^8$ 个孢子/毫升。

2. 诱变处理　常用物理和化学两类诱变剂。物理诱变剂常见紫外线、X 射线、快中子及激光，其中紫外线最为常用。265～266nm 是紫外线诱变最有效的波长，用前开灯预热 30 分钟，待光波稳定。诱变时常将菌（孢子）悬浮液装入平皿处理。避免光复活作用，应于暗室中操作。化学诱变剂的种类较多，有的引起 DNA 结构变化，有的替代正常碱基掺入 DNA 分子中造成错配，有的嵌入造成移码突变。化学诱变剂大多有致癌作用，应避免皮肤、黏膜接触。

诱变剂可以单一使用，也可以复合处理。复合处理既可以同时使用也可以交替使用两种或多种诱变剂，以扩大诱变幅度，提高诱变率。诱变剂的最适使用剂量与诱变效果关系密切，例如采用 90%～99.9% 高致死率的剂量，可能获得较大变异幅度，但负变株多；采用致死率 75%～80% 的中等剂量或更低的剂量，高产菌株出现率较高，负变株和形态突变株出现率低。通常较低的诱变剂量可能对高产菌株的稳定性更有利。诱变效果还与菌种的生理状态关系密切，受诱变前后的培养条件、温度、酸碱度、氧气、可见光等其他环境因素的影响。

3. 筛选突变株　生产中常用的筛选方法有随机筛选和理性化筛选两种。

（1）随机筛选（random screening）　即诱变处理后，从随机挑选的菌落中筛选高产菌株，常用方法有摇瓶筛选法和琼脂块筛选法。摇瓶筛选法是将挑选出的菌落接种到摇瓶进行发酵试验，工业生产中一直使用该方法。琼脂块筛选法，即用打孔器将单菌落连同其着生的培养基（琼脂块）取出，培养一段时间后，用鉴定平板测定其发酵产量。近年来筛选实验逐步由繁琐的人工劳动转变为半自动化和自动化，大大提高了筛选效率。

（2）理性化筛选（rational screening）　理性化筛选是运用遗传学、生物化学与分子生物的原理，根据已知的或可能的产物分子结构、生物合成途径和代谢调控机制设计并采用一些筛选方法，通过改变微生物原代谢调控方式，使目的产物大量积累。

总之，在诱变育种过程中，要全面辩证地考虑、处理出发菌株、诱变因素和筛选条件三者之间的关系，才能使诱变育种获得理想效果。

（三）杂交育种

杂交育种（selection by crossing）是将两个不同基因型的菌株进行遗传物质重新组合（如接合、原生质体融合等），再从重组子中分离、筛选出具有新基因型个体的育种方法，比诱变育种具有更强的方向性和目的性。杂交育种对真菌、放线菌和细菌均适用。

杂交育种方法主要有常规的杂交育种和原生质体融合两种。常规的杂交育种能使细胞直接接合发生遗传物质重新组合，无须脱壁酶处理。原生质体融合中细胞融合的过程大致如下：①亲本细胞的选择，两亲本菌株遗传性能稳定并携带不同遗传标记，如不同抗药性；②制备原生质体，高渗液中用酶去除亲株细胞壁，制成原生质体；③原生质体的融合，用融合剂（常用分子量 4000～6000 的聚乙二醇），促使两原生质体凝聚；④原生质体再生，离心收集融合的原生质体，于高渗培养基中制成悬液，适当稀释后均匀接种于再生培养基的固体平板上；⑤融合子的选择，将各再生菌落接种于选择性培养基上检查其遗传性状，依据两个亲本的遗传标记挑选出融合子，并进行数代自然分离、选择，最终确定真正的遗传稳定的融合子。

（四）基因工程

基因工程是一种根据需要在分子水平进行的体外 DNA 重组的育种技术，将人工获取的目的基因与合适载体重组后，把带有目的基因的重组载体转移入受体细胞使目的基因表达，从而获得新物种。遗传结构通过基因工程技术改造的微生物细胞称为"工程菌"。

基因工程的基本操作中涉及基因供体、基因载体、基因受体和工具酶四个主要方面，包括以下操作：①获取目的基因；②选择合适载体；③体外重组；④将重组载体引入受体细胞；⑤复制、表达与筛选。

基因工程是分子水平上的、人工的、离体的遗传重组新技术，可进行预先设计、控制，可实现超远缘杂交育种，该技术的应用大大扩展了微生物发酵产品的范围，已在工业、农业、环境保护、医药卫生及基础理论研究等方面都取得瞩目成就。基因工程药物有胰岛素、肿瘤坏死因子、干扰素、白介素、降钙素、集落刺激因子等；基因工程疫苗有乙型肝炎疫苗、百日咳疫苗、狂犬病疫苗等；基因工程抗体已生产和应用，被称为"第三代抗体"；基因工程菌生产的工具酶已成功使用，如青霉素酰化酶。基因工程发展前景不可估量。

二、菌种保藏

一个优良的菌种被选育出来后，要长时间保持其优良的生产性能稳定、提高菌种的存活率、不污染杂菌，这是菌种保藏的目的。

菌种保藏主要是依据菌种的生理、生化特性，通过创造条件使菌体的代谢活动保持休眠状态。保藏菌种的基本原则是：选择优良纯种，一般常选用菌种的休眠体（如芽孢）；创造最有利于休眠状态的环境条件，如低温、干燥、营养缺乏、隔绝氧气等，以抑制菌种繁殖、代谢活动，减少菌种变异。好的菌种保藏方法，应既能保持原菌种的优良特性、高存活率，也能满足方法本身的经济、操作简便等特性。微生物种类繁多且代谢特点各异，对外界环境适应能力有别，一个菌种选用何种方法保藏较好，应视具体情况而定。

（一）常用的菌种保藏法

1. 斜面保藏法　此方法保存期为 1~3 个月，菌种斜面置于 4℃冰箱保存。保存期间冰箱的温度不可有太大波动，避免在 0℃以下保存，否则培养基结冰而脱水，造成菌种性能衰退甚至死亡。斜面培养基中水分蒸发会使培养基成分浓度增大，造成"盐害"，是影响斜面菌种保藏时间的一个重要方面，培养基脱水后表面收缩、板结，对菌种造成机械损伤而致死。

2. 液状石蜡保藏法　此方法保存期为 1 年，在斜面菌种上加入液态灭菌石蜡，用量应高出斜面 1cm，确保菌种与空气完全隔绝，保持试管直立，置于 4℃冰箱保存。此法适用于保存不利用石蜡为碳源的菌种。液态石蜡经高压蒸汽灭菌，置于 40℃烘箱中干燥备用。

3. 固体曲保藏法　该法是基于我国传统制曲原理并做了相应改进后的一种方法，适用于产孢子真菌的保藏，如霉菌等的保藏。此方法保存期为 1~3 年，采用麸皮、小米、大米或麦粒等天然谷物制成产孢子培养基，使菌种产生大量孢子加以保存。该法使用时控制适当的水分是要点。例如采用大米孢子保存法，先使大米充分吸水膨胀后倒入搪瓷盘内蒸 15 分钟，蒸毕取出搓散成团，待稍冷，分装至茄形瓶内，高压蒸汽灭菌 30 分钟，最后抽查含水量，合格后备用。

将待保藏菌种制成孢子悬浮液，取适量接种于已灭菌的大米培养基中，拌匀敲散成斜面状，置于一定温度下培养，其间要注意翻动培养基，待孢子成熟后，取出置冰箱保存，或抽真空至低于 10% 水分含量后放在盛有干燥剂的密封容器中室温或低温保藏。

4. 沙土管保藏法　该法是人工模拟自然状态使菌种得以栖息，适用于产孢子的霉菌、放线菌以及产芽孢细菌的保藏。此法保存期可达 1 年以上。

将黄沙和泥土分别洗净，过筛，按 3:2 或 1:1 比例混合后装至小试管内约 1cm 高处，间歇灭菌 2~

3 次后烘干，做灭菌效果检查后备用。刮取要保存的培养基斜面上菌种孢子，或用无菌水洗下孢子制成悬浮液后，与沙土混合。混合后的沙土管放在盛有干燥剂的干燥器中，再用抽真空干燥后，低温、干燥处保存。

5. 冷冻干燥法　该法是使用冷冻干燥机等设备，在真空、低温下迅速将细胞冻结并使菌种水分升华，以保持细胞结构的完整。此法保存期可达 5～10 年。此法适用于各种微生物，但由于操作复杂、受设备限制，主要在专业菌种保存单位采用。具体方法是将菌种悬液与保护剂（一般为脱脂牛奶或血清等）混合，装入安瓿管内，用冷冻干燥机，或先低温乙醇或干冰（−15℃以下）速冻菌种液，再真空泵低温下抽干水分，最后将安瓿管真空熔封，低温保存。

6. 液氮超低温保藏法　上述几种菌种保藏方法，在保藏过程中都会造成菌种不同程度死亡，特别一些不产孢子的菌种保存效果并不够理想。在 −130℃ 以下，微生物的新陈代谢活动完全停止，这种环境下才能达到菌种的永久性保存。液氮的温度可达 −196℃，液氮超低温保存菌种已获得满意的结果。

液氮超低温保藏法关键需要液氮冰箱装置，操作简便易行。该方法要点是：将待保存菌种（菌液或长有菌种的琼脂块）浸入 10% 甘油或二甲亚砜保护剂中，密封于安瓿管内，先将浸有菌种的保护液降至 0℃，再降至 −35℃（每分钟降 1℃），然后置安瓿管于液氮罐气相中（温度为 −150℃ 以下）保存。

（二）菌种的衰退和复壮

变异性是微生物的基本特征。尽管采用合理的菌种保藏法，长期保存的菌种仍会发生变异。将出现不利性状的负向变异称为衰退（degeneration）。引起菌种遗传特性改变的遗传学机制包括三个方面：异核现象、自发突变、回复突变。菌种所处的环境条件决定了其遗传特性的表现，例如菌种的发酵产量受菌种的培养条件影响重大，如果培养条件不适当，使菌种处于不利于发酵生产的生理状态，也会导致菌种衰退。

1. 防止菌种衰退的主要措施

（1）控制传代次数　微生物自发突变是经多次传代后子代微生物显现的，传代次数愈多，自发突变可能性愈大。故应尽可能减少传代次数，保存原种。

（2）用单核细胞传代　放线菌、丝状真菌的菌丝常由多核细胞构成，有的细胞甚至异核体，因此选用菌丝传代易出现分化和菌种衰退。用单核的孢子传代比较稳定。

（3）选择合适的生长条件　根据菌种的种类、来源及营养要求，提供适合的生长繁殖条件是有效防止菌种衰退的措施之一。

（4）采取合适的保藏法　根据菌种自身的生物学特性，选用合适的保藏法，并对原有方法加以改进，以适应不同类型菌种保藏。

2. 复壮的措施　使已衰退的菌种恢复原有性状的措施称为复壮（rejuvenation），通常采用如下措施。

（1）分离纯化　在衰退的微生物群体中，并非所有菌体都衰退，必定有部分菌体未衰退，保留原有典型性状。通过分离、纯化，可得到经过环境考验、具有更强生命力的未衰退菌种。

（2）淘汰法　采用温度等条件淘汰已衰退的菌体，留下未退化的健壮菌体，从而达到菌株复壮的目的。例如，采用 80℃ 短时间处理斜面培养基上产青霉素酰化酶的大肠埃希菌菌种，会使青霉素酰化酶产量有所提高。

（3）通过合适的宿主　很多微生物可以通过接种于相应的动、植物和昆虫宿主达到复壮的目的。如长期人工培养的肺炎链球菌毒力减退，经小白鼠传代后，荚膜增厚，毒力增强。

（三）菌种的保藏机构

微生物生产菌种的主要来源包括：菌种保藏机构购买和从自然界分离筛选。菌种是国家重要资源之一，国内外均设有专门的菌种保藏机构负责收集、保藏菌种。国内外大型菌种保藏机构有：中国微生物保藏管理委员会（China Committee of Culture Collection for Microorganisms，CCCCM）、英国国家典型菌种保藏所（National Collection of Type Culture，NCTC）、美国国家典型菌种保藏所（American Type Culture Collection，ATCC）、德国微生物菌种保藏中心（Deutsche Sammlung von Mikroorganismen und Zellkulturen GmbH，DSMZ）等。除少数特殊菌种外，一般均可自菌种保藏中心网上订购菌种。

案例解析

【案例】 患儿，男，3 岁。因发热、咳嗽入院，诊断为急性支气管炎。给予头孢噻肟治疗 10 天后肺部湿啰音消失，但患儿仍高热不退，CT 提示腹膜增厚。实验室检查：脓肿液培养分离到大肠埃希菌，对第三代头孢菌素敏感、阿米卡星敏感，根据药敏试验抗感染治疗。1 周后查体时发现睾丸鞘膜积脓，再次培养脓液仍为大肠埃希菌，但报告为产超广谱 β－内酰胺酶（ESBLs）菌株，对一、二、三代头孢菌素及头孢吡肟，阿米卡星均为耐药，对亚胺培南敏感。根据药敏试验选用亚胺培南抗感染治疗，37 天后治愈出院。

【问题】 患儿第一次脓肿液检出大肠埃希菌后，经抗生素治疗未能痊愈的可能原因是什么？

【解析】 患儿第二次脓肿液培养出的大肠埃希菌已产 ESBLs，为多重耐药菌。随着第三代、四代头孢菌素的广泛使用，临床分离的大肠埃希菌中，产 ESBLs 菌株逐渐增多。ESBLs 可通过接合、转化和转导等形式使耐药基因在细菌间扩散，造成严重的院内及院外感染。

本章小结

微生物的遗传物质基础主要包括染色体、质粒、转座因子、噬菌体基因等。

基因突变较常见，微生物的基因突变可以是自发，也可以由人工诱变处理产生。微生物 DNA 的突变及损伤可以导致微生物的变异，微生物有多种方式去修复损伤后的 DNA。

微生物还可以通过多种多样的途径进行水平方向基因转移，并通过基因的重组产生不同基因型的个体。常见的细菌基因转移和重组的方式有转化、接合、转导、溶原性转换、原生质体融合。病毒根据自身核酸特点可以发生基因重组和重配。

菌种选育技术是根据微生物遗传变异的基本理论，通过突变或遗传重组对菌种特性进行改良或改变，筛选出人类所需要的，符合工业生产或科研的要求的优良目的菌种。菌种保藏的目的是长时间保持菌种优良的生产性能稳定、提高菌种的存活率、不污染杂菌；保藏时应当依循基本原则。由于微生物易变异的特性，选育出的菌种应采取相应措施防止衰退，已发生衰退的菌种可进行复壮，恢复菌种原有优良性状。

思 考 题

题库

1. 微生物的遗传物质有哪些？有何特点？
2. 细菌基因的转移和重组的方式有哪些？
3. 何为菌种选育？按照使菌种产生变异方式不同可分为几种方法？
4. 菌种保藏的基本原则是什么？常用的菌种保藏方法有哪些？

（佟 雷）

第三篇
微生物学在药学中的应用

第十七章

微生物制药

第一节 概　　述

微生物药物（microbial medicine）指来源于微生物整体或部分实体的药物（类毒素、疫苗等）、微生物初级代谢产物（primary metabolites）（氨基酸、核苷酸等）及次级代谢产物（secondary metabolites）（抗生素、酶抑制剂等）的药物。微生物药物的发展从天花预防开始，《牛痘新书》记载公元 10 世纪江南赵氏使用鼻苗预防天花；18 世纪末，英国医生 Jenner 采用种牛痘预防天花；19 世纪 Pasteur 研制成功鸡霍乱与狂犬病疫苗；类毒素、抗毒素等的出现开创了生物制品的先河；1896 年，Gosio 发现由青霉菌产生的霉酚酸（mycophenolic acid）能够有效抑制炭疽杆菌；1899 年 Emmerich 与 Low 在铜绿假单胞菌培养液中分离出具有抗菌作用的绿脓菌酶（pyocynase），曾于 1928 年用于化疗；1929 年 Fleming 发现青霉素（Penicillin）具有抗菌作用，1942 年开始生产并用于临床的青霉素开创了抗生素化学疗治疗的新时代；20 世纪 40 年代 Waksman 从链霉菌中发现链霉素以后，人们在短短的十几年中已经在放线菌中找到了很多具有临床应用价值的抗生素；自 20 世纪 60 年代起，人类在继续寻找抗菌抗生素的同时，开始在微生物的代谢产物中探索研究其他具有生理活性的物质，如抗肿瘤抗生素（柔红霉素、丝裂霉素等）、抗病毒抗生素（阿糖腺苷、他利霉素等）等；伴随着生物技术的应用及生命科学的进步，如酶抑制剂、免疫调节剂、受体拮抗剂等生理活性物质不断在微生物的代谢中被发现，微生物转化技术在制药工业上的应用也取得了可喜的成绩，不仅在甾体药物的生产过程广泛应用，也用在中药及其他药物的研究方面，并为天然活性物质和手性药物的开发提供了新的思路及方法。随着医学研究的不断进步，微生物药物在临床上的应用越来越广泛，本章内容主要包括微生物制药的相关概念以及抗生素、维生素、氨基酸、甾体化合物、酶及酶抑制剂等用微生物发酵方法制备的产物，掌握这些内容为将来从事微生物制药工作的药学类专业学生打下坚实的理论基础。

一、微生物制药的概念

微生物制药（pharmaceutics of microbial medicine）是指利用微生物发酵技术大量生产具有药用价值的微生物初级代谢产物和次级代谢产物的过程。微生物初级代谢产物是微生物自身生长繁殖必需的物质，如氨基酸、核苷酸、辅酶、酶的辅基、维生素及与物质代谢、能量代谢相关的有机酸和醇类物质等；微生物次级代谢产物是指由微生物初级代谢产物衍生的，与微生物基本生命活动无关，但对其他生物体表现不同生物学活性的物质，如抗生素、酶抑制剂等。

二、微生物制药相关的概念

1. 最小抑菌浓度（minimum inhibitory concentration，MIC）　是指在药物作用下，导致指示菌株在一定时间内没有生长或失去活性的最小药物浓度。

2. 抑菌谱（antimicrobial spectrum）　是指能够被药物抑制生长的微生物种类范围。有些药物仅作用于单一菌种或局限于某属细菌，称为窄谱抗菌药；另一些药物抗菌范围广泛，称为广谱抗菌药。

3. 差异毒力（differential toxicity）　是指抗生素对微生物或肿瘤细胞的抑制或杀灭作用与其对机体正常细胞损害程度的差异。如青霉素的抗菌机制是抑制细菌细胞壁的合成，而人类细胞不具有细胞壁，因而青霉素的差异毒力非常大。抗生素的差异毒力越大，越适合用于临床。

4. 药物活性　是指药物对病原体作用的强弱。药物活性用效价单位表示。效价单位是指每毫升或每毫克测定药物中所含某种有效成分的多少。

5. 药物毒性　是指药物对细胞或生物体的抑制或杀灭作用。通常用半数致死量表示。

6. 化疗指数　是评价化学治疗药物有效性与安全性的指标，常以化疗药物的半数动物致死量 LD_{50}（median lethal dose）与治疗感染动物的半数有效量 ED_{50}（median effective dose）之比来表示。化疗指数越大，表明该药物的毒性越小，但要注意过敏性休克等不良反应。

7. 抑制曲线　药物对作用对象的抑制活性随时间变化的曲线，如抑菌曲线。

8. 药物敏感性　药物对其作用对象抑制活性的高低，采用“耐药”“中度感/中介度”“敏感”三级报告方式。

9. 药物的相互作用　不同微生物药物同时存在时会对彼此的活性产生相互影响，如累加作用、协同作用和拮抗作用。

三、微生物药物资源的特点

1. 物种繁多　目前人类认识的真菌有 150 万余种，细菌 6000 多种，放线菌 3000 多种。这些微生物在代谢和遗传特性上具有丰富的多样性，为我们寻找药物提供了充足的资源。

2. 生长繁殖速度快　很多微生物可进行人工培养，并且繁殖速度快，便于在人工控制条件下对微生物及其代谢产物进行规模化生产。

3. 比较容易大幅度提高产率　微生物的基因组相对较小，拷贝数较少，便于进行基因操作。可利用各种遗传突变手段，改变微生物的代谢途径和方式，提高代谢产物产量。

4. 微生物资源的可再生性　与动植物资源一样，微生物资源也应合理开发利用，减少对自然环境的破坏。

四、微生物药物的命名

1. 根据产生药物的微生物分类命名　如青霉素、链霉素等。

2. 根据结构类型特征命名　如四环素类药物。

3. 根据地名或纪念意义命名　如井冈霉素、土霉素等。

4. 根据药物发现时的编号命名　如 FK506。

5. 根据药物名称的音译或意译命名　如阿莫西林、头孢拉定等。

海洋微生物与药物开发

　　海洋微生物是指生活在海洋水体中，或与海洋动植物为共生体的所有微小生物，包括海洋病毒、古细菌、放线菌、真菌和微藻等。由于海洋占地球表面积的70%以上，且海洋环境具有低温、高盐以及富含矿物质等特征，因此海洋微生物的种类与土壤微生物相比更具多样性和特殊性。海洋微生物药物是指从海洋微生物中提取和分离纯化的具有生物学活性的初级代谢产物和次级代谢产物。目前处于临床/临床前试验的海洋微生物药物包括：抗肿瘤抗生素 Curacin A、抗病毒抗生素 Loloatins、抗细菌抗生素 Macrolactin A 以及抗炎活性物质 Lobophorins 等。海洋微生物药物已成为药物开发的主要方向之一。

第二节　抗　生　素

微课

一、抗生素的概念和分类

　　抗生素（antibiotics）是生物在其生命活动过程中产生的，或以化学、生物、生物化学方法衍生的，能在低微浓度下有选择性地抑制或影响他种生物功能的有机物质。抗生素主要由微生物、植物或动物产生，也可通过化学方法进行人工合成或采取生物技术手段获得。迄今从自然界中发现和分离的抗生素已多达万种，通过结构改造制备的半合成抗生素近10万种，实际应用于临床的抗生素百余种。抗生素在临床上主要用于抗细菌感染，亦可用于抗真菌、抗寄生虫、抗病毒和抗肿瘤治疗。抗生素在临床应用中也存在诸多问题有待解决，如毒副作用、过敏反应以及抗药性等。

案例解析

　　【案例】患者，女，78岁，反复咳嗽、咯痰10年左右，病情加重并发热入院治疗，患者曾用过诺氟沙星、罗红霉素、氨苄西林、头孢氨苄、头孢克肟、头孢唑肟、头孢唑喃等，诊所输头孢噻肟钠五天无效。诊断为左肺肺炎。药敏试验显示患者对多种抗生素耐药。

　　【问题】该患者曾用过的抗菌药物分别属于哪些种类抗生素？该患者如何进行后续治疗？

　　【解析】根据抗生素的化学结构分类，该患者使用诺氟沙星为人工合成抗菌药，属吡啶酮类抗生素，罗红霉素属大环内酯类抗生素，头孢氨苄、头孢克肟、头孢唑肟、头孢唑喃属β–内酰胺类抗生素。

　　患者因长期使用多种抗生素导致药敏试验结果显示多重耐药，属于滥用抗生素引起机体菌群比例失调而耐药。

　　患者的后续治疗应更换敏感抗菌药物、微生态制剂或中药治疗。

　　根据抗生素的来源、化学结构以及用途，抗生素可进行以下分类。

1. 根据抗生素的来源分类

（1）放线菌来源的抗生素　放线菌可以孢子或菌丝状态广泛存在于土壤、空气和水中，能产生4200

余种抗生素，占微生物产生抗生素的 60% ~ 65%，其中以链霉菌属产生的抗生素最多。链霉菌属、小单孢菌属、诺卡菌属、链孢囊菌属、游动放线菌属等所产生的抗生素，在临床上已被广泛应用，如链霉素、卡那霉素、利福霉素、庆大霉素、多黏素、绛红霉素等。

（2）真菌产生的抗生素　霉菌虽然会对人类的工业和农业生产造成一定的危害，还会感染人和动物，但其也是抗生素的重要来源之一，如青霉菌属和头孢菌属能够分别产生青霉素、灰黄霉素和头孢菌素。他克莫司（FK - 506）亦是真菌产生的大环内酯类抗生素，临床上用于抑制移植排斥反应和治疗某些自身免疫病。真菌来源的抗生素约有 1450 种。

（3）细菌产生的抗生素　细菌种类繁多，由细菌产生的抗生素目前约有 850 余种，如多黏菌素和杆菌肽。能够产生抗生素的细菌主要包括多黏芽孢杆菌、枯草芽孢杆菌、铜绿假单胞菌和肠道细菌。

（4）植物和动物产生的抗生素　目前约有 2800 多种抗生素来自于植物和动物，如地衣和藻类植物产生的地衣酸、大蒜中的蒜素、动物脏器中的鱼素等。

2. 根据抗生素的化学结构分类　抗生素的化学结构与其理化性质、作用机制和药效关系密切，在药理学上有重要意义。

（1）β - 内酰胺类抗生素　主要包括青霉素、头孢菌素等，其结构内含有一个 β - 内酰胺环。

（2）氨基糖苷类抗生素　主要包括链霉素、卡那霉素、庆大霉素等，其分子结构中含有氨基糖苷和氨基环醇。

（3）大环内酯类抗生素　主要包括红霉素、螺旋霉素、阿维菌素、麦迪霉素等，其结构内含有大环内酯。

（4）四环素类抗生素　主要包括四环素和金霉素等，其分子组成包含一组带有共轭双键 4 元稠环的结构。

（5）多肽类抗生素　主要包括多黏菌素、杆菌肽、万古霉素、博来霉素等，是由多个氨基酸及其衍生物形成线状、环状或线环结合的多肽类化合物。

（6）多烯大环内酯类抗生素　主要包括四烯（制霉菌素 A1）、五烯（菲律宾菌素）、六烯（制皮菌素）、七烯抗生素（两性霉素 B），分子结构中含有 4 ~ 7 个共轭双键的多元内酯环。

（7）蒽环类抗生素　主要包括柔红霉素、阿霉素等，分子结构中含有 7，8，9，10 - 四氢 - 5，12 - 四骈苯醌母核配糖体。

（8）安莎类抗生素　主要包括利福霉素，分子结构中包含一个脂肪链连接一个芳香环的两个不相邻碳原子的"安莎桥"。

（9）聚醚类抗生素　主要包括莫能菌素和盐霉素等，分子结构中包含多个环状醚键。

（10）核苷类抗生素　主要包括虫草素、杀结核菌素等，分子结构中常包含一个碱基配基及一个糖分子，有些连有氨基酸、脂肪酸或另外的多糖。

（11）酰胺醇类抗生素　主要包括氯霉素、甲砜霉素等，分子结构是以单独苯环为母核的苯环衍生物。

（12）醌类抗生素　主要包括丝裂霉素、康乐霉素 C 等，分子结构中含有单环苯醌、蒽醌、萘醌、并联脂环或杂环的醌类化合物。

（13）脂环类抗生素　主要包括革盖菌素、烟曲霉素等，分子结构中含有环戊烷或环己烷母核。

（14）香豆素类抗生素　主要包括新生霉素，分子中含有香豆素或异香豆素母核。

（15）烯炔类抗生素　主要包括新制癌菌素，分子结构中含有烯炔结构。

（16）对氨基苯磺酰胺类抗菌药　主要包括磺胺嘧啶、磺胺甲噁唑等，分子结构中含有对氨基苯磺酰胺结构。

（17）吡啶酮酸类抗菌药　主要包括环丙沙星、左氧氟沙星等，分子结构中含有吡啶酮酸结构。

（18）其他杂环类抗生素　主要包括含氧杂环抗生素（磷霉素、灰黄霉素）以及含氮杂环抗生素（林可霉素）。

二、抗生素产生菌的分离和筛选

研发新的抗生素是从分离和筛选抗生素产生菌开始。鉴于大多抗生素的产生菌是从自然界获得，现以从土壤中分离放线菌为例，说明分离和筛选抗生素产生菌的基本流程。

（一）土壤微生物的分离

1. 采土 分离放线菌的样品以土壤为主，采土时首先要注意土壤的环境和性质。放线菌在富含有机质的偏碱性土壤中含量较多。采土的时机以春秋两季为宜，避开雨季。采集植被和表土下 5～10cm 处的土壤，放线菌的数量和种类受植被或不同质地的土壤影响，南方地区比北方地区土壤中的放线菌种类多，装入无菌容器，贴上标签。

2. 分离放线菌 样品分离前先经过处理，除去或减少不需要的微生物，提高放线菌的检出率。为了分离得到不同的放线菌菌种，可制备多种不同的培养基，同时加入抑制真菌生长的药物。然后将土壤样品经无菌水稀释，或直接取少量研碎的土壤，接种到适宜培养基上。挑取可疑的放线菌菌落，经斜面培养以获得纯培养物。最后根据形态和培养特征，对放线菌进行初步鉴定。

（二）抗生素产生菌的筛选

筛选是指从经土壤分离得到的大量放线菌中找出极少数有药用价值的抗生素产生菌的过程。

1. 筛选模型的选择 筛选模型是指为了检测抗生素生物学活性而使用的某些具有代表性的非致病性细菌、噬菌体以及肿瘤细胞等。例如，金黄色葡萄球菌和枯草芽孢杆菌分别代表革兰阳性球菌和杆菌，大肠埃希菌代表革兰阴性杆菌、耻垢分枝杆菌代表结核分枝杆菌、白假丝酵母菌代表酵母状真菌、曲霉代表丝状真菌、噬菌体代表病毒等。

2. 筛选方法的确定 筛选具有抗菌作用的抗生素常用琼脂扩散法，将浸过含可疑抗生素的无菌滤纸片或一定大小的放线菌琼脂培养块放在长满试验菌的琼脂平板上，培养后观察有无抑菌环。

3. 抗生素产生菌的鉴定 经筛选得到的抗生素产生菌需进行形态、培养特性、生化反应等鉴定。同时，其产生的抗生素应进行抗菌谱或抗瘤谱的测定，以及极性、酸碱性、溶解性和结构的分析，以便与其他已知菌和已知抗生素进行比较。

4. 抗生素的临床前试验及临床试验 经分离精制的抗生素须遵循《药物非临床研究质量管理规范》（GLP）进行临床前试验研究，以确定安全剂量范围、给药方式和不良反应等，临床前试验研究结果需上报有关管理部门审查合格后方可依照《药物临床试验质量管理规范》（GCP）进行临床试验。

三、抗生素的制备

抗生素的制备包括发酵和提取两个阶段。抗生素生产一般流程为：获取菌种→孢子制备→种子制备→发酵→发酵液预处理→提取和精制→成品检验→成品包装。

（一）抗生素发酵阶段

1. 抗生素发酵的特点 抗生素发酵是指抗生素产生菌在特定培养条件下生长及生物合成抗生素的过程。抗生素发酵具有需氧、深层和纯种发酵的特点。需氧发酵指在抗生素发酵过程中需不断通入无菌空气并进行搅拌，以保证抗生素产生菌新陈代谢所需氧气。深层发酵指抗生素的现代化工业生产一般在大型发酵罐中进行液体深层发酵。纯种发酵指在发酵过程中须防止杂菌的污染，避免抗生素产量下降和提取困难。

2. 抗生素发酵的一般流程 抗生素发酵流程包括孢子制备、种子制备和发酵。

（1）孢子制备 是通过培养抗生素产生菌菌种，获得一定数量和质量的孢子，用以制备种子。制备孢子一般使用茄形瓶，真菌和放线菌产孢子培养基中碳源和氮源不宜丰富。放线菌孢子培养基包含麸皮、蛋白胨和无机盐等，霉菌的孢子培养一般以大米、小米、麸皮和麦粒等农产品为培养基。

（2）种子制备 是指将较好品质的孢子接种到种子罐内，以获得一定数量和质量的菌丝，供发酵使用。由孢子直接接种的种子称为一级种子，将一级种子接种到体积更大的种子罐，经培养获得的菌丝称为二级种子。将一级种子罐内的种子移种到发酵罐所进行的发酵称为一级发酵，依此类推。抗生素发酵多采用三级发酵。种子培养基应富含易于被抗生素产生菌利用的各种营养物质，碳源常用葡萄糖、淀粉、糊精或糖蜜，氮源常用一些无机氮和蛋白胨、酵母膏、玉米浆等。有时会在种子培养基中加入豆饼粉，促进孢子萌发和菌丝体生长，避免菌丝结球。

（3）发酵 是指将种子移种到发酵罐中进行发酵获得抗生素的过程。发酵过程可分为三个阶段：菌体生长阶段，抗生素合成阶段和菌体自溶阶段。通过选择不同的培养基和培养条件，尽可能缩短菌体生长过程，延长抗生素合成阶段，以提高抗生素产量。随着营养物质消耗和菌体代谢废物的累积，发酵过程会进入菌体自溶阶段，此时应及时终止发酵。

3. 抗生素发酵过程中的注意事项

（1）防止杂菌污染 在取样和移种过程中应严格执行无菌操作，避免杂菌污染。同时培养基和发酵设备应彻底灭菌，检查空气过滤系统和发酵设备有否污染和渗漏等。

（2）控制营养物质 发酵培养基应同时满足菌体生长和抗生素合成的营养需求。在抗生素合成阶段，可通过加糖、补料等方式提高抗生素产量。

（3）控制酸碱度 在发酵过程中，菌体的生长和抗生素的合成需要不同的酸碱环境。可通过加入缓冲剂（如碳酸钙）或补料的方式调节酸碱度，使其满足不同阶段的 pH 需求。例如，在青霉素的发酵生产过程中，由于采用葡萄糖流加工艺，既补充了碳源，又调节了发酵液的 pH，可使青霉素的产量提高25%。应避免通过直接加酸或加碱方式控制 pH，因其生产效果较差。

（4）控制温度 由于菌体生长和抗生素合成所需的酶不同，而不同酶发挥作用的最适温度可能不同，因此抗生素发酵多采用变温发酵。变温发酵是指在发酵早期大多采用稍高一点的温度，以促进菌体生长。待发酵进入抗生素合成期后，则适当降低发酵温度，以延长抗生素合成时间，减缓菌体衰老速度。而在放罐前再次升高发酵温度，以消耗剩余的营养物质。这种高－低－高的变温发酵模式是通过包围发酵罐的夹套或蛇形管导入冷水或热水进行调控。

（5）前体的调控作用 前体是指能够参与抗生素的合成而自身结构无显著变化的物质。例如，在发酵生产青霉素 G 和红霉素时，通常分别加入苯乙酰胺和丙醇作为前体，以控制抗生素的合成方向，增加抗生素的产量。有些前体对抗生素产生菌具有毒性，使用时应少量分批加入。

（6）通气、搅拌和消沫 抗生素发酵是需氧发酵，应向发酵罐内不断输入经过滤的无菌空气，保证抗生素产生菌的活性。发酵罐内的搅拌装置和挡板可以增强通气效果。发酵过程中会产生大量泡沫，容易导致杂菌污染，因此在发酵过程需使用消沫剂。

（7）及时终止发酵 当发酵进入菌体自溶阶段，氨基氮含量上升，发酵液黏度升高，菌体形态破坏，抗生素产量将不再增加。因此应及时终止发酵。

（二）抗生素提取阶段

1. 发酵液预处理 发酵结束后，发酵液中除了含有抗生素外，还有大量的菌体、培养基和中间代谢产物。因此需要对发酵液进行预处理，除去其中的重金属、蛋白质和菌体，然后再进行抗生素的提取。主要措施包括：加热使蛋白质凝固，调节 pH 或加入沉淀剂使蛋白质沉淀，加入草酸、磷酸、黄血盐等除去钙镁铁等重金属离子，然后通过离心或过滤去除重金属盐和蛋白质沉淀以及菌体。

2. 抗生素提取 是指利用物理或化学的方法将抗生素从发酵培养物中提取并精制的过程。主要方法如下。

（1）溶剂萃取法 利用抗生素在不同 pH 条件下会以不同的化学状态存在，以及抗生素在有机溶剂和水中溶解度不同的特征，可以通过调节 pH 的方法将抗生素从水相转移至有机相，或从有机相转移至水相，达到浓缩和纯化的目的。采用溶剂萃取法提取抗生素时，所选用的有机溶剂与水应互不相溶。青霉素、红霉素、新生霉素、麦迪霉素和创新霉素等均采用此法提取。溶剂萃取法的优点是：浓缩倍数大、产品纯度较高、生产周期短。不足之处是溶剂耗量大、成本高、设备要求高。

（2）离子交换法 利用某些抗生素能解离为阳离子或阴离子的特性，通过离子交换树脂将其吸附，再用适当方法洗脱，以达到分离和纯化抗生素的目的。应用此法提纯的抗生素必须是极性化合物，如链霉素、卡那霉素、巴龙霉素、新霉素、庆大霉素、万古霉素、博来霉素等。离子交换法的优点是设备简单、操作方便、成本低。缺点是 pH 变化大和生产周期长。

（3）沉淀法　利用抗生素在其等电点时易形成沉淀，以及在一定 pH 条件下能与某些酸、碱、金属离子形成不溶性复盐的特征，沉淀出抗生素。四环素、土霉素和金霉素等均采用此法提取。该法所需设备简单，成本低，常与溶剂萃取法联合使用。

（4）吸附法　在一定 pH 条件下，发酵液中的抗生素可被活性炭、氧化铝、硅胶等吸附剂吸附，再用适当方法洗脱，也可达到浓缩和纯化的效果。青霉素、链霉素和丝裂霉素均可用该法提取。吸附法操作简单，成本低，但吸附剂吸附性能不稳定，选择性较差，影响环境卫生。

利用上述提取方法获得的抗生素粗品需进一步精制以提高纯度。抗生素精制过程既可重复利用上述四种方法，还可采用结晶、重结晶、晶体洗涤、蒸发浓缩、无菌过滤和干燥等手段。另外，层析技术也被用于抗生素的分离和纯化。由于抗生素稳定性较差，应避免常压蒸馏、升华、过酸或过碱等方法。

四、抗生素的生物合成

（一）初级代谢产物和次级代谢产物

初级代谢产物是指微生物代谢过程中合成的维生素、氨基酸、嘌呤和嘧啶等，它们是微生物生长和繁殖所必需的小分子有机物。初级代谢产物合成会受到终产物的反馈调节，一般不能大量合成。次级代谢产物是指微生物在初级代谢的基础上所合成的抗生素、色素和毒素等。次级代谢产物一般具有以下特点：①对微生物生长繁殖无显著作用；②与初级代谢紧密相连，次级代谢一般在菌体指数生长后期或稳定期进行，并且初级代谢的中间产物往往是次级代谢的前体；③次级代谢产物合成不受终产物的反馈调节，在一定条件下能大量合成。

（二）抗生素的生物合成及调节机制

抗生素是微生物的次级代谢产物，其生物合成的基本过程是：抗生素产生菌在摄入营养物质后，首先合成初级代谢中间产物，进而合成抗生素前体，经修饰和重排后，进入抗生素特有的合成途径，最后聚合或装配，合成抗生素。

抗生素合成所需的前体可经下列代谢途径合成：脂肪酸代谢、氨基酸代谢、糖代谢、嘌呤和嘧啶代谢、芳香族生物合成、一碳基团转移。大多数抗生素的前体不是经单一途径获得，而是经多条代谢途径合成。

抗生素生物合成的调节与控制机制主要包括以下三个方面。①产生菌生长速率的调节。抗生素的大量合成是在微生物生长曲线的稳定期，而在微生物的迅速生长阶段，抗生素不能合成或仅少量合成。抗生素发酵过程中通常通过加糖和补料等方式来延长菌体生长的稳定期，以提高抗生素的产量。相反，如果加入磷酸盐，则会促进菌体的迅速生长，导致次级代谢转向初级代谢，抗生素产量下降。②分解代谢物调节。该种调节模式最常见的例子是"葡萄糖效应"。葡萄糖效应是指在发酵过程中，大量葡萄糖被迅速分解利用会抑制抗生素的合成。因此，在抗生素发酵过程中，通过采用葡萄糖流加工工艺控制葡萄糖的代谢速率，可有效避免葡萄糖效应。③合适的初级代谢基础。适当水平的初级代谢既可维持菌体活力，为抗生素合成提供代谢能量和有机碳骨架，又可防止产生菌大量生长。

五、抗生素的主要作用机制

目前，抗生素在临床主要用于治疗感染性疾病，尤其是细菌感染，同时也可用于肿瘤治疗。抗生素的作用机制主要包括以下四个方面。

（一）抑制细胞壁合成

人和动物的细胞无细胞壁结构，也无肽聚糖成分，能够作用于细菌细胞壁合成的药物对于人体细胞均无任何毒副作用。革兰阳性菌细胞壁的结构由肽聚糖和磷壁酸组成，肽聚糖是其主要成分，由聚糖骨架、四肽侧链和五肽桥构成三维立体网状结构，聚糖骨架由 N－乙酰葡萄糖胺（N－acetyl glucosamine，G）和 N－乙酰胞壁酸（N－acetylmuramic，M）经 β－1，4 糖苷键连接，N－乙酰胞壁酸上连接四肽侧链，四肽侧链再与五肽交联桥相连。革兰阴性菌肽聚糖含量较少，且只有聚糖骨架和四肽侧链组成单层疏松的平面网状结构。细胞壁作为细菌的基本结构，位于最外层，结构坚韧，略具弹性，对细菌具有保护作用。肽聚糖是细菌细胞壁的主要结构，其生物合成包括三个步骤：①在细胞质内合成前体物质——双糖五肽；②通过脂质将双糖五肽转运到细胞膜外；③在细胞膜外有关合成酶作用下合成肽聚糖。一些抗生素主要通过抑制细菌细胞壁中肽聚糖的合成，使细菌在低渗环境下易于破裂死亡，从而达到抑菌和杀菌效果。例如，β-内酰胺类抗生素，包括青霉素、头孢菌素等，可通过作用于青霉素结合蛋白，抑制肽聚糖的交联；环丝氨酸作为丙氨酸结构类似物，可以抑制双糖五肽的合成；杆菌肽能够抑制脂质载体的再生；万古霉素可以抑制双糖五肽与细胞壁受体的结合，抑制肽聚糖链的延伸和交联。

（二）抑制蛋白质的合成

蛋白质由细胞质中的细胞器-核糖体合成，哺乳动物的核糖体组成与细菌不同，哺乳动物的核糖体由 60S 和 40S 的大小亚基构成，细菌的核糖体由 50S 和 30S 的大小亚基构成。四环素类、氨基糖苷类抗生素能够与核糖体上的 30S 亚基结合，四环素类通过阻止活化的氨基酸和 tRNA 的复合物与 30S 上的 A 位结合而抑制蛋白质的合成；氨基糖苷类不仅抑制始动复合物的形成，导致蛋白质密码子的错配，并阻止终止因子与 A 位结合，使已形成的蛋白肽链不能正常释放。大环内酯类、氯霉素类、林可霉素类抗生素能够作用于细菌核糖体的 50S 亚基，抑制蛋白质的合成。

（三）破坏细胞膜功能

多肽类抗生素，如多黏菌素和杆菌肽，可与微生物细胞膜相互作用，导致细胞膜破坏，通透性增加。微生物的细胞膜位于细胞壁和细胞质之间，控制细胞内外的物质交换。细胞膜的功能一旦受损，细胞内容物容易漏出，导致微生物死亡。

两性霉素 B 属于多烯类抗生素，其可与敏感真菌株细胞膜上的固醇结合，导致细胞膜通透性增加，使细胞内钾离子、氨基酸、核酸等外漏，影响细胞的代谢，从而抑制真菌的生长。尽管哺乳动物细胞膜中含有胆固醇，但两性霉素 B 对真菌细胞膜中麦角固醇的亲和力要高于对胆固醇的亲和力，具有一定的差异毒力。两性霉素 B 对新型隐球菌和白假丝酵母菌等具有较好的抗菌作用。

（四）抑制核酸合成

磺胺类药物是对氨基苯甲酸的类似物，通过抑制细菌二氢叶酸合成酶，阻止叶酸前体嘌呤、嘧啶的合成而影响核酸的合成与复制，进而抑制细菌的生长繁殖；磺胺增效剂甲氧苄啶通过抑制细菌的二氢叶酸还原酶阻止四氢叶酸的合成，与磺胺合用，分别抑制二氢叶酸还原酶和合成酶而起到双重阻断作用，抗菌作用更强。利福平通过抑制细菌以 DNA 为模板的 RNA 多聚酶的作用阻遏 mRNA 的合成。喹诺酮类抗生素通过抑制拓扑异构酶（Ⅱ 和 Ⅳ）的作用影响 DNA 的复制。阿糖胞苷、阿昔洛韦等核酸类似物终止病毒核酸复制是通过抑制病毒 DNA 合成的酶来实现。

六、抗药性

（一）抗药性的概念

抗药性又称耐药性（drug resistance），是指微生物细胞或肿瘤细胞对药物的敏感性下降的现象。抗药性可以分为获得性抗药和天然抗药。获得性抗药指某些对药物敏感的微生物在某些因素作用下获得了耐药性，天然抗药是指某些微生物天然对药物不敏感。多重抗药性是指某一微生物可同时对两种以上作用机制不同的药物产生抗性。

（二）抗药性产生的生物化学机制

1. 产生钝化酶或水解酶　某些细菌可通过产生钝化酶或水解酶，破坏抗生素的活性，获得抗药性，如乙酰转移酶、磷酸转移酶、核苷转移酶等可以对氨基糖苷类抗生素进行化学修饰，使其不能与菌体内的核蛋白体结合。β-内酰胺酶可以水解青霉素或头孢菌素的 β-内酰胺环，红霉素酯化酶可水解红霉素及大环内酯类抗生素结构中的内酯，使相应抗生素失去抗菌活性。

2. 微生物细胞膜通透性发生改变 细胞膜具有选择性运输物质进出细胞的功能，微生物细胞膜通透性改变可使药物进入细胞减少，表现为抗药性。如铜绿假单胞菌细胞膜上缺乏转运 β-内酰胺类抗生素的膜孔蛋白，致使其对该类抗生素摄入较少，属于天然抗药。同时，有些微生物细胞膜上存在一些蛋白质，能够促进进入胞内的抗生素外排，使其达不到抑菌浓度。如某些耐药菌株体内存在能将四环素、β-内酰胺类抗生素和喹诺酮类药物从胞内排出的主动外排系统。

3. 药物作用靶位的改变 由于遗传变异或在药物的诱导下，细菌胞内的药物作用靶点会发生改变，使之与药物的亲和力下降，从而产生抗药性。例如，链霉素的作用靶点是细菌核糖体 30S 亚基上的 S12 蛋白。若 S12 蛋白的构型发生改变，链霉素则不能与其结合；磺胺类药物的作用靶点是二氢叶酸合成酶，若该酶结构发生改变，其与磺胺类药物的亲和力将显著下降，细菌则由药物敏感株变为耐药株。已经发现的由于抗生素作用靶点改变而产生耐药的情形还包括：红霉素与细菌核糖体 50S 亚基上的 L4 或 L12 蛋白；利福平与 RNA 聚合酶的 β 基因；β-内酰胺类抗生素（青霉素）与青霉素结合蛋白；喹诺酮类药物与 DNA 解旋酶。

4. 生物被膜的形成 病原菌可有两种存在状态：游离状态和生物被膜状态。生物被膜是细菌为适应环境而分泌的多糖蛋白复合物，可将细菌包裹。处于生物被膜状态的细菌一方面生长缓慢，另一方面生物被膜能够阻碍药物的渗透，从而导致抗生素的抑菌杀菌效果下降。例如，处于生物被膜状态的白假丝酵母菌对氟康唑抗药性是游离状态菌的 100 多倍。

（三）抗药性产生的遗传学机制

微生物的抗药性主要由质粒编码，少数由染色体编码，如医院内感染的主要致病菌之一甲氧西林抗药性金黄色葡萄球菌，其抗药相关基因 *mecA* 位于染色体上。具有多重抗药性的菌株，可能胞内含两种以上的抗药质粒，或者其抗药质粒上含有多个抗药基因。抗药性产生的遗传学机制如下。

1. 基因突变 有些抗药基因是自然突变的结果，而有些则是在抗菌药物选择性压力下产生。抗菌药物诱导的基因突变常发生在药物作用的靶基因。突变的靶基因表达产物会发生空间构型和理化性质的改变，导致药物的结合作用下降，产生抗药性。

2. 抗药基因的转移使抗药性在微生物群体中传播 抗药基因一旦形成，可以通过接合、转化或转导等方式在微生物群体中传播。一些抗药基因还可以整合在一起进行转移，加快了微生物抗药性的传播。

（四）抗药性的综合防治

极少量抗药菌的存在原本不足为患，但由于大量使用抗生素杀死或抑制了敏感菌的生长，从而起到了选择性促进耐药菌生长繁殖的作用。为了防止抗药性产生和控制抗药性传播，应采取以下综合措施。

1. 合理使用抗生素

（1）选择有效的抗生素 临床上使用抗生素前，原则上应进行药敏试验，选择有效的抗生素进行疾病治疗。

（2）合理使用抗生素 严格掌握抗生素的联合用药、局部用药和预防用药原则，抗生素应用的剂量和疗程要适当。

（3）实施抗生素的轮休制度 当某一地区由于长期大量使用某种抗生素，导致该抗生素的耐药菌株检出率显著增加时，应在该地区停止使用这种抗生素一段时间，以促进该地区敏感菌株的恢复，控制耐药菌株的数量。

（4）控制抗生素在水产品及畜禽养殖业中的使用，避免其通过食物链进入人体。监测抗生素在环境中的残存量。

2. 加强医政和药政管理 严格执行医院消毒隔离制度，避免耐药菌的交叉感染。严格执行抗生素审批标准，加强质量管理和使用监督。加强国际和地区合作交流，构建细菌抗药性全球防控网络。

3. 开发新型抗菌药物 除了将分子生物学技术用于新药研发外，还应加强从海洋微生物和中药材中提取抗生素的研究。目前正在研发的新型抗菌药物包括钝化酶抑制剂、膜通透剂、外排泵抑制剂、细菌生物被膜抑制剂等。

七、抗生素含量测定

（一）抗生素的效价和单位

抗生素是一种生物活性物质，可利用其对抗微生物作用的强弱判断抗生素含量。抗生素含量通常用效价或单位表示。效价（potency）是指在相同条件下抗生素检品的抗菌活性与标准品的抗菌活性的比值，常用百分数表示。单位（unit，U）是衡量抗生素有效成分的具体尺度。抗生素单位的含义包括以下几种。

1. 重量单位　是以抗生素的生物活性部分的重量作为单位，一般1μg为1U。因此，对于不同盐类的同一抗生素，如果标示的单位相同，即使盐类重量有差别，其有效成分的含量是一样的，如新生霉素钠盐、红霉素乳糖酸盐、链霉素硫酸盐等均以重量单位表示。

2. 类似重量单位　是以抗生素的盐类纯品的重量为单位，包括非活性部分的重量，1μg为1U。如纯金霉素盐酸盐和四环素盐酸盐。

3. 重量折算单位　以与原始的生物活性单位相当的纯抗生素实际重量为1U加以折算，例如，最初1U青霉素是指在50ml肉汤培养基内能够完全抑制金黄色葡萄球菌生长的最小青霉素量。经纯化后的1U青霉素G钠盐的重量为0.5988μg，因此1mg=1670U。

4. 特定单位　由国家机构确定的，以特定的一批抗生素样品的某一重量作为一定单位。为了测定效价，每种抗生素都有自己的标准品。抗生素的标准品是指与商品同质的纯度较高的抗生素。国际标准品是指经国际协议，每毫克含一定单位的标准品，其单位为国际单位（international unit，IU）。由于国际标准品供应有限，各国通常由国家监制一批同样的标准品，与国际标准品比较，标定其效价单位后，作为国家标准品，分发各地使用。

5. 标示量　即抗生素制剂标签上所标示的抗生素含量。原则上以重量单位表示。

（二）抗生素效价的微生物学测定法

抗生素效价的测定方法包括物理法、化学法和微生物学方法。大多数抗生素的效价测定采用微生物学方法。微生物学测定法是利用抗生素对特定的微生物具有抗菌活性的特点来测定抗生素效价的方法。该法灵敏度高，检品用量少，但操作繁杂，误差较大，耗时较长。抗生素效价的微生物学测定法包括稀释法、比浊法和琼脂扩散法。其中，琼脂扩散法中的管碟法和比浊法最为常用。现以管碟法（cylinder plate method）为例，介绍其基本原理，操作方法和效价的计算公式。

1. 管碟法的基本原理和操作方法　管碟法的基本原理是利用抗生素在琼脂平板培养基中的扩散作用，依据量反应平行线原理并采用交叉实验设计方法，在相同实验条件下通过比较标准品和检测样品对培养基上接种的敏感菌产生的抑菌圈的大小来计算样品效价。

管碟法的基本操作过程：在含有高度敏感试验菌的琼脂平板上放置小钢管（内径6.0mm±0.1mm，外径8.0mm±0.1mm，高10.0mm±0.1mm），管内放入标准品和待检品的溶液，经培养后在抗生素扩散到达的有效范围内会产生无细菌生长的透明的抑菌圈。不同浓度的抗生素产生的抑菌圈直径不同。通过比较标准品和待检品产生的抑菌圈大小，利用不同的计算原理可以推算出待检抗生素的效价。

抗生素在一定浓度范围内，其浓度和抑菌圈直径呈曲线关系。如果把抗生素浓度变为对数浓度，则将得到一条直线。抑菌圈直径与抗生素浓度的对数之间的关系，可用斜截式的直线方程式表示：

$$y = a + bx$$

方程式中，y为抑菌圈直径；a为截距；b为斜率；x为抗生素浓度的对数。

2. 抗生素效价的测定方法

（1）一剂量法　又称标准曲线法，是用已知效价的标准品先制备标准曲线，并在同样条件下测出待测样品的抑菌圈直径平均值，再计算出其与标准品抑菌圈直径平均值之差，然后在标准曲线上查出待测样品的浓度，换算成效价。由于标准品和待检样品都只用一个浓度量，故名一剂量法。

（2）二剂量法　为最常用的方法。该法是将抗生素标准品和待测样品各稀释成一定比例（2∶1或4∶1）的两个剂量，在同一平板上比较抗菌活性，然后根据抗生素浓度的对数和抑菌圈直径呈直线关系的原理，计算待检样品的效价。操作方法是取至少四个含菌层的双层平板培养基，每个平板表面放置四个小钢管，管内分别加入待检样品的高、低剂量和标准品的高、低剂量溶液。培养 16 ~ 18 小时后，测量每个小钢管周围抑菌圈的直径，计算效价。二剂量法中以标准品和待检样品分别做出的直线相互平行，可抵消斜率和截距的影响，故又称平行线法，或四点法（图 17 – 1）。

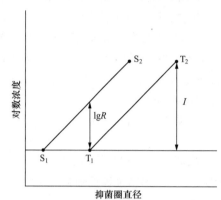

图 17 – 1　抗生素标准品与待测品间平行直线关系图

S. 标准品　T. 供试品

（3）三剂量法　与二剂量法相似，差别在于标准品和待检样品各设高、中、低三组剂量，每个平板放置六个小钢管，故又称六点法。三剂量法一般只应用于标定标准品或仲裁检品等。

3. 管碟法测定抗生素效价的影响因素　应用管碟法测定抗生素效价时是以抗生素在琼脂平板中的扩散动力学为基础。因此，抑菌圈直径、扩散时间、扩散系数、培养基厚度、钢管中抗生素总量以及抗生素最小抑菌浓度，都会影响测定结果的准确性。

第三节　维　生　素

维生素（vitamin）在动物体内一般不能合成或合成量很少，须从外界摄取获得，能以微小的量对动物的生理功能起重要影响的一类有机化合物。植物一般有合成维生素的能力，微生物合成维生素的能力随种属不同有很大差别，细菌中有些菌种能合成维生素，有些种属需加入维生素的中间体方能合成维生素，酵母菌能合成维生素的整体，霉菌有合成大部分维生素的能力。维生素是人体生命活动的必需要素，主要以辅酶或辅基形式参与生物体内的各种代谢反应，并可作为药物用于防治由于维生素不足或缺失引起的疾病。维生素的生产可采用化学合成、从动植物提取以及微生物发酵等方法。目前采用微生物发酵方法生产的维生素主要有维生素 C、维生素 B_2、维生素 B_{12} 等，其中以维生素 C 的生产规模最大。

一、维生素 C

维生素 C 又称抗坏血酸（ascorbic acid），参与人体内多种代谢过程，影响毛细血管的通透性及血浆的凝固，具有刺激造血、降低血脂水平、增强人体免疫功能的作用，是人体必需的营养成分，具有较强的还原能力，在医药和食品工业应用广泛。利用微生物发酵生产维生素 C 的方法包括半合成法、两步发酵法、重组菌一步发酵法等。生产工艺流程一般为：D – 葡萄糖→D – 山梨醇→L – 山梨糖→双丙酮 – L – 山梨糖→2 – 酮基 – L – 古龙酸→L – 抗坏血酸（图 17 – 2）。

半合成法是指在利用化学方法合成维生素 C 的过程中，D – 山梨醇转化为 L – 山梨糖这一环节是通过弱氧化醋杆菌（acetobacter suboxydans）或产黑醋杆菌（acetobacter melanogenum）发酵完成。两步发酵法是采用两种不同的微生物进行两步生物转化。其中由我国发明的两步发酵法先采用弱氧化醋杆菌将 D – 山梨醇转化为 L – 山梨糖，再用假单胞菌将 L – 山梨糖转化为 2 – 酮基 – L – 古龙酸；另一种两步发酵法

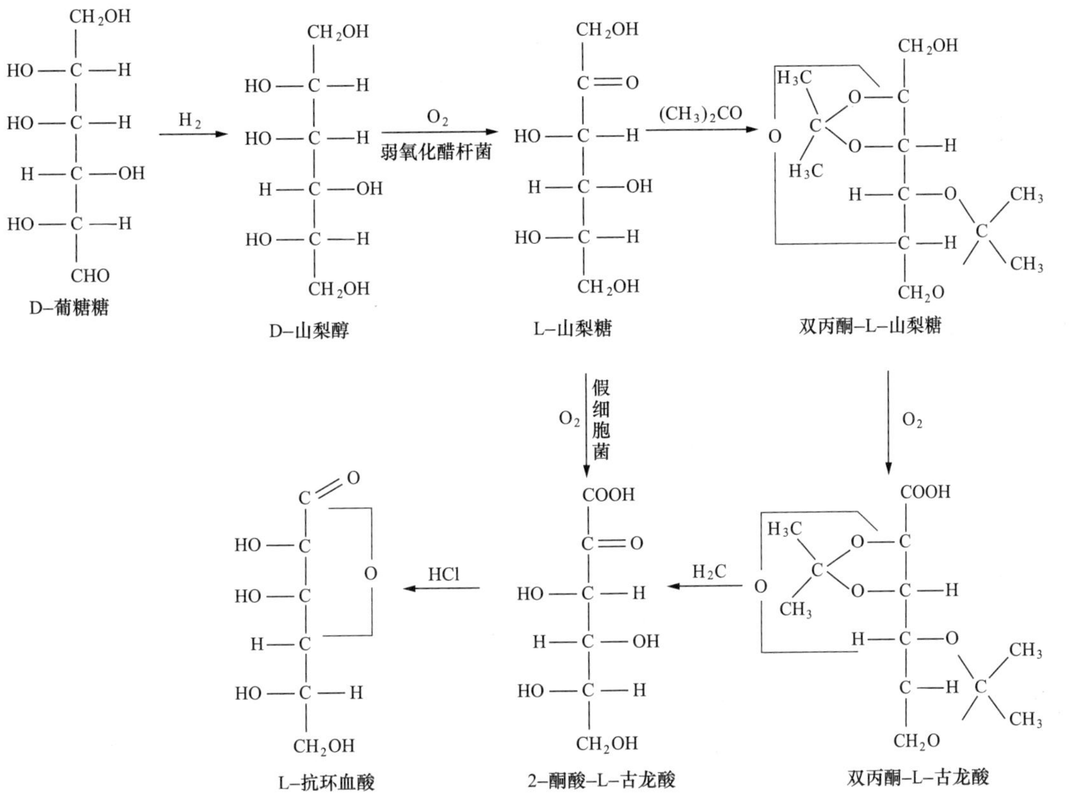

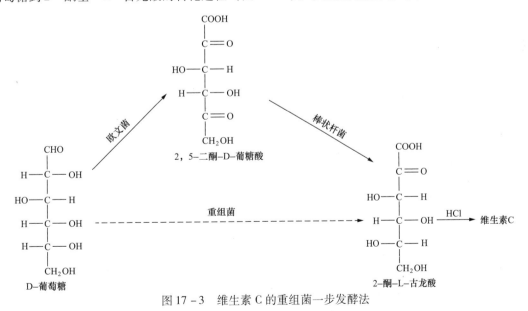

图 17 - 2 维生素 C 两步发酵法及半合成法

是先采用欧文菌将 D - 葡萄糖转化为 2，5 - 二酮 - D - 葡糖酸，再用棒状杆菌将 2，5 - 二酮 - D - 葡糖酸转化成 2 - 酮基 - L - 古龙酸。后者的研究为重组菌一步发酵法的发明奠定了基础。重组菌一步发酵法是将棒状杆菌的 2，5 - 二酮 - D - 葡糖酸还原酶基因通过分子克隆技术转到欧文菌体内，从而一步完成从 D - 葡萄糖到 2 - 酮基 - L - 古龙酸的转化过程（图 17 - 3）。该法应用前景很好。

图 17 - 3 维生素 C 的重组菌一步发酵法

二、维生素 B₂

维生素 B₂ 又称核黄素（riboflavin），是人体内一些重要的氧化还原酶的辅基，参与多种代谢环节，是人类和动物发育必需的营养因子。常用于治疗眼角膜炎、白内障、结膜炎等疾病，在自然界中多数与蛋白质结合存在，常称作核黄素蛋白，由异咯嗪环与核糖组成，纯品为橘黄色针状结晶，微溶于水，易溶于碱性溶液，味苦，水溶液呈绿色荧光，对酸稳定，对光和碱液不稳定。能生物合成维生素 B_2 的微生物有细菌、酵母和霉菌等，目前生产维生素 B_2 的方法主要是发酵法，常用的生产菌种为棉病囊霉和阿氏假囊酵母。维生素 B_2 属于初级代谢产物，其产量会受到终产物的反馈调节。因此，进行维生素 B_2 发酵的菌株通常是与产物合成相关的营养缺陷型、产物结构类似物抗性突变株、细胞透性改变的突变株等。维生素 B_2 的发酵通常采用二级发酵，然后用沉淀和氧化相结合的方法提取产品；发酵培养基中常用的碳源为葡萄糖，如果采用少量的葡萄糖加一定量的油脂作混合碳源时，维生素 B_2 的产量能够提高 4 倍，原因可能是油脂的缓慢利用解除了葡萄糖或其代谢产物对维生素 B_2 生物合成的阻遏作用。在研究烷烃类化合物为碳源时，发现维生素 B_2 的产量比糖类作碳源时低，但产物易于分泌到胞外便于提取分离，可能的原因是烷烃类物质影响了细胞膜和细胞壁的结构。培养基中常用的氮源有蛋白胨、鱼粉、骨胶等有机氮源，其中蛋白质的质量和品种会影响到维生素 B_2 的产量。一定浓度的培养基中，通气效率能够提高维生素 B_2 的产量，同时缩短发酵周期。

三、维生素 B_{12}

维生素 B_{12} 又称钴维生素（cobalamins）或钴胺素（cobamide），是唯一含金属的维生素，参与人体内多种代谢反应，维持机体的生长和造血功能，它在各种代谢反应中是以辅酶形式参与，是治疗恶性贫血的首选药物。能产生维生素 B_{12} 的微生物包括细菌和放线菌，酵母和霉菌不能产生维生素 B_{12}。最初生产维生素 B_{12} 是从链霉素和庆大霉素的发酵液中回收，但产量很低。现在应用薛氏丙酸杆菌等直接发酵生产，每毫升发酵液中的维生素 B_{12} 可达数十微克，培养基常用的碳源为葡萄糖，氮源有大豆粉、鱼粉、蛋白胨等有机氮源，同时钴对维生素 B_{12} 的产量有显著影响。诺卡氏菌属和分枝杆菌属的某些菌种，用烷烃作碳源合成维生素 B_{12} 的量比用碳水化合物做碳源高得多。

四、辅酶 Q

辅酶 Q（coenzyme Q）是生物体内广泛存在的脂溶性醌类化合物，人类和哺乳动物的辅酶 Q 侧链是十个异戊烯单位，故又称辅酶 Q_{10}，存在于线粒体中。辅酶 Q 可被还原成氢醌，其自身可成氧化还原体系，作为电子受体起电子传递作用。这种作用是所有生命形式必不可少的，也是形成 ATP 的关键。

辅酶 Q 是细胞自身产生的代谢激活剂、天然抗氧化剂，具有保护生物膜的结构完整性，增强免疫反应等功能。临床上可用于癌症、心力衰竭、冠心病、高血压、帕金森综合征等疾病的辅助治疗，在医药和食品工业应用广泛。

辅酶 Q 的生产有四种方法：动植物组织提取法、植物细胞培养法、化学合成法和微生物发酵法。利用微生物发酵生产辅酶 Q 具有以下优点：生物活性好；发酵原料成本低；便于工业化生产。生产辅酶 Q 的微生物包括酵母菌和细菌，如热带假丝酵母、掷孢酵母、土壤杆菌、荚膜红细菌、混球红细菌等。辅酶 Q 生物合成途径可分为两部分：异戊二烯侧链和芳香环的合成。异戊二烯侧链基团来自甲瓦龙酸，芳香环来自酪氨酸，甲基由 S - 腺苷甲硫氨酸供给，对羟基苯甲酸是重要的前体物质。辅酶 Q 合成有多个调节位点，其中 HMG - CoA（β - 羟 - β - 甲基戊二酸单酰辅酶 A）裂解酶催化的甲瓦龙酸合成是一步限速反应；类胡萝卜素与辅酶 Q 均以聚异戊二烯为前体物质进行合成代谢，减少类胡萝卜素的生成量可能会促进辅酶 Q 的合成代谢。野生型菌株辅酶 Q 的产量低，不能满足工业化生产的需求，有必要对野生型菌株通过选育营养缺陷型突变株、选育代谢拮抗物抗性突变株或者构建基因工程菌进行遗传学改造。不同的菌种发酵条件不同：碳源选择蔗糖或葡萄糖较好，氮源选择酵母膏、玉米浆、蛋白胨较好；辅酶 Q 发酵属于好氧发酵，需要较大的通气量，通气量不足会使得产生 NADPH 的 HMP 途径受阻而使 EMP 途径增强，不利于辅酶 Q 的积累；普遍认为对羟基苯甲酸、酪氨酸、甲羟戊烯焦磷酸是辅酶 Q 的前体。此外，β - 胡萝卜素、豆油、豆粉、胡萝卜汁、西红柿汁、烟叶汁、橘子皮汁等富含辅酶 Q 和 β - 胡萝卜素的前体物质，可提高辅酶 Q 的发酵产量。辅酶 Q 的培养时间 24 ~ 120 小时不等。

第四节　氨　基　酸

　　氨基酸（amino acid）是蛋白质的基本构成单位，是人体和动物生长代谢必需的营养成分。生产氨基酸可采用抽提法、合成法、发酵法和酶法。其中发酵法又可分为直接发酵和添加前体的发酵。大部分氨基酸的生产均可采用微生物发酵法，其中产量最大的是谷氨酸和赖氨酸。

　　氨基酸产生菌的育种选育工作中也常选择突变株，以消除或减弱终产物的反馈调节，如营养缺陷型突变株、抗氨基酸结构类似物突变株、细胞透性改变的突变株。为防止菌株在发酵过程中发生回复突变，导致发酵产量下降甚至发酵失败，可采取下列措施保持生产菌株的稳定：①定向增加菌种的遗传标记；②选育遗传稳定的菌株；③菌种保存培养基和种子培养基应营养充分；④添加药物抑制回复突变株的生长。

一、赖氨酸

　　赖氨酸广泛存在于动物蛋白中，是人类和动物的必需氨基酸之一，对人体生长影响大，在营养上是最重要的必需氨基酸。小麦、稻米和玉米等植物蛋白缺乏赖氨酸，因此赖氨酸可作为人类食品和动物饲料的添加剂，做强化食品用。婴儿成长、妇女妊娠及哺乳期、年老、病后恢复均需补充大量的赖氨酸。赖氨酸缺乏，会引起胃液分泌不足而出现厌食、营养性贫血，致使中枢神经受阻、发育不良等症状。赖氨酸的生产有多种方法，目前常用微生物发酵法。赖氨酸产生菌主要为谷氨酸棒状杆菌、北京棒状杆菌、黄色短杆菌或乳糖发酵短杆菌的高丝氨酸营养缺陷型兼抗 AEC〔S-(2-氨基乙基)-L-半胱氨酸〕突变株，可以解除赖氨酸生物合成的反馈调节，提高产量。赖氨酸的生物合成途径依微生物的种类不同而不同，细菌的赖氨酸生物合成途径需要经过二氨基庚二酸合成赖氨酸，酵母、霉菌的赖氨酸生物合成途径需要经过 α-氨基己二酸合成赖氨酸。在赖氨酸的发酵过程中，须防止产生菌在发酵培养中发生回复突变以及有效控制发酵条件。在赖氨酸生产中控制氧尤其重要，供氧不足，会导致乳酸累积并可能使赖氨酸生产受到不可逆抑制。

二、谷氨酸

　　谷氨酸是第一个利用微生物发酵法生产的氨基酸，目前年产量居各种氨基酸之首。谷氨酸产生菌主要是棒状杆菌属、短杆菌属和黄杆菌属，这些细菌的共同特点是革兰染色阳性短杆菌，需氧菌，生长需要生物素。我国进行谷氨酸发酵所用菌种有北京棒状杆菌和钝齿棒状杆菌等。谷氨酸生物合成途径主要为葡萄糖经糖酵解和己糖磷酸支路两种途径生成丙酮酸，氧化为乙酰辅酶A，进入三羧酸循环，生成α-酮戊二酸，再经谷氨酸脱氢酶生成 L-谷氨酸。

　　谷氨酸的发酵过程中需要适量的生物素，以提高产量。具体用量可因菌株、碳源和氮源的浓度不同而变化，一般每升培养基不超过 5μg。除生物素外，谷氨酸发酵时还需注意溶氧、NH_4^+、pH 及磷酸盐浓度等因素。供氧充足时生产谷氨酸，不足时转入乳酸发酵；NH_4^+ 适量时生产谷氨酸，缺乏时生成 α-酮戊二酸，过量时生成谷氨酰胺；pH 中性或弱碱时生产谷氨酸，酸性时生成乙酰谷氨酰胺。

三、苏氨酸

　　与赖氨酸和谷氨酸相似，苏氨酸也是人体必需氨基酸。机体缺乏苏氨酸，会导致生长发育停止、脂肪肝、体重减轻、贫血等。常用作氨基酸输液或食品强化剂。苏氨酸的生产以微生物发酵为主，菌种主要是谷氨酸棒杆菌和黄杆菌。苏氨酸的代谢控制较为复杂，苏氨酸发酵不仅要解除终产物对关键酶天冬氨酸激酶的反馈调节，还必须解除终产物对关键酶高丝氨酸脱氢酶的反馈调节。

第五节　甾体化合物

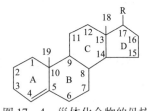

图 17 - 4　甾体化合物的母核

甾体化合物（steroidal compound）又称类固醇（steroid），是一类含有环戊烷多氢菲核的化合物（图 17 - 4）。甾体化合物广泛存在于动植物组织中，如肾上腺皮质激素、孕激素、性激素、胆甾醇、胆酸、植物皂素等。甾体化合物，尤其是甾体激素，在临床上应用非常广泛。甾体激素类药物的生产通常以天然甾体化合物（如薯芋皂苷）为原料，通过化学方法合成。其中一些用化学合成方法难以解决的关键反应则采用微生物转化方法。甾体化合物的微生物转化具有专一性、产量高和反应条件温和等特点，在甾体激素药物的生产中被广泛利用。

一、微生物转化工艺

在生产甾体化合物过程中，微生物转化工艺一般分为两个阶段：菌体生长阶段和转化阶段。其中，菌体生长阶段是指菌种经孢子制备和种子制备后移种至发酵罐，使其生长和繁殖。转化阶段是将甾体化合物合成所需的基质加入到生长良好的微生物培养物中，利用微生物将其转化。这些基质成分往往是甾体化合物化学合成的中间产物，它们可能对微生物具有毒性。有毒基质在添加时采用流加的方式，浓度控制在 0.01% ~ 0.08%；无毒基质可一次性投料，浓度可达 3% ~ 4%。基质一般难溶于水，可先将其溶于丙酮、乙醇、甲醇等溶媒和水混合的溶剂中，再加入到微生物培养物中进行转化。

根据微生物培养物使用时的状态，微生物转化可分为以下三种类型。

1. 生长细胞转化法　是将基质加入到微生物培养液中进行微生物转化。

2. 静息细胞转化法　是先将菌体细胞从培养液中分离出来，制成细胞悬液或干细胞，再将基质加入到菌体细胞悬液中进行微生物转化。该法可减少转化产物中的杂质，同时可任意调节菌体和基质的比例。

3. 固定化细胞与固定化酶转化法　是将培养好的菌体制备成固定化细胞或固定化酶用于基质的转化。

二、微生物转化的反应类型

甾体化合物在进行微生物转化过程中，一些生物化学反应发挥了关键作用，包括羟化反应、脱氢反应和侧链降解反应等。

1. 羟化反应　是微生物转化过程中最重要和最常见的一种反应类型。不同微生物可以在甾体化合物母核的不同位置进行各种羟化反应，得到不同的产物。例如，黑根霉和曲霉能使黄体酮在 11α 位发生羟化反应，生成 11α - 羟基孕酮。若再结合四步化学反应，即可制备可的松（图 17 - 5）。

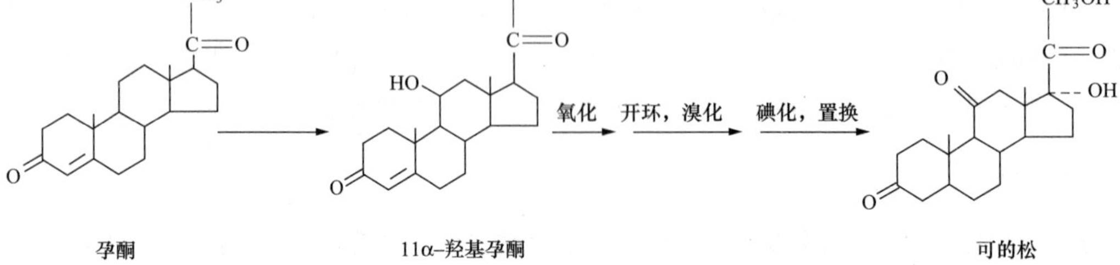

孕酮　　　　　　　　　　　11α-羟基孕酮　　　　　　　　　　　　　　可的松

氧化　　开环，溴化　　碘化，置换

图 17 - 5　11α 羟化反应

而弗氏链霉菌、蓝色犁头霉和新月弯孢霉等可使甾体母核 11β 位发生羟化反应，使莱氏化合物转化成氢化可的松（图17-6）。

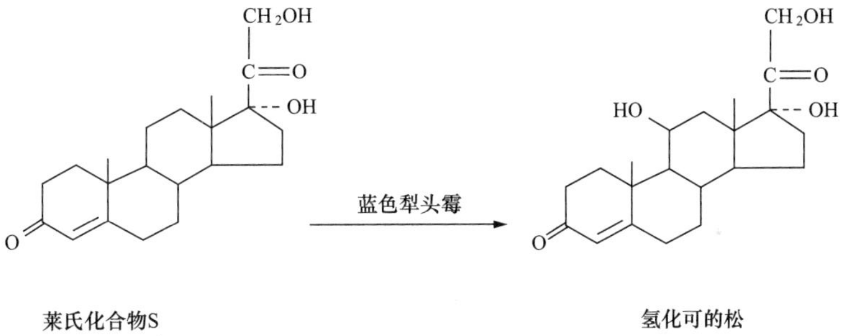

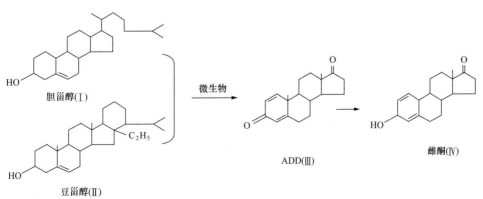

图17-6 11β羟化反应

2. 脱氢反应 某些微生物，尤其是棒状杆菌属和分枝杆菌属的某些菌株，能够使甾体母核 C-1 位和 C-2 位发生脱氢反应，在工业生产中被用于制备泼尼松和泼尼松龙（图17-7）。

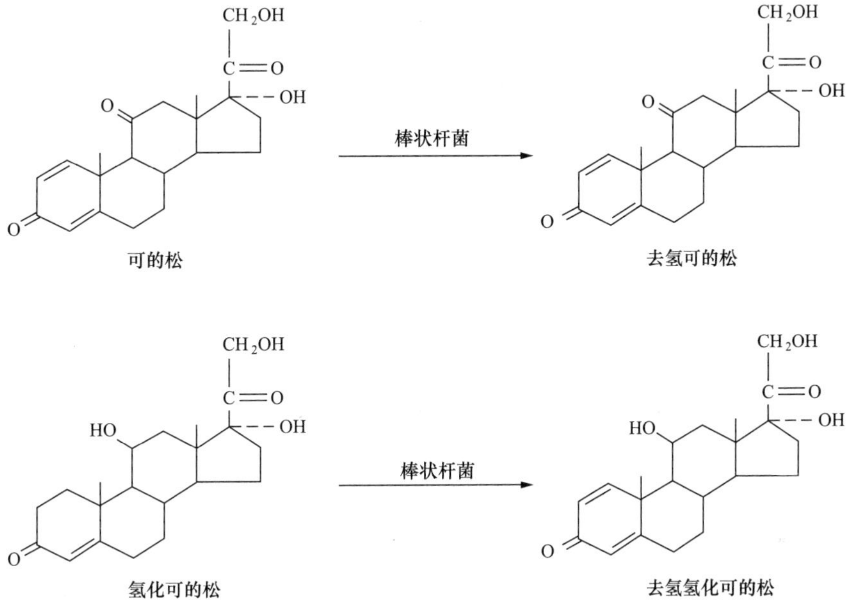

图17-7 脱氢反应

3. 侧链降解反应 人工合成甾体化合物时利用的母核是由源自动植物的天然甾体化合物经侧链降解后得到。很多微生物具有降解固醇类化合物侧链的作用，如诺卡菌、简单节杆菌、耻牛分枝杆菌等。胆固醇或豆固醇可经微生物降解侧链得到雄甾烷-1，4二烯-3，17-二酮（ADD）。以 ADD 为原料可合成多种性激素、避孕药或利尿药等。利用 ADD 通过化学方法制造的雌酮，可用于生产黄体激素和卵泡激素等（图17-8）。

图17-8 侧链降解反应

第六节 酶及酶抑制剂

一、酶制剂

酶（enzyme）是具有催化活性的蛋白质，参与调节和控制生命体的新陈代谢过程。

1. 微生物酶的发酵生产 与其他发酵工业类似，利用微生物生产酶首先要选择合适的产酶菌种，使其在适当的培养基和培养条件下生长繁殖，最后将微生物合成的酶进行分离纯化。

（1）产酶菌种的筛选 胞外酶和胞内酶产酶菌种的筛选方法不同。在筛选胞外酶（如蛋白酶、淀粉酶）的产酶菌种时，是将酶的底物与培养基混合制成平板，然后接种菌液，根据菌落周围底物水解圈的大小，判断该菌株的产酶能力。对于产生胞内酶的菌种，是将分离的菌种逐个进行摇瓶试验，分别测定产酶情况。

菌种的产酶性能可通过固体培养和液体培养两种方法确定。固体培养法是把菌种（如霉菌）接种到固体培养基中，培养后用水或缓冲液将酶抽提出来，然后测定酶的活力。液体培养法是将菌种接种入液体培养基后，静止或震荡培养一段时间后，再测定培养物的酶活力。

（2）酶的发酵生产 酶的发酵会受到底物、终产物以及分解代谢产物的调节，因此在酶的工业生产过程中应充分考虑这些因素。

1）添加合适的诱导剂 大多数酶的发酵生产会受到底物诱导和终产物阻抑的双重调节作用。向发酵培养基中添加适量的能被缓慢利用或不被利用的诱导剂，可控制阻抑物的生成，提高酶的产量。最有效的酶诱导剂并非是酶的底物，而往往是其底物的结构类似物。

2）添加产酶促进剂 在酶的发酵生产中，添加少量产酶促进剂，能够显著增加酶的产量。产酶促进剂多为酶的诱导剂或表面活性剂，还包括酶的稳定剂或激活剂、生长因子、金属离子螯合剂等。酶的发酵生产常使用非离子表面活性剂，其作用机制尚不很清楚，一般认为它们能改变细胞的透过性，利于酶穿过细胞膜进入发酵液，控制细胞内酶合成的反馈调节，提高发酵液中酶的产量。同时，表面活性剂还可能改善通气效果，增强酶的稳定性和催化能力。具体的常用产酶促进剂包括吐温80、脂肪酰胺磺酸钠、聚乙烯醇、糖脂、乙二胺四乙酸（EDTA）等。

3）避免分解代谢物调节作用 为了避免在酶发酵过程中出现"葡萄糖效应"，不宜采用营养丰富和复杂的培养基，采取少量多次或流加工工艺适量补充营养物质，控制代谢速率，避免分解代谢物调节对产酶发酵的抑制作用。

2. 蛋白酶的微生物发酵 蛋白酶的种类很多。根据来源可分为动物蛋白酶、植物蛋白酶和微生物蛋白酶。根据蛋白酶作用的最适 pH 可分为碱性蛋白酶（pH 9~11）、中性蛋白酶（pH 6~8）和酸性蛋白酶（pH 2~5）。

（1）蛋白酶的产酶菌种 碱性蛋白酶的产生菌主要有短小芽孢杆菌、地衣芽孢杆菌、枯草芽孢杆菌、嗜碱性芽孢杆菌、灰色链霉菌和米曲霉等；中性蛋白酶的产生菌主要有枯草芽孢杆菌、栖土曲霉、微紫青霉、米曲霉和灰色链霉菌等；酸性蛋白酶的产生菌主要有黑曲霉、斋藤曲霉和中华根霉等。

（2）产酶菌种的筛选 从自然界筛选产生蛋白酶的菌种时，可在园土中拌入蛋白质原料，使其中的微生物在一定 pH 或一定温度下繁殖一段时间后再进行分离和筛选。

（3）环境因子对产酶的影响

1）pH 产酶的 pH 通常和酶反应最适 pH 接近。培养基的 pH 能影响霉菌产蛋白酶的类型。

2）温度 芽孢杆菌生产蛋白酶采用 30~37℃培养，霉菌和放线菌的培养温度为 28~30℃，一些特殊微生物在 50℃或 20℃培养时产酶量最大。

3）通气量 大多微生物合成蛋白酶的深层培养需通气搅拌。

（4）培养基对产酶的影响

1）氮源的诱导和阻抑　生产蛋白酶的培养基中碳氮比一般比较低。相比于蛋白质水解物，蛋白质作为氮源时，蛋白酶产量更高，可能是由于蛋白质水解物阻抑了蛋白酶的生成。

2）碳源的分解代谢物阻抑　高浓度的葡萄糖和蔗糖不利于蛋白酶的生产，可采用代谢缓慢的碳源、降低糖的浓度，或糖连续流加的方式避免分解代谢物阻抑。

3）无机盐　添加 0.2% ~2% 无机磷酸盐可提高蛋白酶的产量，钙离子可稳定蛋白酶，微量的镁、锌、锰等金属离子亦可刺激蛋白酶的生成。

4）产酶促进剂　添加大豆的乙醇提取物、植酸、甘油、活性炭、焙焦蛋白质等均可增加蛋白酶的产量。

3. 临床上常用的微生物酶

（1）链激酶与链道酶　主要是由乙型溶血性链球菌的某些菌株产生。链激酶能活化纤维蛋白溶解酶原成为纤溶酶，使血液凝块溶解，因此临床上可用于治疗脑血栓以及溶解其他部位的血凝块。链道酶是一种 DNA 酶，可使脓液中 DNA 分解，降低脓液的黏度，在临床上用于脓胸的治疗。

（2）透明质酸酶　产生透明质酸酶的微生物主要有化脓性链球菌和产气荚膜杆菌等。透明质酸酶能分解组织中的透明质酸，使组织出现间隙，加快积液扩散。因此有利于皮下注射的药物的吸收，也有利于手术后肿胀和血肿的消退。

（3）天冬酰胺酶　多种细菌均可产生天冬酰胺酶，目前主要用大肠埃希菌进行生产。天冬酰胺酶能够水解肿瘤细胞生长所需的天冬酰胺，临床上可用于治疗白血病和其他肿瘤。

（4）青霉素酶　是一种 β - 内酰胺酶，可水解青霉素的 β - 内酰胺环，使青霉素失活。该酶主要用于含青霉素制剂的无菌检验中。许多细菌都能产生青霉素酶。

4. 工业上常用的微生物酶　工业上常用的微生物酶主要包括淀粉酶、蛋白酶和青霉素酰化酶等。淀粉酶是发酵产量最大的一类酶制剂，在食品、造纸、纺织和发酵等行业应用广泛。蛋白酶能够水解蛋白质和多肽，广泛用于食品加工、皮革制造和加酶洗涤剂制造行业。在医药方面，蛋白酶可用作消化剂、消炎剂和化痰止咳药物等。青霉素酰化酶可将青霉素水解为 6 - 氨基青霉烷酸（6 - APA）和侧链羧酸，也能催化相反的反应。6 - APA 是各种半合成青霉素的母核，如经不同的侧链羧酸酰化，即可合成多种广谱、耐酸、耐酶的半合成青霉素。青霉素酰化酶既可由霉菌、酵母和放线菌产生，主要裂解苯氧甲基青霉素（青霉素 V），也可由细菌产生，主要裂解苄青霉素（青霉素 G）。青霉素酰胺酶生产中通常采用大肠埃希菌作为生产菌种。

二、酶抑制剂

酶抑制剂（enzyme inhibitor）是能够特异性抑制某些酶活性的小分子物质，在临床上可用于调节生理功能、增强免疫力以及治疗抗药菌感染等。酶抑制剂的筛选方法与抗生素类似，微生物来源的酶抑制剂具有低毒、结构新颖和种类多等特点。常见的酶抑制剂如下。

1. 蛋白酶抑制剂　微生物来源的蛋白酶抑制剂包括亮肽剂、抗肽剂、抑糜酶剂和抑胃酶剂等，在临床上可用于治疗急性胰腺炎、烧伤、胃溃疡和肌肉萎缩等疾病，对腹水瘤和淋巴肉瘤也具有一定疗效。

2. 细胞膜表面酶抑制剂　微生物来源的细胞膜表面酶抑制剂包括抑氨肽酶、抑脂酶剂等，它们能够抑制肽链端解酶和脂酶的活性，临床上可用于治疗与免疫、炎症和肿瘤相关的疾病。

3. 糖苷酶及淀粉酶抑制剂　微生物来源的糖苷酶和淀粉酶抑制剂包括泛涎菌素、异黄酮鼠李糖苷、唾液酶抑制剂和淀粉酶抑制剂等。糖苷酶抑制剂通过干扰细胞表面糖的代谢，临床上可用于炎症、肿瘤和免疫相关疾病的治疗。淀粉酶抑制剂通过控制食物中糖的消化来防止和治疗肥胖、动脉硬化、高血压和糖尿病等。

4. 肾上腺素合成酶抑制剂　微生物来源的肾上腺素合成酶抑制剂包括小奥德蘑酮和镰孢菌酸等，它们能够抑制酪氨酸羟化酶和多巴胺 - β - 羟化酶的活性，发挥降压作用。

5. β - 内酰胺酶抑制剂　微生物来源的 β - 内酰胺酶抑制剂包括棒酸和甲砜霉素等，它们可用于治疗产生 β - 内酰胺酶的抗药菌的感染。由棒酸和阿莫西林制成的复合制剂在治疗由青霉素耐药菌引起的感染方面效果明显。

第七节 菌 体 制 剂

常见的菌体制剂包括疫苗、药用酵母和活菌制剂等，在医药和保健领域应用广泛。

一、疫苗

疫苗（vaccine）是利用病原微生物的全部、部分或其代谢物经过人工减毒、灭活或基因工程等方法制成的用于预防传染病的免疫制剂。疫苗在生产过程中，去除了病原微生物中的致病因子，保留了病原微生物能够刺激机体免疫系统引起免疫应答的免疫原性物质，对于机体预防相应病原体引起的疾病起到保护作用。

脊髓灰质炎减毒活疫苗可用于预防脊髓灰质炎，口服后对脊髓灰质炎三个型的病毒都能产生主动免疫，可诱发机体产生中和抗体及肠道局部免疫，减少人群中无症状的排毒者。脊髓灰质炎减毒活疫苗系用Ⅰ、Ⅱ、Ⅲ型脊髓灰质炎病毒减毒株，分别接种于原代猴肾细胞或人二倍体细胞培养，收获病毒液后制成的单价或三价液体疫苗，或将三价液体疫苗加工制成糖丸。接种对象主要为2个月龄以上的儿童。

水痘疫苗可刺激机体产生抗水痘病毒的免疫力，用于预防水痘；接种水痘疫苗是预防该病的唯一有效的手段，尤其是在控制水痘爆发流行方面起到了非常重要的作用；水痘疫苗用水痘带状疱疹病毒在人胚胎肺细胞、豚鼠胚胎细胞和人二倍体细胞中通过连续繁殖减毒制成；接种对象为无水痘史的成人和青少年，易感人群主要是12月龄－12周岁的健康儿童。

狂犬病疫苗种类较多，现今国内外多使用的细胞培养疫苗是用狂犬病毒固定毒株接种于细胞，培养后收获毒液，经灭活、浓缩、纯化、精制并加氢氧化铝佐剂，全面检定合格后即为预防狂犬病的疫苗。接种对象为任何可疑接触狂犬病毒，如被动物咬伤、抓伤，皮肤黏膜被动物舔过或为无咬伤预防。

甲肝疫苗是用于预防甲型肝炎的疫苗，市场上的甲肝疫苗主要有甲肝灭活疫苗和减毒活疫苗两大类，相对于减毒活疫苗，灭活疫苗具有更好的稳定性；减毒活疫苗系将甲型肝炎病毒减毒株（H2株）接种人二倍体细胞，经培养、收获、提纯，加适宜的稳定剂冻干制成；灭活疫苗是应用灭活甲型肝炎病毒（HM175病毒株）制备而成；对甲肝病毒易感者，年龄在1周岁以上的儿童、成人均为接种对象。

乙型脑炎减毒活疫苗有两种，我国在1960年开始使用地鼠肾细胞组织培养灭活疫苗，一直沿用至今；20世纪80年代后期，我国又研制成功并使用乙型脑炎减毒活疫苗，90年代末对乙型脑炎减毒活疫苗的生产工艺进行改进，并纯化了乙型脑炎减毒活疫苗，减少副反应；减毒活疫苗是将乙型脑炎病毒SA14－14－2株接种于原代地鼠肾细胞，经培育繁殖后收获病毒，加入保护剂冻干制成；接种对象为乙型脑炎流行区1周岁以上健康儿童及由非疫区进入疫区的儿童和成人。

流感疫苗分为全病毒灭活疫苗、裂解疫苗和亚单位疫苗，流感全病毒灭活疫苗系用当年的流行株或相似株甲型、乙型流行性感冒病毒，分别接种鸡胚，培养后收获病毒液，经灭活、浓缩、纯化制成；裂解流感灭活疫苗是建立在流感全病毒灭活疫苗的基础上，通过选择适当的裂解剂和裂解条件裂解流感病毒，去除病核酸和大分子蛋白，保留抗原有效成分HA和NA以及部分M蛋白和NP蛋白，经过不同的生产工艺去除裂解剂和纯化有效抗原成分制备而成；20世纪70~80年代，在裂解疫苗的基础上，又研制出了毒粒亚单位和表面抗原（HA和NA）疫苗，接种对象为易感者及易发生相关并发症的人群，如儿童、老年人、体弱者、流感流行地区人员等。

细菌类疫苗主要包括卡介苗、伤寒Vi多糖疫苗、脑膜炎球菌多糖疫苗、肺炎球菌结合疫苗等。冻干卡介苗系用卡介菌经培养后收集菌体，加入稳定剂冻干制成。伤寒Vi多糖疫苗系用伤寒沙门菌培养液纯化的Vi多糖制成。脑膜炎球菌多糖疫苗系用A、C、Y、W135群奈瑟脑膜炎球菌培养液，经提纯获得的荚膜多糖抗原，纯化后加入适宜稳定剂（乳糖）冻干制成。七价肺炎球菌结合疫苗包含7种主要的致病肺炎球菌荚膜多糖血清型：4、6B、14、19F、23F、18C、9V，各型多糖与 CRM197 载体蛋白结合后吸附于磷酸铝佐剂制成。

联合疫苗主要包括百白破联合疫苗、麻疹腮腺炎联合减毒活疫苗等。百白破联合疫苗由百日咳菌苗原液、精制白喉类毒素及精制破伤风类毒素，加氢氧化铝佐剂制成。麻疹腮腺炎联合减毒活疫苗系用麻疹和腮腺炎病毒减毒株分别接种鸡胚细胞，经培养、收获单价病毒液后以合适的比例混合并加适宜稳定剂冻干制成。

二、活菌制剂

活菌制剂又称微生态制剂、益生菌，是根据微生态学的原理，把人体某些种类正常菌群通过人工培养后制成。按照微生物分类特点，分为乳酸杆菌制剂、芽孢杆菌制剂、真菌制剂等，具有维持微生态平衡、产生有益代谢产物、提高免疫力、抗肿瘤、抗衰老的作用。能够改善机体微生物和酶的平衡，能够刺激机体产生特异性或非特异性免疫应答，达到促进发育、增强体质的功效。

目前的活菌制剂主要有乳杆菌、双歧杆菌、芽孢杆菌类及酵母菌等。嗜酸乳杆菌（Lactobacillus lactis）是革兰阳性杆菌，可在人和动物的胃肠道内定居，并能产生嗜酸菌素等多种抗菌物质，抑制有害菌类，常被用来治疗消化道疾患。植物乳杆菌（L. plantarum）是革兰阳性菌，一般存在于牛乳、乳酪、乳制品、人口腔等处，通过在消化道定植、夺氧以及竞争营养素作用，使肠道菌群维持正常状态。干酪乳杆菌（L. casei）是革兰阳性菌，在人的口腔及肠道内、牛奶、干酪、乳制品存在，干酪乳杆菌能够调节肠内菌群平衡、促进消化吸收，同时具有降血压、降胆固醇、增强人体免疫力及预防癌症和抑制肿瘤生长、缓解乳糖不耐受、过敏等作用。

双歧杆菌（Bifidobacteria）是一类严格厌氧、无鞭毛、无芽孢的革兰阳性杆菌。双歧杆菌属中有 30 多个种，其中青春双歧杆菌（B. adolescentis）、两歧双歧杆菌（B. bi fidum）、婴儿双歧杆菌（B. infantis）、短双歧杆菌（B. breve）常用作益生菌。双歧杆菌能够在肠道平衡肠道菌群，产生有机酸刺激肠道蠕动抑制有害菌的生长增殖。双歧杆菌与其他厌氧菌在肠黏膜表面形成一个生物学屏障阻止致病菌、条件致病菌的入侵和定植，双歧杆菌对志贺菌、沙门菌等病原菌都有抑制作用。另外双歧杆菌不仅具有激活吞噬细胞抗感染的能力，而且在肠道中能够合成多种维生素。双歧杆菌通过产生乙酸和乳酸起到抗微生物作用，乳杆菌主要是通过由于能产生乳酸、H_2O_2 和菌体合成的天然抗菌物质而达到抑制微生物的作用。

芽孢杆菌在环境条件不利的情况下形成能够在适宜条件下萌发出繁殖体的芽孢，抵抗力强。枯草芽孢杆菌（Bacillus subtilis）、地衣芽孢杆菌（Bacillus licheniformis）、纳豆芽孢杆菌（Bacillus natto）等常被制成益生菌制剂。枯草芽孢杆菌革兰染色阳性，无荚膜，周生鞭毛，需氧菌，芽孢位于菌体中央或稍偏，菌落表面粗糙不透明，污白色或微黄色；在液体培养基因需氧常于表面形成皱醭，芽孢在肠道内萌发大量消耗肠内氧气，使肠道局部氧分子浓度下降，达到显著降低肠道中沙门氏菌、大肠埃希菌的数量；枯草芽孢杆菌产生的细菌素、H_2O_2 等抑菌物质能够抑制肠内有害菌的生长，降低脲酶的活性，进而减少氨、胺等有害物质的产生。地衣芽孢杆菌革兰染色阳性，周生鞭毛，无荚膜，芽孢位于菌体中央，通过消耗氧、产生抗菌活性物质抑制致病菌的生长繁殖，从而调整菌群失调。纳豆芽孢杆菌革兰染色阳性，芽孢呈椭圆形或柱状，芽孢多位于菌体中央或稍偏离，有鞭毛；纳豆芽孢杆菌繁殖快，通过消化肠道中的氧而抑制有害需氧菌的生长并能增强正常菌群中厌氧菌的生长；另外纳豆芽孢杆菌能产生促进营养吸收的多种酶类及参与机体的生长代谢的多种营养物质，并增强免疫功能。

酵母菌一类非丝状真核微生物，一般泛指能发酵糖类的各种单细胞真菌，它广泛分布在自然界，人类应用最早的微生物是酵母菌，在无氧环境中发酵，与人类关系极为密切。酵母菌的细胞壁常含有甘露聚糖，无性繁殖方式增殖，酵母菌细胞内营养丰富，含有的蛋白质、维生素，以及辅酶 A、细胞色素 C、谷胱甘肽、麦角固醇和核酸等生理活性物质能够促进机体的新陈代谢，因此临床上用于治疗消化不良和维生素缺乏症。

第八节　其他微生物制剂

一、核酸类药物

核酸药物是指具有药用价值的核酸、核苷酸、核苷或者碱基及其衍生物，这类药物可以影响生物体的蛋白质合成和脂肪、糖类的代谢。肌苷、ATP、辅酶 A、脱氧核苷酸、腺苷、辅酶 I、辅酶 II、肌苷酸、GTP、CTP、UTP、腺嘌呤等已广泛用于血小板减少症、急性肝炎、心血管疾病、肌肉萎缩等代谢障碍性疾病的治疗。这些药物可以经微生物发酵或从生物资源中提取。RNA 生产需要培养酵母菌菌体，从中提取获得。肌苷发酵的生产菌种主要是枯草杆菌、短小芽孢杆菌和产氨短杆菌。产氨短杆菌直接发酵可生产肌酐酸。

二、生物碱

麦角碱在临床上被用作子宫收缩剂，安沙美登素对白血病具有一定疗效，二者均属于生物碱，并且均可由微生物合成。麦角碱曾是一种致命的毒物，德国医生 Lonitzer 在 1582 年提出将麦角碱作为药物用于催产；Dudley 和 Moir 于 1935 年揭示了麦角碱的催产机理。临床上常用的麦角碱类药物有：麦角新碱及其衍生物、麦角肽碱类及其衍生物、麦角林衍生物等。麦角碱类药物的基础原料是麦角酸或麦角胺，由麦角菌产生。安沙美登素是由诺卡菌产生的抗肿瘤药物。

三、微生物多糖

微生物多糖在食品和医药领域应用非常广泛，在石油化工业也具有很好的应用前景，如右旋糖酐、真菌多糖、多抗甲素等。右旋糖酐，又称葡聚糖，是葡萄糖脱水形成的聚合物，是代血浆的主要成分，可维持渗透压和增加血容量，临床上用于抗休克、消毒和解毒等，它是最早发现的微生物多糖，也是世界上第一个工业化生产的微生物多糖，是较早作为代血浆应用的微生物多糖，右旋糖酐呈白色无定形粉末，易溶于水，常温稳定，加热渐变色或分解；右旋糖酐经碱降解，产物的黏度随水解时间的长短而显著不同，右旋糖酐溶于水中能形成一定黏度的胶体溶液，在 0.9% 氯化钠溶液中的渗透压和黏度均与血浆相同；右旋糖酐的工业生产主要用发酵法，发酵所用的菌种是肠膜明串珠菌（Leuconostoc mesenteroides），发酵培养基以高浓度蔗糖为主要成分，培养需氧量低，温度为 25℃，培养 16~20 小时，多糖产量即可达最高值，培养所得的发酵滤液，经乙醇反复沉淀以提纯右旋糖酐，所得产物的分子量很大，尚须用不同浓度的乙醇进行多次分级沉淀，即能得到中、低、小分子量的右旋糖酐成品；右旋糖酐除用于医疗外，还可用于食品工业、石油钻井、精制浓缩金属离子和农业中。

真菌多糖从真菌中分离，具有增强机体免疫功能的作用，在临床上有明显的治疗效果。我国沿用千余年的药用真菌有灵芝、茯苓、猴头、银耳、香菇和冬虫夏草等，这些真菌的药用成分大多是多糖。香菇多糖（lentinan）从食用真菌香菇中提取，能增强机体的免疫功能，无急、慢性毒性；香菇多糖的抗肿瘤活性不是直接抑制作用，而是通过提高患者免疫功能来增强对癌的抵抗力，香菇多糖具有高度特异性免疫增强作用，能使免疫能力低下的癌症患者恢复免疫力到近于正常值，特别是它能够恢复 T 细胞的活力。云芝多糖（krestin）能促进机体非特异性免疫反应，提高巨噬细胞的吞噬作用，诱导机体产生干扰素等，我国的云芝多糖产生菌是杂色云芝（Polystictus versicolor），它在体外对一些肿瘤有直接抑制作用，可作为癌症的辅助治疗剂，同时可预防抗癌药引起的免疫功能下降，防止癌转移，有效延长生命，此外，云芝多糖还具有恢复肝功能和提高机体对感染的抵抗力的作用。茯苓多糖（pachyman）由多孔菌科真菌茯苓产生，是多聚葡萄糖，有很强的抑制肿瘤的活性。真菌多糖抑制肿瘤的作用是通过提高患者的免疫功能来实现的。多抗甲素（polyactin）由甲型溶血性链球菌（α‑Hemolytic streptococci）经过深层培养液提取得到的一种具有多种生理活性的多糖类物质，它是一种α-甘露聚糖肽，不含游离氨基酸和糖组分，白色晶状粉末，无臭，味苦，易溶于水，不溶于有机溶剂，化学性质稳定，有抗原性；多抗甲素能增强抗肿瘤免疫中起主要作用的自然杀伤细胞、杀伤细胞和淋巴因子活化的杀伤细胞的功能，提高巨噬细胞的吞噬活性和白细胞介素的生成及活性等，使机体的免疫能力得到增强，多抗甲素在临床上常用作肺癌、乳腺癌、白血病、皮肤癌等肿瘤的辅助治疗，它还可用于再生障碍性贫血和白细胞减少症，不良反应很轻。

四、螺旋藻

螺旋藻（spirulina）是一种分布广泛的蓝绿色藻类，富含蛋白质，含有人体所需的8种必需氨基酸。同时，螺旋藻多糖具有一定的增强机体免疫功能和抗肿瘤的作用，在食品工业和医药保健领域具有很好的应用前景。目前国内外生产上的主要养殖品种是原产墨西哥的极大螺旋藻和原产于非洲乍得湖的钝顶螺旋藻。当前人工培养的几种螺旋藻原生活在热带地区，适宜在高温、强光下生长。对光十分敏感。螺旋藻的接种宜在傍晚进行，在培养过程中，当光照太强时，要遮光、增加搅拌次数或间歇充气。

本章小结

微生物药物是指由微生物代谢产生的、具有抗微生物作用和其他生物学活性的药物。微生物制药是指利用微生物发酵技术大量生产具有药用价值的微生物初级代谢产物和次级代谢产物（如抗生素、氨基酸、维生素、甾体化合物等）的过程。掌握微生物发酵特点和发酵技术，对于了解微生物制药和微生物代谢调控技术具有重要意义。

抗生素生物合成的主要代谢调控机制体现了次级代谢产物生物合成的特点。氨基酸的代谢控制育种与控制生产菌株稳定的技术代表了初级代谢产物生物合成的特点。维生素C的两步发酵法和甾体化合物微生物转化工艺展示了微生物转化法发酵的思路。

研发新的抗生素是从分离和筛选抗生素产生菌开始。抗生素的主要作用机制包括：抑制细胞壁的合成；抑制蛋白质的合成；破坏细胞膜功能；抑制核酸合成。细菌抗药性产生的生物化学机制包括：产生钝化酶；细胞膜通透性改变；药物作用靶位改变；形成生物被膜。管碟法是法定的抗生素效价测定法。

临床上常用的微生物酶包括：链激酶和链道酶、透明质酸酶、天冬酰胺酶、青霉素酶。

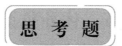

题库

1. 抗生素与微生物有什么关系？
2. 微生物次级代谢产物包括哪些？有何特点？
3. 细菌耐药性的产生机制包括哪些？如何综合防治？
4. 临床常见的微生物酶包括哪些？作用机制如何？
5. 举例说明微生物发酵法生产药物的基本过程以及影响因素。

（陈岩勒）

第十八章

药物的抗菌试验

学习导引

知识要求

1. **掌握** 药物体外抑菌的试验方法；药物杀菌的试验方法。
2. **熟悉** 联合抗菌试验的方法；影响体外抑菌试验的因素。
3. **了解** 药物体内抗菌的试验方法；药物的体内药效评价。

能力要求

学会灵活应用药物体外抑菌和杀菌试验方法来解决在科研、生产和临床等方面的相关问题。

药物抗菌作用，一般是指药物影响到微生物的生长，即抑制微生物的生长、繁殖，甚至杀灭微生物。这种抑制通常是指抑制微生物的群体生长，它可以是可逆的或不可逆的作用。在可逆的情况下，当抗菌药物被去除，大部分微生物开始生长，此时药物对微生物的作用称为抑菌作用；在不可逆情况下，只有少数细菌或没有细菌存活，药物的这种作用称为杀菌作用。药物在浓度高、菌量少时有杀菌作用；在药物浓度低时可能仅有抑菌作用。所以药物的抑菌作用或杀菌作用是在一定条件下相对而言的。

药物抑菌作用在体内外均可发生。体外的抑菌作用，仅是抗菌药物在一定条件下与微生物之间的相互关系。而体内的抗菌作用涉及面广，也较复杂。

第一节 体外抗菌试验

体外抗菌试验是在体外测定微生物对药物敏感程度的实验，已广泛地应用于科研、生产和临床，如抗菌药物的筛选、提取过程中的追踪、抗菌谱的测定、药物含量的测定、药物浓度的测定、指导临床用药的药敏实验等。

抗菌实验包括抑菌实验和杀菌实验。抑菌即抑制微生物的生长繁殖，但不能杀死微生物，在药物除去后微生物又能生长。杀菌即能杀死微生物，当药物除去后，微生物不能再生长繁殖。两者并非绝对，只是在一定条件下相对而言。

一、常用体外抑菌试验

体外抑菌实验是最常用的抗菌实验，方法简便快速，用药量少，不需要动物及特殊设备，一般在玻璃器皿中进行。常用方法有连续稀释法和琼脂扩散法。

（一）连续稀释法

连续稀释法（serial dilution test）常用于测定药物的最低抑菌浓度（minimum inhibitory concentration，

MIC）和最低杀菌浓度（minimum bactericidal concentration，MBC）。可以用液体培养基，也可用固体培养基。

1. 液体培养基连续稀释法　在一系列试管中，用液体培养基稀释药物（常用的是二倍系列稀释），获得药物浓度递减的系列试管，然后在每一管中加入定量试验菌，经一定时间的培养，肉眼观察试管混浊情况，记录抑制试验菌生长的最低浓度（即 MIC）（图 18 - 1）。

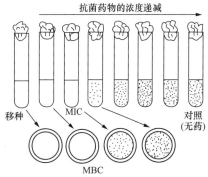

图 18 - 1　液体培养基连续稀释法

2. 固体培养基连续稀释法

（1）平板法可同时测定大批试验菌株的 MIC，而且不受药物颜色及浑浊度的影响，适于中药制剂或评价新药的药效学（药物的体外抗菌活性测定）实验。将系列浓度的药物混入琼脂培养基，制成一批药物浓度呈系列递减的平板，然后将含有一定浓度的试验菌液（通常为 10^7CFU/ml 左右）以点接种法接种于平板上（1 ~ 2μl），使平板接种菌量 1×10^4CFU/点，可以逐个点种，也可采用多点接种器接种；同时设无药空白平板对照。培养后观察结果。一般一个直径为 9cm 的平板可点种 30 个试验菌。

（2）斜面法是固体培养基连续稀释法的一种，是将系列浓度的各药分别混入固体培养基中制成斜面，在斜面上接种一定量的试验菌，然后观察是否有菌生长，判断 MIC 值。此法适用于必须较长时间培养而又不适宜用平板的试验菌，如霉菌采用此法，因其菌丝会在平板上蔓延。

3. 微量液体稀释法　微量液体稀释法的具体原理和液体培养基连续性稀释法是一样的。但该方法配合自动化微生物分析仪，操作方便，应用较广。聚乙烯板各微量孔中加入浓度递减的抗菌药物（常用的是二倍系列稀释），实验时加入一定浓度的菌液，经一定温度和时间培养后观察结果。凡孔底部清晰不出现细菌沉淀的最低抗菌药物浓度即为该抗菌药物对细菌的 MIC（最小抑菌浓度）。根据需要也可测定 MBC（最小杀菌浓度），取肉眼观察无细菌生长孔中的液体 0.01ml 接种于血琼脂平板做培养，经 35℃一定时间培养后观察，凡平板上不出现细菌生长的最低抗菌药物浓度即为该菌的最低杀菌浓度。

在微量聚乙烯微孔板一排各孔中加入浓度递减的待测药物，每孔 100μl，挑选孵育 18 ~ 24 小时的菌落置 M - H 肉汤增菌 4 ~ 6 小时，制备 0.5 麦氏比浊管度浊度的菌悬液，然后 1：10 稀释，使之含菌量为 10^7CFU/ml。用微量加样器往每空中加入 100μl 上述菌悬液，此时每孔中最终菌液浓度为 10^5CFU/ml，盖上盖板，35℃大气环境中培养 16 ~ 20 小时。结果判读可人工观察培养液浊度，或仪器自动判读。以小孔中完全抑制细菌生长的最低药物浓度为该抗菌药物对该菌的 MIC。

（二）琼脂扩散法

琼脂扩散法（agar diffusion test）是利用药物能在琼脂培养基中扩散，在药物有效浓度的范围内形成抑菌圈或抑菌距离，以抑菌圈直径或抑菌距离的大小来评价药物抗菌作用强弱的原理设计而成，具有多种不同的方法。常用的有以下几种。

1. 滤纸片法　是琼脂扩散法中最常用方法，适用于新药的初筛实验（初步判断药物是否有抗菌作用）及临床的药敏实验（细菌对药物的敏感性实验，以便选择用药），可进行多种药物或一种药物不同浓度对同一种试验菌的抗菌实验。

首先将试验菌均匀混入琼脂培养基，制成含菌平板，然后将滤纸用打孔机制成 6mm 直径的圆纸片，灭菌干燥后，加入待测药液（100 张纸片 0.5ml 药液），均匀浸润，37℃干燥，将含药液纸片置于含菌平板表面，在适宜条件下培养观察结果。根据抑菌圈直径的大小，评价药物抗菌作用的强弱。通常情况下，这样的滤纸片法精确度较差，为了提高其精确度，可以使用 Kirby - Banuer 法（K - B）。

世界卫生组织于 1981 年曾推荐 K - B 法作为标准化的药敏实验。K - B 法基本原理是滤纸片法，但需用统一的培养基、菌液浓度、纸片质量、纸片含药量以及其他实验条件。结果判断以卡尺精确量取，根据抑菌圈的直径大小判断该菌对药物是抗药还是中等敏感或敏感。

（1）影响滤纸片法实验结果的因素

1）抗菌药物纸片的质量、含药量和保存方式　一般选择直径为 6.35mm，吸水量为 20μl 的专用药敏纸片，用逐片加样或浸泡方法使每片含药量达规定所示。含药纸片密封贮存 2~8℃ 或 -20℃ 无霜冷冻箱内保存，β-内酰胺类药敏纸片应冷冻贮存，且不超过 1 周。使用前将贮存容器移至室温平衡 1~2 小时，避免开启贮存容器时产生冷凝水。

2）培养基的质量　常使用水解酪蛋白（Mueller-Hinton，M-H）培养基，它是兼性厌氧菌和需氧菌药敏试验标准培养基，pH 为 7.2~7.4，对那些营养要求高的细菌如流感嗜血杆菌、淋病奈瑟菌、链球菌等需加入补充物质。琼脂厚度为 4mm。配置琼脂平板当天使用或置塑料密封袋中 4℃ 保存，使用前应将平板置 35℃ 温箱孵育 15 分钟，使其表面干燥。必须以标准质控菌株进行检测，合格后方可使用。

3）接菌量和接种方法　菌液配成 0.5 麦氏单位，用无菌棉拭子蘸取菌液，在管内壁将多余菌液旋转挤去后，在琼脂表面均匀涂抹接种 3 次，每次旋转平板 60°，最后沿平板内缘涂抹 1 周。贴抗菌药物纸片平板置室温下干燥 3~5 分钟，用纸片分配器或无菌镊子将含药纸片紧贴于琼脂表面，各纸片中心相距 >24mm，纸片距平板内缘 >15mm，纸片贴上后不可再移动，因为抗菌药物会自动扩散到培养基内。

4）孵育条件　置 35℃ 孵育箱 16~18 小时后阅读结果，对苯唑西林和万古霉素敏感等应孵育 24 小时。

5）抑菌圈测量工具的精密度　用游标卡尺或直尺量取抑菌圈直径（抑菌圈的边缘应是无明显细菌生长的区域），先量取质控菌株的抑菌环直径，以判断质控是否合格；然后量取试验菌株的抑菌环直径。

6）质控标准菌株本身的药敏性是否合格，有无变异等。

（2）质量控制　采用标准菌株如金黄色葡萄球菌 ATCC25923、粪肠球菌 ATCC29212、大肠埃希菌 ATCC25922 和铜绿假单胞菌 ATCC27853 等与测试菌在同一条件下做药敏试验。标准菌株的抑菌圈应落在预期范围内。

知识链接

E 试验

E 试验（Epsilometer test，E test）是一种结合稀释法和扩散法原理对微生物药敏试验直接定量的技术。E 试验所用的 E 试条是一条 5mm×50mm 的无活性塑料薄条，一面固定有一系列预先制备的，浓度呈连续指数增长稀释抗生素，另一面有读数和判别的刻度。将 E 试条放在细菌接种过的琼脂平板上，经孵育过夜，围绕试条明显可见椭圆形抑菌圈，圈的边缘与试条交点的刻度浓度即为抗生素抑制细菌的最小抑菌浓度。该方法操作简便，可以直接得到定量结果。常用于一般细菌、苛养菌、厌氧菌、分枝杆菌和真菌的药敏试验。

---

2. 打孔法　在含菌平板上打孔，孔内加入药液，经培养后可产生一定大小的抑菌圈。适于血药浓度的监测，血清用量少，敏感性高，操作简便。

3. 挖沟法　先制备琼脂平板，在平板上挖沟，沟的两边垂直划线接种各种试验菌，再在沟内加入药液。培养后根据沟两边所生长的试验菌离沟的抑菌距离来判断对这些菌的抗菌效力。适用于在一个平板上测定一种药物对几种试验菌的抗菌作用。

4. 管碟法　相对纸片法来说，管碟法更精确，常用于抗生素效价测定。

二、杀菌试验

1. 最低杀菌浓度测定　杀菌实验用以评价药物对微生物的致死活性。最低杀菌浓度（MBC）指该药物能杀死细菌的最低浓度。一般是将待检药物先以合适的液体培养基在试管内进行连续稀释，每管内再加入一定量的试验菌液，培养后可得该药物的 MBC，取 MBC 终点以上未长菌的各管培养液，分别移种于另一无菌平板上，培养后凡平板上无菌生长（细菌菌落数少于 5 个，或存活的菌数不多于原始接种数的 0.1%）的药物最低浓度即为该药物的 MBC。

2. 苯酚系数测定法 苯酚系数测定法（phenol coefficient method）又称酚系数法，是以苯酚为标准，在规定的实验条件下，作用一定时间，将待测的化学消毒剂与苯酚对伤寒沙门菌或金黄色葡萄球菌的杀菌效力相比较，所得杀菌效力的比值。苯酚系数是了解消毒剂杀菌效力的一种方法。

苯酚系数 = 消毒剂的杀菌稀释度/苯酚的杀菌稀释度

苯酚系数大于或等于 2 为合格。

3. 杀菌曲线 采用 4 倍于 MIC 的药物浓度，将一定浓度的菌悬液与药物混合，使其浓度为 10^5 CFU/ml 左右，于 37℃ 恒温培养，定时取样进行平板活菌计数。以细菌浓度对数为纵坐标，培养时间为横坐标，绘制杀菌曲线（killing - curves，KCs）。实验应包括空白对照和阳性对照。药物的杀菌效果越好，细菌浓度随培养时间下降的越快。

三、联合抗菌试验

在药学中，常需要检查两种抗菌药物在联合应用时的相互作用，以及抗菌药物与不同 pH 或不同离子溶液的相互影响。加强药物抗菌作用的为协同（synergism）；减弱药物作用的为拮抗（antagonism）；互相无影响的为无关（indifference）；作用表现为二者之和为累加（addition）。联合抗菌试验方法有很多，以下介绍几种常用的方法。

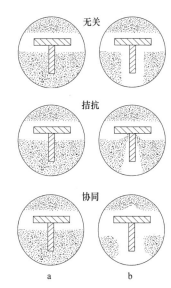

图 18 - 2 纸条试验

a. 两纸条中只有一条含有抗菌药物，另一条不含抗菌药物；b. 两纸条均含有抗菌药物。

1. 纸条试验（paper strip test） 即在已接种试验菌的平板表面垂直放置两条各浸有一种药液的滤纸条，培养后根据抑菌区的加强、减弱或无影响来判断它们在联合应用时的效应。图 18 - 2 是纸条实验的示意图。

2. 梯度平板纸条试验（paper strip - gradient plate test） 需先制备含药的梯度平板。梯度平板的制备是先将琼脂培养基倒入平皿，平皿斜置待凝，再将平板放置水平，加入含抗菌药物的琼脂培养基（图 18 - 3）。在重叠的双层平板中含有梯度浓度的抗菌药物，自高浓度（+）至低浓度（-）依次递减。要求其抑菌浓度的位置约处于平板的一半。将实验菌悬液涂布于平板表面，取滤纸条浸透另一待检药液，按梯度平板中药物浓度递减的方向置于平板表面。培养后，如待检药液对平板内的药物有加强作用，则可见沿纸条两边的抑菌区被扩大。

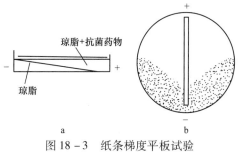

图 18 - 3 纸条梯度平板试验

a. 梯度平板制备；b. 加强作用

3. 棋盘格法（check board test） 由于在试验时，含两种不同浓度药物的试管排列呈棋盘状而得名，用以评价两种药物同时用不同浓度进行联合试验时的抗菌活性。实验前，首先测得联合用药的两种药物（A 和 B）各自单独作用被检菌时的最小抑菌浓度（MIC），以每种药物 MIC 的 2 倍为其最高浓度，然后分别依次倍比稀释到其 MIC 的 1/32 ~ 1/8。根据图 18 - 4 分别进行联合，实验时排列 7 排试管，每排 7 管，共 49 管使成方块，A 及 B 药各以液体培养基进行稀释，A 药各稀释度横排定量加入各管，B 药各稀释定量按纵行加入，然后加入定量菌液，经培养后观察结果。加菌、培养、确定 A 药和 B 药联用时的 MIC 即 MICA 及 MICB，可根据 FIC 指数（FIC index）来评价两抗菌药物联合作用时所产生的效果。FIC 即分级抑菌浓度（fractional inhibitory concentration），指某药在联合前后所测得的 MIC 比值。

$$FIC（A）= \frac{联合用药时 A 的 MIC}{A 药单独用药时的 MIC} \qquad FIC（B）= \frac{联合用药时 B 的 MIC}{B 药单独用药时的 MIC}$$

所谓 FIC 指数，指二药物各自的 FIC 之和，即 FIC 指数 = FIC（A）+ FIC（B）。FIC 指数 <0.5，两药有协同作用；在 0.5～1 范围内，有累加作用；在 1～2 范围内，是无关作用；FIC 指数 >2，两药有拮抗作用。FIC 指数越小，则联合抗菌作用越强。如 FIC 指数 <1，则两药联合较每一药单独试验的抑菌作用强。

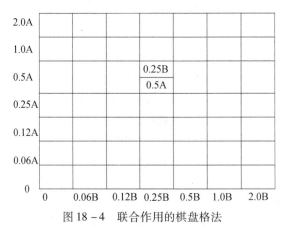

图 18-4 联合作用的棋盘格法

案例解析

【案例】某药检所欲检测一种新药的体外抑菌效果，该新药是水溶性的。

【问题】以大肠埃希菌为例，细述检测该新药的体外抑菌效果，可以通过哪些实验方法进行测定？

【解析】1. 连续稀释法可用于测定药物 MIC 和 MBC。

2. 由于该新药是水溶性的，可以直接应用液体连续稀释法中的二倍系列稀释法。

四、体外抗菌试验的影响因素

1. 试验菌 一般应用标准菌株。标准菌株来自专门的供应机构，我国由中国医学细菌保藏管理中心供应。在特定条件下，有时需用临床新分离菌株。试验菌加以合理的保藏，使用前应加以纯化及进行必要的生物学特征鉴定。

2. 培养基 培养基要按要求配制，严格控制各种原料质量。在使用前需做无菌检查，合格后方可使用。目前干粉培养基已经普及，使用方便而稳定。

3. 抗菌药物 药物的浓度和总量直接影响抗菌试验的结果，需要精确配制。固体药物应配制成溶液使用，有些不溶于水的药物需用少量有机溶剂或碱先行溶解，再稀释成合适浓度，如氯霉素及红霉素需用少量乙醇溶解。药液的 pH 应尽量接近中性，使能保持药物的稳定性而又不致影响试验菌的生长。如中药制剂中含有鞣酸，且具有特殊色泽，会影响结果判断。

4. 对照实验 为了准确判断结果，必须同时做试验菌、已知药物、溶剂和稀释液对照试验。

（1）试验菌对照 在无药情况下，应能在培养基内正常生长。

（2）已知药物对照　已知的抗菌药物对标准的敏感菌株应出现预期的抗菌效应，对已知的抗药菌应不出现抗菌效应。

（3）溶剂及稀释液对照　抗菌药物配制时所用的溶剂及稀释液应无抗菌作用。

知识拓展

中药抑菌作用

中国具有大量宝贵的中药资源，无论在感染控制还是在现代医疗方面都凸显出独特的优势，大量研究表明，中药的成分多样，有些成分是调节机体的免疫功能和抑制炎症反应，有些成分则对病原菌有直接作用。例如中药黄连、黄芩、赤芍等有抗菌作用；板蓝根、金银花、连翘等有抗病毒作用；桂皮醛、丁香酸、龙胆草等有抗真菌作用，所以中药表现出体内抑制病原微生物的效果较好。现在临床上由于抗菌药物的不合理使用，使得临床上出现"超级细菌"，而中药具有西药不具备的优势，可以作用于抗菌的多个环节，还可以改变菌群关系，从而减少耐药菌的产生，除了单纯应用中药抑菌外，中西药联合应用也是现在较为提倡的方法。

第二节　体内抗菌试验

一、体内感染模型

抗菌药物的体内抗菌试验是以动物如小鼠、豚鼠等作为感染动物的实验模型。动物感染细菌等致病菌后，观察给药（抗菌药物）对动物的保护作用，以半数有效量（median effective dose，ED_{50}）表示。

1. 试验动物　选用有实验动物合格证的动物房提供的健康小鼠，体重 18~22g，雌、雄各半，随机分组，每组动物至少 10 只。

2. 试验菌株　根据所试验药物的抗菌作用特点，选择不同菌株进行试验，包括革兰阳性菌和革兰阴性菌。常用的致病菌有金黄色葡萄球菌、肺炎链球菌、大肠埃希菌、肺炎克雷伯菌、变形杆菌、痢疾志贺菌、伤寒沙门菌和铜绿假单胞菌等。测定广谱抗生素时，试验菌株应包括金黄色葡萄球菌与革兰阴性菌各 1~2 株。测定创新药时，革兰阳性菌和革兰阴性菌均需试验 2 种以上，同时包括临床分离的致病菌。接种的细菌需来自新鲜的斜面，并接种至肉汤培养基恒温培养（细菌一般为37℃），用0.9%氯化钠溶液洗涤和离心后可得到试验用菌体。

3. 感染过程　以不同浓度的细菌感染实验动物，测出所试验菌株对动物小鼠致死的最低浓度，即100%最小致死量（minimum lethal dose，MLD），作为感染菌量。将小鼠随机分组，总数不少于 5 组，每组 10 只。以相当于100%最小致死量的菌液感染小鼠。药物稀释至一定浓度后按等比例，一般于感染后即刻和感染后 6 小时，口服、尾静脉注射或皮下注射等方法给药，连续观察试验小鼠感染细菌和给药后的状况，记录动物死亡数。试验需设感染相同菌量而不给药的动物阴性对照组，即给等容积的氯化钠溶液。同时与同类抗菌药物作对比研究，即设阳性药物对照组。

二、药物的体内药效评价

细菌感染和给药后注意观察动物反应，计算各感染菌的药物半数有效剂量（ED_{50}）。连续观察 7 天，记录动物死亡数，按 Bliss 法计算各感染菌的 ED_{50} 及95%可信限。药物的 ED_{50} 越小，体内药效越高。

三、抗菌药物体外药动学/药效学（PK/PD）模型

抗菌药物体外 PK/PD 模型作为一种新的研究手段已经与动物体内感染模型、临床研究共同组成了抗菌药物新药 PK/PD 研究的模式，在抗菌药物治疗方案的筛选中发挥了很大的作用。该模型能够模拟抗菌药物在人体内的药代动力学过程及其杀灭细菌的动态药效学过程。用该方法研究抗菌药物与病原菌的作用比用一般体外抗菌实验更符合体内的实际情况，同时该方法与体内动物感染模型相比也表现出很多优点。现在该模型在抗菌药物给药方案的优化研究中具有较好的应用前景，因为不同给药方式、剂量及给药间隔都能在模型中较易得到模拟，在菌种接种剂量及观察时间方面也具较大的随意性。利用该模型可以优化抗菌药物联用的具体方案，从而对多药耐药病原菌的疗效及对细菌产生耐药突变的抑制作用。

本章小结

药物抗菌试验包括抑菌试验和杀菌试验，药物在浓度高、菌量少时有杀菌作用；在浓度低时可能仅有抑菌作用。所以药物的抑菌作用或杀菌作用是在一定条件下相对而言的。药物抑菌试验包括体外抑菌试验和体内抑菌试验。体外抑菌作用仅是抗菌药物在一定条件下与微生物之间的相互关系。而体内抗菌作用涉及面广，也较复杂。

体外抑菌试验的常用方法有连续稀释法和琼脂扩散法，体外杀菌试验包括最低杀菌浓度的测定、杀菌曲线和苯酚系数测定法。当需要了解两种抗菌药物联合作用效果时，可以应用联合抗菌试验。具体试验方法包括纸条试验、梯度平板纸条试验和棋盘格法。

体外抗菌试验过程中要注意影响实验结果的因素，包括试验菌株和培养基的选择，抗菌药物抗菌效果的最佳条件，以及对照实验的设置。

思 考 题

题库

在寻找新的抗菌药物时，可以用哪些实验方法来确定新抗菌药物的抑菌效果？

（环　诚）

PPT

第十九章

药品的微生物学质量控制

学习导引

知识要求

1. **掌握** 灭菌制剂的无菌检查和非灭菌制剂的微生物限度检查。
2. **熟悉** 药品生产中防止微生物污染的措施。
3. **了解** 微生物与药物变质的关系，以及预防药物变质的原则。

能力要求

学会应用药物制剂微生物检查方法检测各类药物制剂的微生物污染情况以及解决药物制剂生产过程中微生物污染问题。

第一节 微生物与药物变质

一、药品中微生物的来源

药物在生产和保藏中存在一个重要的问题，即微生物污染造成的药物变质。

药物变质，一方面可能影响药品的质量，甚至使之失去疗效；另一方面污染药物的微生物对患者可引起不良反应，或直接导致感染，危及患者生命。所以在药物生产和保藏过程中一定要十分重视这方面的问题，同时在药物的质量管理中必须严格进行药物的微生物检验，以保证药品达到卫生学标准。

1. 空气中的微生物 空气中含有较多微生物，因此在药品的生产过程中，如果不采取适当的措施，这些微生物就会进入药物中，使药品发生污染。污染的程度与空气中的含菌量有关。根据药品的类型不同，对生产场所的空气中所含有的微生物数量的限度亦不相同。如生产注射剂或眼科用药的操作区的空气，微生物的含量必须非常低，其洁净区级别需达 B 级背景下局部 A 级（每立方米空气中含有的细菌少于 10 个）。生产口服药物及外用药物的操作间洁净区级别达到 D 级背景下 B 级（每立方米空气中含有细菌少于 200 个）。

2. 水中的微生物 水也是药物中微生物的重要来源。除了在配制各类制剂时需要用水外，在洗涤及冷却过程中也均涉及水。因此，用于生产的水必须符合水质的卫生标准。

3. 人体中的微生物 在人体皮肤和与外界相通的黏膜表面存在着"正常菌群"，所以在生产过程中有可能将人体的微生物转移到药品上，而造成药品微生物污染。因此应该首先要求操作人员必须身体健康无传染性疾病，不带致病菌，其次，还须注意操作人员的个人卫生。在制药过程中要求戴口罩，清洗和消毒双手，穿上专用工作衣帽才能进行操作，以减少微生物污染。

4. 土壤中的微生物 土壤中含有的微生物最多，故需要避免将土壤中的微生物带入而造成药品微生物污染。用晾晒、烘烤等方法使药材充分干燥可减少微生物的繁殖生长。

5. 原料和包装物中的微生物 天然来源的未经处理的原料，常含有各种各样的微生物，如动物来源的明胶、脏器，植物来源的阿拉伯胶、琼脂和中药药材等。事先或制药过程中进行消毒处理（加热煎煮、过滤、照射、有机溶剂提取、加防腐剂）可减少原料中的微生物。也可以利用剂型来控制药品中的微生物数量，如制成糖浆剂可造成高渗环境，防止微生物生长；酊剂、浸膏制剂则利用乙醇的杀菌作用以减少微生物的污染。原料的储藏环境以干燥为好，因减少药材的湿度可防止微生物的繁殖。包装材料包括包装用的容器、包装纸、运输纸箱等，应按不同要求考虑是否需要消毒和如何合理封装，原则是尽量减少微生物污染。

6. 厂房建筑和制药设备来源的微生物 生产部门所有房屋，包括厂房、车间、库房、实验室都必须清洁和整齐。建筑物的结构和表面应不透水，表面平坦均匀，便于清洗，要使微生物的生长处于最低限度。设备、管道均应易于拆卸，便于清洁和消毒。

二、药物变质

药物中的微生物如遇到适宜的条件就能生长繁殖，使药物发生变化，这种变化可引起药物变质失效。

1. 药物变质的判断 根据下列情况可判断药物已发生变质。①有病原微生物的存在；②微生物已死亡或已被排除，但其毒性代谢产物仍然存在；③产品发生可被觉察的物理或化学的变化；④口服及外用药物的微生物总数超过规定的数量；⑤无菌制剂中发现有微生物的存在。

2. 药物变质的外在表现 在药品中微生物的污染程度很高或微生物大量繁殖才出现明显的变质现象。主要表现：药物产生使人讨厌的味道和气体；产生微生物色素，黏稠剂和悬浮剂的解聚使黏度下降，悬浮物沉淀；在糖质的药品中可形成聚合性的黏稠丝；变质的乳剂有团块或沙粒感；累积的代谢物改变药物的 pH；代谢产生的气体在黏稠的成品中积累引起塑料包装鼓胀。

3. 药物变质的结果 药物变质对人体的健康危害是十分严重的，引起的结果可分为如下几种。

（1）变质的药品引起感染 无菌制剂（如注射剂）不合格或使用时污染，可引起感染。如铜绿假单胞菌污染的滴眼剂可引起严重的眼部感染或使病情加重甚至失明，被污染的软膏和乳剂能引起皮肤病和烧伤患者的感染等。

（2）药物理化性质的改变而引起药物失效 微生物降解能力具有多样性，许多药物可被微生物降解，失去疗效。如阿司匹林可被降解为有刺激性的水杨酸，青霉素、氯霉素可被产生钝化酶的微生物（抗药菌）降解为无活性的产物。

（3）药物中的微生物产生有毒的代谢产物 药物中含有易受微生物侵染的组分，如许多表面活性剂、湿润剂、混悬剂、甜味剂、香味剂、有效的化疗药物均是微生物容易作用的底物，因此易被降解利用而产生一些有毒的代谢产物，而且微生物在生长繁殖时本身也可产生毒素。如输液中由于存在热原可引起急性发热性休克。

第二节 药品生产中防止微生物污染的措施

药物生产过程中，微生物可能通过多种渠道引起药物污染。另外，不当的药物储存、运输和使用方式，也可能引起微生物的污染。因此，防止微生物污染药物的措施大致有以下几方面。

一、加强药品生产管理

为了在药品生产的全过程中把各种污染的可能性降至最低程度，目前我国和世界上一些较先进的国家都已开始实施药品生产质量管理规范（Good Manufacturing Practice，GMP）制度。GMP 制度是药品全面质量管理的重要组成部分。其中对厂房与设施、设备、物料、产品等有严格要求和措施，以防止微生物污染。

二、进行微生物学检验

在生产过程中，应按规定不断进行各项微生物学指标检验。如对灭菌制剂进行无菌检查，对非无菌制剂进行细菌和真菌的活菌数测定和病原菌的限制性检查，对注射剂做热原测定等。通过各项测定来评价药物被微生物污染与损害的程度，控制药品的卫生质量。

三、使用合适的防腐剂

加入防腐剂来保存药物，可以防止药品发生变质失效。一种理想的防腐剂应有良好的抗菌活性，对人没有毒性或刺激性，具有良好的稳定性，不受处方其他成分的影响。实际上现有的防腐剂均不是很理想，常用的防腐剂有尼泊金、苯甲酸、山梨酸、季铵盐、氯己定等。

此外，还应有合格的包装材料和合理的储存方法。总之，微生物污染对药物质量影响很大。目前还有一些药物变质的问题尚未获得有效解决，需要药学专业工作者进行不断地研究和探索，以提高药物的质量，保障人民的身体健康。

第三节　灭菌制剂的无菌检查

无菌检查法是检查药品与辅料是否无菌的一种方法，各种注射剂、输液、手术眼科制剂都必须保证无菌，符合《中国药典》相关规定。药物的无菌检查法包括薄膜过滤法和直接接种法，只要供试品性质允许，应采用薄膜过滤法。

一、培养基及其适用性检查

无菌检查所用的培养基应按《中华人民共和国药典》（简称《中国药典》）规定使用，培养需氧菌、厌氧菌主要采用硫乙醇酸盐流体培养基，培养真菌和需氧菌常用胰酪

微课

大豆胨液体培养基。培养基配制后应采用验证合格的灭菌程序灭菌。制备好的培养基应保存在 2～25℃、避光的环境，若保存于非密闭容器中，一般在 3 周内使用；若保存于密闭容器中，一般可在 1 年内使用。无菌检查用的硫乙醇酸盐流体培养基及胰酪大豆胨液体培养基等应符合培养基的无菌性检查及灵敏度检查的要求，即培养基适用性检查合格。适用性检查应在供试品的无菌检查之前或同时进行。

1. 硫乙醇酸盐流体培养基　胰酪胨 15.0g、氯化钠 2.5g、酵母浸出粉 5.0g、新配制的 0.1% 葡萄糖/无水葡萄糖 5.5g/5.0g、刃天青溶液 1.0ml、L - 胱氨酸 0.5g、琼脂 0.75g、硫乙醇酸钠 0.5g、水 1000ml（或硫乙醇酸 0.3ml）。除葡萄糖和刃天青溶液外，取上述成分混合，微温溶解，调节 PH 为弱碱性，煮沸，滤清，加入葡萄糖和刃天青溶液，摇匀，调节 pH，使灭菌后在 25℃的 pH 为 7.1±0.2。分装至适宜的容器中，其装量与容器高度的比例应符合培养结束后培养基氧化层（粉红色）不超过培养基深度的 1/2。灭菌。在供试品接种前，培养基氧化层的高度不得超过培养基深度的 1/3，否则，须经 100℃水浴加热至粉红色消失（不超过 20 分钟），迅速冷却，只限加热一次，并防止被污染除另有规定外，硫乙醇酸盐流体培养基置 30～35℃培养。

2. 胰酪大豆胨液体培养基　胰酪胨 17.0g、氯化钠 5.0g、大豆木瓜蛋白酶水解物 3.0g、磷酸氢二钾 2.5g、葡萄糖/无水葡萄糖 2.5g/2.3g、水 1000ml。除葡萄糖外，取上述成分，混合，微温溶解，滤过，调节 pH 使灭菌后在 25℃的 pH 为 7.3±0.2，加入葡萄糖，分装，灭菌。胰酪大豆胨液体培养基置 20～25℃培养。

二、试验菌株

对培养基质量和培养过程监控应使用阳性对照用试验菌，如培养基适应性检查。所用的菌株传代次

数不得超过5代（从菌种保藏中心获得的冷冻干燥菌种为第0代），并采用适宜的菌种保藏技术，以保证试验菌株的生物学特性，其中包括以下几种。

大肠埃希菌（*Escherichia coli*）〔CMCC（B）44 102〕

金黄色葡萄球菌（*Staphylococcus aureus*）〔CMCC（B）26 003〕

铜绿假单胞菌（*Pseudomonas aeruginosa*）〔CMCC（B）10 104〕

枯草芽孢杆菌（*Bacillus subtilis*）〔CMCC（B）63 501〕

生孢梭菌（*Clostridium sporogenes*）〔CMCC（B）64 941〕

白色念珠菌（*Candida albicans*）〔CMCC（F）98 001〕

黑曲霉（*Aspergillus niger*）〔CMCC（F）98 003〕

细菌和白色念珠菌用0.9%无菌氯化钠溶液制成含菌数为50~100cfu/ml的菌悬液，黑曲霉用含0.05%（ml/ml）聚山梨酯80的0.9%无菌氯化钠溶液制成孢子数为50~100cfu/ml的孢子悬液，在室温下放置应在2小时内使用，若保存在2~8℃的菌悬液可以在24小时内使用，黑曲霉也可制成稳定的孢子悬液保存在2~8℃，在验证过的贮存期内替代对应量的新鲜孢子悬液使用。

三、稀释液、冲洗液及其制备方法

常用的稀释液、冲洗液有0.1%蛋白胨水溶液和pH 7.0氯化钠–蛋白胨缓冲液，稀释液、冲洗液配制后应采用验证合格的灭菌程序灭菌。也可根据供试品的特性，选用其他经验证过的适宜的溶液作为稀释液、冲洗液。如需要，可在上述稀释液或冲洗液的灭菌前或灭菌后加入表面活性剂或中和剂等。

四、无菌检查方法验证

当建立产品的无菌检查法时，应进行方法的验证，以证明所采用的方法适合于该产品的无菌检查。若该产品的组分或原检验条件发生改变时，检查方法应重新验证。验证时，按"供试品的无菌检查"的规定及下列要求进行操作。对每一试验菌应逐一进行验证。

1. 薄膜过滤法 无菌检查用薄膜过滤器的滤膜孔径应为0.45μm，直径为50mm。取每种培养基规定接种的供试品总量按薄膜过滤法过滤，冲洗，在最后一次的冲洗液中加入小于100CFU的试验菌，过滤。取出滤膜接种至硫乙醇酸盐流体培养基或胰酪大豆胨液体培养基中，或将培养基加至滤筒内。另取一装有同体积培养基的容器，加入等量试验菌，作为对照。置规定温度培养3~5天，各试验菌同法操作。

2. 直接接种法 取符合用量要求的硫乙醇酸盐流体培养基8管，分别接入小于100CFU的金黄色葡萄球菌、大肠埃希菌、枯草芽孢杆菌、生孢梭菌各2管，取符合用量要求的胰酪大豆胨液体培养基4管，分别接入小于100CFU的白色念珠菌、黑曲霉各2管。其中1管接入每支培养基规定量的供试品量，另1管作为对照，置规定的温度培养3~5天。

3. 结果判断 与对照管比较，如含供试品各容器中的试验菌均生长良好，则说明供试品的该检验量在该检验条件下无抑菌作用或其抑菌作用可以忽略不计，照此检查方法和检查条件进行供试品的无菌检查。如含供试品的任一容器中的试验菌生长微弱、缓慢或不生长，则说明供试品的该检验量在该检验条件下有抑菌作用，可采用增加冲洗量、增加培养基的用量、使用中和剂或灭活剂、更换滤膜品种等方法，消除供试品的抑菌作用，并重新进行方法验证试验。

验证试验也可与供试品的无菌检查同时进行。

五、供试品的无菌检查

无菌检查法包括薄膜过滤法和直接接种法。只要供试品性状允许，应采用薄膜过滤法。供试品无菌检查所采用的检查方法和检验条件应与验证的方法相同。

操作时，用适宜的消毒液对供试品容器表面进行彻底消毒，如果供试品容器内有一定的真空度，可用适宜的无菌器材（如带有除菌过滤器的针头）向容器内导入无菌空气，再按无菌操作起开容器，取出内容物。

（一）检验数量

检验数量是指一次试验所用供试品最小包装容器的数量。例如批产量＞500 的注射剂，对于每种培养基来说，接种的最少检验数量为批产量的 2% 或 20 个。一般情况下，供试品无菌检查若采用薄膜过滤法，应增加 1/2 的最小检验数量作阳性对照用；若采用直接接种法，应增加供试品无菌检查时每个培养基容器接种的样品量作阳性对照用。

（二）检验量

是指一次试验所用的供试品总量（g 或 ml）。例如供试品装量≤1ml 取全量接入每管培养基中，每种培养基接种 10 支（瓶）供试品。采用薄膜过滤法时，只要供试品特性允许，应将所有容器内的全部内容物过滤。

（三）阳性对照

应根据供试品特性选择阳性对照菌：无抑菌作用及抗细菌的供试品，以金黄色葡萄球菌为对照菌；抗厌氧菌的供试品，以生孢梭菌为对照菌；抗真菌的供试品，以白色念珠菌为对照菌。阳性对照试验的菌液制备同方法验证试验，加菌量小于 100CFU，供试品用量同供试品无菌检查每份培养基接种的样品量。阳性对照管培养 48 ~ 72 小时应生长良好。

（四）阴性对照

供试品无菌检查时，应取相应溶剂和稀释液、冲洗液同法操作，作为阴性对照。阴性对照不得有菌生长。

（五）供试品处理及接种培养基

1. 薄膜过滤法　薄膜过滤法应优先采用封闭式薄膜过滤器，也可使用一般薄膜过滤器。无菌检查用的滤膜孔径应不大于 0.45μm，直径约为 50mm。根据供试品及其溶剂的特性选择滤膜材质。滤器及滤膜使用前应采用适宜的方法灭菌。使用时，应保证滤膜在过滤前后的完整性。每张滤膜每次冲洗量一般为 100ml，且总冲洗量不得超过 1000ml，以避免滤膜上的微生物受损伤。

对于不同的供试品，要根据其特性来选择不同的处理方法，如水溶液供试品可以直接过滤，或混合至含适量稀释液的无菌容器内，混匀，立即过滤。如供试品具有抑菌作用或含防腐剂，须用冲洗液冲洗滤膜，冲洗次数一般不少于 3 次。冲洗后，如用封闭式薄膜过滤器，分别将 100ml 硫乙醇酸盐流体培养基及胰酪大豆胨液体培养基加入相应的滤筒内。如采用一般薄膜过滤器，取出滤膜，将其分成 3 等份，分别置于含 50ml 硫乙醇酸盐流体培养基及胰酪大豆胨液体培养基的容器中，其中一份作阳性对照用。如供试品是非水溶性制剂可以直接过滤；或混合溶于含聚山梨酯 80 或其他适宜乳化剂的稀释液中，充分混合，立即过滤。用含 0.1% ~ 1% 聚山梨酯 80 的冲洗液冲洗滤膜至少 3 次。滤膜于含或不含聚山梨酯 80 的培养基中培养。

2. 直接接种法　直接接种法即取规定量的供试品分别接种至各含硫乙醇酸盐流体培养基和胰酪大豆液体培养基的容器中。除另有规定外，接种的供试品体积不得大于培养基体积的 10%，同时，硫乙醇酸盐流体培养基每管装量不少于 15ml，胰酪大豆胨液体培养基每管装量不少于 10ml。若供试品具有抑菌作用，可加入适量的无菌中和剂或灭活剂，或加大每个容器的培养基用量。供试品检查时，培养基的用量和高度同方法验证试验。

3. 培养、观察及结果判断　上述含培养基的容器按规定的温度培养 14 天。培养期间应逐日观察并记录是否有菌生长。如在加入供试品后或在培养过程中，培养基出现浑浊，培养 14 天后，不能从外观上判断有无微生物生长，可取该培养液适量转种至同种新鲜培养基中，细菌培养 2 天、真菌培养 3 天，观察接种的同种新鲜培养基是否再出现浑浊；或取培养液涂片，染色，镜检，判断是否有菌。

阳性对照管应生长良好，阴性对照管不得有菌生长。否则，试验无效。若供试品管均澄清，或虽显浑浊但经确证无菌生长，判供试品符合规定；若供试品管中任何一管显浑浊并确证有菌生长，判供试品不符合规定。

细菌内毒素检测方法

　　静脉注射的药物除了进行无菌检查，还需进行细菌内毒素检测，内毒素在小剂量（1～5ng/kg）时即可引起体温上升，产生内毒素休克、播散性血管内凝血等症状，所以内毒素检查对于静脉注射剂来说是很重要的。我国常用方法有家兔热原检测法和鲎试验，家兔法是利用内毒素可以引起体温升高，鲎试验是利用鲎血变形细胞与内毒素反应，能够激活凝固酶原最终形成凝胶，并产生颜色变化。这几年研究者利用免疫方法来检测内毒素，包括火箭免疫电泳鲎试验法和酶联免疫吸附测定法。免疫方法具有操作简便，灵敏度高，重复性强，样品需要量少等优点，经常被应用于临床、制药、药检等领域，并且也应用到食品卫生、环境保护、电子工业（如超纯水的检查）等领域的细菌内毒素检测。

第四节　非灭菌制剂的微生物限度检查

　　非灭菌制剂例如外用和口服药物等，不需要达到无菌的要求，按《中国药典》规定只需限制性控制微生物的数量和种类。对非灭菌制剂进行微生物限度检查，检查项目包括细菌数、霉菌数、酵母菌数及控制菌检查。检验全过程应在受控洁净环境中进行，严格遵守无菌操作，应在不低于 D 级背景下 B 级的单向流空气区域内进行。检验全过程必须严格遵守无菌操作，防止再污染，防止污染的措施不得影响供试品中微生物的检出。

一、供试液的制备

　　根据供试品的理化特性与生物学特性，采取适宜的方法制备供试液。供试液制备若需加温时，应均匀加热，且温度不应超过 45℃。供试液从制备至加入检验用培养基，不得超过 1 小时。以固体供试品为例，取供试品 10g，加 pH 7.0 无菌氯化钠－蛋白胨缓冲液至 100ml，用匀浆仪或其他适宜的方法混匀，作为 1∶10 的供试液。必要时加适量的无菌聚山梨酯 80，并置水浴中适当加温使供试品分散均匀。

　　当供试品有抑菌活性时，采用合适的方法进行处理，以消除供试液的抑菌活性，再依法检查。常用的方法有：①培养基稀释法；②离心沉淀法；③薄膜过滤法；④中和法。

二、细菌、霉菌及酵母菌计数方法验证试验

　　当建立产品的微生物限度检查法时，应进行细菌、霉菌及酵母菌计数方法的验证，以确认所采用的方法适合于该产品的细菌、霉菌及酵母菌数的测定。若产品的组分或原检验条件发生改变可能影响检验结果时，计数方法应重新验证。

（一）试验菌株及菌液制备

　　试验用菌株包括大肠埃希菌、金黄色葡萄球菌、枯草芽孢杆菌、白色念珠菌、黑曲霉，菌株编号及菌液制备同无菌检查法。

（二）验证方法

　　验证试验至少应进行 3 次独立的平行试验，并分别计算各试验菌每次试验的回收率。

　　（1）试验组　平皿法计数时，取试验可能用的最低稀释级供试液 1ml 和 50～100CFU 试验菌，分别

注入平皿中，立即倾注琼脂培养基，每株试验菌平行制备 2 个平皿，按平皿法测定其菌数。薄膜过滤法计数时，取规定量试验可能用的最低稀释级供试液，过滤，冲洗，在最后一次的冲洗液中加入 50 ~ 100CFU 试验菌，过滤，按薄膜过滤法测定其菌数。

（2）菌液组　测定所加的试验菌数。

（3）供试品对照组　取规定量供试液，按菌落计数方法测定供试品菌数。

（4）稀释剂对照组　若供试液制备需要分散、乳化、中和、离心或薄膜过滤等特殊处理时，应增加稀释剂对照组，以考查供试液制备过程中微生物受影响的程度。试验时，可用相应的稀释液替代供试品，加入试验菌，使最终菌浓度为 1ml 供试液含 50 ~ 100CFU，按试验组的供试液制备方法和菌落计数方法测定其菌数。

（三）结果判断

在 3 次独立的平行试验中，稀释剂对照组的菌回收率（稀释剂对照组的平均菌落数占菌液组的平均菌落数的百分率）应在 50% ~ 200% 之间。若试验组的菌数回收率（试验组的平均菌落数减去供试品对照组的平均菌落数的值占菌液组的平均菌落数的百分率）在 50% ~ 200% 之间，照该供试液制备方法和计数法测定供试品的细菌、霉菌及酵母菌数；采用 MPN 法时，试验组菌数应在菌液对照组菌数的 95% 置信区间内。若采用上述方法还存在一株或多株试验菌的回收达不到要求，那么选择回收最接近要求的方法和试验条件进行供试品的检查。验证试验也可与供试品的细菌、霉菌及酵母菌计数同时进行。

三、药品微生物限度检查法

计数方法包括平皿法、薄膜过滤法和最可能数法（Most - Probable - Number Method，简称 MPN 法）。MPN 法用于微生物计数时精确度较差，但对于某些微生物污染量很小的供试品，MPN 法可能是更适合的方法。

供试品检查时，应根据供试品理化特性和微生物限度标准等因素选择计数方法，检测的样品量应能保证所获得的试验结果能够判断供试品是否符合规定。所选方法的适用性须经确认。按计数方法的验证试验确认的程序进行供试液制备。用稀释液稀释成 1：10、1：10^2、1：10^3 等稀释级的供试液。

（一）平皿法

根据菌数报告法规则取相应稀释级的供试液 1ml，置直径 90mm 的无菌平皿中，注入 15 ~ 17ml 温度不超过 45℃ 的熔化的营养琼脂培养基或玫瑰红钠琼脂培养基或酵母浸出粉胨葡萄糖琼脂培养基，混匀，凝固，倒置培养。每稀释级每种培养基至少制备 2 个平板。阴性对照试验取试验用的稀释液 1ml 同法操作，阴性对照无菌生长

细菌培养 3 天，霉菌、酵母菌培养 5 天。逐日观察菌落生长情况，点计菌落数。必要时，可适当延长培养时间至 7 天进行菌落计数并报告。菌落蔓延生长成片的平板不宜计数。点计菌落数后，计算各稀释级供试液的平均菌落数，按菌数报告规则报告菌数。若同稀释级两个平板的菌落平均数不小于 15，则两个平板的菌落数不能相差 1 倍或以上。

菌数报告规则：细菌、酵母菌宜选取平均菌落数小于 300CFU、霉菌宜选取平均菌落数小于 100CFU 的稀释级，作为菌数报告（取两位有效数字）的依据。以最高的平均菌落数乘以稀释倍数的值报告 1g、1ml 或 10cm² 供试品中所含的菌数。如各稀释级的平板均无菌落生长，或仅最低稀释级的平板有菌落生长，但平均菌落数小于 1 时，以 <1 乘以最低稀释倍数的值报告菌数。

（二）薄膜过滤法

薄膜过滤法对滤膜、滤器的要求和冲洗方法与无菌检查法基本相同。取相当于每张滤膜含 1g、1ml 或 10cm² 供试品的供试液，加至适量的稀释剂中，混匀，过滤；若供试品每 1g、1ml 或 10cm² 所含的菌数较多时，可取适宜稀释级的供试液 1ml 进行试验。用 pH 7.0 无菌氯化钠 - 蛋白胨缓冲液或其他适宜的冲洗液冲洗滤膜。冲洗后取出滤膜，菌面朝上贴于营养琼脂培养基或玫瑰红钠琼脂培养基或酵母浸出粉胨

葡萄糖琼脂培养基平板上培养。每种培养基至少制备一张滤膜。阴性对照试验取试验用的稀释液 1ml 同法操作，阴性对照无菌生长。培养条件和计数方法同平皿法，每片滤膜上的菌落数应不超过 100CFU。

菌数报告规则：以相当于 1g、1ml 或 10cm² 供试品的菌落数报告菌数；若滤膜上无菌落生长，以 <1 报告菌数（每张滤膜过滤 1g、1ml 或 10cm² 供试品），或 <1 乘以最低稀释倍数的值报告菌数。

（三）MPN 法

MPN 法的精密度和准确度不及薄膜过滤法和平皿计数法，仅在供试品需氧菌总数没有适宜计数方法的情况下使用，本法不适用于霉菌计数。若使用 MPN 法，按下列步骤进行。取照上述"供试液的制备"的供试液至少 3 个连续稀释级，每一稀释级取 3 份 1ml 分别接种至 3 管装有 9～10ml 胰酪大豆胨液体培养基中，同法测定菌液对照组菌数。必要时可在培养基中加入表面活性剂、中和剂或灭活剂。接种管置 30～35℃培养不超过 3 天，逐日观察各管微生物生长情况。如果由于供试品的原因使得结果难以判断，可将该管培养物转种至胰酪大豆胨液体培养基或胰酪大豆胨琼脂培养基，在相同条件下培养 1～2 天，观察是否有微生物生长。根据微生物生长的管数从表 19－1 查被测供试品 1g、1ml 或 10cm² 中需氧菌总数的最可能数。

采用 MPN 法，结果判断时，试验组菌数应在菌液对照组菌数的 95% 置信限内。若各试验菌的回收试验均符合要求，照所用的供试液制备方法及计数方法进行该供试品的需氧菌总数。

表 19－1 微生物最可能数检索表

生长管数			需氧菌总数最可能数	95% 置信限	
每管含样品的 g、ml 或 10cm² 数			MPN/g、ml 或 10cm²	下限	上限
0.1	0.01	0.001			
0	0	0	<3	0	9.4
0	0	1	3	0.1	9.5
0	1	0	3	0.1	10
0	1	1	6.1	1.2	17
0	2	0	6.2	1.2	17
0	3	0	9.4	3.5	35
1	0	0	3.6	0.2	17
1	0	1	7.2	1.2	17
1	0	2	11	4	35
1	1	0	7.4	1.3	20
1	1	1	11	4	35
1	2	0	11	4	35
1	2	1	15	5	38
1	3	0	16	5	38
2	0	0	9.2	1.5	35
2	0	1	14	4	35
2	0	2	20	5	38
2	1	0	15	4	38
2	1	1	20	5	38
2	1	2	27	9	94
2	2	0	21	5	40
2	2	1	28	9	94

续表

生长管数			需氧菌总数最可能数	95% 置信限	
每管含样品的 g、ml 或 10cm² 数			MPN/g、ml 或 10cm²	下限	上限
0.1	0.01	0.001			
2	2	2	35	9	94
2	3	0	29	9	94
2	3	1	36	9	94
3	0	0	23	5	94
3	0	1	38	9	104
3	0	2	64	16	181
3	1	0	43	9	181
3	1	1	75	17	199
3	1	2	120	30	360
3	1	3	160	30	380
3	2	0	93	18	360
3	2	1	150	30	380
3	2	2	210	30	400
3	2	3	290	90	990
3	3	0	240	40	990
3	3	1	460	90	1980
3	3	2	1100	200	4000
3	3	3	>1100		

注：表内所列检验量如改用 1g（或 ml、10cm²）、0.1g（或 ml、10cm²）和 0.01g（或 ml、10cm²）时，表内数字应相应降低 10 倍；如改用 0.01g（或 ml、10cm²）、0.001g（或 ml、10cm²）和 0.0001g（或 ml、10cm²）时，表内数字应相应增加 10 倍，其余类推。

四、控制菌检查

除另有规定外，取供试液 10ml（相当供试品 1g、1ml、10cm²），直接或处理后接种，经增菌分离培养后，进行革兰染色、生化试验与血清凝集试验等项检查。

（一）耐胆盐革兰阴性菌（Bile – Tolerant Gram – Negative Bacteria）

供试液制备和预培养：取供试品，用胰酪大豆胨液体培养基作为稀释剂制成 1∶10 供试液，混匀，在 20～25℃ 培养，培养时间应使供试品中的细菌充分恢复但不增殖（约 2 小时）。

定性试验：除另有规定外，取相当于 1g 或 1ml 供试品的上述预培养物接种至适宜体积（经方法适用性试验确定）肠道菌增菌液体培养基中，30～35℃ 培养 24～48 小时后，划线接种于紫红胆盐葡萄糖琼脂培养基平板上，30～35℃ 培养 18～24 小时。如果平板上无菌落生长，判供试品未检出耐胆盐革兰阴性菌。

定量试验：选择和分离培养取相当于 0.1g、0.01g 和 0.001g（或 0.1ml、0.01ml 和 0.001ml）供试品的预培养物或其稀释液分别接种至适宜体积（经方法适用性试验确定）肠道菌增菌液体培养基中，30～35℃ 培养 24～48 小时。上述每一培养物分别划线接种于紫红胆盐葡萄糖琼脂培养基平板上，30～35℃ 培养 18～24 小时。

结果判断：若紫红胆盐葡萄糖琼脂培养基平板上有菌落生长，则对应培养管为阳性，否则为阴性。根据各培养管检查结果，从表 19－2 查 1g 或 1ml 供试品中含有耐胆盐革兰阴性菌的可能菌数。

表 19 – 2　耐胆盐革兰阴性菌的可能菌数

各共试品量的检查结果			每 1g（或 1ml）供试品中可能菌数/CFU
0.1g 或 0.1ml	0.01g 或 0.01ml	0.001g 或 0.001ml	
+	+	+	$N > 10^3$
+	+	–	$10^2 < N < 10^3$
+	–	–	$10 < N < 10^2$
–	–	–	$N < 10$

注：1. "+"代表紫红胆盐葡萄糖琼脂平板上有菌落生长；"–"代表紫红胆盐葡萄糖琼脂平板上无菌落生长。

2. 若供试品量减少 10 倍（如 0.01g 或 0.01m，0.001g 或 0.001ml，0.0001g 或 0.0001ml），则每 1g（或 1ml）供试品中可能菌数（N）应增加 10 倍。

（二）大肠埃希菌

取胆盐乳糖培养基 3 份，每份各 100ml，2 份分别加入规定量的供试液，其中 1 份加入对照菌液作阳性对照，第 3 份加入与供试液等量的稀释剂作空白对照。培养 18 ~ 24 小时（必要可延至 48 小时）。空白对照应无菌生长。其余 2 份培养物划线接种于曙红亚甲蓝琼脂平板或麦康凯琼脂平板，培养 18 ~ 24 小时。当阳性对照的平板呈现阳性菌落时，供试品的平板无菌落生长，或有菌落但不同于表 19 – 3 所列的特征，可判为未检出大肠埃希菌。

表 19 – 3　大肠埃希菌菌落形态特征

培养基	菌落形态
曙光亚甲蓝琼脂	呈紫黑色、浅蓝色、蓝紫色或粉红色，菌落中心呈深紫色或无明显暗色中心，圆形，稍凸起，边缘整齐，表面光滑，湿润，常有金属光泽
麦康凯琼脂	鲜桃红色或粉红色，菌落中心呈深桃红色，圆形，扁平，边缘整齐，表面光滑，湿润

如生长菌落与表 19 – 3 所列特征相符或疑似者，应挑选 2 ~ 3 个菌落分别接种于营养琼脂培养基斜面，培养 18 小时后进行：①革兰染色；②乳糖发酵试验；③靛基质试验；④甲基红试验；⑤乙酰甲基甲醇生成试验（V – P 试验）；⑥枸橼酸盐利用试验，确认是否为大肠埃希菌。

当空白对照试验呈阴性，供试品检查为革兰阴性无芽孢杆菌；乳糖发酵产酸、产气或产酸不产气；IMViC 试验为阳性、阳性、阴性、阴性或阴性、阳性、阴性、阴性，判为检出大肠埃希菌。对可疑反应的菌株，应重新分离培养后，再做生化试验证实。

（三）沙门菌

取营养肉汤培养基 3 份，每份各 100ml，2 份分别加入规定量的供试液，其中 1 份加入对照菌液作阳性对照，第 3 份加入与供试液等量的稀释剂作空白对照。培养 18 ~ 24 小时，空白对照应无菌生长。取其余 2 份培养液各 1ml，分别接种于四硫黄酸钠亮绿培养基 10ml 中，培养 18 ~ 24 小时。分别划线接种于胆盐硫乳琼脂（或沙门、志贺菌属琼脂）培养基和麦康凯琼脂（或曙红亚甲蓝琼脂）培养基的平板上，培养 18 ~ 24 小时或延至 40 ~ 48 小时。当阳性对照的平板呈现阳性菌落时，供试品的平板无菌落生长，或有菌落但不同于表 19 – 4 所列特征时，可判为未检出沙门菌。

如供试品平板生长的菌落特征有与表 19 – 4 所列菌落形态特征相符或疑似者，均应挑选 2 ~ 3 个菌落分别接种于三糖铁琼脂培养斜面上，阳性对照同时接种，培养 18 ~ 24 小时后，阳性对照的斜面应为红色，底层为黄色，硫化氢阳性，而供试品疑似菌斜面未见红色、底层未见黄色，可判为未检出沙门菌。否则，应继续做革兰染色、生化试验、动力检查。

表 19 - 4　沙门菌菌落形态特征

培养基	菌落形态
胆盐硫乳琼脂	无色至浅橙色，半透明，菌落中心带黑色或全部黑色或无黑色
沙门、志贺菌属琼脂	无色至淡红色，半透明或不透明，菌落中心有时带黑褐色
曙光亚甲蓝琼脂	无色至浅橙色，透明或不半透明，光滑湿润的圆形菌落
麦康凯琼脂	无色至浅橙色，透明或不半透明，菌落中心有时为暗色

各项试验结果，一般应为硫化氢试验阳性（或阴性），靛基质试验阴性，尿素酶试验阴性，氰化钾试验阴性，赖氨酸脱羧酶试验阳性，动力检查阳性。

上述各项试验任何一项不符合或有可疑反应的培养物，均应进一步鉴定后做出结论。

（四）铜绿假单胞菌

取胆盐乳糖培养基 3 份，每份各 100ml，2 份分别加入规定量的供试液，其中 1 份加入对照菌液作为阳性对照，第 3 份加入与供试液等量的稀释剂作空白对照。培养 18 ~ 24 小时，空白对照应无菌生长，其余 2 份培养基划线接种于十六烷三甲基溴化铵琼脂培养基平板上，培养 18 ~ 24 小时。当阳性对照的平板呈现阳性菌落时，供试品的平板无菌落或无疑似菌落生长，可判为未检出铜绿假单胞菌。

铜绿假单胞菌典型菌落呈扁平、无定形、周边扩散、表面湿润，灰白色，周围时有蓝绿色素扩散。如生长菌落具有上述特征或疑似者，应挑选 2 ~ 3 个菌落，分别接种于营养琼脂培养基斜面上，培养 18 ~ 24 小时，取培养物革兰染色，并做氧化酶试验。

当革兰阴性杆菌、氧化酶试验阳性、绿脓菌素试验为阳性，其硝酸盐还原产气试验、42℃生长试验及明胶液化试验均为阳性，应判为检出铜绿假单胞菌。

（五）金黄色葡萄球菌

取亚碲酸钠肉汤（或营养肉汤）培养基 3 份，每份各 100ml，2 份分别加入规定量的供试液，其中 1 份加入对照菌液作为阳性对照，第 3 份加入于供试液等量的稀释剂作为空白对照。均培养 18 ~ 24 小时（必要时可延至 48 小时）。空白对照应无菌生长。取其余 2 份培养液划线接种于卵黄高盐琼脂培养基平板或甘露醇高盐琼脂培养基平板上，培养 24 ~ 72 小时。当阳性对照的平板呈现阳性菌落时，供试品的平板如无菌落生长，或有菌落但不同于表 19 - 5 所列特征，可判为未检出金黄色葡萄球菌。

表 19 - 5　金黄色葡萄球菌菌落形态特征

培养基	菌落形态
甘露醇氯化钠培养基	金黄色，圆形凸起，边缘整齐，外围有黄色环，菌落直径 0.7 ~ 1mm
卵黄氯化钠琼脂	金黄色，圆形凸起，边缘整齐，外围有卵磷脂分解的乳浊圈，菌落直径 1 ~ 2mm

如有菌落生长并与表 19 - 5 所列特征相符或疑似时，应挑选 2 ~ 3 个菌落，分别接种于营养琼脂培养基斜面上，培养 18 ~ 24 小时，取其培养物革兰染色，并做血浆凝固酶试验。

血浆凝固酶试验：取灭菌小试管 3 支，各加入血浆一无菌水（1:1）0.5ml，1 支加入被检菌株的营养肉汤培养液（或浓菌悬液）0.5ml，其余 2 支作对照管。1 支对照管加入金黄色葡萄球菌的营养肉汤培养液或菌悬液 0.5ml 作阳性对照；另 1 支加入营养肉汤或 0.9% 氯化钠溶液 0.5ml 作空白对照。将 3 管同时培养。3 小时后开始检查，以后适当时间逐次观察直至 24 小时。空白对照管的血浆流动自如，阳性对照管血浆凝固，试验管血浆凝固者为阳性；阳性对照管和空白对照管任何一管不符合要求时，应另制备血浆，重新试验。

当空白对照管和阳性对照管符合要求，供试品的菌株为革兰阳性球菌、血浆凝固酶试验阳性时，判定为检出金黄色葡萄球菌。

（六）梭菌

供试液制备和热处理：取供试品，制成 1:10 供试液。取相当于 1g 或 1ml 供试品的供试液 2 份，其中1份置80℃保温10分钟后迅速冷却。

增菌、选择和分离培养：将上述2份供试液分别接种至适宜体积（经方法适用性试验确定）的梭菌增菌培养基中，置厌氧条件下30～35℃培养48小时。取上述每一培养物少量，分别涂抹接种于哥伦比亚琼脂培养基平板上，置厌氧条件下30～35℃培养48～72小时。

过氧化氢酶试验：取上述平板上生长的菌落，置洁净玻片上，滴加3%过氧化氢试液，若菌落表面有气泡产生，为过氧化氢酶试验阳性，否则为阴性。

结果判断：若哥伦比亚琼脂培养基平板上有厌氧杆菌生长（有或无芽孢），且过氧化氢反应阴性的，应进一步进行适宜的鉴定试验，确证是否为梭菌；如果哥伦比亚琼腊培养基平板上没有厌氧杆菌生长，或虽有相符或疑似的菌落生长但鉴定结果为阴性，或过氧化氢酶反应阳性，判供试品未检出梭菌。

（七）白色念珠菌

供试液制备和增菌培养：取供试品，制成1:10供试液。取相当于1g或1ml供试品的供试液，接种至适宜体积（经方法适用性试验确定）的沙氏葡萄糖液体培养基中，混匀，30～35℃培养3～5天。

选择和分离：取上述预培养物划线接种于沙氏葡萄糖琼脂培养基平板上，30～35℃培养24～48小时。

白色念珠菌在沙氏葡萄糖琼脂培养基上生长的菌落呈乳白色，偶见淡黄色，表面光滑有浓酵母气味，培养时间稍久则菌落增大，颜色变深、质地变硬或有皱褶。挑取疑似菌落接种至念珠菌显色培养基平板上，培养24～48小时（必要时延长至72小时），或采用其他适宜方法进一步鉴定。

结果判断：若沙氏葡萄糖琼脂培养基平板上有疑似菌落生长，且疑似菌在念珠菌显色培养基平板上生长的菌落呈阳性反应，应进一步进行适宜的鉴定试验，确证是否为白色念珠菌；若沙氏葡萄糖琼脂培养基平板上没有菌落生长，或虽有菌落生长但鉴定结果为阴性，或疑似菌在念珠菌显色培养基平板上生长的菌落呈阴性反应，判供试品未检出白色念珠菌。

案例解析

【案例】某药检所为了建立头孢克洛干混悬剂微生物限度检查方法，进行检查方法的验证。得出结论：头孢克洛干混悬剂可采用常规法测定霉菌和酵母菌数；用薄膜过滤法测定细菌数；用薄膜过滤加入β－内酰胺酶的方法进行控制菌检查。

【问题】为什么对同一药品的不同微生物限度检查项目要用不同的方法进行检查？

【解析】①头孢克洛干混悬剂对霉菌及酵母菌则无明显抑制作用，可采用常规法测定霉菌和酵母菌数；②头孢克洛干混悬剂的细菌数测定用薄膜过滤法，由于薄膜过滤法用大量的稀释剂进行冲洗，可有效消除供试品对细菌的抑制作用；③采用薄膜过滤加入β－内酰胺酶的方法进行控制菌检查，由于β－内酰胺酶可以破坏头孢克洛的β－内酰胺结构，则可有效消除头孢克洛干混悬剂的对控制菌的抑制作用。

本章小结

微生物污染造成药物变质在药物生产和保藏中是非常严重的问题。在药物制备和保存过程中、运输和使用方式都可能引起微生物的污染。微生物污染药品会导致药物的变质，轻则使药物失效，重则引起感染，甚至危及生命，所以要进行药品的微生物学质量控制，防止微生物污染。

要做好药品的微生物学质量控制，必须加强药品生产管理，进行微生物学检验，并且使用合适的防腐剂。

　　药品的微生物学检验包括灭菌制剂的无菌检查和非灭菌制剂的微生物限度检查。无菌检查法包括薄膜过滤法和直接接种法；微生物限度检查需限制性控制微生物的数量和种类，其计数方法包括平皿法、薄膜过滤法和 MPN 法，并且还需进行控制菌检查。当建立产品的无菌检查法时，应进行方法的验证，以证明所采用的方法适合于该产品的无菌检查。微生物限度检查时，验证试验至少应进行 3 次独立的平行试验，并分别计算各试验菌每次试验的回收率。药品的微生物检验检测所涉及的各方面在《中国药典》都有详细的规定，我们在进行检验时只有严格遵守相关规定，才能真正地为药品质量起到良好的监督作用。

思　考　题

题库

1. 微生物可通过药品生产的哪些环节造成污染？在药品生产中如何防止微生物污染？
2. 哪些药品需要进行无菌检查？非灭菌制剂的微生物限度检查包含哪些内容？

（环　诚）

参考文献

［1］张雄鹰．微生物学与免疫学．北京：中国医药科技出版社，2016

［2］中华人民共和国药典．2020 版．北京：中国医药科技出版社，2020

［3］沈关心，徐威．微生物学与免疫学．8 版．北京：人民卫生出版社，2016

［4］曹雪涛．医学免疫学．7 版．北京：人民卫生出版社，2018

［5］徐雯、刘永琦．医学免疫学．北京：人民卫生出版社，2020

［6］司传平．医学免疫学．4 版．北京：人民卫生出版社，2017

［7］周光炎．免疫学原理．4 版．北京：科学出版社，2017

［8］宝福凯，曾常茜，邹强．医学免疫学．3 版．北京：科学出版社，2021

［9］高晓明．医学免疫学．3 版．北京：高等教育出版社，2017

［10］周长林．微生物学．4 版．北京：中国医药科技出版社，2019

［11］郭晓奎，潘卫．病原生物学．3 版．北京：科学出版社，2021

［12］李凡，徐志凯．医学微生物学．9 版．北京：人民卫生出版社，2018

［13］王琦．医学微生物学．北京：人民卫生出版社，2020

［14］张凤民，肖纯凌，彭宜红．医学微生物学．4 版．北京：北京大学医学出版社，2018

［15］李明远，李婉宜．微生物学与免疫学．6 版．北京：高等教育出版社，2018

［16］李敏，刘文恩．临床微生物学检验．4 版．北京：中国医药科技出版社，2019

［17］周德庆．微生物学教程．4 版．北京：高等教育出版社，2020

［18］王正祥．微生物遗传育种．北京：高等教育出版社，2020

［19］马春红．医学免疫学．4 版．北京：高等教育出版社，2020

［20］陈明琪．药用微生物学基础．3 版．北京：中国医药科技出版社，2017